박광균 교수의 영양 의약학

내 몸을 살리는 영양과 건강 이야기

내 몸을 살리는 영양과 건강 이야기

3권: 프로바이오틱스와 프리바이오틱스 /건강에 대하여

저자 | 박광균
1판 1쇄 인쇄 | 2022년 11월 1일
1판 1쇄 발행 | 2022년 11월 10일

펴낸곳 | 조윤커뮤니케이션
펴낸이 | 최몽순

기획 | 민들레영토
판매 및 프로모션 | 참약사협동조합 '팜웨이
편집 디자인표지 | 디자인포레버
본문 | 박현숙

주소 | 서울시 종로구 삼봉로 81 두산위브 파빌리온 703호
전화 | 02-730-8841
팩스 | 02-730-8814

출판등록 | 제 300-2005-208
등록일자 | 2001년 4월 13일

ISBN 979-11-91779-08-0(93510)

값 28,000원

※잘못 만들어진 책은 구입하신 서점에서 교환해 드립니다.

내 몸을 살리는 영양과 건강 이야기

박광균 교수의 영양 의약학

3권

프로바이오틱스와 프리바이오틱스 건강에 대하여

예방의학적 관점에서 영양 균형 제시

영양상태 및 건강사회시스템의 개선 등으로 인간 수명 연장에 따라 우리나라도 고령화 사회를 지나 초고령화 사회로 접어들고 있다. 2019년 보건통계에 따르면 우리나라 국민의 기대수명은 83.3년으로 경제협력개발기구(OECD) 국가 평균인 81.0년 보다 약 2.3년이 긴 것으로 나타나고 있다. 그러나, 건강하게 사는 기간인 건강수명은 약 66.3년으로 기대수명과 건강수명 사이에는 큰 격차가 있다. 인간은 누구나 건강하게 삶을 유지하기를 바라며, 특히 현대인은 건강에 대한 염려가 지나칠 정도로 크다고 할 수 있다. 중장년기에 있는 사람은 운동뿐만 아니라 건강과 영양에 대한 관심이 크며 때론 적극적으로 많은 정보를 찾고 쉽게 접할 수 있는 여러 종류의 영양제를 복용하는 경우를 흔히 볼 수 있다.

본 저 "내 몸을 살리는 영양과 건강 이야기"은 저자가 오랫동안 교수로서 예방의학적 관점에서 나이듦에 대한 우리 몸의 생리학적 변화에 따른 건강한 삶을 위한 영양 균형을 어떻게 맞추어 가야 하는지에 대한 통찰의 기록으로 여긴다. 일상생활 가까이에서 접할 수 있는 영양제의 종류, 기대하는 효능, 복용상의 유의할 점 등에 대하여 알기 쉽게 설명하고 있어 일반인들의 교양서로서의 가치도 높다고 여긴다. 예를들면, 장년기를 지나면서 크게 걱정하는 심혈관질환과 관련하여 콜레스테롤 종류는 어떤 것이 있으며, 나쁜 콜레스테롤이라고 하는 생체내 생성 대사체를 어떻게 관리하는 것이 좋을지, 또한 영양제로 많이 사용되고 있는 코엔자임 Q10이 무엇인지 기대되는 효능은 무엇인지 등에 대하여 알기 쉽게 들려주고 있다. 최근 우리 몸의 면역력 증가 및 체질 개선의 일환으로 자주 언급되고 있는 장내미생물총(마이크로 바이옴)중 유해균의 생육을 막으면서 유익균의 활성을 높이고자 하는 프로바이오틱스는 어떤 것이 있는지 또한 이들을 도울 수 있는 프리바이오틱스는 무엇인지 등에 대한 부분, 이들의 연장선 상으로 건강한 사람의 유익균을 환자의 몸속으로 이식함으로서 건강한 장내미생물을 주입하여 질병을 예방하고 치료하고자 하는 똥 이식 등 최근의 연구가 시도되고 있는 부분에 대한 소개도 흥미로운 부분이다.

이 책은 건강과 영양에 대한 최근의 주요 관심 부분에 대하여 알기 쉽게 설명함으로써 일반인들에게 도움이 될 수 있을 것으로 기대하기에 일독을 추천드린다.

이상국

서울대학교 약학대학 학장, 약학박사

영양과 건강, 판단 기준 제시하는 과학적인 지침서

나는 박광균 교수와 같은 시절에 연세대학교 의과대학 기초의학교실에서 조교를 하였다. 박광균 교수는 생화학교실에서, 나는 생화학교실과 이웃해 있었던 약리학교실에서 조교를 하였다. 그 당시는 조교가 교실의 모든 교육활동 뿐만 아니라 살림살이도 현장에서 도맡아서 해결해야 하였다. 조교생활은 스트레스의 연속이었고 특히 성격이 급하고 쉽게 격정적이 되었던 나에게는 분노와 좌절이 엇갈리는 날들로 점철된 시절이었다. 이때마다 옆 교실의 박광균 교수를 찾았고 그가 나를 구원해주었다. 그는 타고난 특유의 차분함으로 나의 흥분을 가라앉혔고 이성적으로 이끌어 주어 다시 일하게끔 이끌어 주었다.

박광균 교수는 연세대학교 이과대학 생화학과를 졸업하고, 동 대학교에서 치과대학에 다시 진학하여 치과의사가 되었다. 그러나 임상의사로서의 길을 가지 않고 기초의학인 생화학을 의과대학에서 전공하여 박사학위까지 취득하였다. 이렇게 남들과 다른 길을 걸어온 그는 모교인 의과대학과 치과대학에서 교편을 잡으며 후학을 가르쳤다. 모교뿐만 아니라 국가의 과학발전을 위해서도 학술진흥재단 생명과학단장, 자연과학단장, 공학단장을 거쳐서 한국연구재단 의약학단장으로 봉사하면서 균형 잡힌 국가과학발전을 도모하였다.

박광균 교수는 학문적으로 암 예방에 관하여 꾸준히 연구하였고 대한암학회, 대한암예방학회, 한국약용작물학회, 대한치의학회 등에서 활발한 학술활동은 물론 학회임원으로서도 역할을 하여 학문의 대중화에 앞장서 왔다.

의학자의 길을 걸어온 박광균 교수는 의학을 하는 궁극적 목표는 그 학문의 결과가 대중의 일상에 적용되어야 한다는 입장을 견지하여왔다. 이러한 맥락에서 그는 평생을 몸 바쳐 연구한 영양과 건강의 관계를 쉽게 풀어서 일반대중에게 알리려는 작업을 오랫동안 준비해왔다. 이제 그 결실이 세상에 나오게 되어서 수많은 정보에 현혹되어서 이리저리 끌려 다니던 일반대중에게 올바른 선택의 지표를 제공하게 되었다.

이 책은 우선 영양학의 기초를 소개하여 독자가 이를 다양하게 응용하게 하였다. 그리고 일상에서 수시로 맞닥뜨리는 영양과 건강에 관련된 문제들을 명확하게 기술하여 오해가 없게 하였다. 또한 매스컴에서 관심 있는 이슈에 대하여도 건강산업에 깃든 영업적인 면을 과학으로 명쾌하게 설명하였다. 상반되는 주장이 있는 경우는 양쪽 이론을 모두 소개하고 그 근거를 제시하여 정확한 판단을 유도하였다.

소셜미디어에서 쏟아지는 수많은 건강정보와 건강기능식품들의 홍보 속에서 일반대중은 근거 없는 믿음을 갖게 된다. 이러한 상황에서 영양과 건강에 대한 판단의 기준을 제시하는 과학적인 지침서가 탄생하였는데, 박광균 교수의 타고난 차분함과 균형감이 학문적인 깊이와 어우러져서 읽는 자를 편안하게 한다.

이 지침서는 누구나 읽고 건강지킴이로서 활용할 수 있다. 특히 일반대중에게 영양과 건강에 대하여 일차적으로 알리는 역할을 하는 약사와 일차의료 진료의사에게 매우 도움이 되기에 우선 일독을 권한다.

김동구

연세대학교 의과대학 약리학교실 명예교수
한국스트레스협회 회장

교육자적 책임의식으로 집필한 영양학의 보고

저자 박광균 선배님은 치의학을 전공하시고 평생을 교육, 연구 및 다양한 분야에서의 사회활동을 펼쳐 오신 팔방미인이시다. 다양한 분야를 아우르다 보면 어느 일방은 자칫 소홀하기 쉬우나 선배님은 두루 능통하시다. 그 간의 만남을 통해서 늘 저자로부터 후덕함을 배웠고 무한 애정을 받았다. 이는 저자와 교류를 해 온 주변 모두의 생각일 것으로 믿는다.

저자는 틈틈이 산행을 즐기시는 분이다. 국내는 물론이고 몇 번의 알프스 트래킹도 즐기셨다. 이런 과정에서 체력의 중요성도 체감하셨을 것이고, 영양과 영양학에 관한 배움과 교육의 필요성도 통감하셨을 것이다. 저자의 체험과 경험의 산물이 본 저작의 탄생 배경일 터이다. 그 만큼 진솔하고 깊이가 있으며 일반 독자들에게도 쉽게 와 닿을 수 있는 땀의 결과물이다.

무릇 모든 생명체는 자기만의 특화 된 삶의 방식이 있을 것이며, 그 방식의 옳고 그름은 어느 일방의 잣대로 재단 될 수는 없다. 그럼에도 불구하고 평소의 식습관과 행동 양태에 대한 과학적 조언이나 권면은 필요할 것이고, 어찌 보면 평생을 학자로 살아 온 저자가 우리 모두에게 부과하는 그 만의 독특한 교육자 적 책임의식의 발로는 아닐까? 이런 점에서 이 역작은 지금을 살아가는 우리들에게 나지막하되 큰 울림으로 다가 올 것이다.

박 영 민
건국대학교 의과대학 교수
대한민국의학한림원정회원 / 건국대학교 의생명과학연구원 원장

치과치료에 필수적인 최신 영양정보 제공

20여 년간 AIC 의료인류학 연구소를 운영한 저로써는 이번 박광균 교수의 책은 치과 질환을 예방하고 치료하는데 다양하고 획기적인 최신 정보를 제공하고 있음에 놀랐다. 저의 치과치료의 최우선의 모토는 “몸이 좋아지면 잇몸도 좋아진다”이다. 그래서 치과환자가 내원하면 음식섭취, 영양, 운동, 호흡, 레져 등을 조사한다. 왜냐하면 시술의 성공률을 높이기 위함이다. 이는 저의 집안은 치과의사가 미국과 한국에 8명이나 되므로 제 전공은 “예방으로 자연치아 보존과 치아 살리기”가 치료목표이다. 본 추천자는 4년 전부터 치과에서 영양제 취급 자격증을 따서 다양한 치과 관련 영양제품 들을 판매하고 있다. 미국의 질환의 첫째 원인이 영양의 부조화로 보는데, 박광균 교수의 책에는 치과치료에 도움 되는 유익세균인 프로바이오틱스에 대한 내용이 나온다. 프로바이오틱스를 어렸을 때부터 잘 섭취하면 충치는 60%, 치주질환은 80%까지 예방한다고 한다. 또한 치조골에 중요 요소인 좋은 천연소금은 많이 먹되 나쁜 가공소금은 피해야함을 알 수 있다. 또한 치조골에 거의 1/4을 차지하는 골아세포(osteoblast)가 콜라겐 단백질로 구성되어있으므로 본 추천자도 환자마다 일일이 식단을 짜준다. 비타민 C, D, 미네랄, 좋은 지방산, 코엔자임 Q10 등 치과임상에서 필수적인 정보를 제공하는 이 책을 강력히 추천한다.

차 신 정

치의학 박사, 구강악안면외과 전문의

편견 배제, 과학적 근거로 접근

시작은 이렇다. 나는 우리나라 어느 의, 치대에서 영양학과 독성학을 배우지 않을 때 대학원에서라도 개설하자고 제시했고 결국 강의를 개설할 수 있었다. 강의 준비를 하며, 영양과 독성에 대하여 더 많은 것을 알 수 있었다. 또 영양제에 대한 이야기를 자주 하다 보니 주위 친구들이나 지인들의 여러 질문에 답을 준비하며 생활에 유익을 주는 영양제에 대해서도 나름 이론을 갖게 되었다.

생각한 것보다 영양에 대해 사람들이 모르거나 잘못 알고 있는 것이 많았다. 그래서 영양에 대한 지식을 알리는 것이 중요하다는 것을 알았다. 절실히 느꼈다. 인터넷 언론인 브레이크뉴스에 영양에 대한 칼럼을 쓰게 되며 격려와 질문을 많이 받았다. 그리고 나 스스로 하나씩 정리를 하며 제안도 받고 영양을 중심으로 이 시대 의미 있는 영양에 관한 서적을 출간하게 되었다.

인터넷 상에 영양에 대한 글을 보며, 수긍 가는 부분도 있지만 중요한 내용이 잘못 전달되는 것을 보면서 정확한 내용을 과학적으로 설명하고 전달해 쉽게 풀어서 설명하려고 했다. 우선 새로운 생활의학에 대한 책과 정보를 최대한 찾아 확인하고 정리도 하고 묵상도 하며 최근 2년간 보냈다. 과거에 내가 알고 있는 지식이라도 편견 없이 과학적 근거를 가지고 정보를 제공하려고 했다. 그래서 가능한 원 논문을 찾아보고, 원 기사를 찾아 잘 못 된 내용들을 고치고 풀어서 정확한 정보를 제공하려 했다,

상업적 논리는 가능한 배제하고자 하였다. 생명이기에 어느 집단의 이익을 중심으로 과장되거나 왜곡되어서는 안 되기 때문이다. 이런 마음으로 출간을 제안 받고 준비하다가 의료 종사자가 아닌 일반 분들도 염두에 두고 글을 쓰려니 만만한 작업이 아니었다. 그럼에도 공들여 이 책을 쓴 이유는 영양제를 알아야 하는 분들에게 도움이 되었으면 하는 소망으로 여기까지 왔다.

이 책이 나오도록 가장 도움을 준 출판사와 기획팀 추천과 응원을 준 모든 사람에게 일일이 머리를 숙인다. 질병과 싸우는 환자와 보호자 그리고 의료인들 생명과학과 사업을 하시는 분들이 있어 이 책이 나왔으니 두 손을 모아 감사를 전한다. 지난 2년 연구하느라 집안일도 돌보지 않고 책상머리에 종일 둘러붙어 있는 나를 묵묵히 지켜봐 준 사랑하는 옆 지기 조혜정과 나와 아내를 위해 시간이 날 때마다 들려서 보살펴준 딸 은빈과 나빈, 사위인 사은과 희철에게 이 책을 헌정한다.

2022년 10월 이문동에서

영양 의약학의 모든것

이 책은 크게 3권으로 나누어 정리되었다.

1권은 두 파트다.

첫째 파트는

"영양제(nutrient)에 대한 이해를 돕기 위해"다. 전체적인 이해를 돕기 위해 영양제를 왜 복용해야 하는지에 대한 배경과 광고 속에 나타나는 영양제에 대한 용어를 설명하였으며, 천연 영양제와 합성 영양제는 똑 같은 것인지 아니면 전혀 다른 것인지를 설명하고, 요즘 대부분 사람들이 관심을 갖는 건강기능식품에 대한 내용을 다루었고, 모든 영양제가 누구에게나 맞는 것인지, 또 섞어 먹어도 되는지에 대하여 다루었다.

"영양제 왜 복용해야 할까?"에서는 세계적으로 자연의학, 기능의학 및 영양의학에 대해 관심이 많은 상태에서 영양제에 대한 이해를 돕기 위한 내용으로 반세기 전에 토양이나 오늘날의 조기수확으로 인한 영양 손실, 활성산소, 자외선과 연관된 오존층과 프레온가스 사용, 우주인을 위한 성분 영양, 막걸리의 중요성, 왜 오늘날 식품은 예전만큼 영양소를 제공하지 못하는 이유 등을 설명했다.

"영양제를 말하는 용어들"에서 종합 영양제, MVM, 멀티 비타민 등 비슷하면서도 정확히 알지 못하는 영양제 관련 용어들을 설명하고, 나아가 전문의약품과 일반의약품, 미국 식이보충제 관련법, 우리나라에서 건강기능식품과 고시형 원료, 개별 인정형 원료에 대해 다루었다. 비타민에 대한 용어가 영어로 처음에는 'vitamine'이었다가 지금은 왜 'vitamin'이 되었는지, 메가도스 비타민, 비타민 B 복합체가 무엇인지, 어떤 종류가 있는지에 대해서도 다루었다. 우리나라에서의 비타민 영양권장량에 대해 다루었으며, 활성비타민이 무엇인지 프르설티아민과 벤포티아민에 대해 설명하였으며, 마늘주사, 백옥 주사 등의 영양제 주사에 대하여 설명했다.

"천연 vs 합성 영양제"에서 천연과 합성영양제에 대하여 무엇인지 설명하고, 이 둘이 효과가 같다는 주장과 전혀 효과가 다르다는 주장 등 천연 합성제와 합성 영양제에 대해 상반된 견해들을 가감 없이 심도 있게 다루었다. 특히 키랄성에 대해 설명함으로써 천연 영양제를 이해하도록 하였으며, 생체 이물질로서의 합성 비타민, 천연비타민과 합성비타민이 어떻게 작용하는지에 대하여 설명하였다. 나아가 천연식품기준(NCS)에 대해 설명하였으며, 분자교정의학, 영양제에 들어가는 첨가물에 대해 다루었으며, 합성영양제를 먹어도 좋은 경우에 대해서도 다루었다.

"건강기능성식품"에서 건기식이라 부르는 건강기능식품이 무엇인지 건강식품과 관련된 법률, 기능성 식품의 조건, 고시형 원료 및 개별 인정형 원료에 대하여 보다 자세히 다루었고, 건강기능식품의 개념이 무엇인지, 건강기능식품과 의약품의 차이, 건강기능식품에 사용할 수 없는 원료, 건강기능식품 시장 전망, 건강기능식품 선택 시 주의사항을 다루었으며, 건강기능식품은 어떻게 확인하는지, 항산화 건강기능식품 중 고시형 원료와 개별인정 원료에 대하여 다루었다. 제품의 형태나 식품 종류로 인해 기능성을 표시하는 식품, 건강기능식품 관련 영업 종류에 대하여 다루었다.

"영양제 궁합"에서 먼저 음식궁합에 대해 설명하고, 우리나라 건강기능식품 시장규모의 성장과 기능성원료 현황을 다루고, 영양제 궁합이 좋은 경우, 영양제 궁합이 나쁜 경우, 질병과 영양제, 영양제 섭취 시간, 영양제 복용법에 대해 다루었다.

1권 둘째 파트는

"에너지 영양소"에서 탄수화물, 지방, 및 단백질과 같은 에너지 영양소를 중심으로 한 영양에 관심이 있는 몇 주제를 다루었다. 식물성기름과 동물성기름, 심혈관질환의 주범은 콜레스테롤인지, 요즘 가장 각광을 받는 오메가-3 지방산의 선택과 복용에 대해, 우리 밥의 찰진 맛은 무엇일까, 저항성 전분이 왜 우리에게 좋은지, 다이어트로 인해 탄수화물을 극도로 제한하면 어떤 일이 벌어질지에 대해 다루었다.

"식물성 기름 vs 동물성 기름"에서 식물성 기름, 동물성 기름 및 광물성기름에 대해 설명하고, 어떤 이유로 식물성 기름을 좋아하게 되었고 동물성 기름은 회피하게 되었는지, 식물성기름의 전성시대를 연 마가린과 쇼트닝에 대해 다루고, 나아가 정말 동물성 지방은 우리 몸에 좋지 않은 것인지에 대하여 다루었으며, 식물성 기름은 불포화지방이고, 동물성기름은 포화지방이라는 관념이 어떻게 고착되었고, 오해를 사게 되었는지 안셀 키스에 대해 보다 자세히 다룸으로서 이해를 돕고자 했으며, 포화지방과 불포화지방, 식물성기름은 어디에 좋을지, 압착유와 정제유 등 기름별 용도, 식물성 기름의 문제점에 대하여 다루었다.

"콜레스테롤이 정말 심혈관질환의 주범일까"에서 어떻게 식물성기름이 대두 되었는지, 트랜스지방이 무엇인지, 포화지방, 불포화지방, 지질, 지방과 기름은 어떻게 다른지, 동물성기름과 식물성기름, 동물성 지방이 어떻게 누명을 썼으며, 어떻게 누명을 벗었는지, 설탕음모란 무엇인지, 안셀 키스의 7개국 연구는 무엇이 잘못되었는지를 보다 자세히 다루었으며, 심혈관 질환에서 지단백질의 중요성은 무엇이고, 좋은 콜레스테롤은 무엇이고 나쁜 콜레스테롤은 무엇인지, 오메가-6 지방산으로 인한 황반변성과 드루젠이 무엇인지, 지중해식 식단의 장단점은 무엇인지, 오메가-3 지방산인 DHA와 EPA, 지방산 대사에 있어 남녀 차이점, 백색지방과 갈색지방에 대해 다루었다. 이제는 식물성기름은 불포화지방이고, 동물성기름은 포화지방이라는 개념은 더 이상 진실이 아니라는 사실에 대하여 자세히 다루었다.

"오메가-3 지방산 선택과 복용"에서 지방산 분류, 트랜스지방, 불포화지방산, 오메가-3 지방산, 오메가-6 지방산, 기타 오메가 지방산에 대해 다루고, 오메가-3지방산과 오메가-6 지방산의 비율이 왜 중요한지 다루었다. 최근 건강기능식품 중 많은 사람이 구입해서 복용하는 오메가-3 지방산에 대해 1세대 TG형, 2세대 EF형, 3세대 rTG 오메가-3 지방산이 무엇인지, 오메가-3 지방산 선택사항은 무엇이고, 오메가-3 지방산 공급원, 등푸른 생선이 좋을지 아니면 크릴 오일이 더 좋을지, 중쇄지방산글리세리드인 MCT가 무엇인지. 오메가-3 지방산과 중금속, 식물성 오메가-3 지방산을 선택해야 하는 이유, 선택 시 주의 사항, 임신부와 수유뷰에 대한 EPA/DHA 권장량, 질환에서 오메가-6 지방산과 오메가-3 지방산 비율은 어떤지, ADHD와 오메가-3 지방산, 암과 오메가-3 지방산에 대해 다루었다.

"에너지 영양소와 밥의 맛"에서 에너지 영양소가 무엇이고, 기초대사와 식사유도성열대사, 체지방 1kg을 빼는데 쉽지 않은 이유를 설명하고, 에너지 영양소인 단백질, 지질, 탄수화물에 대해 다루고, 이와 연관하여 빌딩블록인 핵산에 대해서도 다루었다. 나아가 산성식품과 염기성 식품에 대해 설명하고, 전분과 글리코겐의 차이점, 그중 탄수화물 중 저항성 전분에 대하여 호화 및 노화, 아밀로오스와 아밀로펙틴, 나아가 저항성 전분을 어떻게 증가시키는 지, 왜 우리 쌀인 단립종 쌀이 장립종 쌀보다 찰진지에 대하여 다루었다.

"저항성 전분과 건강상 혜택"에서 저항성 전분에 대해 설명하고, 저항성전분의 종류, 기능, 왜 저항성전분을 먹어야 하는지, 저항성전분의 효능은 무엇인지, 요즘 많이 광고에서 듣는 프리바이오틱스로서 저항성전분은 어떻게 분류하고 건강상 혜택이 무엇인지에 대하여 다루었다. 또한 가소화성 전분, 혈당지수, 뮤즐리 시리얼에서 다루었으며, 김밥과 햇반 역시 저항성 전분인지에 대하여 다루었다. 나아가 요즘 광고에서 자주 듣는 맥(MAC)에 대하여도 다루었다.

"탄수화물을 안 먹으면"에서 탄수화물에 대해 설명하고, 역할은 무엇인지, 탄수화물의 분류, 탄수화물의 에너지에 대해 설명하였다. 나아가 탄수화물 부족 시 대체 에너지 공급원은 무엇인지, 복합 탄수화물이 무엇인지, 혈당지수, 혈당부하, 인슐린지수란 무엇인지, 노블푸드에 대해 다루었고, 다이어트를 위해 저탄고지 다이어트나 키토제닉 다이어트를 할 경우처럼 탄수화물을 극도로 제한하여 섭취할 경우 우리 몸에 어떤 일이 일어나는지에 대해 다루었다.

2권은 3파트로 나누었다.

첫째 파트는 우리 몸에서 합성되지 않거나 합성되어도 부족하게 합성되어 외부 음식을 통해 섭취해야 하는 비타민과 미네랄에 대하여 "비타민(vitamin)과 미네랄"에서 메가도스 비타민 C와 비타민이라 부르지만 호르몬인 비타민 D 및 미량 영양소인 미네랄에 대하여 다루었다. 첫 번째 파트에서 노벨상 수상자인 라이너스 폴링 박사가 주장하던 메가도스 비타민 C는 무엇이고, 어느 정도의 비타민 C를 섭취해야 되는지, 또 메가도스 비타민 C 무용론에 대해 다룬 "고용량 비타민 C 섭취 괜찮을까?"에서 상반되는 견해에 대하여 근거 중심의 논문을 통해 살펴보았으며, 우리가 보통 비타민으로 알고 있지만 생체 내에서 작용하는 것을 보아 호르몬이라 생각되는 비타민 D에 대하여 "비타민 D는 비타민이 아니라 호르몬이다"에서 다루었으며, 왜 호르몬이라 하는지, 자외선 차단제는 무엇이고 햇볕을 어떻게 쬐면 적절한 비타민 D를 우리 피부에서 얻을 수 있는지에 대하여 다루었다. 또한 미량 영양소인 비타민과 미네랄의 면역과의 관계에 대하여 "미량 영양소와 면역"에서 다루었다.

둘째 파트는 전립선, 눈, 퇴행성관절염, 심혈관계 질환, 고혈압에 있어 필요한 영양제나 소금이 고혈압의 정말 원인일지에 대하여 다룬 "기관별 영양제"에 대하여 다루었다. 요즘 광고에서 자주 보는 소팔메토, 피지움을 포함하여 전립선 건강에 좋은 영양제나 식품에 대해 "전립선 영양제"에서 다루었으며, 노인성 황반변성이 무엇인지, 백내장, 녹내장, 라식, 라섹수술과 눈에 좋다는 루테인과 지아잔틴이 어떻게 작용하고, 왜 루테인과 지아잔틴이 4:1 정도의 눈 영양제를 구매하는 것이 좋은지, 불루베리가 아닌 빌베리가 어떻게 눈에 좋은지에 대하여 "눈 건강 영양제"에서 다루었다. 나이가 들어가면서 무릎관절이 좋지 않은 경우가 많은데, 골관절염과 류마티스성 관절염에 대해 설명하고 초록잎홍합, 보스웰리아, MSM, 한동안 미국을 다녀오거나 미국지인에게 가장 많이 구입을 부탁했던 무브프리 등에 대해 "퇴행성과절염과 영양제"에서 다루었다.

혈관독소란 무엇이고 호모시스테인이 심혈관 질환에 미치는 영향 등에 대해 "심혈관 질환과 영양제"에서 기술하였으며, 코엔자임 Q10, 베타인이나 트미메틸글리신에 대하여 다루었다. 고혈압의 원인이 정말 소금 때문일지, 천일염과 염화소듐(NaCl)이 문제일지에 대하여 다루고, 저염 정책으로 인한 문제점에 대해, 나아가 미국인을 위한 식이 가이드에서 소금제한에 대해 내용을 제거했음에도 왜 우리는 아직도 소금을 많이 먹으면 안 된다 세뇌되었는지, 우리나라 경우 천일염과 김치, 젓갈을 통해 짜게 먹어서 고혈압이 발생하는 것인지, 새로 등장한 마리노부파게닌 호르몬의 역할에 대하여 다루었으며, 왜 미국이나 유럽에서 K-푸드의 열풍이 불면서 요즘 '한국적 역설'이라는 말까지 쓰며 소금제한이 잘못 결정한 것이라는 점에 대하여 "소금과 고혈압"에서 다루었다.

셋째 파트는 "기타 영양제로" 이너뷰티 시장에서 가장 핫한 콜라겐에 대해 나이 증가에 따른 콜라겐 감소, 동물성 콜라겐과 식물성 콜라겐, 콜라겐 형성에 도움을 주는 식품뿐만 아니라 저분자 콜라겐이 왜 중요하고, 콜라겐 구성 성분 아미노산 중 글리신, 프롤린, 하이드록시프롤린의 중요성에 대하여 "콜라겐에 대하여"에서 다루었다. 코엔자임 Q10은 무엇이며, 기능과 부작용, 치과에서 잇몸 질환 시 왜 코엔자임 Q10을 처방해야 하는지에 대하여 "코엔자임 Q10(Coenzyme Q10)"에서 다루었으며, 미국 위스콘신 주나 일본 중국에서도 산삼은 나오는데 왜 우리나라 산삼이 유독 인기가 있으며 효과가 있는 지에 대하여 진세노사이드를 중심으로 설명하였으며, 인삼에 대한 역사적 기록을 살펴 본 내용을 "인삼(산삼)하면 왜 대한민국일까"에서 다루었다.

3권은 두 파트로 나누었다.

첫째 파트는 요즘 각광을 받고 있는 누구나 한 번쯤 들었으며, 광고 홍수 속에 가장 많이 듣는 "프로바이오틱스와 프리바이오틱스"에 대하여 다루었다. 요즘 누구나 1~2가지 프로바이오틱스 제품을 안 먹는 사람이 없을 정도인데. 프로바이오틱스는 무엇이며, 유산균과의 차이점은 무엇이고, 유산균하면 떠오르는 메치니코프, 우리가 직감이라 하는 데 영어로도 gut feeling이라 하는 이유, 프로바이오틱스의 노아의 방주인 맹장의 중요성, 장누수 증후군, 축산 농가에서의 항생제 사용 문제점, 장내 세균의 다양성 중요성, 면역기능과 장내세균, 비만과 장내세균, 미생물 샤워, 모유수유의 중요성, 분변이식술에 대하여 "프로바이오틱스 – 사촌이 논사면 왜 배아플까"에서 다루었다.

치아가 오복 중 하나라는데, 장뿐만 아니라 인체의 모든 조직에서 살고 있는 프로바이오틱스의 중요성 중 구강에서의 프로바이오틱스에 대해여 다루었으며, 치주조직, 구강점막, 치주질환, 프로바이오틱스로서 구강세균, 바이오필름, 충치의 원인균인 스트렙토코쿠스 뮤탄스, 치주질환과 프로바이오틱스, 구취와 설태 세균, 질 건강 프로바이오틱스, 잇몸 건강에 좋은 영양제, 인사돌과 이가탄 등에 대하여 "구강 건강과 프로바이오틱스"에서 다루었다. 프로바이오틱스, 프리바이오틱스, 포스트바이오틱스, 신바이오틱스 등 무슨 ~틱스가 그리 많은지에 대하여 각 용어의 정의, 프리바이오틱스로서 식이 섬유소, 저항성 전분, 모유 올리고당, 식이 섬유소와 면역, 암 예방, 인지력의 관계, 식이섬유소 충분 섭취량, 포드맵에 대하여, 나아가 사이코바이오틱스는 무엇인지에 대하여 "프리바이틱스와 포스트바이오틱스"에서 다루었다.

포스트바이오틱스를 4세대라 하는데 왜 오해를 사는지, 프리바이오틱스, 프로바이오틱스, 신바이오틱스에 대해 좀 더 자세하게 다루었으며, 김치가 신바이오틱스일 지에 대하여 다루고, 우리나라 식약처가 인증한 프로바이오틱스 균주 19종, 현재 진행 중인 신바이오틱스 연구, 포스트바이오틱스의 종류와 유용효과에 대하여 "포스트바이오틱스"에서 다루었다. 다양한 다이어트가 존재하는데, 항영양소가 무엇인지, 원 푸드 다이어트, 1일 1식 다이어트, 저열량 다이어트, 저지방 다이어트, 저탄수화물 다이어트(황제 다이어트, 팔레오 다이어트, 두캉 다이어트)뿐만 아니라 최근 각광을 받고 있는 키토제닉 다이어트에 대해 설명하였으며, 간헐적 단식, 채식과 완전 채식 다이어트뿐만 아니라 최근 새로 등장한 고섬유소 마이크로바이옴식단에 대하여 "고섬유소 마이크로바이옴 식단"에서 다루었다. 지금까지 특별한 치료방법이 없던 시디프에 대하여 분변이식술을 사용하여 좋은 효과를 내고 있는바, 예전의 수혈과 매혈에 대해 설명하고, 똥을 약으로 사용한 기록, 현대 분변이식술 역사를 살펴보고, 이에 따른 대변은행, 자가 분변이식, 장내 세균의 중요성, 앞으로 다양한 질환에 대한 분변이식술 이용가능성에 대하여 "수혈과 똥 이식"에서 다루었다.

둘째 파트에서 암, GMO, 초가공식품, 체중 감량 다이어트, 코로나 관련 영양제, 걷기에 대하여 "건강에 대하여"에서 다루었다. 암은 정말로 운이 없으면 걸리는 것일까? 우리 몸은 암에 걸리지 않도록 수많은 장벽과 방어기전을 가지고 있음에도 암에 걸리는데 이를 "암은 불행한 로또 당첨이다"에서 다루었다. 여기에서 신생물은 무엇이고 암은 무엇이며, 종양은 무엇인지 설명하고 발암물질, 화학적 발암과정으로서의 다단계 발암과정, 발암물질의 보고인 담배의 위해성, 부가물, 돌연변이에 대해 다루었으며, 주위에 암 환자가 많다보니 항암제에 대하여 알아보는 것도 좋을 것 같아 1세대 항암제부터 3세대 면역항암제 나아가 면역세포치료에 대해서도 다루었다.

우리 주위 먹거리에서 유전자 조작식품(GMO)의 위해성을 다루며 품종개량과 선발육종을 설명하고, 유전자 조작식품의 효시인 '영원히 무르지 않는 플레이버 세이버 토마토', '전갈 독이든 양배추', '옥수수 킹콘', '슈퍼 연어인 아쿠아어드벤티지'에 대해 다루었으며, 불임 씨앗인 터미네이터 씨앗, GMO 안정성에 대한 찬성과 반대론자의 주장, 나아가 GMO 작물의 성공 예, GMO 식품 표시에 대하여 "GMO 유전자 식품은 안전할까?"에서 다루었다. 보기에도 좋고 먹음직스러운 식품이 넘쳐나는 요즘 가공식품을 뛰어 넘는 초가공식품이 우리에게 어떤 영향을 끼치는지 보고자 NOVA 분류체계, 에너지는 있지만 다른 영양소가 하나도 없는 빈 칼로리, 낙관적 편향, 염증성 장 질환과 초가공식품의 관련성, 초가공식품과 사회적 불평등, 식품 라벨, 초가공식품 구별하기, 나아가 우리나라에서의 가공식품의 섭취에 대하여 "초가공식품이란"에서 다루었다.

몸무게를 줄이고자 다양한 다이어트와 운동을 하는데 왜 매번 요요현상이 일어나는지 설명하기 위해 체중 항상성 이론, 지방 항상성 이론, 신 항상성, 신 항상성 부하에 대하여 설명하고, 체질량지수, 비만은 유행인지에 대해 다루고, 식욕, 자궁 내 프로그래밍이 무엇인지, 버몬트 주립교도소 비만연구, 미네소타 굶주림 연구를 예로 살펴보았으며, 체중을 조절하는 음성 피드백 기전, 지방조절 호르몬, 체중 설정 값을 설명하였으며, 절약 유전자 가설과 절약 표현형 가설에 대해 다루고, 미국 인디언 피마족의 교훈, 아프리카 미국인의 교훈을 통해 우리가 알아야 할 것과 네덜란드 기근 연구와 후성유전학을 살펴보았으며, 다이어트 후의 요요현상에 따른 체중 설정 값 상향이 나타나 다이어트를 할 때마다 체중이 증가하는 이유, 식욕과 포만감을 조절하는 호르몬, 종양괴사인자의 중요성, 나아가 오메가-3 지방산과 오메가-6 지방산의 비율이 체중에 미치는 영향에 대해 "대부분 체중 감량 다이어트는 왜 실패할까"에서 다루었다.

최근 3년간 우리에게 다가와 우리의 생활방식에 지대한 영향을 준 코로나-19로 인한 후유증과 면역력을 어떻게 올릴지에 대하여, 나아가 에피데믹, 엔데믹, 팬데믹이 무엇인지를 설명하고, 세계역사의 한 획을 그은 전염병에 대한 역사를 살펴보고, 우리나라가 코로나-19에 발 빠르게 대처할 수 있었던 기초과학연구원의 연구를 다루었으며, 코로나 시대 영양보충제와 면역력 증진에 대해 "코로나 후유증과 영양보충제 및 면역력 향상"에서 다루었다. 마지막으로 코로나 시대에 등산이나 걷는 사람이 부쩍 늘었는데 걷는 것이 얼마나 중요한 지, 움직이지 않으면 몸이 구부정 해지며, 걷기 시에 관계하는 근육에 대해 속근과 지근, 주동근과 길항근에 대해 살펴보았으며, 미군정 하에서 생활 패턴이 바뀐 '오키나와의 위기'를 살펴보고 걷기 운동의 효과가 무엇인지와 맨발 걷기, 일상에서 걷기, 빨리 걷기, 트레드밀 걷기, 언덕에서 걷기에 대해 설명하고 20분, 45분, 60분 걷기 운동, 달리기, 마라톤에 대해 살펴보고, 걷기와 달리기의 차이점이 무엇인지 "걸어야 건강해진다"에서 다루었다.

이렇게 읽으면 효과적이다.

광범위하게 다룬 내용을 편의상 책을 3권으로 나누었고, 각 파트별로 주제를 다루었으나, 이것은 어떤 순서에 의하지 아니하여 독자가 관심 가는 부분을 먼저 읽고, 필요할 경우 그 부분만을 읽어 보아도 불편이 없도록 기본 지식에 대하여는 반복해서 다루었으며, 새로운 용어에 대하여는 각 제목 하에서 다시 부연설명을 하였다. 또한 단어만으로 쉽게 이해되지 않는 단어의 경우 한문을 곁들이거나 영여 표기를 더하였다. 그러므로 처음부터 끝까지 순차적으로 읽지 않아도 이해하는데 큰 어려움이 없도록 노력하였다.

차 례

CHAPTER 07 건강에 대하여

01. 암은 불행한 로또 당첨이다

02. GMO 유전자조작 식품은 안전할까?

06

프로바이오틱스와 프리바이오틱스

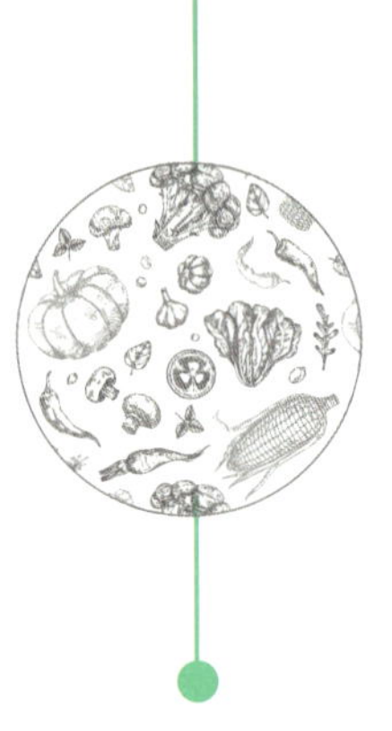

01
프로바이오틱스 - 사촌이 논사면 왜 배가 아플까?

신문 기사의 한 토막이지만 영국의학전문잡지(BMJ)에 실린 연구결과를 보니 우리 속담의 "사촌이 논 사면 배가 아프다"는 맞는 말 같다. 임상 통계에 의하면 사촌이 논을 샀다는 말을 듣고 실제로 배가 아픈 사람이 많았다. 남이 잘되는 것을 시기하는 사람은 남이 잘되는 것을 같이 반기지를 못한다. 그래서 남이 잘난 체하는 말을 들으면 몸에서 아드레날린이 분비되어 질투심과 시기심이 샘솟고, 마음에서 분노가 일어난다.

심리적 갈등이 있으면, 이 갈등으로 인해 신체 부위에 이상 현상이 나타날 수 있는데, 이를 심리학에서 신체화(somatization)라 한다. 사촌이 논을 사면 자신과 비교되면서 마음이 불편해지고 갈등이 유발되기 때문이다. 신체화란 의사의 진단 또는 병리학적 소견과 상관없이 건강에 대해 과도하게 반응하거나 부적응적인 반응을 나타내는 것이다. 쉽게 말해 심리적 갈등으로 통증, 소화기계의 불편함, 성적 증상, 가성 신경계적 증상이 조합되어 나타난 결과로 배가 아프거나 머리가 아프고, 호흡곤란이 유발되거나, 소변이 잘 나오지 않는 등의 증상이 나타난다.

미국의 컬럼비아대학 신경생리학자인 마이클 거숀(Michael Gershon)은 '장은 제2의 뇌'라고 하였다. 행복 호르몬인 세로토닌, 쾌감 호르몬인 도파민, 불안과 초조를 관장하는 아드레날린을 한쪽으로 치우치지 않게 평형을 유지하는 역할을 한다. 장내미생물이 소화기질환, 비만, 암, 치매, 우울증, 자폐증과 직접 또는 간접적으로 연관되어 있다는 장뇌축(brain-intestine axis)의 중요성이 강조되고 있다.

프로바이오틱스

프로바이오틱스(probiotics)는 체내에 들어가 건강에 좋은 영향을 주는 생균을 의미하며, 유익 세균의 증식, 유해 세균의 억제에 탁월한 도움을 준다. 장의 상황이 기분을 좌우하지 않도록 정신과 연관된 장의 건강을 위해 프로바이오틱스의 중요성이 강조되어 많은 사람이 유산균이라는 이름과 혼용하며 건강을 챙기고 있다. 유산균은 최종대사산물로 짧은 사슬 지방산인 유기산을 내놓는 균을 말한다. 유산균(lactic acid bacteria)은 포도당 또는 유당(lacose, 락토스)과 같은 탄수화물을 먹이로 하여 최종적으로 젖산(lactic acid, 유산)을 만들어 내는 세균의 일종이다. 그렇다고 모든 유산균이 프로바이오틱스는 아니다. 유산균 중 인체에 긍정적인 작용을 하는 세균만이 프로바이오틱스에 속한다. 유산균과 프로바이오틱스가 모두 세균이라는 사실에 혹시라도 몸에 좋지 않을까 염려할 수 있다. 유산균이나 프로바이오틱스는 모두 세균의 종류인 것은 사실이지만, 세계보건기구(WHO)에서 프로바이오틱스를 '충분한 양을 섭취했을 때 건강에 유익한 효과를 나타내는 살아 있는 균'으로 정의하였다. 개념을 잡기 위해 프리바이오틱스(prebiotics)는 프로바이오틱스의 먹이라 생각하면 이해하기가 쉬운데, 프리바이오틱스는 대장 내 유용 미생물에 의해 이용되어 미생물의 생육이나 활성을 촉진함으로써 숙주 건강에 좋은 효과를 나타내게 하는 비소화성 식품 성분을 의미한다. 쉽게 말해 유익 세균인 프로바이오틱스의 증식을 도와주는 먹이 역할을 수행한다. 요즘 많이 대두되는 신바이오틱스(synbiotics)는 프로바이오틱스와 프리바이틱스를 함께 아우르는 말이다. 많은 사람들이 신바이오틱스를 새로나온(新) 프로바이오틱스라 생각하기도 한다. 프리바이오틱스의 대표적인 것이 섬유소나 이눌린, 프락토올리고당이다. 또한 포스트바이오틱스(postbiotics)는 장내 세균이 우리가 소화를 시키지 못하는 섬유소나 올리고당을 먹이로 대사하여 최종적으로 생성되는 대사산물이라 생각할 수 있다. 엄밀한 의미에서 여기에서 정의한 것은 이해를 돕기 위한 것으로 정확한 정의는 아니다. 이렇게 만들어진 최종대사산물들은 많은 경우 우리 몸에서 중요한 역할을 하는데, 예를 들면 낙산(butyric acid, 부티르산)과 같은 짧은 사슬의 유기산들은 장세포의 활성을 위해 필요한 물질이다. 예로부터 식초를 먹으면 건강해진다 했는데, 식초 역시 다양한 유기산(초산이나 구연산은 일반적으로 유기산이라 부르는 식용 산의 일종이지만, 식초의 성분에는 초산을 비롯하여 각종 아미노산, 호박산, 주석산 등 60 종류 이상의 유기산이 포함되어 있다)으로 이루어져 있어, 우리 몸 세포에 도움을 주기 때문이다. 빙초산(glacial acetic acid)을 식초로 이용하는 경우가 있는데 초산을 희석한 것이니 우리가 먹는 식용 식초와는 다르다. 유기산은 짧은사슬지방산(short chain fatty acid)으로 장내 세균이 먹이를 대사하며 만들어지는 최종대사산물 중 하나이다.

유산균

유산균이란 당을 분해해서 유산을 생성하면서 에너지를 만드는 세균의 총칭이다. 넓게 보면 락토바실러스(Lactobacillus)목의 락토바실러스와 젖산균속 세균을 총칭하며, 좁게 본다면 대장, 구강, 성기 등의 신체 기관에서 사람과 공생하는 유익한 균을 의미한다. 유산균은 식품공학, 발효공업 분야에서 유산균 음료, 치즈, 버터 등을 생산하는 데 이용 되는 등 우리들 생활 다방면에 이용되고 있다. 100여 년 전에 유산균에 대해 과학이 관여되어, 1899년 유산균의 한 종류인 비피더스균이 발견되고, 20세기 초에 건강과 노화에 크게 관여하는 것이 알려졌다. 유산균은 장내 세균의 균형을 회복하는 정장작용, 설사, 변비 등의 증상 개선과 면역력 증진, 발암 억제 작용, 콜레스테롤 저하 등 다방면에 사람에게 유익하다. 비피도박테리움(Bifidobacterium)은 비피덤(*B. bifidum*), 아니말리스(*B. animalis* spp. Lactus), 롱검(*B. longum*), 브레브(*B. breve*), 인판티스(*B. infantis*) 등이 있다. 이 유산균에는 철과 아연을 함유하고 있어 아이들이 섭취하기 좋은 유산균이다. 효능으로는 딱딱한 변을 부드럽게 만들어 주기 때문에 과민성대장 증후군을 앓고 있거나 설사가 잦은 분들이 주기적으로 섭취할 경우 장 환경 개선 및 장 건강에 효과를 볼 수 있다. 비피더스균은 사람의 장내 세균총을 구성하는 세균의 한 종류로 모유를 먹은 아기의 변속에서 다른 세균보다 많은 양(약 90% 이상)을 차지하고, 비피더스균총을 형성하지만 분유를 먹는 아기의 변속에는 대장균이 많고, 비피더스균은 적다. 비피더스균은 당을 분해해서 유산, 산소, 포름산 등을 생산하기 때문에 모유를 수유하는 아기의 장내는 산성으로 바뀌게 되고, 대장균과 같은 병원성 장내세균이 증식하기 어렵게 된다. 또한 비피더스균은 그 자체가 대장균 등의 증식을 억제하기 때문에 비피더스균은 모유 수유하는 아이의 장내감염으로 그 자체가 대장균과 같은 병원성 장내세균이 증식하기 어렵게 된다. 그러므로 장내감염으로 인한 발병률, 사망률을 낮추는데 도움을 준다고 알려져 있다. 모유에는 유당이 대량으로 포함되어 있지만, 이 유당의 일부는 소장에서 분해되지 않고 대장에 이르러 비피더스균총의 효소작용에 의해 분해되어 장내의 산성 환경을 돕는 역할을 하고, 모유 속의 비피더스 인자가 비피더스 균의 증식을 촉진하여 모유의 락토페린(lactoferrin), 라이소자임(lysozyme) 등이 대장균의 증식을 저지하는 등 몇 가지의 인자기 겹쳐서 모유를 수유하는 아기의 장내에는 비피더스균총이 우위를 점하게 된다. 락토바실러스(*Lactobacillus*)는 애시도필러스(*L. acidophilus*), 루테리(*L. ruteri*), 람노서스(*L. rhamnosus*), 카제이(*L. casei*), 플랜타룸(*L. plantarum*), 헬베티쿠스(*L. helveticus*), 불가리쿠스(*L. vulgaricus*), 살리바리우스(*L. salivarius*), 가세리(*L. gasseri*) 퍼멘툼(*L. fermentum*), 파라카제이(*L, paracasei*) 등이 있다. 락토바실러스는 유산균 및 다이어트에 효과를 볼 수 있어 최근 들어 유명해진 유산균 종류이다. 보울라르디 효모균(*Saccharomyces boulardii*)은 특이하게도 효모에 속한다. 즉 세균이 아니라 진균에 속한다. 다른 유산균과는 달리 종이 아니라 계통 자체가 다른 유산균으로, 진균에 속하기 때문에 항생제로 사멸하지 않는 특징을 가지고 있다. 그렇기 때문에 항생제로 인한 장내세균 이상에 많이 사용되고 임상시험도 많이 이루어져 있다. 실제로 병원, 특히 소아과에서 아주 흔하게 처방하는 편이며 항생제 처방에 거의 항상 따라오는 유산균의 일종이다. 국내에서는 비오플(Bioflor 250)이라는 이름으로 처방되고 있다

티벳버섯(Tibetan mushroom)

티벳버섯(Tibetan mushroom)은 유산균이 우점하고 효모, 아세트산균 등이 공생한 결과로, 몽글몽글 뭉쳐있는 덩어리 모양을 하고 있다. 틀로 모양 잡기 전의 두부, 혹은 튀겨진 팝콘 등과 유사한 형태다. 티벳버섯이라는 이름을 가지고 있어서 식용 버섯으로 착각하는 사람들이 있는데 자실체인 버섯과는 관련이 없다. 그냥 세균과 생물막으로 형성된 덩어리다. 이 명칭은 한국에서만 쓰는 것이 아니고 해외에서도 널리 쓰여 논문에서도 언급되는 용어(Tibetan Mushroom)이다. 그리고 주로 이 덩어리를 먹기 보다는 이를 이용해 우유를 발효시킨 요구르트를 먹는다. 이 균으로 우유를 발효시키면 요구르트의 일종인 케피르(Kefir)가 된다. 웰빙과 관련된 식품들이 으레 그렇듯 이 티벳버섯도 일각에선 만병통치약처럼 취급되기도 하는데, 사실은 그냥 요구르트일 뿐이다. 무설탕 및 무가당 요플레라고 생각하면 간단하게 이해할 수 있다. 다만, 시중에서 파는 플레인 요구르트처럼 밍밍한 맛이 아니라 시금털털한 맛이 난다. 매일유업에서 2017년 9월경에 이 유산균이 든 '케피어12'라는 발효유를 출시한 바 있다. 인터넷 블로그에서는 매우 섬세한 균이라서 금속성 물질에 닿으면 죽어서 효능이 사라진다는 주장도 있다. 하지만 스테인레스 재질의 숟가락이나 용기는 상관이 없으며, 따라서 그릇에 담거나 수저로 떠먹지 말라고 하는 것은 근거가 없는 주장이다. 식품회사에서 유산균이나 효모를 대량으로 배양할 때 사용하는 기자재부터가 스테인레스로 제작된 것들이기 때문에 모순된 이야기다. 무엇보다 액체가 산성이라서 장기보관 시 금속과의 반응이 문제인 것이지, 균이 스테인레스에 닿는다고 죽지는 않는다. 그냥 먹을 때 정도는 쇠숟가락으로 먹어도 플라스틱 숟가락으로 먹을 때와 차이가 없다. 개인이 오랫동안 계대배양을 하고 분양하기도 하는데, 이런 케이스가 제법 그렇듯이 오랫동안 사용하다 보면 균을 구성하는 균 조성이나 성질이 바뀔 수도 있으니 주의가 필요하다. 실험실 같은 청정환경이 아니기 때문이다. 오랫동안 계대배양을 할 경우 균 조성이나 성질이 바뀔 수 있기 때문에 주의하는 것이 좋다.

야쿠르트

외부에서 섭취한 프로바이오틱스가 효과를 내기가 어려운 이유로 가장 큰 것은 사람의 몸에 정착하기가 쉽지 않다는 것이다. 사람의 소화기관은 음식물을 분해하기 위해 위산뿐만 아니라 다양한 효소를 분비한다. 위장에서 분비하는 위산(염산)은 강산으로 pH가 2이다. 1일 분비량은 1.5~2.5L 정도이다. 야쿠르트는 교토 대학 의학부에서 미생물을 연구하고 있던 의학 박사 시로타 미노루(Shirota Minoru)가 1930년에 발효된 우유와 유산균의 일종인 락토바실루스 카세이의 시로타 변종(*Lactobacillus casei* Shirota, 나중에 *Lactobacillus paracasei* Shirota로 재분류 됨)의 강화 배양에 성공해, 1935년에 후쿠오카현 후쿠오카시에서 다이타보호균연구소(代田保護菌研究所) 아래에 음료로서 제조하여 판매를 개시한 것으로 시작이다. '야쿠르트'(Yakult)라는 상품명은 요구르트를 뜻하는 에스페란토 낱말 '야후르토'(에스페란토: jahurto)를 일본어식으로 변형한 조어이다.

유산균하면 메치니코프

프로바이오틱스의 시작은 우크라이나의 생물학자로 광고에서 많이 보던 메치니코프(Ilya Mechinikov) 박사이다. 장수하는 불가리아 농부의 대변 속에 질 좋은 유익 세균이 많은 것을 관찰하고, 이들이 장수하는 이유가 이 요구르트 때문이라 주장하였다. 즉, 요구르트 속에 다량으로 함유된 세균이 오늘날 프로바이오틱스의 원조라 할 수 있다. 1873년 폐결핵으로 아내가 죽자 메치니코프는 다량의 모르핀을 먹고 자살을 시도하였으나, 모르핀을 워낙 많이 삼킨 탓에 바로 토해버려 자살은 실패로 끝났다. 그 이후 30년이지나 프랑스 파리의 한 강연장에서 '유산균이 든 요구르트를 많이 마시면 대장 속의 유해 세균을 죽여 140세 까지도 장수할 수 있다'는 내용에 대한 것을 이야기하였다. 이 강연 내용은 뉴욕타임스 등을 통해 전 세계로 타전되었고, 미국에서 요구르트 신드롬(syndrome)이 일어났다. 아내가 죽은 지 2년 후 그는 14살 연하의 부잣집 딸과 결혼했다. 러시아의 정치적 혼란으로 오데사 대학에 사표를 내고 시칠리아로 간 그는 개인 실험실을 차리고 평소의 연구 주제였던 무척추동물의 발생학 연구에 매진했다. 부잣집 딸과 결혼한 그는 연구비를 걱정하지 않고 연구를 계속하였다. 메치니코프가 유산균을 연구하게 된 계기는 파스퇴르연구소의 루이 파스퇴르(Louis Pasteur) 때문이다. 자신을 환대하는 파스퇴르 때문에 연구소에 들어갔다. 나이가 들어 점차 건강이 나빠지고 있는 파스퇴르의 모습을 보고 인간의 장수 비결과 노화 원인을 밝히는 노인학 연구에 빠져들게 된다. 동물들의 수명에서 아이디어를 얻은 그는 '생명의 연장'이란 논문을 발표하고 '대장 무용론'이란 새로운 이론을 주장했다. 대장에서 일어나는 부패 현상이 노화의 원인이라는 것이다. 그는 대장이 없는 거북은 수명이 175년인 데 비해, 대장의 길이가 긴 소나 양은 수명이 짧다는 사례를 실례로 들기도 했다. 또한 그는 불가리아에 장수하는 사람들이 유난히 많은 이유가 유산균 때문이라는 사실을 접하고, 유산균이 대장의 부패를 막아준다고 주장했다. 당시 그가 발견한 락토바실러스 불가리쿠스(*Lactobacillus vulgaricus*)는 불가리아 지역에만 자생하는 채소에서 분리할 수 있는 독특한 유산균으로, 특정 지명에서 그 이름이 유래된 유일한 유산균이다. 메치니코프는 약 20년간 좋은 유산균을 장복했으나, 1916년 7월 16일 71세의 나이에 동맥경화증으로 사망했다. 당시 유럽인의 평균 수명보다는 훨씬 오래 살았지만, 그는 죽는 순간까지도 자신이 주장한 유산균 가설에 대해 염려했다. 유산균을 먹으면 140살까지 장수한다고 했는데, 정작 유산균을 장복한 자신이 일찍 죽으면 반론이 난무할 것이라는 생각에서였다. 1908년 독일인 의학자 파울 에를리히(Paul Erlich)와 공동으로 노벨 생리의학상을 수상한 것은 유기체 내의 세포에 의해 미생물이 파괴된다는 '식세포 작용(phagocytosis)'을 밝혀냈기 때문이다.

신경전달물질, 직감과 gut feeling

스트레스는 면역 반응과 밀접한 관련이 있다. 우리 몸이 스트레스를 받으면, 코르티솔(cortisol), 아드레날린(adrenalin)과 같은 신경전달물질이 분비된다. 이러한 신경전달물질은 알레르기 반응을 약화시킨다. 만성 스트레스에 시달릴 경우 우리 몸은 이와 같은 신경전달물질에 과도하게 노출되어 알레르기에 대응하는 능력이 약해진다. 장 속에 있는 세균이 스트레스 발생에 일정 부분 관여한다. 연구에 따르면 스트레스 발생 시 뇌가 장에 신호를 보내기 때문에 위장 증상을 악화시킬 수 있는데, 반대로 신호가 거꾸로 장에서 뇌로 갈 수 있다. 일반적으로 뇌에서 장으로 명령이 가는 것이 대부분이지만, 사촌이 논을 사게 되면 뇌로부터 명령을 받기 전에 마음이 앞서 장에서 아드레날린, 코르티솔과 같은 불안 호르몬의 분비를 증가시켜 배가 아플 수 있다.

행복 호르몬으로 알려진 세로토닌의 90%가 장에서 분비된다. 결과적으로 뇌에서 분비되는 세로토닌은 10% 밖에 안 된다는 이야기이다. 세로토닌은 기분을 조절하는 신경전달물질이다. 그러므로 세로토닌이 부족할 경우 우울증이 일어난다. 그래서 미국 컬럼비아의 신경생리학자 마이클 거숀(Michael D Gershon) 교수는 "제2의 뇌(The Second Brain)"란 책을 저술하기도 하였다. 장 속에는 1억 개 이상의 신경세포가 존재한다. 이 신경세포들이 장의 움직임과 효소 분비와 같은 소화를 직접 관장한다. 대뇌가 바쁘기 때문에 소화까지 신경 쓰지 않도록 조물주가 배려한 것이다. 장에서 세균을 모두 제거하면 세로토닌 분비량이 60%나 감소한다. 여기에 세균을 주입하면 세로토닌 분비량이 원상 복구된다. 장에서 대량 분비된 세로토닌은 혈액 중 혈소판에 흡수되어 혈관을 통해 전신에 전달된다. 대장에만 영향을 주는 것이 아니라 자폐증이나 아이들의 주의력결핍 장애도 장내 세균과 관련이 있다는 보고가 많다. 영어로 직감을 'gut feeling'이라 하는데 서구에서 직감을 장의 느낌으로 표현한 것은 우연이 아닐 것 같다. 장에선 유익 세균과 유해 세균이 끊임없이 싸우면서 균형을 이룬다. 균형이 깨지면 몸에 이로운 유익 세균이 죽고 유해 세균이 늘어난다. 평소 속이 더부룩하고 배에 가스가 자주 차거나 온종일 배에서 '꾸르륵 꾸르륵' 소리가 난다면 장 건강을 의심해야 한다. 장 건강은 장내미생물의 균형 여부에 달렸다. 유해 세균보다 유익 세균이 많아야 건강한 장이다. 유익 세균은 사람이 섭취한 음식을 먹이 삼아 갖가지 유익한 대사산물을 생산한다. 쉽게 말해 밭에 해당하는 장에서 농부인 유익 세균이 씨앗인 유익 세균의 먹이를 뿌려 생산하는 열매가 대사산물이다. 대사산물은 장 환경을 개선해 유익 세균의 활성화를 돕는다. 하지만 인스턴트식품을 많이 섭취하고 술이나 담배를 가까이하면 이 같은 환경이 무너진다.

장내미생물총의 상태가 장에서 가장 멀리 떨어진 뇌 기능에 영향을 미칠 수 있다. 장내미생물총이 뇌에 미치는 영향은 크게 뇌기능의 발달 과정과 퇴행과정에서의 역할로 구분해 볼 수 있다. 뇌가 발달 할 때 장내미생물이 왜 중요한지 알아내는 가장 쉬운 방법은 장내미생물총이 전혀 없는 무균 쥐에서는 정상 쥐와 다르게 뇌가 어떻게 달라지는지 살펴보는 것이다. 2004년 큐슈대학(Kyushu University)의 수도(Nobuyuki Sudo) 연구팀에서 무균 쥐를 작은 통에 꼼짝 못하게 넣어놓는 구속 스트레스(restraint stress)를 가하면 스트레스 호르몬인 코르티코스테론이 정상 쥐에 비해 훨씬 높게 상승하는 과장된 스트레스 반응이 관찰되었다. 흥미로운 점은 유익 세균으로 알려진 비피도박테리움(Bifidobacterium)을 이식하면 이런 과장된 스트레스 반응이 정상화됐지만, 장병원성대장균(Enteropathogenic *E. coli*)을 투여한 경우 회복되지 않았다. 또 무균 쥐가 생후 6주가 됐을 때 정상 쥐의 대변을 이식하면 스트레스 반응이 정상화됐지만, 생후 8주나 14주에 이식하면 회복되지 않았다. 이러한 실험 결과에서 뇌기능(이 연구에서는 스트레스 반응)이 발달하기 위해서는 유익 세균이 필요하고, 특히 어린 시절 장내미생물총의 역할이 중요하다는 것을 알 수 있다. 이후 보고된 연구들을 통해 장내미생물총의 뇌의 혈액-뇌 장벽(blood-brain barrier, BBB) 발달, 신경계 형성, 뇌 면역세포인 마이크로글리아(microglia)의 발달, 뉴런의 수초화(myelination) 등의 여러 발달 과정에 관여하는 것이 밝혀졌다.

미주신경을 포함한 자율신경계가 장까지 연결되어 있어 장신경계와 신호를 주고받거나 장내미생물이 생산하는 대사산물이나 신경전달물질에 반응해 뇌 기능을 조절한다. 또 장내미생물총이 생산하는 여러 대사산물은 직접 혈중으로 이동한 후 BBB를 통과해 뇌 기능에 영향을 주기도 한다. 요즘 가끔 장내미생물이 좋아야 행복 호르몬인 세로토닌 생성이 많아지고, 정신건강에 좋다는 주장을 들을 수 있는데, 이는 정확한 얘기는 아니다. 왜냐하면 세로토닌의 대부분인 90%가 장에 존재하고 미생물이 장 세로토닌 생성에 영향을 주는 것은 사실이지만, 대부분의 신경전달물질은 분자량이 커서 BBB를 통과하지 못하기 때문에 혈중으로 이동한다고 하더라도 뇌에 직접적인 영향을 미치기 어렵기 때문이다. 대신 장내미생물총이 생산하는 신경전달물질의 전구물질이 BBB를 통과해 신경전달물질로 변환돼 영향을 줄 수 있다고 생각한다. 또한 장내미생물총이 면역계를 자극하고 조절하는 기전을 통해 뇌기능에 영향을 주기도 한다.

장내세균과 맹장의 중요성

예전에는 맹장염(맹장의 약간 아래 끝에 늘어진 가는 맹관으로 손가락 같이 생긴 부속기관인 충수돌기에 염증이 발생한 것으로 정식 명칭은 충수염)이 걸린 경우 수술 시 기능이 없다고 생각하여 맹장을 덤으로 수술로 제거해 버리는 서비스를 병행하였다. 그러나 요즘 맹장의 중요성 중 하나로 장에 거주하는 프로바이오틱스의 비상 저장고로 작용하는 일이다. 2007년 10월 5일에 MSNBC News에 따르면 '쓸모없는 것으로 여겨졌던 기관이 소화관을 위해 유익 세균을 만들어 내고, 보호할 수 있다'는 것이다. 맹장은 소장과 대장에 미생물을 공급하고, 소장에서 장내 유익 세균에 의해 분해된 영양소가 체내로 흡수되나 만약 유해 세균이 많다면 음식의 부패에 의한 독소가 체내로 흡수된다. 맹장이 프로바이오틱스의 노아의 방주인 셈이다. 대부분의 장내 세균은 맹장이라 불리는 대장의 시작 위치에서 발견된다. 듀크대(Duke University) 볼링거(Randal Bollinger)와 파커(William Parker) 연구팀은 2007년 맹장이 몸에 이로운 유익 세균의 생존을 도우며, 약물치료나 감염의 결과로 이 같은 균이 소멸된 후에 다시 대장에서 유익 세균이 다시 살도록 하는 기능이 있다고 보고하였다. 이 연구팀은 심한 설사 후 대장 내 세균이 사라진 후 맹장에 저장된 유익 세균이 다시 장으로 이주 해 장에서 자라면서 인체 기능을 돕는다고 하였다. 염증이 심할 경우 우리나라 경우 항생제를 처방하는 경우가 많고, 바이러스 감염인데도 세균을 죽이는 항생제를 당연하게 복용하니 몇 번의 항생제 복용은 장내 세균의 다양성을 없애 버린다. 또한 아무리 항생제를 복용하지 않으려 해도 우리는 자신도 모르는 사이에 사료로 먹인 가축을 식재료를 사용함으로써 항생제를 접하게 된다. 가축의 살을 찌우기 위해 항생제를 사용하기 때문이다. 미시간대학의 한 과학자는 1895년 당시 인체에 전혀 쓸모없는 흔적기관이 180여 개라 발표한 독일 진화론자 비더스하임(Robert Wiedersheim)의 목록에 올라 있는 또 다른 소용없는 기관에 대해서 말하였는데, 편도선(tonsils)에서도 같은 종류의 기능을 발견할 것이라 생각한다 하였다. 목 입구에 위치한 편도선은 감기를 유발하기나 하지 불필요하다고 하여 서구에서는 한 때 제거 수술이 유행한 적도 있다. 그런데 어릴 때 편도선 제거 수술을 받은 환자에서 소아마비 환자가 급증하였고, 나중에 알고 보니 편도선은 특히 소아기 때 면역 기능을 담당하는 꼭 필요한 기관이다. 아직까지 편도선이 프로바이오틱스의 노아의 방주일지에 대하여는 어느 누구도 언급한 적이 없지만 그렇다고 아니라는 증거도 아직 없다.

장누수증후군

장내 세균은 우리 몸에 질병을 일으키는 유해 세균과, 이러한 유해 세균의 번식을 억제하는 물질을 분비하는 유익 세균, 그리고 조건부 중간 세균이 있다. 중간 세균은 장 속에 유익 세균이 많으면 유익 세균 쪽으로 작용하고, 유해 세균이 많으면 유해 세균으로 작용하는 박쥐와 같은 존재이다. 이러한 유익 세균과 유해 세균의 균형이 깨지면 유해 세균이 과도하게 증식하여 면역

체계 이상을 초래한다. 그러므로 몸에 좋지 않은 유해 세균은 줄이고 몸에 좋은 유익 세균을 늘려야 한다. 프로바이오틱스의 역할은 장내 유익 세균을 늘리고, 유해 세균을 억제하여 민감한 장 점막을 보호하며, 배변 활동을 원활하게 한다. 또한 호르몬의 분비를 조절하고 우리 몸에 필수인 일부 비타민을 생합성 하여 공급한다. 유해 세균이 많아지면 유해 세균들이 장 점막을 뚫고 우리 몸속을 침투할 기회를 노린다. 그러므로 면역 세포가 최전방 초소에서 밀집함으로써 대장에서 장 점막을 뚫고 인체로 들어가려는 유해세균을 차단해 준다. 장누수증후군[leaky gut syndrome, 장이 나빠지면 장을 둘러싸고 있던 점막 세포가 느슨해져서 장 속에 있던 유해 세균이나 음식물 분자들이 혈액으로 흘러 들어가 내독소(endotoxin)를 발생한다. 이 유해 세균들이 혈액을 타고 온몸을 돌아다니면서 염증이나 알레르기를 일으키게 되는데 이 현상을 장누수증후군이라고 한다] 환자에서 천식, 만성 또는 계절성 알레르기, 아토피 알레르기, 류마티스, 각종 면역질환의 원인으로 지목되고 있다.

축산에서 항생제 사용과 장내세균

항생제의 체중 증가 이슈는 사람보다 가축에서 먼저 논란이 됐다. 지난 십수 년 간 항생제가 가축의 몸무게를 늘린다고 알려져 사료에 항생제를 섞어주는 행위가 빈번히 보고됐고, 결국 이로 인한 항생제 내성 문제도 수면 위로 떠올랐다. 미국식품의약국(FDA)이 가축의 성장을 목적으로 항생제 투여를 금지한 것은 당연한 조치였다. 그렇다면 항생제가 체중 증가를 유발하는 원인은 무엇일까? 체내에 투여한 항생제가 장관에 상주하는 미생물 군집(microbiome) 조성을 바꿔 지방축적을 늘린다는 게 현재 가장 유력한 원인으로 꼽힌다. 항생제가 인체에 유해 세균과 유익 세균 모두를 제거하는데, 장기간 항생제를 복용한 결과로 미생물 환경이 변화되고, 음식물 소화에 영향을 미쳐 체중 증가로까지 이어질 수 있다는 분석이다. 또 체중 증가에 영향을 미치는 미생물이 아닌 체중 증가를 억제하는 미생물을 제거해 체중이 늘어난다고 예상할 수 있다. 문제는 사람에서도 같은 현상이 일어난다는 것이다. 앞선 연구에선 항생제 투여가 소아 비만의 원인이 될 수 있다는 근거들이 속속 포착되는데, 이를테면 지난 2012년 네이처나 국제비만학회지에도 항생제 투여가 아이들의 체중에 미치는 영향을 조사한 연구들이 논란 속에 발표된 바 있다.

상반된 결과를 내보이긴 했지만 '항생제 사용과 소아 비만 사이의 연관성'을 밝힌 대규모 연구 결과 두 편이 그 주인공이다. 먼저 2016년 미국 콜로라도 의대(University of Colorado Anschutz Medical Campus) 스코트(Frank Irving Scott) 연구팀이 진행한 연구는 위장관학(Gastroenterology) 저널 3월 19일 자 온라인판에 게재되며 주목받았다. 2세 이전에 3회 이상의 항생제를 투여받은 소아에서는 추후 소아 비만의 위험이 증가한다는 결과였다. 흥미로운 점은 항생제 복용을 자주 한 아이일수록 향후 비만이 될 가능성이 높다는 것이었다. 스코트 연구팀의 후향적 코호트 연구를 살펴보면, 2세 이전에 항생제에 노출된 소아에서는 2년 뒤인 4세 시점에서 비만 발생과의 연관성을 평가하기 위해, 영국에서 2만 1,714명의 소아를 대상으로 1995년부터 2013년까지 19년간의 전자의무기록 자료를 분석했다. 출생 3개월부터 4세까지의 키와 몸무게를 추적 관찰했고, 산모와 형제자매의 당뇨 병력, 분만 방법, 사회경제 상태, 출생년도와 국가, 도시 거주 등이 로지스틱 회귀분석법(Logistic regression,로지스틱 회귀분석은 반응변수가 "성공", "실패"로 나타나는 이항변수인 경우 사용하는 분석법으로 변수 간 연관성을 확인하는 방법)으로 평가됐다. 결과에 따르면 연구 인원의 6.4%에 해당하는 1,306명이 4세 시점에서 비만으로 판정받았다. 더욱이 항생제를 복용한 경험이 있는 소아에서는 그렇지 않은 소아에 비해 비만의 위험비가 21% 상승했다. 또 항생제의 투여 횟수가 늘수록 위험비는 더욱 크게 증가했다. 항생제를 1~2회 처방받은 경우 비만의 위험비는 7% 증가했지만, 3~5회로 늘자 위험비 역시 41%로 껑충 뛰었다. 6회 이상 투약한 소아에선 비만 위험비가 절반에 가까운 47%까지 높아졌다. 다만 항생제와는 달리 항진균제는 위험비가 19% 감소해 비만과 연관성이 없는 것으로 나타났다.

반면 이를 부정한 연구 결과도 비슷한 시기에 공개됐다. 2016년 미국의학협회잡지(JAMA) 3월 22, 29일자 온라인 판에 게재된 필라델피아 어린이병원 거버(Jeffrey Gerber) 연구팀은 출생 후 6개월 내에 항생제를 사용한 경우 소아 비만 발생과의 어떠한 연관성도 찾지 못했다고 밝혔다. 연구를 주도한 거버 박사는 "당초 예상과는 달리 출생 후 첫 6개월간 항생제에 노출된 경험을 가진 신생아와 그렇지 않은 신생아 사이에는 7세 때까지 통계적으로 유의한 체중 증가가 없었다"며 "소아를 비롯한 젊은 연령대에서 불필요한 항생제의 사용을 제한해야 하는 이유는 많지만, 체중 증가에 대한 위험 때문에 항생제의 사용을 제한해선 안 된다"고 견해를 밝혔다. 미국의 펜실베이니아, 뉴저지, 델라웨어에 위치한 30개 소아과의원에서 실시된 후향적 종단연구(longitudinal study)는 20만 명 이상의 소아를 대상으로 진행됐다. 연구에는 항생제에 노출된 총 3만 8,522명의 단일 태아 출생자를 비롯해 92명의 쌍둥이가 등록됐는데, 이들은 2001년 11월 1일부터 2011년 12월 31일 태어난 소아로 다양한 인종적 특징과 사회경제적 배경을 가진 것으로 나타났다. 또 대상이 된 소아는 35주 이상의 임신 주 수와 출생 시 체중이 2kg 이상이었지만, 복잡한 만성질환으로 장기간 항생제를 복용했거나 수차례 전신적인 코르티코스테로이드를 처방받은 이력이 있는 아이들은 연구에서 제외되었다. 출생 후 첫 6개월 동안 전신 항생제(systemic antibiotics)를 사용한 소아를 대상으로 7세 때까지의 체중 변화를 살펴본 결과, 총 3만 8,522명의 단일 태아 가운데 14%에 해당하는 5,287명이 생후 평균 4.3개월 시점에 항생제를 복용한 경험이 있었다. 주목할 점은 기존 우려와는 달리 항생제를 처방받은 아이에서도 이후 체중의 변화가 없었다는 것이다. 단일 태아 외에 92명의 쌍둥이에서도 결과는 같았다. 쌍둥이 46명은 생후 평균 4.5개월 시점에 항생제를 투여 받았지만, 이후 체중 변화에는 차이가 없었다.

장내세균이 부각되는 이유

2018년 국제학술지 셀(Cell)에 실린 이스라엘 와이즈만 연구소의 한 연구는 프로바이오틱스 효능을 상세히 기술한 것으로 소개된다. 이 연구에서 참가자 19명을 2 그룹으로 나누어 14명에게는 프로바이오틱스 제품 11종을, 5명에게는 위약(플라시보)을 주어 매일 섭취하도록 하였다. 참가자들의 변화는 섭취 전, 섭취 중, 섭취 한 달 후 등 3번에 걸쳐 대변검사, 위내시경, 대장내시경, 미생물총(마이크로바이오옴, microbiome)과 인체 숙주 전사체 분석(각 생명체가 발현 중인 유전자를 폭넓게 파악할 수 있는 분석으로, 이를 통해 어떤 생명체가 특정 환경에서 어떻게 대응하는지를 파악할 수 있다) 등을 통해 심도 있게 관찰하였다. 결과에서 프로바이오틱스 섭취 그룹은 절반 정도에서 장내에 세균이 정착하고, 마이크로바이옴과 유전자 발현에 변화가 있었으나. 나머지 절반은 사실상 플라시보 그룹과 별 차이를 보이지 않았다. 이러한 사실은 상업화된 균주가 모든 사람에서 동일한 효과를 나타내지 않는다는 증거이다. 그간 누적된 프로바이오틱스 연구는 특정 조건 하에서 사람에게 세균이 어떤 효과를 줄 수 있는지 기술하였다. 즉, 항생제 치료로 장내 세균총이 붕괴된 일반적인 부작용을 개선하는 데 도움을 주거나,

미숙아로 태어난 신생아의 장 질환이나 과민성 대장증후군 개선에 도움을 준다는 유용한 결과도 있다.

장내세균의 중요성

프로바이오틱스의 중요성을 알 수 있는 예를 들어 보자. 아이를 임신하여 출산할 때 정상 분만을 하는 경우보다. 제왕절개를 통해 출산된 경우 자폐증, 아토피, 주의력 결핍과잉행동 장애(adult attention-deficit hyperactivity disorder, ADHD), 면역결핍증 등이 더 많이 발생한다. 산모의 산도는 산성을 유지하면서 항문에서 질로 들어온 세균 가운데 유해 세균을 죽이고, 유익 세균만 생존할 수 있게 만든다. 태아의 장은 원래 무균상태이다. 분만 시 아기의 머리가 산도를 통과해 입술이 질벽과 접촉하면서 산모의 유익 세균이 아기의 장으로 최초로 전달이 된다. 엄마가 아기에게 주는 생애 첫 선물이 바로 프로바이틱스이다. 그러나 제왕절개를 하면 공기 중에 있는 유해 세균이 아기의 입을 통해 장에 먼저 자리를 잡게 된다. 인간이 태어나면서 어떤 미생물에 처음 노출이 되는지는 장내미생물총의 초기 형성에 영향을 미치는 결정적인 인자이다. 그러므로 질식분만으로 태어난 경우와 제왕절개로 태어난 경우 장에 정착하기 시작하는 균의 종류가 달라진다. 질식분만으로 태어난 아이는 엄마의 산도에 있는 균에 먼저 노출되고 분변에는 비피도박테리움(Bifidobacterium)이 많이 존재하는데 비해, 제왕절개로 태어난 아이는 피부 상재균에 먼저 노출되고 분변에 클렙시엘라(Klebsiella)와 엔테로코쿠스(Enterococcus) 같은 병원성, 염증 유발성 균들이 더 우세하다. 생후 100일 동안은 인간의 대사기능, 내분비계, 신경계, 면역계 등이 성숙하는 중요한 시기다. 이때 장내미생물총이 이런 기능의 발달과정에서 필수적인 역할을 한다. 이런 이유로 제왕절개로 태어나 장에 비피도박테리움의 정착이 늦어지는 것은 신생아의 면역 발달을 비롯한 향후 건강 상태에 영향을 준다. 최근 이 시기의 장내미생물총이 뇌 기능 발달에도 중요한 역할을 한다는 것이 알려지면서 장내 균미생물 불균형(dysbiosis)이 과잉행동증후군이나 자폐 스펙트럼 질환과 같은 발달장애의 한 원인으로 추정된다.

장내 세균의 다양성은 왜 중요할까?

가장 간단한 생명체인 대장균은 단지 세포 하나로 되어 있는 생명체이다. 생명체가 정상적 기능을 위해서는 유전자가 있어 필요한 영양소를 받아들이고, 필요할 경우 영양소를 대사하여 에너지를 얻어야 한다. 대장균의 경우 유전자가 대략 5,000개 있다. 하나의 세포로 이루어진 대장균이 이렇게 많은 유전자를 가지고 있는데, 생명체 중 가장 고등한 사람의 경우 얼마나 많은 유전자를 가지고 있을까? 전에는 적어도 300,000개 이상의 유전자가 있다고 생각하였다. 그러나 최근 유전자에 대한 연구가 진행되어, 최종 발표된 휴먼 레퍼런스 게놈 버전인 GRCh38에서 사람의 경우 단백질을 코딩하는 유전자는 19,950개 가 있다는 것이 밝혀졌다. 막연하게 인간은 다른 동물이나 식물에 비해서 훨씬 복잡하고 월등하기 때문에 당연히 유전자 수가 훨씬 많을 것이라 생각해 왔다가 이런 사실을 접하고 충격을 받을 수밖에 없다. 이렇게 복잡한 인간이 왜 마우스와 꼬마선충(20,000개 유전자, 세포 수 1,000개)과 비교해 유전자 수가 비슷하고, 옥수수(32,000개), 쌀(50,000개), 밀(120,000개)보다 훨씬 적은 유전자 수를 가지고 있을까? 어떻게 이렇게 소수의 유전자로 모든 생명체 중 최고가 되었을까? 2010년 크레이그 벤터 연구소(J Craig Venter Institute)가 세상에서 가장 작은 게놈을 가진 합성 박테리아(Syn 3.0)을 만들어 낸 결과를 사이언스(Science) 저널에 발표를 했다. 놀랍게도 이 생명체의 유전자 수는 473개이며, 전체

DNA 수는 530,000개 밖에 안 되는 이 합성 세포는 살아가는데 아무런 문제가 없다는 것이다. 이 합성 박테리아 생명체는 약 130배 이상 콤팩트하게 구성되어 있다. 즉, 인간 게놈의 대부분 영역에는 이 합성 박테리아가 가지지 못한 다른 것들로 130배나 채워져 있다는 것이다. 사람은 진화 과정 중에 우리 몸에 같이 공생하고 있는 세균들과 겹치는 유전자 경우 과감하게 세균의 유전자를 이용하면 되기 때문에 중복유전자를 제거하는 고도의 진화 과정 속에 최소의 유전자를 가지게 된 것이라 생각된다.

오늘날 사람은 항생제 남용 등으로 장내에 서식하는 유익 세균을 다 몰아내고 항생제에도 잘 살아남는 유해 세균이 유익 세균이 차지하고 있던 적소(niche, 아주 편한 꼭 맞는 자리)를 차지하게 됨으로써, 원래는 소수의 집단이었던 유해 세균이 우세 세균으로 바뀜으로써, 소수였을 적에는 나타내지 않던 나쁜 유전형질이 발현될 기회가 많아져 많은 질병을 유발한다. 유해 세균이 일단 적소에 들어가면 우리가 유익 세균인 프로바이오틱스를 많이 섭취하여 인해 전술로 적소를 되찾을 정도가 되어야 하니 어느 정도 집락소를 보장하는 프로바이오틱스의 중요성이 또 한 번 중요함을 알 수 있다. 유익 세균이 많아져야 우리 몸에 필요한 여러 물질을 최종대사산물로 만들 수 있으니, 장내 세균의 다양성이 중요하다.

면역기능과 행동을 조절하는 장내 세균

최근 연구에 따르면 장내 미생물의 변화는 면역기능과 행동을 조절할 수 있다. 2010년 미국 에모리대(Emory University) 마탐 비제이쿠마르(Matam Vijay-Kumar) 연구팀은 사이언스(Science)에 장내 세균이 대사에 영향을 끼치는 것을 밝혀냈다. 연구진은 비만 유전변이가 있고 폭식하는 쥐의 대변을 채취해 유전변이가 없는 쥐에 투입했다. 그 결과, 대변을 이식받은 쥐는 비만 쥐와 같이 많이 먹고 살이 쪘다. 장내 미생물은 사회활동에도 영향을 미치는 것으로 나타났다. 2018년 시행된 스틸링(Stilling RM) 연구에서는 무균 쥐들이 '왕따'가 되기도 했다. 연구진은 반사회적인 쥐에서 두뇌 변화를 발견했다. 편도체(amygdala)는 사회적 감정을 처리하는 데 중요한 역할을 한다. 그런데 무균 쥐의 편도체 뉴런은 특이한 단백질 세트를 만들어 다른 세포와의 연결을 변화시킨 것으로 나타났다. 마이크로바이옴은 치매뿐만 아니라 파킨슨병, 조현병, 우울증, 자폐 등 다양한 질환에 영향을 끼친다는 증거가 잇따라 나오고 있다. 소화기관과 뇌는 서로 떨어져 있는 것처럼 보이지만, 실제로 특별한 신경세포와 면역 경로인 '장뇌축(gut-brain axis)'으로 연결돼 있다는 것이 연구들의 논리다. 일본에서 치매 환자 대변에서 암모니아와 인돌 수치가 높음을 보고 연구팀은 치매 환자와 일반 성인의 장 내 세균 간 확연한 차이를 발견하면서 치매가 전염병일 수 있다는 가능성을 열었다. 일본 국립 노인학 및 노인병센터의 나오키 사지(Naoki Saji, 佐治直樹) 연구팀은 장내 세균이 치매 진단과 치료에 도움이 되는지 조사했다. 연구팀은 128명의 참가자를 모집해 치매를 진단 받은 그룹(치매환자군)과 치매를 진단받지 않은 그룹(일반군)으로 나누어 대변 시료를 받아 분석했다. 그 결과 치매환자군과 일반균의 시료는 상당한 차이를 보였다. 치매환자군의 대변에서 암모니아, 인돌, 스카톨 및 페놀 등 수치가 더 높았다, 그뿐만 아니라 치매환자군의 대변에서는 특정 세균 수준의 유의한 변화가 보였다. 특히 좋은 세균으로 간주되는 박테로이데스(Bacteroides)의 수치가 낮았다.

장내 미생물은 조현병 발병에도 영향을 끼치는 것으로 나타났다. 2019년 중국 충칭의대 펑정[Peng Zheng(彭政)] 교수팀은 조현병이 있는 군과 조현병이 없는 군을 비교했을 때 장내 세균의 차이를 발견해서 사이언스 어드밴스(Science Advances)에 보고하였다. 연구팀은 조현병 약을 복용하는 환자 53명, 조현병 약을 복용하지 않는 환자 5명, 조현병이 없는 69명(대조군)의 대변을 채취해 분석했다. 연구팀은 장내 세균을 분석하기 위해 대변 시료에서 유전자 서열분석을 수행했다. 세균을 조작상분류단위(operational taxonomic units, OTU, DNA 서열 분석 결과에서 유사한 서열끼리 묶는 분류단위)로 나눴다. 그 결과, 854개의 OTU 중 조현병 환자에서만 나타나는 56개의 OTU를 발견했다. 또 대조군에서만 나타난 64개의 OTU가 보고됐다. 전반적으로 조현병 환자에서 장내 세균 생체량이 대조군보다 낮은 것으로 나타났다. 구체적으로 '베일로네라세애(Veillonellaceae)' 계통 세균이 조현병 중증도와 연결돼 있었다. 또 조현병 환자에서는 '래크노스피래세애(Lachnospiraceae)' 계통 세균과 '루미노코카세애(Ruminococcaceae)' 계통 세균이 조현병이 없는 건강한 성인보다 상대적으로 매우 적었다. 두 군 간 차이는 뚜렷하게 나타나 대변 시료만으로도 조현병 여부를 예측할 수 있었다. 이어 연구팀은 조현병 환자의 대변 샘플을 건강한 쥐에게 주입했을 때 쥐의 행동에 변화가 있었다고 발표했다.

자폐스펙트럼장애(autism spectrum disorder, ASD) 환자에서 비정상적 장내 세균이 여러 차례 발견되면서 자폐증과 장내 세균의 연결고리에 힘이 실리고 있다. 미국 캘리포니아공대 길 샤론(Gil Sharon) 교수팀은 2019년 장내 세균이 ASD 증상 발현에 직접적으로 영향을 줄 수 있다고 밝혔다. 연구진은 쥐 실험에서 무균쥐에게 ASD 환아의 대변을 이식했다. 대조군에는 ASD가 없는 사람의 대변을 이식받은 쥐가 포함됐다. 그 결과, 자폐스펙트럼장애(ASD) 환아에게 대변을 이식받은 쥐는 ASD 증상을 보이기 시작했다. 특히 자폐스펙트럼장애 환아의 대변을 이식받은 쥐는 대조군보다 반복적인 행동을 취하는 경향이 있었다. 또, 다른 쥐들과 사회적 활동을 하는 시간이 대조군에 비해 적었다. 자폐증 환아의 대변을 이식받은 쥐의 뇌에서도 뚜렷한 유전자 발현 차이가 있었다. 이어 연구진은 대사산물(metabolites)의 수준 변화를 발견했다. 특히 ASD 환아의 대변을 이식받은 쥐의 뇌에서 대사산물인 5-아미노발레르산(5-aminovaleric acid, 5AV) 및 타우린 수치가 현저히 낮았다. 연구진은 한 단계 더 나아가 ASD 증상을 보이는 쥐의 5AV 및 타우린 수치가 증가하면 증상이 완화되는지 연구했다. 그 결과, 5AV 혹은 타우린으로 치료받은 쥐는 ASD 증상이 완화됐다. 이 쥐의 뇌 활동을 조사한 결과, 5AV의 증가는 뇌의 흥분성 감소로 이어졌다.

또 지난 4월 미국식품의약국(FDA)은 ASD 환아 치료를 위해 미생물이식요법(Microbiota Transfer Therapy, MTT)과 같은 대변 이식 기법을 연구 결과에 기반해 패스트트랙 심사 대상으로 지정했다. 미국 아리조나주립대 강대욱(Kang DW) 교수팀은 자폐스펙트럼장애 환아 18명을 대상으로 MTT에 관한 오픈라벨 연구를 진행한 결과 MTT 치료를 받은 환아들은 만성 위장관 증상이 77%, ASD 증상이 24% 줄었다. 이 개선은 최소 치료 8주 동안 유지됐다. 즉 배변이식은 장내 세균을 조정해 비만, 자폐, 치매, 당뇨병 등을 포함한 다양한 질병과 증상을 개선할 수 있는 잠재적 치료법으로 나타났다. 그러나 대변을 이용한 치료의 한계점도 있다. 건강한 성인일지라도 배변이식을 위한 신체검사 후 병이 생길 수 있기 때문이다. 현재 건강한 성인이라고 해서 앞으로도 건강할 것이라는 보장이 없다. 또 대변을 다양한 사람들로부터 수집하기 때문에 일관성이 없을 수 있다.

비만과 장내세균

2019년 MBN 방송 천기누설 식재료 대백과 신동의보감에서 물만 먹어도 살이 찌는 사람과 아무리 먹어도 살이 찌지 않는 2 사람에서 비만세균의 차이가 있었는데 물만 먹어도 살이 찌는 사람의 경우 비만 세균을 포함하여 유해 세균이 더 많았다. 이처럼 비만세균과 같은 유해 세균이 많으면 지방 배출을 방해하고, 식욕호르몬[지방조직에서 분비되는 렙틴(leptin)은 식욕을 억제하는 호르몬으로 체내의 체지방을 일정하게 유지하는 역할을 한다. 그렐린(ghrelin)은 렙틴과 정반대의 역할을 하는 호르몬으로 위장에서 분비되는데, 위가 비었을 때 뇌에 공복을 알리는 역할을 한다]을 활성화하여 조금만 먹어도 살이 찌는 체질로 바뀌게 된다. 우리 장내에서 비만세균을 잡고 체중감량에 도움을 받으려면 유익 세균과 비만세균의 비율을 85:15로 맞추는 것이 좋다. 이를 위해 식유섬유소 성분인 프락토올리고당(fructooligosaccharide, 바나나, 양파, 아스파라가스, 우엉, 마늘, 벌꿀, 치커리 뿌리 등과 같은 야채나 버섯, 과일류 등 식품에 다량 함유)과 이눌린(inulin, 뿌리채소에 많이 함유된 일종의 수용성 식이섬유소로 돼지감자에 많다) 같은 프리바이오틱스가 풍부해서 비만세균을 잡는데 도움이 된다. 유익 세균인 프로바이오틱스만 섭취하는 경우 장까지 세균이 살아서 도달이 용이하지 않고, 유익 세균의 먹이인 프리바이오틱스만 섭취할 경우 장내에 이미 존재하는 유익 세균만 키워주기 때문에 비만세균을 잡는 데 한계가 있을 수 있다. 프로바이오틱스와 프리바이오틱스를 함께 섭취(이를 신바이오틱스라 한다)하면 비만세균을 잡아 체내 지방을 배출하고 콜레스테롤 조절이 용이하다.

미생물 샤워

자연 분만을 하면 출산 과정에서 신생아가 산모의 질을 통과하는 동안 각종 미생물에 노출된다. 이를 '미생물 샤워'라고 하는데 아이의 평생 면역력을 결정짓는 요소로 작용한다. 생후 60일까지는 평생 본인이 살아갈 균을 결정짓게 된다. 건강하게 태어난 아기에게 아토피가 생길 확률은 일반적으로 약 20% 정도로 생각한다. 아기가 제왕절개를 통해 나오게 되면 엄마의 피부에 살고 있던 세균을 처음으로 물려받게 된다. 또한 제왕절개를 하면 수술실의 세균총과 가장 먼저 접하게 되어서 자연분만과 제왕절개를 한 경우 아기의 장내 세균총은 차이가 생길 수밖에 없다. 어쩔 수 없이 제왕절개를 하여야 하는 경우 제왕절개 전에 산모의 질에 거즈를 넣어 두었다가 제왕절개로 태어나 아이를 이 거즈로 목욕을 시키면 정상 분만한 것과 같은 효과를 얻을 수 있다. 이 연구를 주도했던 롭 나이트(Rob Knight) 교수는 자신의 딸이 태어날 때 어쩔 수 없이 응급 제왕절개 수술을 받아야만 해서 엄마의 질 유산균을 전달해주기 위해 손수 진행을 하였다. 연구에서 사용되었던 방법은 제왕절개 수술 들어가기 1시간 전에 소독된 거즈를 멸균 생리식염수로 적신 뒤 산모의 질 속에 넣어 두었다가, 수술 들어가기 직전에 거즈를 꺼내어 소독된 용기에 담아두고, 수술실 한쪽에 같은 온도에 보관하였다. 아이가 태어나면 1분 이내에 거즈를 아이에게 묻혀주었다. 입술부터 시작해 얼굴, 가슴, 팔, 다리, 성기와 항문부근, 마지막으로 등까지 묻혀주었다. 전체 걸리는 시간은 15초 정도이다. 제왕절개로 태어난 아이들은 면역 기능이 떨어져 아토피, 비만, 천식, 알레르기의 위험이 크다. 제왕절개를 하면 아이들이 질 속에 있는 유익 세균과 접촉할 기회를 상실하기 때문이다. 질을 통해 태어나는 아기들은 엄마의 회음(perineum: 음문과 항문 주변의 지역)에서 미생물을 획득하고, 제왕절개를 통해 태어나는 아기들은 엄마의 피부에서 미생물을 획득하는데, 그 차이는 몇 시간 내에 극명해진다. 질식 분만아에서 박테로이데스(Bacteroides)와 비피도박테리아(Bifidobacteria)는 풍부하지만, 제왕절개 분만아는 거의 찾아볼 수 없다. 헬싱키 대학교에서 마이크로바이옴을 연구하는 빌렘 데 보스(Williem de Vos)는 말했다. 제왕절개 분만아는 훗날 면역 관련 장애를 앓을 가능성이 높기 때문에, 연구자들은 '생애 초기의 미생물이 임계성장기(critical development period) 동안 면역계에 시동을 건다'고 생각하고 있다.

신생아의 면역계 손상을 줄이기 위해, 선행연구에서는 제왕절개 분만아들에게 엄마의 질내 미생물(vaginal microbiota)을 파종했다. 그러나 그 방법이 별로 효과가 없는 것으로 밝혀지자, 헬싱키대학교의 빌렘 데 보스가 이끄는 연구팀은 '질식 분만아는 출생 과정에서 (어쩌다 보니) 엄마의 분변을 약간 섭취함으로써 미생물을 획득하는 것 같다'는 가설을 세웠다. 가설 검증을 위해, 그들은 제왕절개를 준비하고 있는 여성 17명을 모집했다. 그리고 분만 3주 전에 분변을 채취하여, B군 연쇄상구균(group B Streptococcus)이나 헤르페스바이러스(herpes virus)와 같은 병원균을 검사했다. 분변 샘플 중에서 무균 상태임이 확인된 여성은 7명이었다. 그녀들이 아기를 낳은 후, 연구팀은 3.5 또는 7 mg의 '희석된 분변 물질'을 5 mL의 우유와 혼합하여 아기들에게 먹였다. 다음으로, 연구팀은 아기들의 대변 속 유전물질을 유전자분석을 함으로써 장내미생물을 분석했다. 그들은 태변(meconium: 최초의 분변)에서 시작하여, 12주 동안 일정한 간격으로 아기의 분변을 채취했다. 그리하여 그것을 29명의 질식 분만아 및 8명의 제왕절개 분만아(분변이식을 받지 않음)와 비교해 보니, 분변이식을 받은 제왕절개 분만아들의 마이크로바이옴은 3주 내에 질식 분만아의 마이크로바이옴과 유사하게 진화하는 것으로 나타났다. 통상적으로, 분변이식을 받지 않은 제왕절개 분만아의 경우, 이런 천이(transition, 생물학에서 어떤 생물 군집이 환경의 변화에 따라서 새로운 군집으로 변해가는 과정)가 일어나는 데 꼬박 1년이 소요된다. 연구팀은 이상의 연구결과를 2020년 셀(Cell)에 발표했다(그림 1).

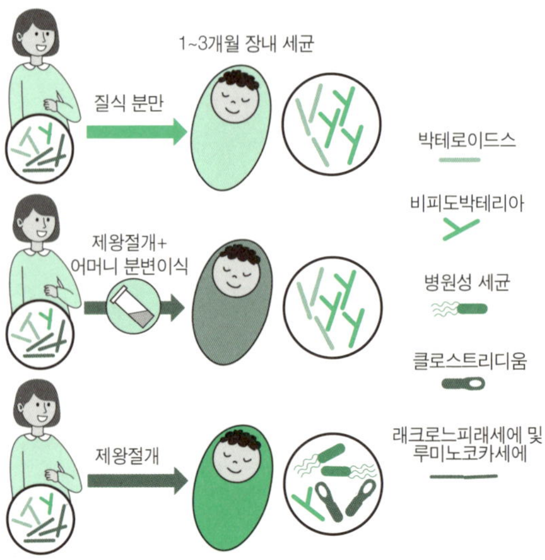

그림 1. 질식분만과 제왕절개 밑 제왕절개 후 분변이식에 따른 신생아의 장내 세균 변화.
(2020년 Cell 183(2):324-334에서 인용)

질식 분만아와 마찬가지로, 분변이식을 받은 제왕절개 분만아들은 며칠 내에 풍부한 래크노스피래세애(Lachnospiraceae)와 박테로이데스(Bacteroideceae)를 보유하게 되었다. 그리고 분변이식을 받지 않은 제왕절개 분만아에 비해, 분변이식을 받은 제왕절개 분만아들은 병원성 세균(예: *Enterococcus faecium*, *Salmonella enterica*)이 유의미하게 적은 것으로 나타났다. '신생아들은 연구기간 동안 아무런 유해효과도 경험하지 않았다'라고 빌름 데 보스는 말했다. "이번 연구는 '제왕절개의 부수적인 효과를 완화하는 것이 가능하다'는 가설을 뒷받침한다"고 럿거스 대학교 뉴브런스윅 캠퍼스의 미생물학자인 마리아 글로리아 도밍게스-벨로(Maria Gloria Dominguez Bello)는 말했다". 모든 척추동물에서 질구(vaginal orifice: 아기가 나오는 곳)가 항문외구(anal orifice: 대변이 나오는 곳) 바로 옆에 있는 데는 그만한 이유가 있다. 이것은 무작위선택이 아니라, 자연선택의 결과물이다. 이번 연구는 '신생아는 분변에 노출되어야 한다'는 자연의 메시지를 분명히 전달했다.

"그러나 '얼마나 많은 분변을 신생아에게 노출할 것인지'를 아는 것이 매우 중요하다"고 네덜란드 마스트리히트(Mastricht) 대학교의 의료미생물학자 욘 펜데르스(John Penders)는 덧붙였다. '우리는 아기들이 얼마나 많은 분변을 자연스럽게 섭취하는지 모르고 있다. 따라서 정확한 용량을 알아내려면 신중한 검사가 필요하다. 더 많은 아기들을 대상으로 한 장기적인 연구를 통해, 이번 연구에 적용된 용량이 안전한지 여부를 확인해야 한다.' 빌름 데 보스와 동료들은 그런 연구(수십 명의 제왕절개 분만아들에게 '어머니의 분변'과 위약 중 하나를 투여하는 무작위·대조 시험)를 이미 시작했다. "우리는 아기들의 건강상태를 수년 동안 모니터링할 예정이다"라고 빌름 데 보스는 말했다. "장기적인 무작위·대조 시험의 결과가 나올 때까지, 분변이식은 신중한 의학적 관리를 필요로 한다. 부모들이 가정에서 임의적으로 시행해서는 안 된다."

모유수유와 장내세균

또한 모유수유를 하는 경우에 이런 질환의 발병률은 현저하게 낮아진다. 연구를 통해 출산 시 태아가 제일 먼저 유산균에 노출되는 것은 산도를 통해 얻는 것이며, 수유 시 모유를 통해 다양한 유산균에 노출되어 건강한 것이다. 신생아의 장에는 조건무산소성세균(facultative anaerobes)이 먼저 정착하고 이후 비피도박테리움, 박테로이데스, 클로스트리디움 같은 절대무산소성세균(obligate anaerobes)이 첫 6개월 동안 증가한다. 이때 장내미생물총의 다양성은 성인에 비해 낮은데, 그 이유는 신생아의 주된 식이인 모유의 올리고당류(human milk oligosaccharide, HMO) 대사에 최적화된 미생물총이 주를 이루기 때문이다. 이

시기를 특징짓는 주요 장내 세균으로는 비피도박테리아 롱검(*Bifidobacterium longum*)이나 스트립토코쿠스 써모필루스(*Streptococcus thermophilus*)가 있다. 이후 분유를 먹이지 않고 모유로 수유할 경우 더 많은 유산균을 유아가 받아들일 수 있어 건강한 아이로 자란다. 조사결과에 따르면 생후 1개월 된 아기는 모유수유에 관계없이 유산균을 보유한다. 그러나 분유를 먹은 아이의 유산균 보유 비율은 모유를 먹은 아이의 1/10에 불과하다. 아기가 한 살에서 두 살에 이르는 기간 동안 건강하고 왕성한 유산균을 보유하게 되면 장 내부조직의 발달은 물론 감염에 대한 저항능력과 더불어 전반적인 면역체계가 크게 발전하게 된다. 모유로 자란 아기가 유산균을 많이 갖게 되는 이유는 올리고당으로 알려진 모유 속의 특정 탄수화물 때문이다. 우유에는 이 탄수화물이 거의 없다. 이런 탄수화물은 아기의 내장 속에서 소화나 흡수되지 않기 때문에 온전히 결장에 도달하게 되는데 결장에서 어떤 세균보다 중요한 유산균의 먹이가 된다. 유산균은 모유에서 온 '먹이'로 빠르게 증식하며 수분을 흡수해 장의 운동을 부드럽고 규칙적이게 한다. 태아의 대변이 왕성하고 활동적인 유산균의 운동으로 만들어진다는 사실을 아는 게 중요하다. 아는 게 중요하다. 모유가 신생아에게 엄마의 장내미생물이 만들어 낸 항체를 전달해 면역력을 늘려줄 수 있다. 학계에서는 출산 방법이나 모유 수유와 같은 초기 신생아가 놓이는 환경이 신생아의 면역력과 장내미생물 변화에 영향을 줄 수 있다는 연구가 속속 발표되고 있다. 하지만 아이를 둔 부모들 사이에선 이 같은 연구결과가 제왕절개와 모유수유를 선택할 수 없는 상황에 놓인 부모가 낳은 아기의 건강에 나쁜 영향을 미치는 것은 아니냐는 우려가 나오는 가운데, 의학계에서는 질환과 관련이 있다는 명확한 증거가 나오지 않은 만큼 크게 우려할 필요는 없다고 조언한다. 2020년 1월에 하버드 의과대학의 미생물학 교실의 데니스 캐스퍼(Dennis L. Casper) 연구팀은 쥐 실험을 통해 모유가 모계의 항체를 전달해 신생아의 면역력을 늘린다는 것을 밝혀냈다. 신생아는 어떠한 유해 미생물에도 아직 접촉한 적이 없어 항체도 없기 때문에 신생아의 면역체계는 깨끗한 백지에 비유된다. 태어난 지 3주 이내 신생아의 면역은 태어나면서 노출되는 미생물과 모유 수유로 생겨나는 면역체계에 의존하는 것으로 알려져 있다. 태어날 때 모계의 미생물에 노출되면서 미생물군을 갖게 되고, 항체 또한 여기서 발생한다. 하지만 신생아의 면역을 만드는 모계의 면역체계가 어떻게 전달되는지는 아직 밝혀지지 않았다. 그래서 연구팀은 선천적으로 B세포가 부족하도록 조작한 쥐가 태어나도록 했다. B세포는 림프구 중 항체를 생산하는 세포로 B세포가 없이 태어난 쥐는 면역력을 가지지 못한다. 연구팀은 이렇게 태어난 새끼 쥐 중 일부는 새끼 쥐와 마찬가지로 B세포를 만들 수 없게 태어나 항체를 가지지 못한 어미 쥐가 기르도록 했으며, 다른 새끼 쥐는 정상 면역체계를 가진 어미 쥐가 기르도록 했다. 어미 쥐가 젖을 물리며 새끼 쥐를 돌보게 했다. 그 결과 정상 면역체계를 가진 어미 쥐가 기른 새끼 쥐는 대장균에 대한 면역력을 갖춘 것으로 나타났다. 즉, 면역력을 가진 어미 쥐에서 자란 새끼 쥐는 항체를 만들 수 없음에도 불구하고 장내 대장균의 수가 다른 새끼 쥐보다 33배 적었다. 그러나 항체를 생산하지 못하는 어미에게서 자란 새끼 쥐는 대장균으로 인해 유발된 각종 질환에 걸렸다. 연구팀은 판토에아(Pantoea)라는 미생물이 항체를 만들어 내고 이 항체가 모유를 타고 전달되는 것으로 밝혀냈다. 판토에아는 쥐와 인간을 비롯한 포유류 내장에서 서식하는 균이다. 항체는 태아의 Fc 수용체를 통해 젖을 통해 혈중으로 전달된다. 태아의 Fc 수용체는 태아가 태반에서 접촉하는 모계의 항체를 태아에게 전달하는 역할을 하는데 모유에 담긴 항체 또한 수용해 장과 혈중으로 전달하는 것으로 나타났다.

이 수용체는 커갈수록 기능을 상실하며 장내 항체를 다시 혈관으로 돌려보내지 않는 것으로 나타났다. 캐스퍼 교수는 "면역체계가 채 갖춰지지 않았고 미생물과 접촉한 점이 없음에도 신생아가 특정 질병을 유발하는 미생물로부터 보호되는 이유를 설명할 수 있다"며 "모계가 과거에 경험하지 못한 병원균에 대해서도 면역 보호를 제공할 수 있다"고 말했다. 이처럼 모유수유와 출산 방법이 신생아의 장내 미생물과 면역력에 영향을 미친다는 학계의 보고는 꾸준히 이어져 오고 있다. 2019년 9월 영국 케임브리지대와 런던컬리지대 공동연구팀(Shao Y 등, 2019)은 자연분만으로 태어난 아기와 제왕절개로 태어난 아기의 초기 장내 미생물 구성에 차이가 크다는 연구결과를 발표하기도 했다. 학계에서는 어떠한 건강 영향을 보일지는 알 수 없다고 선을 그으면서도 차이가 나는 것에 관해 인정하는 분위기다. 하지만 어쩔 수 없이 제왕절개를 선택하거나 모유수유를 못하는 산모의 입장에선 태어날 아기의 건강을 미칠 수 있다는 점에서 우려를 낳기도 한다. 한국은 타의로 제왕절개를 가장 많이 하는 나라이자 모유 수유율이 가장 떨어지는 나라 중 하나다. 2018년 경제협력개발기구(OECD) 보건통계에 따르면 한국에서 제왕절개로 태어난 신생아는 1,000명당 396명으로 터키에 이어 OECD 2위다. 질병관리본부에 따르면 한국에서 제왕절개술이 증가하는 원인으로 출산 연령이 높아지고, 불임을 치료하는 시험관 시술로 다태아 분만이 늘어난 점, 검사 기술 발달로 태아곤란증 진단이 늘어나는 점 등이 꼽힌다. 모유수유도 마찬가지다. 한국보건사회연구원이 2016년 발간한 보고서에 따르면 한국의 6개월 완전모유 수유율은 18.3%로 유니세프가 추산한 138개 국가 평균 38%에 절반에 미치지 못한다. 모유 수유를 중단하는 이유로 모유가 부족해서가 43.3%, 직장 사정 때문이라는 응답이 11.4%로 나타났다. 절반 이상은 자의가 아닌 타의로 모유수유를 중단하는 셈이다.

의학계에서는 아직 신생아의 장내 미생물 차이와 면역력 차이가 질병과 연관이 있다는 명확한 결과가 나오지는 않은 만큼 이와 같은 연구들이 크게 우려할 요소는 아니라 보고 있다. 박미혜 이대서울병원 산부인과 교수는 "장내미생물과 면역력 차이가 나타난다고는 하지만 단순히 차이가 날 뿐 실제로 질병과 같은 영향을 줄지는 좀 더 연구가 필요한 상태"라고 말했다. 박 교수는 "제왕절개는 자연적인 분만법이 아닌 만큼 꼭 필요한 경우에만 하는 게 의학적으로는 맞다"면서도 "제왕절개를 선택하는 산모에게 선택 시 발생할 수 있는 산모나 태아에게 합병증에 관해 설명할 때 장내미생물의 변화와 같은 영향을 선택의 범주에 놓기에는 아직 연구가 부족한 상황"이라고 말했다.

분변이식술

오늘날 아주 건강한 사람의 분변을 모아 질환자에게 이식하는 분변이식술이 행해지고 있어, 못살던 시대에 피를 팔아 돈을 벌었던 매혈이 있었듯이, 몇 해 전부터 미국 등에서 배변은행이 설립되어 건강한 변을 기증받거나 구입을 하여 치료에 사용하는데, 최근 우리나라에도 배변은행이 설립되어 변 구입 광고가 나오고 있다. 모든 수단 방법을 시도해도 체중감량을 할 수 없었던 비만자에게 건강한 마른 사람의 변을 이식하면 살을 뺄 수가 있는 시대이다. 우리나라 대형 병원에서도 분변이식술을 시행하고 있다. 이것은 변의 반 이상이 장내세균으로 이루어져 있어 다양한 세균을 가지고 있기 때문이다. 아주 옛날에 재래식 변소에서 침전물이 가라앉은 맑은 액체(중국에서 yellow juice로 약으로 사용)를 말기 암환자나 낙상 등 치료가 잘되지 않는 경우 사용하였으니, 그 당시에 이런 지식이 없음에도 불구하고 경험에 의해 치료효과가 있음을 알았기 때문이라 생각한다. 이에 대하여는 "06-06 수혈과 똥 이식"에서 보다 자세히 다루었다.

프로바이오틱스로 이용되는 세균

프로바이오틱스에 사용되는 세균으로는 여러 가지가 있다. 락토바실러스 카제이(*Lactobacillus casei*)는 유해 세균을 억제하고, 면역조절 기능과 설사에 도움이 되며, 락토바실러스 람노서스(*Lactobacillus rhamnosus*)는 유산균 중 가장 많이 연구된 균종이며 그에 따라 임상시험 자료가 가장 많은 편이다. 장의 정착성이 우수하고 위산과 담즙에도 잘 견딘다고 알려져 있다. 많은 임상데이터를 기반으로 일반의약품으로 허가되어 있기도 하고 병원에서 처방으로 주는 대표적인 유산균 중 하나다. 면역조절 효과가 뛰어날 뿐만 아니라, 내산성이 강해 장 정착력이 높아 유해 세균의 침입을 억제한다. 락토바실러스 플라타룸(*Lactobacillus platarum*)은 항균 물질을 만들어 면역 기능 조절과 독소 제거 능력이 뛰어 나고, 락토바실러스 아시도필러스(*Lacobacillus acidophilus*)는 생존력이 우수하고, 항생물질을 생성해 포도상구균, 살모넬라균, 헬리코박터균을 억제하며, 락토바실러스 불가리쿠스는 면역, 항균 물질 생성 외에도 변비와 설사에 도움을 주며, 락토바실러스 살리바리우스(*Lacobacillus salivarius*)는 장내 정상 세균총의 균형에 도움이 되고, 락토바실러스 루테리(*Lacobacillus reuteri*)는 위산에 강하고, 락토바실러스 브레비스(*Lactobacillus brevis*)는 항염 작용을 갖는다. 락토바실러스 가세리(*Lactobacillus gasseri*)는 일명 모유 유산균이라고도 하며, 특이하게도 포도당, 말토스 등의 단당류나 이당류를 녹말로 합성하는 기능이 있다. 말 그대로 소화효소인 아밀라아제(amylase)와 반대 작용을 한다. 이 때문에 다이어트용 식품으로 각광을 받는다. 비피도박테리움 락티스(*Bifidobacterium lactis*)는 면역 물질을 생성하도록 자극하고, 과민성 대장증후군, 염증성 질환에 효과적이며, 비피도박테리움 브레브(*Bifidobacterium brev*)는 세균성 설사에 도움이 되며, 비피도박테리움 롱검(*Bifidobacterium longum* 또는 *infantis*)은 위산에 강해 설사와 알레르기 예방에 도움이 된다. 신생아의 장에서 자주 발견되는 균으로, 모유에 있는 다당류를 분해해서 먹고 산다. 젖산을 생성해서 장내 유해세균 번식을 억제해주는 순기능이 있다. 비피도박테리움 비피둠(*Bifidobacterium bifidum*)과 같이 장 기능 강화에 도움을 준다고 여겨진다. 요구르트 등의 우유 발효음료 제조에 자주 사용된다. 비피도박테리움 비피둠은 장내 세균으로서 비타민 B 복합체와 비타민 K를 합성하고 건강한 장을 구축한다. 그람 양성균으로, 항생제를 복용할 때 마구잡이로 죽어나가기 쉽다. 이럴땐 *B. bifidum*을 따로 복용해서 보충해 줄 수 있다. *B. bifidum*는 소화를 촉진하여 간의 무리를 줄여줌으로써 간경변이나 간염에 도움이 된다. 이런 이유로, *B. bifidum*는 *L. acidophilus*에 비해 어린이나 간 질환 환자에게 적당한 박테리아로 인기를 얻고 있다. 장 건강에 도움을 주는 기능성 원료로 고시하고 있는 균주로는 락토바실러스, 락토코쿠스(Lactococcus) 등 19종이 있으며, 균종별로 섭취 방법이나 효능 등에는 차이를 두고 있지 않다.

이처럼 프로바이오틱스의 범주에 들어가는 유익 세균은 대단히 많지만, 특히 락토바실러스(lactobacillus)와 비피더스(bifidus) 두 종류가 주종을 이루고 있다. 프로바이오틱스의 중요성을 이해하고자 하면 장을 제대로 알 필요가 있다. 장에는 백혈구 등 사람 면역 세포의 70~80%가 몰려 있는 장소이다. 이렇게 장에 면역 세포가 몰려 있는 이유는 음식물 찌꺼기가 소화와 발효, 부패 과정을 거치면서 수없이 많은 세균을 만들기 때문이다. 장 속에 있는 세균 수는 무려 100조가 넘어서, 대변 무게의 절반가량을 세균이 차지한다. 무게로 치면 거의

1~1.5kg이나 된다. 무려 고기 2근 반 정도의 세균이 우리 뱃속에 살고 있다.

프로바이오틱스 어떤 걸 구매해야 할까?

이제 프로바이오틱스에 대해 좀 더 깊이 들어가 보자. 시중에는 정말 셀 수 없을 정도의 다양한 종류의 프로바이오틱스가 나와 있고, 가격도 천자 만별이니 일반인이 어떤 프로바이오틱스를 구매하여야 할지 알 길이 없다. 프로바이오틱스는 살아 있는 균으로 입안에 들어가자마자 이물질로 인식되어 일부 제거가 되고, 식도를 통해 서식지인 장으로 가야 하는데, 위에서 분비되는 산으로 인해 대부분 분해된다. 그러므로 이러한 험난한 여로를 통과하여 서식지로가 안착하기 위해서는 인해전술로 임해야 겨우 소수의 생균이 서식지에 도달하게 된다. 서식지에 도달하기 위해서는 최종적으로 서식지에 도달하는 균의 수가 (프로바이오틱스의 기능성은 인정하고 있음에도 불구하고) 100만 집락소가 넘어야 가능성이 높아지니, 구매 시 얼마 이상을 보장하는지가 중요한 구매 조건 중 하나이다. 시중에 판매하는 많은 제품에 이러한 정보가 표시되지 않은 것들이 많이 있어 일단 정보가 없는 것은 값의 고하를 따질 필요 없이 구매에서 제외하는 것이 좋겠다.

프로바이오틱스의 불편한 진실

그럼에도 불구하고 프로바이오틱스가 오히려 위험 요소로 작용할 가능성은 여전히 남아 있다. 2006년 스웨덴의 50대 여성은 매일 다량의 유산균 식품을 먹다 패혈증으로 사망했다. 2004~07년 네덜란드 프로바이오틱스 임상 연구에서 유산균을 투여한 사람 가운데 24명이 사망했다. 국내에서도 2018년 5월 11일자 CBS 노컷뉴스에 '프로바이오틱스 먹고 패혈증? 50대 女, 20일 만에 사망'이 보고되었다. 학계 일부에서는 프로바이오틱스의 과잉 복용은 패혈증, 심장내막염, 폐렴 등으로 이어질 수 있다고 경고했다. 국내에서도 프로바이오틱스 이상 사례가 2009~17년 사이에 652건 보고됐다. 식품의약품안전처에 따르면, 설사·변비·복통·두드러기 등의 증상이 많았다. 과총 자문포럼에서 이주훈 경희대 식품공학과 교수는 '장기 출혈이 있거나 천공이 생긴 경우 또는 면역 체계가 약화된 사람이 프로바이오틱스를 과다 섭취할 경우 패혈증 등 생명에 위협을 줄 수 있는 감염성 질환을 유발할 수 있다'고 하였다. 2014년 디다리(Didari T)은 약품 안전성 전문가 의견(Expert Opinion on Drug Safety)에 현존하는 프로바이오틱스 관련 안전성 분석연구를 총괄적으로 평가하였고, 연구 결과 프로바이오틱스 관련 주요 위해 효과는 패혈증, 균혈증, 장 허혈 등으로 중환자실에 입원한 환자, 위독한 신생아, 수술 후 입원환자, 면역력이 약한 환자에서 가장 심각하게 발생할 수 있다고 보고하였다.

프로바이오틱스 섭취 시 알아야 할 것들

프로바이오틱스는 몸속에서 서서히 증식해 시간이 지나면 우리 몸 밖으로 다시 빠져나간다. 대개 프로바이오틱스를 먹은 날로부터 48~72시간 후에는 급격히 감소되고, 4~5일이 지나면 대부분 장 밖으로 나간다. 따라서 유산균은 꾸준히 섭취하는 것이 바람직하다. 그러므로 일주일에 3일에 한 번 정도는 섭취하는 것이 좋겠다. 식약처에선 프로바이틱스가 장까지 생존해 도달하기 위해 위산이 중화된 식후에 섭취할 것을 권장한다. 다만 위산에 잘 견딜 수 있도록 겉면 처리를 한 장용성 코팅 제품 등은 식전, 식후 모두 섭취해도 된다. 프로바이오틱스는 꾸준히 섭취해야 기능성을 개재할 수 있다. 장기적으로 섭취했는데도 별다른 개선이 없거나 불편한 증상을 느낀다면 섭취를 중단하거나 다른 제품으로 바꾸어 섭취할 필요가 있다. 항생제와 함께 먹으면 유익 세균이 사멸될 수 있어 항생제 복용이 끝난 이후에 섭취하는 게 좋다. 식중독 등으로 장 건강이 좋지 않은 경우 프로바이오틱스를 섭취하는 것은 오히려 위험을 초래할 수 있어 주의를 기울여야 한다. 면역력이 약한 유아나, 임산부, 고령층은 설사, 복통 등이 발생할 수 있다. 섭취 후에 설사, 불편함, 발진 등 이상 증상이 발생하면 섭취를 중단하거나 빈도를 줄여야 한다. 현재까지 부작용은 없는 편이지만 2018년 '건강기능식품 재평가' 결과 프리바이오틱스 중 하나인 프락토올리고당 섭취 주의 사항에 '섭취 시 가스 참, 트림, 복통, 복부팽만감 등이 발생할 수 있음'이 추가 되었다. 유산균이 몸에 이로운 작용을 하는 것은 사실이나, 간혹 면역결핍자에게 패혈증을 일으킬 수도 있다. 패혈증의 증상으로 고열, 심박 수 증가, 저혈압, 어지럼증, 집중력 저하, 구토, 수포등의 증상이 나타나면 즉시 유산균 섭취를 중단해야하고, 기타 비교적 흔한 부작용으로는 여드름, 건선과 같은 알레르기 반응도 일으킬 수 있다. 또한 최근 일부 연구에서는 유산균이 브레인 포그에 영향을 끼칠 수도 있다고 한다. 만약 본인이 브레인포그 증상(머리가 혼란스럽고 안개같이 뿌옇게 돼 분명하게 생각하거나 표현하지 못하는 상태)을 겪고 있다면 유산균 복용을 중지해보는 것이 도움이 될 수도 있다. 2018년 미국 오거스타대 조지아의대 라오(Rao SSC) 연구팀은 기능성위장관장애(functional gastrointestinal disorder)로 명확히 분리할 수 없지만 복부팽만, 가스생성, 브레인포그를 갖고 있는 환자 가운데 '소장내 세균과잉증식'인 경우, 프로바이오틱스를 복용하면 증상이 악화될 수 있다고 보고한 바 있다. 소장내 세균과잉증식(small intestinal bacterial overgrowth. SIBO)은 인체의 대장에 사는 장내 미생물이 어떠한 이유로 소장에 과도하게 존재하는 현상이다. 그 결과 미처 소화가 안 된 음식물이 세균에 의해 발효하면서 가스가 발생하게 되는데,

이는 속을 불편하게 만드는 것은 물론이고 브레인포그를 유발할 수 있다. 그로 인해 환자는 집중력 부족, 불안 등의 증상을 느끼게 되며, 심할 경우 영양소 흡수 장애와 면역 불균형이 발생할 수 있다. 연구진들은 환자 42명 가운데 브레인포그 증상이 있는 34명이 평소 프로바이오틱스를 섭취하고 있다는 사실을 알아냈다. 연구진은 환자들에게 항생제를 처방하고 복용 중인 프로바이오틱스나 요거트를 잠시 끊으라고 권했다. 3개월 후 브레인포그가 있는 환자의 85%가 증상이 사라졌고 또한 70% 환자는 복부팽만, 복통, 가스생성, 설사 등의 위장관장애 증상이 확연히 개선됐다. 전문가들은 "프로바이오틱스 섭취가 브레인포그의 직접적인 원인이라고 보기는 어렵다"면서도 "브레인포그가 나타난 환자 다수가 평소 복부팽만, 복통, 가스생성, 설사 등의 장애를 겪고 있었던 것으로 봐서 프로바이오틱스가 상황을 더 나쁘게 만들었을 수도 있다"고 말했다.

식약처가 인정한 프로바이오틱스 원료마다 기능성이 다르기 때문에 원료를 살펴보고 제품을 구매하는 것이 도움이 된다. '*Lactobacillus gasseri* BNR17', 'Lactobacillus 복합물 HY7601+KY1032'은 체지방 감소에 도움을 줄 수 있다. 과채 유래 유산균(*L. plantarum* CJLP133)과 '*L. sakei* Probio65'는 면역 과민 반응에 의한 피부 상태 개선에 도움을 줄 수 있다. '프로바이오틱스 HY7714'는 피부 보습과 자외선 피부 손상으로부터 피부건강 유지에 도움을 줄 수 있다. 'UREX 프로바이오틱스'는 유산균 증식을 통해 여성의 질 건강에 도움을 줄 수 있다. '리스펙타(Respecta®) 프로바이오틱스'는 질 내 유익세균 증식과 유해세균 억제에 도움을 줄 수 있다. '*Lactobacillus acidophilus* YT1'는 갱년기 여성 건강에 도움을 줄 수 있다. '*L. plantarum* IM76'과 '*B. longum* IM55 복합물

(NVP1703)'은 면역 과민 반응에 의한 코 상태 개선에 도움을 줄 수 있다. 이처럼 이제는 프로바이오틱스도 질환별, 장기별로 선택의 폭이 넓어지고 있으니 스스로에게 맞는 제품을 찾을 수 있는 날이 빨리 왔으면 좋겠다.

"사촌이 논을 사면 배가 아프다"가 질투가 나기 때문이라기보다 "사촌이 논을 사면 배라도 아파야 할 텐데"라는 속담이 잘 못 전해진 것이었음 좋겠다. 사촌이 논을 샀는데 그 논에 거름이라도 보태주고 싶은 선량한 마음에 생긴 속담이 일제 강점기에 바뀌었다는 이야기를 믿고 싶은 건 순전히 나의 욕심일지 모르겠다.

참고문헌

1. Sudo N, Chida Y, Aiba Y, Sonoda J, Oyama N, Yu XN, Kubo C, Koga Y : Postnatal microbial colonization programs the hypothalamic-pituitary-adrenal system for stress response in mice. J Physiol. 2004 Jul 1;558(Pt 1):263-75. doi: 10.1113/jphysiol.2004.063388.
2. EFSA Panel on Dietetic Products, Nutrition and Allergies (NDA) : Scientific Opinion on the substantiation of a health claim related to Lactobacillus casei strain Shirota and maintenance of the upper respiratory tract defence against pathogens by maintaining immune defences pursuant to Article 13(5) of Regulation (EC) No 1924/2006. EFSA Journal 2010;8(10):1860 DOI:https://doi.org/10.2903/j.efsa.2010.1860
3. Jotham Suez, Niv Zmora, Gili Zilberman-Schapira, Uria Mor, Mally Dori-Bachash, Stavros Bashiardes, Maya Zur, Dana Regev-Lehavi, Rotem Ben-Zeev Brik, Sara Federici, Max Horn, Yotam Cohen, Andreas E Moor, David Zeevi, Tal Korem, Eran Kotler, Alon Harmelin, Shalev Itzkovitz, Nitsan Maharshak, Oren Shibolet, Meirav Pevsner-Fischer, Hagit Shapiro, Itai Sharon, Zamir Halpern, Eran Segal, Eran Elinav : Post-Antibiotic Gut Mucosal Microbiome Reconstitution Is Impaired by Probiotics and Improved by Autologous FMT. Cell. 2018 Sep 6;174(6):1406-1423.e16. doi: 10.1016/j.cell.2018.08.047.
4. Tina Didari, Sara Solki, Shilan Mozaffari, Shekoufeh Nikfar, Mohammad Abdollahi : A systematic review of the safety of probiotics. Expert Opin Drug Saf. 2014 Feb;13(2):227-39. doi: 10.1517/14740338.2014.872627.
5. Randal Bollinger R, Andrew S Barbas, Errol L Bush, Shu S Lin, William Parker : Biofilms in the normal human large bowel: fact rather than fiction. Gut. 2007 Oct;56(10):1481-2.
6. Ray K : Gut microbiota: Adding weight to the microbiota's role in obesity--exposure to antibiotics early in life can lead to increased adiposity. Nat Rev Gastroenterol Hepatol. 2012 Nov;9(11):615. doi: 10.1038/nrgastro.2012.175.
7. Trasande L, Blustein J, Liu M, Corwin E, Cox LM, Blaser MJ : Infant antibiotic exposures and early-life body mass. Int J Obes (Lond). 2013 Jan;37(1):16-23. doi: 10.1038/ijo.2012.132.
8. Frank I Scott, Daniel B Horton, Ronac Mamtani, Kevin Haynes, David S Goldberg, Dale Y Lee, James D Lewis : Administration of Antibiotics to Children Before Age 2 Years Increases Risk for Childhood Obesity. Gastroenterology. 2016 Jul;151(1):120-129.e5. doi: 10.1053/j.gastro.2016.03.006.
9. Jeffrey S Gerber, Matthew Bryan, Virginia A Stallings : Early Antibiotic Exposure and Childhood Weight Gain-Reply. JAMA. 2016 Aug 2;316(5):542. doi: 10.1001/jama.2016.7309.
10. Clyde A Hutchison 3rd, Ray-Yuan Chuang, Vladimir N Noskov, Nacyra Assad-Garcia, Thomas J Deerinck,

Mark H Ellisman, John Gill, Krishna Kannan, Bogumil J Karas, Li Ma, James F Pelletier, Zhi-Qing Qi, R Alexander Richter, Elizabeth A Strychalski, Lijie Sun, Yo Suzuki, Billyana Tsvetanova, Kim S Wise, Hamilton O Smith, John I Glass, Chuck Merryman, Daniel G Gibson, J Craig Venter : Design and synthesis of a minimal bacterial genome. Science. 2016 Mar 25;351(6280):aad6253. doi: 10.1126/science.aad6253.

11. Korpela K, Helve O, Kolho KL, Saisto T, Skogberg K, Dikareva E, Stefanovic V, Salonen A, Andersson S, de Vos WM : Maternal Fecal Microbiota Transplantation in Cesarean-Born Infants Rapidly Restores Normal Gut Microbial Development: A Proof-of-Concept Study. Cell. 2020 Oct 15;183(2):324-334.e5. doi: 10.1016/j.cell.2020.08.047.
12. Vijay-Kumar M, Aitken JD, Carvalho FA, Cullender TC, Mwangi S, Srinivasan S, Sitaraman SV, Knight R, Ley RE, Gewirtz AT : Metabolic syndrome and altered gut microbiota in mice lacking Toll-like receptor 5. Science. 2010 Apr 9;328(5975):228-31. doi: 10.1126/science.1179721.
13. Roman M Stilling, Gerard M Moloney, Feargal J Ryan, Alan E Hoban, Thomaz Fs Bastiaanssen, Fergus Shanahan, Gerard Clarke, Marcus J Claesson, Timothy G Dinan, John F Cryan : Social interaction-induced activation of RNA splicing in the amygdala of microbiome-deficient mice. Elife. 2018 May 29;7:e33070. doi: 10.7554/eLife.33070.
14. Naoki Saji, Kenta Murotani, Takayoshi Hisada, Tadao Kunihiro, Tsuyoshi Tsuduki, Taiki Sugimoto, Ai Kimura, Shumpei Niida, Kenji Toba, Takashi Sakurai : Relationship between dementia and gut microbiome-associated metabolites: a cross-sectional study in Japan. Sci Rep. 2020 May 18;10(1):8088. doi: 10.1038/s41598-020-65196-6.
15. Peng Zheng , Benhua Zeng, Meiling Liu, Jianjun Chen, Junxi Pan, Yu Han, Yiyun Liu, Ke Cheng, Chanjuan Zhou, Haiyang Wang, Xinyu Zhou, Siwen Gui, Seth W Perry, Ma-Li Wong, Julio Licinio, Hong Wei, Peng Xie : The gut microbiome from patients with schizophrenia modulates the glutamate-glutamine-GABA cycle and schizophrenia-relevant behaviors in mice. Sci Adv. 2019 Feb 6;5(2):eaau8317. doi: 10.1126/sciadv.aau8317. eCollection 2019 Feb.
16. Gil Sharon, Nikki Jamie Cruz, Dae-Wook Kang, Michael J Gandal, Bo Wang, Young-Mo Kim, Erika M Zink, Cameron P Casey, Bryn C Taylor, Christianne J Lane, Lisa M Bramer, Nancy G Isern, David W Hoyt, Cecilia Noecker, Michael J Sweredoski, Annie Moradian, Elhanan Borenstein, Janet K Jansson, Rob Knight, Thomas O Metz, Carlos Lois, Daniel H Geschwind, Rosa Krajmalnik-Brown, Sarkis K Mazmanian : Human Gut Microbiota from Autism Spectrum Disorder Promote Behavioral Symptoms in Mice. Cell. 2019 May 30;177(6):1600-1618.e17. doi: 10.1016/j.cell.2019.05.004.
17. Kang DW, Adams JB, Gregory AC, Borody T, Chittick L, Fasano A, Khoruts A, Geis E, Maldonado J, McDonough-Means S, Pollard EL, Roux S, Sadowsky MJ, Lipson KS, Sullivan MB, Caporaso JG, Krajmalnik-Brown R : Microbiota Transfer Therapy alters gut ecosystem and improves gastrointestinal and autism symptoms: an open-label study. Microbiome. 2017 Jan 23;5(1):10. doi: 10.1186/s40168-016-0225-7.
18. Jack A Gilbert, Martin J Blaser, J Gregory Caporaso, Janet K Jansson, Susan V Lynch, Rob Knight : Current understanding of the human microbiome. Nat Med. 2018 Apr 10;24(4):392-400. doi: 10.1038/nm.4517.
19. Dominguez-Bello MG, De Jesus-Laboy KM, Shen N, Cox LM, Amir A, Gonzalez A, Bokulich NA, Song SJ, Hoashi M, Rivera-Vinas JI, Mendez K, Knight R, Clemente JC : Partial restoration of the microbiota of cesarean-born infants via vaginal microbial transfer. Nat Med. 2016 Mar;22(3):250-3. doi: 10.1038/nm.4039.
20. Song SJ, Wang J, Martino C, Jiang L, Thompson WK, Shenhav L, McDonald D, Marotz C, Harris PR, Hernandez CD, Henderson N, Ackley E, Nardella D, Gillihan C, Montacuti V, Schweizer W, Jay M, Combellick J, Sun H, Garcia-Mantrana I, Gil Raga F, Collado MC, Rivera-Viñas JI, Campos-Rivera M, Ruiz-Calderon JF, Knight R, Dominguez-Bello MG : Naturalization of the microbiota developmental trajectory of Cesarean-born neonates after vaginal seeding. Med (N Y). 2021 Aug 13;2(8):951-964.e5. doi: 10.1016/j.medj.2021.05.003.
21. de Vos WM, Tilg H, Van Hul M, Cani PD : Gut microbiome and health: mechanistic insights. Gut. 2022 May;71(5):1020-1032. doi: 10.1136/gutjnl-2021-326789.
22. Derrien M, Alvarez AS, de Vos WM : The Gut Microbiota in the First Decade of Life. Trends Microbiol. 2019 Dec;27(12):997-1010. doi: 10.1016/j.tim.2019.08.001. Epub 2019 Aug 29.
23. Korpela K, Helve O, Kolho KL, Saisto T, Skogberg K, Dikareva E, Stefanovic V, Salonen A, Andersson S, de Vos WM : Maternal Fecal Microbiota Transplantation in Cesarean-Born Infants Rapidly Restores Normal Gut Microbial Development: A Proof-of-Concept Study. Cell. 2020 Oct 15;183(2):324-334.e5. doi: 10.1016/j.cell.2020.08.047.
24. Dominguez-Bello MG, Godoy-Vitorino F, Knight R, Blaser MJ : Role of the microbiome in human develop-

ment. Gut. 2019 Jun;68(6):1108-1114. doi: 10.1136/gutjnl-2018-317503.

25. Galazzo G, van Best N, Bervoets L, Dapaah IO, Savelkoul PH, Hornef MW; GI-MDH consortium, Lau S, Hamelmann E, Penders J : Development of the Microbiota and Associations With Birth Mode, Diet, and Atopic Disorders in a Longitudinal Analysis of Stool Samples, Collected From Infancy Through Early Childhood. Gastroenterology. 2020 May;158(6):1584-1596. doi: 10.1053/j.gastro.2020.01.024.
26. Penders J, Thijs C, Vink C, Stelma FF, Snijders B, Kummeling I, van den Brandt PA, Stobberingh EE : Factors influencing the composition of the intestinal microbiota in early infancy. Pediatrics. 2006 Aug;118(2):511-21. doi: 10.1542/peds.2005-2824.
27. Andreas NJ, Kampmann B, Mehring Le-Doare K : Human breast milk: A review on its composition and bioactivity. Early Hum Dev. 2015 Nov;91(11):629-35. doi: 10.1016/j.earlhumdev.2015.08.013.
28. Lyons KE, Ryan CA, Dempsey EM, Ross RP, Stanton C : Breast Milk, a Source of Beneficial Microbes and Associated Benefits for Infant Health. Nutrients. 2020 Apr 9;12(4):1039. doi: 10.3390/nu12041039.
29. Plaza-Díaz J, Fontana L, Gil A : Human Milk Oligosaccharides and Immune System Development. Nutrients. 2018 Aug 8;10(8):1038. doi: 10.3390/nu10081038.
30. Wang JW, Kuo CH, Kuo FC, Wang YK, Hsu WH, Yu FJ, Hu HM, Hsu PI, Wang JY, Wu DC : Fecal microbiota transplantation: Review and update. J Formos Med Assoc. 2019 Mar;118 Suppl 1:S23-S31. doi: 10.1016/j.jfma.2018.08.011.
31. Vindigni SM, Surawicz CM : Fecal Microbiota Transplantation. Gastroenterol Clin North Am. 2017 Mar;46(1):171-185. doi: 10.1016/j.gtc.2016.09.012.
32. Gupta A, Khanna S : Fecal Microbiota Transplantation. JAMA. 2017 Jul 4;318(1):102. doi: 10.1001/jama.2017.6466.
33. Wiedersheim R : The structure of Man : An index to his past history. London : Macmillan and Co, 1895
34. Michael D Gershon : The Second Brain : The scientific basis of gut instinct and a groundbreaking new understanding of nervous disorders of the stomach and intestine. Harper. 1998, ISBN-13:978-0060182526
35. Rao SSC, Rehman A, Yu S, MD, and de Andino NM : Brain fogginess, gas and bloating: a link between SIBO, probiotics and metabolic acidosis. Clin Transl Gastroenterol. 2018 Jun; 9(6):162. doi: 10.1038/s41424-018-0030-7
36. Korpela K, Helve O, Kolho K-L, Saisto T, Skogberg K, Dikareva E, Stefanovic V, Salonen A, Andersson S, de Vos WM : Maternal Fecal Microbiota Transplantation in Cesarean-Born Infants Rapidly Restores Normal Gut Microbial Development: A Proof-of-Concept Study. Cell 2020 Oct. 15. 183(2):324-334.e5
37. Zheng W, Zhao W, Wu M, Song X, Caro F, Sun X, Gazzaniga F, Stefanetti G, Oh S, Mekalanos JJ, Kasper DL : Microbiota-targeted maternal antibodies protect neonates from enteric infection. Nature. 2020 Jan; 577(7791): 543-548. doi: 10.1038/s41586-019-1898-4
38. Shao Y, Forster SC, Tsaliki E, Vervier K, Strang A, Simpson N, Kumar N, Stares MD, Rodger A, Brocklehurst P, Field N, Lawley TD : Stunted microbiota and opportunistic pathogen colonization in caesarean-section birth. Nature. 2019 Oct;574(7776):117-121. doi: 10.1038/s41586-019-1560-1.
39. 株式會社ヤクルトの本社広報室 : ヤクルトの概要. 平成26年 8月
40. https://www.sisajournal.com/news/articleView.html?idxno=182205
41. https://v.daum.net/v/20200109031021017 동아사이언스 모유 수유로 엄마의 건강한 항체 전달한다 2020.01.09.

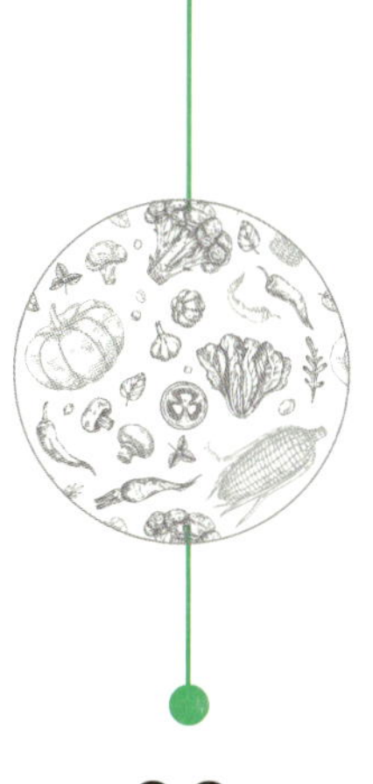

02
구강건강과 프로바이오틱스

필자는 일반대학 생화학과를 졸업하였다. 40명이 입학하여 19명이 같이 졸업을 하였다. 이중 5명이 대학교수로 재직하다 이젠 은퇴를 하였다. 대학 졸업 무렵이 되어 대학원을 갈지 무엇을 할지 많은 고민을 하다가 그 당시에는 거의 없던, 의과대학과 치과대학에서 학사편입생을 뽑는 것을 알고, 생화학 분야가 아직 덜 활발한 치과대학에 우여곡절을 거쳐 편입하였다. 처음부터 임상에는 관심이 없고 기초학인 생화학 분야를 계속하려 했지만 그 당시 치과대학에서 생화학을 공부할 수 없어, 의과대학에서 석박사를 하였다. 의과대학에서 6년간 교수를 하던 중 치과대학으로 와 교수를 해달라는 요청에 의해 치과대학으로 옮겨 은퇴 때까지 재직하였다. 임상에서 생화학과 영양학이 중요하다 생각하여 생화학 외에도 대학원 과정에서 영양학과 독성학을 강의하였다. 생화학과 영양학 지식을 임상에 적용할 수 있도록 많은 노력을 하였으나, 아직도 내 맘에 들지 않고 무언가 빚이 있다 생각하고 있다. 그러던 중 영양에 대한 글을 쓰던 중 한 꼭지를 치과 관련 분야로 글을 써 보는 게 좋을 것 같다 생각되어 잡은 첫 글이다.

치과와 관련된 속담들

"이 없으면 잇몸으로(齒亡脣亦支)"이라는 속담이 있다. 치아가 없으면 음식을 제대로 씹을 수 없으며, 심미적으로도 보기 좋지 않다. 그럼에도 불구하고 잇몸으로 음식물을 먹을 수는 있다. 이 속담은 가까운 사이의 한쪽이 망하면 다른 한쪽도 온전하기 어려움을 비유하거나, 서로 도우며 떨어질 수 없는 밀접한 관계를 비유한 말이다. 또한 "입술이 없으면 이가 시리다(脣亡齒寒)〉"라는 속담은 치아를 보호해 주고 있는 입술이 사라지면 당연히 치아가 시릴 수밖에 없는데, 이는 있던 것이 없어져서 불편하더라도 없는 대로 참고 살아간다는 말이다. "이도 아니 나서 콩밥을 씹는다"는 아직 능력이 부족해 준비를 미처 하지 못하거나 절차를 건너뛰고 어려운 일을 하려 하는 경우를 비유적으로 이르는 말이다. 즉, 준비가 되지 않은 상태에서 성급하게 먼저 행동을 하게 되는 상황을 의미한다. "이 아픈 날 콩밥 한다"는 곤란한 처지에 빠졌는데 더욱 곤란한 일을 겪는다는 뜻이다. "냉수 먹고 이 쑤신다."는 이 사이에 낄 것도 없는데 필요 없는 행동을 한다는 의미이다. 즉 실속은 없으면서 무엇이 있는 체 한다는 뜻이다. "배 먹고 이 닦기"는 배를 먹으면 이까지 하얗게 닦아진다는 뜻으로 한 가지 일에 두 가지 이로움이 있다는 의미이다. 실제로 배에는 돌세포(석세포)가 있어 섭취 경우 양치질과 같은 효과를 주기도 하며, 배의 육질에 의해 치아까지 닦아 준다. "앓던 이가 빠진 것 같다"는 아픈 이가 있는 경우 신경을 많이 쓰게 되는데 아픈 이를 빼 버리면 얼마나 후련한지 모르듯이 밤낮 괴롭히던 것이 시원하게 해결되었을 때 사용하는 말이다. "두부 먹다 이 빠진다"는 딱딱한 음식을 먹고 나서 이가 빠지는 경우가 있지만 두부처럼 부드럽고 물렁한 음식을 먹다가 이가 빠지는 경우는 거의 없는데 우리 생활에 예상치 못한 일들이 있으니 방심하지 않고 늘 조심하자는 의미이다. "이가 자식보다 낫다"처럼 소중한 치아가 자식보다 낫다고 하는 것은 먹고, 씹고, 뜯고 하는 것이 치아의 역할로 치아가 그만큼 중요하다는 의미이다. 이처럼 재미있는 치아 관련 속담이 많은데 우리 조상들의 지혜를 담아 치아의 소중함, 오복 중에 하나 일 수밖에 없는 치아 건강에 대해 이야기 하려 한다.

치아가 오복 중 하나라 하는데

"건강한 치아는 오복 중의 하나이다"라는 말을 자주 듣는다. 오복이란 무엇일까? 오복을 처음 규정한 서경(書經, 5경의 하나로 고대 중국의 정치를 기록한 유교 경전)의 주서(周書) 홍범(洪範) 편에서 '수(壽, 장수 하는 것), 부(富, 부유한 것), 강녕(康寧, 신체 건강한 것), 유호덕(攸好德, 좋은 덕을 가질 것), 고종명(考終命, 일생동안 편안하게 살다 천명을 마칠 것)'을 인간의 바람직한 다섯 가지 복으로 명시하고 있다. 이와 같은 다섯 가지 바람은 소망과는 약간의 차이가 있는 것으로 정치가나 학자 또는 지도계층의 소망이라고 보아야 할 것이다. 치아 건강이 오복에 해당한다는 내용은 직접적으로 없는 것으로 보아 확인되지 않은 속설이다. 한나라의 환담(桓譚)은 신론(新論)에서 장수(長壽), 부(富), 무병(無病), 식재(息災), 도덕(道德)을 오복으로 꼽았다. 민간에서 바라보는 오복은 청나라의 적현(翟灝)이 중전함해(重鐫函海) 통속(通俗)편 축송(祝誦)에 나오는데 수, 부, 귀(貴), 강녕, 자손중다(子孫衆多)로 서경의 유호덕이 귀로, 고종명이 자손중다로 바뀌었는데. 서민이나 천민의 경우 귀하게 되는 것이 남을 위하여 봉사하는 것이라 생각하고, 자손이 많은 것이 고종명보다 낫다고 생각하기 때문이다(한국민족문화 대백과사전에서 인용하였다).

중국 제중신편(濟衆新編)의 오복은 수(壽, 장수하는 것), 미심술(美心術, 고운 마음씨를 타고나는 것), 호독서(好讀書, 공부를 많이 하여 학문을 높이는 것), 가정(家庭, 집안에 재산이 있을 것), 행세(行世, 사람 된 도리를 다하는 것)를 말하고 있다. 그럼에도 불구하고 사람들이 거부감 없이 건강한 치아를 오복이라고 여기는 이유는 아마도 치아 건강이 신체 건강한 것에 포함되어 삶의 질에 중요하다고 생각하기 때문일 것이다. 이와는 달리 오늘날 민간에서 말하는 우리나라 상인계층에서 구전으로 전해진 오복으로 "치아가 좋을 것(이가 좋아 잘 먹는 복, 잘 먹어야 건강을 유지할 수 있다), 자손이 많을 것(자손이 많아 대가 끊어지지 않는 복), 부부해로 할 것(부부가 오래도록 같이 사는 복), 대접할 손님이 많을 것(손님에게 접대할 수 있을 만한 재물이 있는 복), 명당에 묻힐 것(죽어서 명당에 묻혀 자손들에게 복을 전해 줄 수 있는 복)"으로 치아의 중요성을 직설적으로 표현한다. 또 다른 우리나라 상인계층에서 구전으로 전해지는 오복으로는 "장수하는 것, 부자가 되는 것, 건강한 것, 자손이 많을 것, 치아가 튼튼할 것"으로 치아가 직접 들어 있다. 모 잡지사에서 조사한 현대인들이 생각하는 오복은 "건강(健康, 건강을 잃으면 모든 것을 잃게 되므로), 배우자(配偶者, 좋은 배우자를 만나 해로 하는 것), 재물,(財力, 생활에 불편함이 없을 정도의 재산이 있는 것) 일(事, 매일 일정하게 할 일이 있는 것), 벗(朋, 주위에 친구가 많을 것)"으로 짧고 단답형이다.

치주조직이란

치아를 상하악골에 고정하여 똑바로 세움으로써 발성, 연하(삼킴), 저작(씹음)에 의해 치아에 가해지는 힘, 이른바 교합압을 완충, 보정하는 조직을 치주조직이라 부른다. 이에 대해 지지조직으로 치주인대, 시멘트질, 치조골이 있고, 이들 지지조직을 구강 내 감염 및 물리적, 화학적 및 생물학적 자극으로부터 보호해주는 피복조직으로 치은이 있다. 이들 4 조직을 치주조직이라 한다. 치주조직은 정상적인 교합압(제1대구치 경우 통상적으로 65kg이고, 소구치나 절치는 그 1/3이다)에 대해 충분히 견딜 수 있는 구조로 되어 있지만, 여러 원인으로 정상 범위를 훨씬 넘은 비정상적인 교합압이 가해지는 경우 치주조직의 일부가 외상을 입어 임상적으로 외상성 교합이라 부르는 기능장애를 유발한다. 이와는 반대로 정상적인 교합에 못 미치는 압력이 가해지는 경우 치주조직은 위축이 되어 정상적인 기능을 상실한다. 원시시대에는 먹는 것을 요리하지 않고 단단한 상태로 먹었기 때문에 오랫동안 씹음으로써 치주조직이 건강했지만, 오늘날은 요리가 되어 씹을 일이 거의 없는 음식이 도처에 있는 경우가 많다 보니 치아에 적당한 교합압이 가해지지 않으니 부실한 치주조직을 갖는 경우가 많다.

구강점막

구강조직은 조직학적으로 저작점막, 피복점막, 특수점막으로 구분이 된다. 구강점막의 주된 기능은 여러 자극에 대한 물리적인 방어벽이며, β-방어소(β-defensin)의 합성 분비에 의해 화학적 방어선의 최전선을 담당하고 있다. 구강점막의 가장 두드러진 특징은 점막을 치아가 뚫고 나오는 것이다. 손발톱이나 모발의 경우는 상피를 뚫지 않고, 상피가 함입한 것으로 상피의 연속성이 항상 유지되고 있다. 맹출된 치아를 직접 둘러싸고 있는 점막을 치은이라 한다. 잇몸과 치아 사이에 치은열구가 있는데, 외부에서 보이는 치은 상피, 즉 구강측 상피는 각화 되어서 칫솔질을 해도 아프지 않고 세균의 침입도 막을 수 있다. 그러나 치은열구 바닥 쪽으로 갈수록 상피의 각화도가 떨어져 세균들이 활동하기에 좋은 장소이다. 이러한 치은이 치아의 경조직인 에나멜질이나 시멘트질과 결합한 부착상피는 각화가 일어나지 않는다. 이 부착 상피는 세포 간격이 넓고 부착반점(세포와 세포를 단단히 연결해 준다)의 수가 극히 적어서 치은열구 상피와는 많은 차이가 난다. 이 넓은 세포 간격에는 다행히 면역에 관여하는 백혈구(특히 호중구)나 대식세포가 관찰되며, 임상적으로 정상적이거나 아주 경미한 염증이 있을 경우 호중구가 차지하는 용적은 64%까지 달한다, 그 상피 아래쪽에는 임상적으로 정상이어도 항상 염증세포가 모여 있다. 이렇게 세포 간격이 넓어 세균이 침입하는 통로가 아닐까 생각할 수 있지만, 이 통로는 치은열구 삼출액이 나오는 통로이다. 치은 결합조직의 모세혈관에서 빠져나온 삼출액에는 타액보다 훨씬 높은 농도로 면역글로불린이 들어 있어 백혈구와 함께 우리 몸을 지키고 있다.

치주질환

치주질환이란 치은, 치조골, 시멘트질 및 치주인대에 영향을 주는 모든 병리학적 과정을 포함한다. 눈에 띄는 치주질환은 치아와 인접 조직 표면에 집락을 형성한 세균에 의해 형성된 생산물에 반응하여 염증을 일으키는 것이 특징이다. 이러한 치주조직의 염증은 임상적으로 크게 2로 구분되는데 치은염과 치주염으로 구분된다. 이것은 염증 상태가 치은에 국한되어 나타나는지, 아니면 시멘트질, 치주인대 및 치조골까지 확산 되는지에 따른 구분이다. 모든 치주염은 시멘트질에 대한 치주인대 부착 소실, 치조골 흡수 및 치은과 치아 표면 사이에 상피로 둘러싸인 치주낭 형성이 일어난다.

풍치와 충치

치주질환(풍치)과 치아우식증(충치)은 전 세계적으로 가장 널리 퍼져 있으며, 중요한 건강 문제 중 하나이다. 이러한 질병이나 합병증을 치료하려면 항생제를 사용하지 않을 수가 없는데 광범위 스펙트럼 항생제[그람 양성 및 그람 음성 세균

뿐만 아니라 리케치아, 아메바를 포함하여 클라미디어(chlamydia, 세포내 기생세균) 등에도 효과가 있는 범위가 넓은 항생물질로 클로람페니콜이나 테트라사이클린이 포함된다]로 인한 위장관 부작용, 세균 내성 및 알레르기 반응을 유발한다. 이러한 이유로 환자에게 잠재적 위험을 초래하지 않고 만족스러운 결과를 제공할 수 있는 대체요법을 제시하는 학자들이 많다.

구강 세균

프로바이오틱스는 비병원성 생균으로 정의되며, 식품에 적정량이 투여되거나 식이 보조제로 투여될 때 숙주의 건강에 혜택을 준다. 1908년 노벨 생리의학상을 받은 메치니코프(Elie Metchnikoff)는 불가리아 사람들이 위장관 건강을 개선하는 젖산균을 함유하는 발효식품을 섭취하기 때문에 수명이 길다는 이론을 제안하였다. 그 이후 많은 간행물을 통해 이러한 생태계의 균형을 제공함으로써 위장관, 생식기, 구강건강 유지에 프로바이오틱스 균주의 사용[주로 락토바실러스(*Lactobacillus*)와 비피도박테리아(*Bifidobacteria*)]에 대해 언급하고 있다.

구강은 항상성(Homeostasis, 생물체가 내부 환경을 최적화 상태로 유지하는 자율적인 조절 작용)이 필요한 미생물 매개체이다. 구강 내에는 지금까지 700종 이상(최근에는 1,300종이라 보고하기도 함)의 침 1mL에는 무려 수 백 억 마리의 세균이 존재한다. 개인별 상주 미생물총은 30~100종이 있다. 사람마다 서로 다른 균종을 가지고 있어 세균만으로도 개인 식별이 가능하다할 정도이다. 혀에 가장 많이 집락화하며 혀의 배부의 미생물이 치은 연상과 치은 연하 치태 및 타액 세균 집단의 보관소 역할을 한다. 구강 내에는 영양소가 아주 미량 존재하고 있어 각 세균은 영양소를 놓고 경쟁하며 살아가고 있다. 그러므로 아주 낮은 농도의 영양소를 잘 사용하는 균은 영양소 농도가 낮을 때 우세 세균이 되고, 영양소 농도가 높은 것을 좋아하는 세균은 영양소 농도가 낮을 경우 그 숫자가 적다. 그러나 영양소 성분이 충분할 경우 낮은 농도의 영양소를 좋아하는 세균은 최대 성장치가 낮으며, 영양소 농도가 높은 것을 좋아하는 세균은 낮은 농도에서는 아주 적은 양으로 존재하다가 영양성분이 충분하면 최대 성장치를 가져 영양소 농도가 높은 경우 우세 세균이 된다. 그러므로 각 세균은 서로 적정 밀도에서 균형을 이루며 살아간다. 그러므로 병원성을 가진 균마저도 균형 상태에서는 적은 수로 만족을 하며 조용히 지나다가, 우연한 기회에 자기에게 유리한 상태가 되면 최대 성장을 하여 우세 집단이 되면서 평소에 내지 않던 악성 유전자를 발현하여 질병을 유발할 수 있다. 영양소 농도, 시간, 구강 위생 상태, 식습관, 면역 결핍과 같은 요인들이 이 균형을 바꾸면 감염병이 발생할 수 있으며, 다양한 세균이 살고 있는 환경으로 인해 복잡한 관리가 필요할 수 있다. 구강 조직의 파괴에 필요한 미생물과 독소는 바이오필름(biofilm)으로 알려진 얇은 막으로 구성되어 있다. 이들은 구강 경조직(hard tissue)인 에나멜질(enamel), 시멘트질(cementum), 또는 치과 임플란트 표면에 침착한다. 미생물학적으로 보면 구강에 집락화 하기 위해 세균 하나가 먼저 부착을 하고, 이 세균에 다른 세균들이 집적을 하며, 집적된 것이 서로 모여 커다란 공동 집적을 만드는 등의 과정을 거쳐 바이오필름이 형성된다. 바이오필름은 미세환경이라 볼 수 있어 서로 먹이사슬을 공유하며 서로 돕고 살아간다. 그러나 어떤 이유로 이러한 균형이 깨지면 여러 질환을 유발한다(표 1).

표 1. 구강 내 미생물 불균형에 의해 유발될 수 있는 질환

균종	질환
스파이로헤트(*Spirohaetes*)와 포르피로모나스 진지발리스(*Porphyromonas gingivalis*) 증가	알츠하이머병
포르피로모나스 진지발리스, 포르피로모나스 엔도돈탈리스(*Porphyromonas endodontalis*), 프레보텔라 인터메디아(*Prevotella intermedia*), 캄파일로박터 렉투스(*Camphylobacter rectus*)의 증가	심혈관질환
스트렙토코쿠스 오랄리스(*Streptococcus oralis*)의 증가나 감소	낭포성 섬유종
탄네렐라 포르시티아(*Tannerella forsythia*)와 포르피로모나스 진지발리스의 증가 나이세리아(*Neisseria*)와 스트렙토코쿠스 뉴모니아에(*Streptococcus pneumoniae*)의 감소	식도암
락토바실러스, 로티아(*Rothia*), 푸소박테리움 뉴클레아툼 (*Fusobacterium nucleatum*)의 증가	대장암
아그레가티박터(*Aggregatibacter*), 나이세리아, 게멜라(*Gemella*)의 증가나 포르피로모나스, 필리펙토르(*Filifactor*), 유박테리움(*Eubacterium*)의 감소	당뇨병
렙토트리치아(*Leptotrchia*), 포르피로모나스 진지발리스, 아그레가티박터 악티노마이세테모코미탄스(*Aggregatibacter actinomycetemcomitans*)의 증가나 감소	췌장암
베일로넬라(*Veillonella*), 압토포비움(*Aptopobium*), 프레보텔라, 렙초츠리치아, 락토바실러스 살리바리우스(*Lactobacillus salivarius*), 크립토박테리움 쿠르툼(*Cryptobacterium curtum*)의 증가 포르피로모나스 진지발리스, 헤모필루스(*Haemophilus*), 나이세리아의 감소 로티아 무실라지노사(*Rothia mucilaginosa*), 로티아 덴토카리오사(*Rothia dentocariosa*)의 증가, 로티아 아에리아(*Rothia aeria*)	류마티스성 관절염

구강 내에서 프로바이오틱스의 기전은 아직 명확히 확립되어 있지 않다. 아직까지는 치아우식성 병원균의 집락형성단위(colony stimulating unit, CFU)를 감소시켰다거나 치주질환 병원균의 억제가 있었다는 정도로 나타난다. 나아가 체액성이나 세포성 염증 반응을 바꾸었다거나 젓산, 과산화수소, 박테리오신(유산균이 생성하는 항균제) 등의 물질 생성도 언급된다. 대부분의 경우 사용한 프로바이오틱스가 부착 표면이나 영양소를 놓고 병원균과 경쟁을 하여 병원균을 몰아냈다는 경우가 많다. 아직까지 이러한 프로바이틱스 치료로 인한 부작용을

검토한 연구는 거의 없다.

구강 내 유익세균과 유해세균

입안에 살고 있는 유익 세균의 집락이 매우 강하면 침입하는 유해 세균을 쉽게 제거할 수 있다. 유익 세균은 산을 만들거나 유해 세균을 죽이는 살리바리신 B(salivaricin B) 같은 물질을 분비함으로써 자기 영역을 지킨다. 그 덕에 잇몸과 치아가 유해 세균으로부터 안전하게 보호받는다. 문제는 우리의 식단이 지나치게 단것 위주로 바뀔 때 발생한다. 구강 유익 세균은 이눌린, 프락토올리고당, 갈락토올리고당 같은 복합 올리고당, 즉 프리바이오틱스를 필요로 한다. 유익 세균은 포도당과 설탕으로는 살 수 없다. 반면에 구강 유해 세균들은 설탕 같은 당질을 먹고 번성한다. 유해 세균이 번성하여 유익 세균을 압도하면 충치와 잇몸병으로 이어지기 쉽다. 사실 구강 세정제와 치약은 입안의 모든 세균을 죽이는 매우 위생적인 조치인 반면에 건강한 세균도 죽이는 매우 파괴적인 전략이다. 문제는 건강한 세균이 사멸되면 유해 세균이 0.1% 만 남아있더라도 순식간에 다시 증식을 하여 결국 원상태로 복귀한다.

잇몸과 치아는 여러 종류의 세균 무리로 덮여 있다. 이들 중 일부는 유익 세균이며, 일부는 유해 세균이다. 흔한 구강 유해 세균으로 충치를 일으키는 스트렙토코쿠스 뮤탄스(*Streptococcus mutans*), 세균 감염의 주요한 원인균인 화농연쇄상구균(*Sterptococcus pyrogen*), 치주염을 유발하는 포르피로모나스 진지발리스균(*Porphyromonas gingivalis*), 대장균(Colon bacterium) 등이 있다. 유익 세균으로 스트렙토코쿠스 살리바리우스(*Streptococcus salivarius, S. salivarius*), 락토바실러스 살리바리우스(*Lactobacillus salivarius*) 등이 있다. 구강 내 유해 세균이 유익 세균을 누르고 지배자가 되면 치은염, 치주염 같은 심각한 감염이 일어날 수 있다. *S. salivarius*는 살리바리신 B라는 강력한 항생물질을 생성하며, 유해 세균의 성장을 억제하는 효소와 산을 생성한다. 즉 *S. salivarius*는 구강의 세균 생태계를 조절하는 코디네이터 역할을 하면서 동시에 구강의 지배자이자 수문장이다.

충치의 원인균 스트렙토코큐스 뮤탄스

스트렙토코쿠스 뮤탄스(*Streptococcus mutans, S. mutans*)가 1924년 처음 분리됐지만 충치의 원인균임이 밝혀진 것은 1960년대이다. 이 세균은 설탕과 같은 당질을 에너지원으로 사용하기 위해 대사를 하여 최종적으로 치아에서 탈회를 할 수 있는 젖산을 생성한다. 이 산들은 치아 속의 칼슘과 반응하여 충치를 유발한다. *S. mutans*가 적은 수로 유지될 때는 해를 끼치지 않는 정상세균총의 일부였다. 그러나 식생활 패턴의 변화로 *S. mutans*가 번성해 우세 세균이 되면서 인류에게 충치는 가장 흔한 질병이 되었다. 수렵을 하며 식품을 얻던 시대에는 당질이 흔하지 않았으므로 *S. mutans*는 잘 통제될 수 있었다. 현재에도 전통 식단을 고수하는 고립 원주민들에게는 충치가 없다. 예를 들면 에스키모의 이누잇(Inuit)족은 생선을 주식으로 할 시기에는 거의 충치가 없었지만, 오늘날 설탕을 먹기 시작하면서 충치는 급속도로 증가하였다. 태평양에 있던 화산섬 트리스탄다쿠냐(Tristan da Cunha)섬은 원래 설탕을 모르고 살던 시절에는 충치가 발생하지 않았지만 화산 폭발로 영국으로 이주한 후 설탕을 소비하면서 충치가 발생하였다. *S. mutans*에 번식 기회를 제공했던 고탄수화물 식단은 신석기시대 이후 곡물 재배가 일반화되면서 나타났다. 농경이 인류에게 충치를 선물하였다. 설탕이 충치의 원인이 되는 이유로는 2가지가 중요한데, 충치균이 가장 좋아하는 먹이로 에너지 대사과정을 통해 산이 형성되어 탈회가 되는 것이고, 또 다른 하나는 설탕으로부터 만들어지는 점성물질인 불용성 뮤탄(mutan) 때문이다. 이 점성 때문에 치아 표면에 더 많은 충치균이 붙을 수 있기 때문이다. 그런데 왜 다른 당질(포도당 제외)은 설탕보다 충치 유발에 약할까? 바로 설탕이 가수분해 되어 2분자의 포도당을 만들어 먹이를 제공하는 것과, 가수분해 시 유리되는 에너지가 다른 당질에 비해 훨씬 커서, 뮤탄을 합성할 때 더 이상의 에너지를 공급하지 않아도 만들 수 있기 때문이다.

많은 연구에서 *S. mutans*가 엄마에서 아이로 전해지는 것이 확인되었다. 그러므로 엄마가 아이에게 이 균을 전달하지 않도록 세균 밀도를 잘 통제하는 것이 좋다. 현대 의학과 치과계가 추구하는 전략은 구강 세정제와 치약으로 사실상 입안의 모든 세균을 죽이는 것이다. 그럼에도 불구하고 우리 사회에서 치은염(잇몸 염증)과 충치가 계속 증가하는 것을 보면 이 전략은 효과적이지 않아 보인다. 건강한 세균들을 이용해서 질병을 유발하는 유해 세균과의 균형을 맞추는 전략이 더 나을 수 있다. 구강 내 유익 세균의 수가 극대화되면 유해 세균 수가 잘 통제될 것이다. 이는 실제 실험에서 잘 입증되고 있다.

치주질환과 프로바이오틱스

이스탄불의 예디테페(Yeditepe) 치과대학의 카글라(Esber Caglar) 연구팀은 2006년 10월에 논문을 발표하였는데 치주 질환 환자들의 구강에 젖산균을 투여하는 실험을 했다. 연구자들은 120명(21~24세)에게 3주간에 걸쳐 락토바실러스 루테리(*Lactobacillus reuteri* ATCC 55730)가 들어 있는 음료를 빨대로 빨아 먹도록 하거나 정제를 복용하도록 하였더니 충치 원인균인 *S. mutans*의 수치가 현저히 감소했다. 1년 후, 연구자들은 2007년에 발표된 논문에서 80명의 건강한 성인(21~24세)을 4그룹으로 나누었는데, 프로바이오틱스(*Lactobacillus reuteri* ATCC 55730 또는 ATCC PTA 5289) 껌(1 × 10^8 집락소/껌) 그룹, 자일리톨 껌(1.0 g 자일리톨) 그룹, 프로바이오틱스 + 자일리톨 껌 그룹 및 플라시보 껌 그룹이다. 3주간 식후에 하루 3 번씩 해당 껌을 씹도록 했다. 역시 자일리톨과 프로바이오틱스가 들어 있는 그룹에서 *S. mutans*가 현저히 감소했다. 그렇지만 프로바이오틱스 + 자일리톨 껌 그룹의 경우 특별히 더 나은 효과는 없었다. 연구자들은 이번에는 2008년에 발표한 논문에서 비피도박테리움 락티스(*Bifidobacterium lactis* Bb-12)가 들어 있는 아이스크림을 24명의 건강한 젊은이(평균 나이 20세)에게 10일씩 4기간으로 나누어 실험을 하였는데 2기와 4기에 100 mL 아이스크림(53 g)을 또는 세균이 들어있지 않은 아이스크림을 하루에 한번 먹도록 하였다. 기간 1기와 3기는 각각 진입 기간과 씻어내는 기간이다. 역시 *S. mutans*가 실험 전에 비해 현저히 줄었음을 확인했다. 이탈리아 라킬라(L'Aquilla) 대학의 델라 리치아(Della Riccia DN) 연구팀은 2007년 발표한 논문에서 21명의 만성 치주염 환자에 락토바실러스 브레비스균(*Lactobacillus brevis, L. brevis*)이 든 빨아먹는 알약을 주었다. 일산화질소 생성을 억제하는 아르기닌 탈아미나아제(arginine deaminase, 세균 내에서 수소이온을 제거하여 세균내 pH를 높여 세균이 산성 하에서도 살 수 있게 한다) 존재 하에 환자들의 증상이 대부분 사라졌고 잇몸 염증 수치도 현저히 떨어졌다. 락토바실러스 브레비스(*L. brevis*)는 김치의 발효 후기에 많이 나타나는 젖산균이다. 코펜하겐 대학교 트베트만(Svante Twetman) 연구팀은 2009년 1월에 발표한 논문에서 락토바실러스 루테리균(*Lactobacillus reuteri* ATCC 55730 and 5289, 1 × 10^8 집락소/껌)이 든 껌으로 실험했다. 그룹 A/P는 프로바이오틱 껌을 한 번, 플라시보 껌을 각각 한 번 준 그룹이고, 그룹 A/A는 프로바이오틱 껌을 2번 주었으며, 그룹 P/P는 플라시보를 2번 주었다. 하루 10분씩 2주간 프로바이오틱스 껌을 씹도록 한 후 치은염 검사를 했다. 프로바이오틱스 껌을 씹은 그룹(그룹 A/P와 그룹 A/A)은 탐침으로 찔렀을 때 출혈이 현저히 적었고, 염증성 사이토카인(TNF-α)과 인터루킨 8(interleukin-8)이 그룹 A/A에서 감소되었다. 연구팀은 치은구 내의 염증성 사이토카인이 줄어든 것으로 보아 구강 내 염증에 프로바이오틱스를 사용하는 것이 기본 치료법이 되어야 한다고 주장했다. *L. brevis*은 모유에 들어 있는 젖산균이다.

구강 프로바이오틱스

구강미생물 생태계를 변화시킬 수 있는 프로바이오틱스는 치주염의 임상 관리에 유용한 도구가 될 수 있으며, 2가지 이점을 제공할 수 있다. 첫째 치주 병원균의 경쟁 억제를 통한 미생물 불균형(dysbiosis)을 퇴치하기 위해 구강 미생물총의 전반적인 면역성을 감소시킨다. 둘째로 치주염의 파괴성 염증을 감소시키기 위해 활동성 질환과 연관된 면역/염증 경로를 조절함으로써 숙주가 장기간 유지할 수 있는 면역 항상성을 유도한다. 2011년 튜겔스(Teughels W) 연구팀이 발표한 내용에서 임상치료 조치의 도움을 받지 않은 상태에서 프로바이오틱스를 이용한 치주질환의 치료를 연구한 임상 연구는 치주 출혈 감소 및 치주낭 깊이와 같은 전반적인 혜택이 미미하다고 보고했다. 그러나 임상 치주 치료와 더불어 프로바이오틱스를 사용한 여러 연구는 임상 치료만 한 경우에 비해 임상 상태가 현저하게 개선되었다고 보고하였다. 이러한 결과는 항생제 내성에 대한 전반적인 부담을 줄이는 데 도움이 되는 치주 치료 대안으로 프로바이오틱스가 중요한 수단이 될 수 있음을 2007년 비드아울트(Bidault P) 연구팀이나 2014년 람스(Rams TE) 연구팀이 시사하였다.

민감한 숙주에서 구강의 정상 세균총과 병원성 세균총 사이의 불균형은 치주질환을 유발할 수 있다. 이 질병의 괴사조직 제거 치료는 외과적 또는 비외과적일 수 있으며, 일부 경우 항생제의 전신적 투여가 필요하다. 이러한 항생제의 처방과 관련되어 세균 내성 때문에 치주건강 유지를 위한 새로운 대안이 필요하다. 프로바이오틱스의 기전은 물질(부티르산, 과산화수소, 박테리오신)의 생성과 바이오필름의 조절과 관련이 있다. 또한 친염증성 사이토카인, 콜라겐 분해효소, 엘라스틴 분해효소, 프로스타글란딘 E_2 수치 감소 가능성에 대해 언급되었다. 이론적으로 병원균보다 프로바이오틱스가 구강 조직에 더 강하게 부착돼 부착 표면을 놓고 경쟁할 수 있다. 이 과정에서 세균 집적(accumulation)과 공동 집적(co-accumulation)이 촉발되어 새로운 바이오필름이 탄생한다. 2016년 모랄레스(Morales A) 연구팀은 중재적 시술 그룹 (14명)이 대조군보다 치주낭 깊이가 낮았지만, 1년 추적조사에서 이 차이는 통계적으로 유의미하지 않았다. 이들은 락토바실러스 람노수스(*Lactobacillus rhamnosus* Sackets)의 부가 사용은 스케일링이나 루트 플래닝(root planning, 치근 활택술) 만으로 동일한 임상결과를 얻을 수 있다고 결론지었다. 2008년 시마우치(Shimauchi H) 연구팀은 락토바실러스 살리바리우스(*Lactobacillus salivarius* WB21) 균을 이용한 프로바이오틱스 치료가 흡연자의 치태지수와 치주낭 깊이를 향상시킨다는 사실을 발견하였다. 이로 인해 치주질환 위험이 높은 환자의 구강건강 유지에 좋은 대안으로 세균요법이 꼽혔다. 2015년 랄만(Laleman I) 연구팀은 치료를 받지 않은 치주질환 환자 48명을 두 집단으로 나누어 스트렙토코쿠스 오랄리스(*S. oralis*), 스트렙토코쿠스 우버리스(*S. uberis* Y), 스트렙토코쿠스 라투스(*S. rattus*)를 이용한 실험에서 2 그룹 모두 스케일링과 루트 플래닝을 시술하였으며, 12주 동안 하루에 2번 한 알씩을 보조요법으로 복용하였다. 추적 기간 말(24주)에 2 그룹의 치주 건강이 유의하게 개선되었다. 그렇지만 치료 12주와 추적 24주에 유의미한 차이는 없었다. 2015년 랄만의 퀸테센스(Quintessence Int) 저널 종설 논문에서 프로바이오틱스의 사용이 매일 구강위생 기술을 대체할 수는 없다고 결론지었다.

구취와 설태 세균

혀 표면은 설유두가 존재하기 때문에 보푸라기가 일어나는 구조를 갖는다. 설유두 사이의 도랑에는 혀 표면 점막상피 유래의 박리 상피나 타액 성분이 침착하기도 하고, 구강 세균이 정착하는 외에도 식사 유래 성분이 비집고 들어간다. 설유두 사이의 도랑은 구강 표면에 가까운 부분은 산소의 침입이 용이하지만, 심층부는 혐기성 환경이 유지되기 쉽다. 특히 혀 뒤쪽의 후방부는 박리상피 성분이나 세균의 침착이 일어나기 쉬워 결국 설태라 불리우는 치태와 유사한 구조물로 덮인다. 다채로운 설태의 환경을 반영해 여기에 서식하는 세균도 다양하다. 스트렙토코쿠스(*Streptococcus*), 방선균(*Actinomyces*), 베일로넬라(*Veillonella*) 등이 주체를 차지하며, 포르피로모나스, 프레보텔라(*Prevotella*), 퓨조박테리윰(*Fusobacterium*), 펩토스트렙토코쿠스(*Peptostreoptococcus*) 등이 생식한다.

설태 세균은 당질이나 단백질, 아미노산을 대사해 산이나 암모니아를 생성하지만, 이 밖에도 구취의 원인이 되는 휘발성 화합물, 아민류, 인돌, 스카톨 등을 생성한다. 이러한 구취 성분 가운데 황화수소, 메틸머캅탄, 디메틸황화물 3종 휘발성 화합물은 구취 환자가 숨을 내쉴 때 높은 빈도로 검출되며, 구취의 주체를 이루는 성분으로 주목하고 있다. 구취는 설태에 의해서만 생기는 것이 아니고, 충치나 치주질환 등의 구강질환에 의해서도 발생한다. 특히 구취와 치주질환의 상관성은 확실하고, 치주질환 환자의 구취에서는 휘발성 화합물, 특히 메틸머캅탄이 증가한다. 또한 제 3자는 구취를 인정하지 않음에도 불구하고 스스로 구취가 있다고 생각하는 증상을 '자취증'이라 부른다.

구강내 구취는 일반적인 질환이며, 치주염과 관련이 있으며, 질병과 관련되거나 생리학적으로 일시적인 코 질환 관련 구취증 모두에서 휘발성 악취 화합물을 형성하는데 주된 역할을 한다. 구강내 건강을 유지하는 데 도움이 되는 프로바이오틱스는 또한 병적인 후두염을 퇴치하는데 도움이 될 수 있으며, 또한 혀 생태를 건강하게 유지하는 데 도움이 될 수 있다. 구강 위생으로 혀의 뒤쪽 표면에 도달하기 어려운데 그 부위에 존재하는 유두에는 악취와 관련된 혐기성 그람 음성세균이 매우 풍부하다. 구내 악취를 대상으로 제안된 최초의 프로바이오틱스는 박테리오신을 생성하는 스트렙토코쿠스 살리바리우스(*S. salivarius* K12)이다. 이 프로바이오틱스는 클로르헥시딘(chlorhexidine, 외과 기계의 살균 및 수술 전 피부 소독에 사용되는 소독제이며, 상처를 깨끗이 하거나 치태를 예방하거나 아구창을 치료하거나 도뇨관이 막히지 않게 하기 위해서도 사용된다) 린스로 전처리 후 프로바이오틱 로젠지(빨아먹는 알약)를 섭취한 개인에서 호흡 휘발성 황화합물 농도를 감소시켰다. 이 프로바이오틱스는 솔로박테리움 무라이(*Solobacterium moorei*), 파르비모나스 미크라(*Parvimonas micra*), 유박테리아 술시(*Eubacteria sulsi*) 등 일부 구강 악취 관련 세균종의 체외 성장을 억제하는 것으로 나타났다. 구강 악취가 있는 개인에 의한 짧은 과정 동안 락토바실러스 살리바리우스(*L. salivarius* WB21)를 이용한 연구에서 휘발성 황화물 감소뿐만 아니라 치주 건강이 개선되었다. 바이셀라 치바리아(*Weisella cibaria*), 엔테로코쿠스 페치움(*Enterococcus faecium*), 스트렙토코쿠스 써모필루스(*Streptococcus thermophilus*) 비구강 변종을 사용한 체외 평가에서 항비휘발성 황화수소 활성이 나타났다. 그럼에도 불구하고 현재의 프로바이오틱스가 생체 내 구강 악취 조절 능력이 매우 제한적이라는 것을 보여준다. 혀에 달라붙는 가능한 균주를 선별하고 임상 연구에서 혀 집락화를 입증할 필요가 있다.

질 건강 프로바이오틱스

구강과 직접 상관은 없지만 최근 각 장가별 프로바이오틱스가 나오고 국내에서도 구강 프로바이오틱스가 나와 잠시 언급하고자 한다. 많은 사람들이 프로바이오틱스를 복용하고 있는 시점에서 최근 질 건강 프로바이오틱스(*Lactobacillus rhamnosus* GR-1, *Lactobacillus reuteri* RC-14)도 시판되고 있으며, 캐나다 웨스턴 대학교 미생물학면역학 교수인 프로바이오틱스 연구 분야 최고권위자인 그레고르 레이드(Gregor Reid) 박사는 "질 건강은 자궁 경부, 자궁, 방광 및 회음부까지 영향을 미치기 때문에 여성의 건강에서 가장 중요한 부분"이라 하며 "질 건강 유지의 핵심은 좋은 유익세균을 증가하는 것"이라 강조했다. 임상시험에서 프로바이오틱스는 소화기관을 안전하게 통과하고, 항문에서 질까지 살아남아 질 내부에 안정적으로 정착했다. 2006년 연구보고에서 질염 환자 20명이 5일간 매일 섭취한 결과 메트로니다졸 투여군(55%) 대비 질염 증상이 30일 후 12%로 유의미하게 감소하였다. 30일간 매일 섭취한 시험에서 위약 대조군(30명) 대비 프로바오틱틱스 섭취군(29명)의 8명 중 7명에서 질내 세균총이 변화해 세균성 질염 현상이 개선되었다. 여성 544명을 대상으로 6주간 진행한 무작위 이중맹검 위약 대조 임상시험에서 위약 대조군(149명)은 40명(26.9%), 섭취군은 243명(61.5%)이 질내 균총이 정상으로 확인되었다.

구강 프로바이오틱스 균주들

구강 프로바이오틱스를 섭취한 후 입안에 두고 있으면 그 안에서 프로바이오틱스인 생균이 나와 치아 표면이나 잇몸에 붙어 머물면서 유해 세균의 부착을 방해한다. 구강 프로바이오틱스를 꾸준히 복용하면 구강 내 세균총이 정상화(장 건강을 위해 프로바이오틱스를 복용하면 유익 세균, 중간균, 유해 세균의 비율이 25%, 60%, 15%가 되면서 장내 세균총이 정상화 되는 데, 구강 내에서도 이 비율로 정상화 된다) 된다. 치과 질환은 전신 질환과 밀접한 관계가 있는데, 입 속에 있는 유해 세균이 구강 내 점막의 누수된 공간으로 들어가 전신질환을 유발한다. 구강 프로바이오틱스는 이런 구강 내 점막의 누수 증상을 줄여주는 역할을 한다. 구강 내 프로바이틱스 역시 장 프로바이틱스와 마찬가지로 박테리오신이라는 천연 항생물질을 생성하여 유해 세균을 줄여주고 면역력을 높여 준다. 국내에 많이 알려진 구강 유산균 균주는 스트렙토코쿠스 살리바리우스(*S. salivarius* K12/—18), 락토바실러스 루테리(*L. reuteri* ATCC PTA 5289) 등이 있다. 구강 프로바이틱스는 주로 락토바실러스 브레비스와 락토바실러스 플라타룸으로 구성이 된다. 또한 락토바실러스 가세리(*Lactobacillus gasseri* HHuMIN D 및 Lb fermentum OK)를 사용한 제품도 있는데, 구취, 충치 및 잇몸 염증을 유발하는 11가지 혐기성 구강 유해 세균을 강하게 억제하는 효과를 가지며 미국 FDA에서 GRAS(generally recognized as safe, 오랜 경험으로 안정하다고 인정하는 것임) 인증 수준의 안정성 검증을 받았다. 구취를 제거하기 위한 프로바이틱스도 개발되었는데 바이셀라 치바리아(*Weisella cibaria* CMU와 CMS) 균주를 이용하였다. 2020년 남설희(Seoul-Hee Nam) 강원대학교 교수 연구팀에 의해 발표된 내용으로 프로바이오틱스군 49명(중도 포기 14명), 플라시보군 43명(중도 포기 8명)을 8주후 분석한 결과 구강 유산균을 섭취한 실험군이 대조군에 비해 입 냄새와 치주질환의 원인이 되는 푸소박테리움 뉴클레아툼(*Fusobacterium nucleatum*)을 58.76%, 구강염의 원인이 되는 스타필로코쿠스 아우레우스(*Staphylococcus aureus*)를 151.79% 감소시켰다. 2006년 전남대학교 강미선(Mi-Sun Kang) 교수 연구팀의 논문에서 구취제거 시험에서 황화수소는 48.2%, 메틸머캅탄은 59.4% 감소하였다. 현재까지 다양한 구강 건강 프로바이틱스가 나와있지만 그 유효성이 확실하게 증명되지 않았지만, 그 가능성이 높으며, 앞으로 구강 건강에 좋은 제품들의 기전이 명확히 밝혀지기를 기대한다.

잇몸 건강에 좋은 영양제

잇몸 건강에 좋은 영양제들을 보면 칼슘과 프로폴리스, 비타민 C, 비타민 D 외에 코엔자임 Q, 생선 콜라겐, 목련 추출물, 옥수수수염 추출물, 라이소자임, 브로멜라인, 아보카도 추출물, 자일리톨 등이 들어 있다. 프로폴리스는 벌이 나무의 분비물을 채취할 때 벌의 침과 벌의 밀랍(wax) 및 나무의 분비물이 혼합되어 만들어진다. 프로폴리스는 5,000년 전부터 이집트에서 염증치료제로 사용되었으며, 미이라를 만드는데 방부제로 이용하기도 하였다. 오늘날은 감염 예방 및 치료, 면역력 증진, 항산화 효과가 알려져 건강기능식품으로 널리 사용되고 있다. 프로폴리스에는 플라보노이드(flavonoid)가 들어 있어 세균이나 바이러스의 성장을 억제하고, 비타민 C가 산화되지 않도록 보호하는 역할을 한다. 라이소자임(lysozyme) 염화물은 염증을 완화하는 효소 역할을 한다. 비타민 C는 항산화 비타민이며, 치주조직에 많은 콜라겐 합성에 절대로 필요한 영양소이다. 비타민 D는 치조골과 같은 뼈 형성 시 칼슘 공급에 관여한다. 코엔자임 Q는 치주조직 콜라겐 합성 시 많은 에너지를 필요로 하는 데, 에너지 생성에 필요한 주요 영양소이다. 콜라겐은 다른 단백질에는 거의 존재하지 않는 프롤린과 하이드록시프롤린을 가지고 있어 콜라겐 합성에 도움을 줄 수 있다. 목련추출물은 신이화추출물이라고도 하는데 소염, 항균효과를 가지며, 악취를 유발하는 세균을 죽여 구취 제거 효과도 있다. 옥수수수염 추출물은 β-시토스테롤(β-sitosterol)을 함유하고 있는데, 식물성 스테롤로 프로비타민 D의 일종이며, 혈관을 건강하게 도와주고 혈액 공급원을 원활하며, 염증 개선 효과를 가진다. 라이소자임은 말 그대로 녹이는 효소라는 뜻으로, 침뿐만 아니라 눈물, 콧물, 정 점막에도 존재한다. 라이소자임은 1921년 플레밍이 발견하였는데, 그는 1928년 페니실린도 발견하였다. 라이소자임은 모든 세균에 항균효과를 나타내지 못하고 그람 양성 세균에는 효과를 나타내고, 그람 음성 세균에는 효과를 나타내지 못한다. 잇몸병을 일으키는 주요 세균은 그람 음성 세균인데 영향을 미치지 못한다. 브로멜라인(bromelain)은 파인애플 안에 들어 있는 효소로 파파야에서 나오는 파파인(papain)과 더불어 소화효소 중 하나이다. 우리나라의 경우 부종, 염증 제거 목적으로 사용할 수 있디. 브로멜라인에는 여러 효소가 다양하게 들어 있어 소화제뿐만 아니라 수술 후 후유증 개선, 잇몸질환, 관절염, 혈행개선, 비염/아토피 등의 자가면역질환, 심혈관질환 예방, 항염/함암 작용 등이 있다. 아보카도는 다소 독특한 과일로, 대부분 과일은 주로 탄수화물로 구성되어 있지만 아보카도는 건강한 지방이 많다. 아보카도는 영양가가 매우 높으며 20가지의 다양한 비타민과 미네랄을 포함하고 있으며, 단일 100g 당 가장 풍부한 영양소로 비타민 K(일일섭취량의 26%), 엽산(일일 섭취량의 20%), 비타민 C(일일 섭취량의 17%), 포타슘(일일섭취량의 14%), 비타민 B_5(일일섭추량의 14%), 비타민 B_6(일일섭취량의 13%), 비타민 E(일일섭취량의 10%)가 들어 있다. 9g의 탄수화물이 들어 있지만 대부분이 섬유질이며 순수 탄수화물은 적다. 아보카도 추출물은 관절염 증상을 완화하는 데 도움이 된다. 아보카도에는 산화방지제가 들어 있어 다른 항산화제의 흡수를 증가시킨다. 자일리톨은 충치를 예방하는 효과를 가지고 있다. 후박추출물을 사용하는 경우도 있는데 이는 후박이 목련과 식물이어서 같은 효과를 보이리라 생각된다. 또 다른 잇몸 건강약에 들어 있는 것으로 아보카도소야불검화정량추출물(Avocdo Soybean Unsaponifiables, ASU)이 있다. 이 효과는 관절염과 치주질환에 있다. 열대과일로 친숙한 아보카도와 우리나라에서도 흔한 콩에서 유래한 아보카도소야불검화정량추출물의 관절염에 대한 효과와 부작용은 내과 선생님과 약사님들의 의견을 참고하여 소비자가 판단할 문제로 보인다.

인사돌과 이가탄

얼마나 자주 광고를 자주 접했으면 '잇몸병에 인사돌, 붓고 피가 나면 이가탄' 이런 과장광고가 머릿속에 세뇌되어 있어 이런 생각이 절로 나오게 된다. 이 2가지는 모두 잇몸을 단단하게 하고 잇몸병을 치료하는 치료제라고 광고를 한다. 그러나 2 제품 모두 잇몸병을 치료해 주는 치료제는 아니다. 2016년에 식약처에서 인사돌과 이가탄을 보조치료제로 강등시켰다. 치료제가 아니라 보조제라는 것이다. 즉 치과 치료 없이 단독으로는 약효가 없다는 것이다. 잇몸보조치료제는 잇몸치료 후 복용해야 그나마 효과가 있는 것일 뿐 잇몸치료를 대신할 수 없다는 뜻이다. 이가탄을 처음 개발한 일본에서는 효능이 없다는 이유로 판매가 중단된 상태이다. 인사돌 역시 처음 개발한 프랑스에서도 이미 건강보조제로 규정하고 있다. 이가탄에는 4가지 성분이 들어 있다. 즉, 소염작용이 뛰어난 라이소자임 염화물, 항산화작용으로 잇몸 손상을 방지하는 토코페롤 아세트산, 콜라겐 합성을 촉진해 잇몸 조직을 재생시키는 제피아스코르브산(ascorbic acid coated), 모세혈관을 강화하는 카르바조크롬(carbazochrome, 아드레날린의 산화 생성물로 혈관을 수축시키거나 지혈 작용을 나타내지만 혈압을 상승시키지는 않는다. 또한 비타민 P 인자를 포함하고 있어 혈관 내피를 보호하고 정맥에서는 항염제 작용을 한다. 그러므로 정맥의 부종과 혈관의 저항성을 강화하여 잇몸 출혈을 방지할 목적으로 사용한다)이다. 인사돌의 주성분은 옥수수불검화추출물[ZML, *Zea mays* L. 옥수수기름에 알칼리 용액을 첨가한 후 물에 녹지 않는 성분만을 분리 추출한 것으로 β-시토스테롤(β-sitisterol)이 주된 성분이다, 옥수수에 양잿물인 NaOH를 넣어 반응 후 비누를 만들고 남은 부산물을 불검화물이라 한다. 검이란 비누를 의미하므로 비누 아닌 것이 불검화물이다]이다. 불검화물 추출물에는 스테로이드 성분이 있어서 항염 작용이 나타난다. 1958년 7월에 프랑스의 씨어즈(Thiers H)가 발표한 내용에 의하면 각종 염증성 질환을 치료하는 연구에서 실험적으로 사용된 ZML이 뜻밖에 치주질환 치료에 효과가 있다는 사실을 우연히 발견하게 되었다. 이후 1974년 그리스의 페조울라(Pezoula B) 등 여러 학자들에 의해 ZML이 각종 치주질환 치료에 효과가 있을 뿐만 아니라 치주 혈관을 만들어 주어 치조골 및 치주인대 파괴를 억제하는 물질임을 보고하였다. 인사돌 플러스에는 잇몸 염증에 효과적인 생약인 후박(목련과 식물)이 첨가되었다. 후박 추출물은 클로르헥시딘보다는 약하지만 강한 항균효과를 나타내며, 치주 병원균에 의한 콜라겐 분해활성을 억제한다. 이가탄이나 인사돌에 들어 있는 주성분은 옥수수속대에도 들어 있다. 옥수수속대를 여러 토막 내 주전자에 넣고 물을 부은 다음 사골을 우려내듯이 푹 삶은 물을 식혀서 입안에 머금고 있다가 뱉어버리기를 15~20회 반복하면 효험이 있다. 국내의 대학치과병원에서 실시된 연구 결과에 따르면 치주질환을 치료할 때 ZML을 사용하면 상승효과를 나타내고, 틀니를 사용하는 경우에는 ZML을 복용하면 틀니를 지지해 주는 주변의 치아가 튼튼해지는 효능이 있다고 하였다. 그럼에도 불구하고 옥수수 불검화정량추출물(전체 스테롤 중 β-시토스테롤이 80%)은 잇몸 건강에 검증된 확실한 효과가 없다. 이 성분은 우리나라에서 의약품 성분으로 등록돼 있지 않으며 미국에서는 콜레스테롤과 유사한 구조로 전립선비대증이나 고지혈증 정도에 효과가 있다고 사용되며, 그 외에는 전혀 효과가 없다고 보고되고 있다. 특히 구강과 관련된 어떠한 용법도 없다. 최근 이가탄의 논문은 이가탄에서 연구비와 연구 설계 및 통계분석을 지원했다고 하는데 해당연구는 다음과 같이 진행됐다. 정종혁(Jong-Hyuk Chung) 연구팀의 연구는 93명의 환자를 45명과 48명으로 나눈 뒤 잇몸이 더 안 좋은 48명에게 8주 동안 쭉 이가탄을 복용하게 하고, 다른 45명은 4주 동안 플라시보를 준 후, 다시 4주 동안 이가탄을 복용케 했다. 첫 4주 동안 잇몸이 안 좋은 48명에게 잇몸 염증이 줄어든 효과를 보였다. 하지만 그 48명 조차도 이후 4주 동안의 효과는 그리 크지 않았다. 또 잇몸 염증만 다소 줄어들었을 뿐 그 외의 모든 지표는 차이가 없었다. 이런 효과는 사실 어떤 진통제를 복용해도 얻을 수 있는 효과일 가능성이 크다.

참고문헌

1. Esber Caglar, Sule Kavaloglu Cildir, Semra Ergeneli, Nuket Sandalli, Svante Twetman : Salivary mutans streptococci and lactobacilli levels after ingestion of the probiotic bacterium Lactobacillus reuteri ATCC 55730 by straws or tablets. Acta Odontol Scand. 2006 Oct;64(5):314-8. doi: 10.1080/00016350600801709
2. Caglar E, Kavaloglu SC, Kuscu OO, Sandalli N, Holgerson PL, Twetman S : Effect of chewing gums containing xylitol or probiotic bacteria on salivary mutans streptococci and lactobacilli. Clin Oral Investig. 2007 Dec;11(4):425-9. doi: 10.1007/s00784-007-0129-9. Epub 2007 Jun 16
3. Esber Caglar, Ozgur Onder Kuscu, Senem Selvi Kuvvetli, Sule Kavaloglu Cildir, Nuket Sandalli, Svante Twetman : Short-term effect of ice-cream containing Bifidobacterium lactis Bb-12 on the number of salivary mutans streptococci and lactobacilli. Acta Odontol Scand. 2008 Jun;66(3):154-8. doi: 10.1080/00016350802089467
4. Teughels W, Loozen G, Quirynen M : Do probiotics offer opportunities to manipulate the periodontal oral microbiota? J Clin Periodontol. 2011 Mar;38 Suppl 11:159-77. doi: 10.1111/j.1600-051X.2010.01665.x.
5. Tonetti MS, Chapple IL; Working Group 3 of Seventh European Workshop on Periodontology : Biological approaches to the development of novel periodontal therapies--consensus of the Seventh European Workshop on Periodontology. J Clin Periodontol. 2011 Mar;38 Suppl 11:114-8. doi: 10.1111/j.1600-051X.2010.01675.x.
6. Dhingra K : Methodological issues in randomized trials assessing probiotics for periodontal treatment. J Periodontal Res. 2012 Feb;47(1):15-26. doi: 10.1111/j.1600-0765.2011.01399.x. Epub 2011 Jul 21.
7. Bizzini B, Pizzo G, Scapagnini G, Nuzzo D, Vasto S : Probiotics as oral health biotherapeutics. Expert Opin Biol Ther. 2012 Sep;12(9):1207-20. doi: 10.1517/14712598.2012.693474. Epub 2012 Jun 13.
8. Koduganti RR, Sandeep N, Guduguntla S, Chandana Gorthi VS : Probiotics and prebiotics in periodontal

therapy. Indian J Dent Res. 2011 Mar-Apr;22(2):324-30. doi: 10.4103/0970-9290.84312.

9. Bidault P, Chandad F, Grenier D : Risk of bacterial resistance associated with systemic antibiotic therapy in periodontology. J Can Dent Assoc. 2007 Oct;73(8):721-5.
10. Bidault P, Chandad F, Grenier D : Systemic antibiotic therapy in the treatment of periodontitis. J Can Dent Assoc. 2007 Jul-Aug;73(6):515-20.
11. Rams TE, Degener JE, van Winkelhoff AJ : Antibiotic resistance in human chronic periodontitis microbiota. J Periodontol. 2014 Jan;85(1):160-9. doi: 10.1902/jop.2013.130142. Epub 2013 May 20.
12. Rams TE, Feik D, Mortensen JE, Degener JE, van Winkelhoff AJ : Antibiotic susceptibility of periodontal Streptococcus constellatus and Streptococcus intermedius clinical isolates. J Periodontol. 2014 Dec;85(12):1792-8. doi: 10.1902/jop.2014.130291.
13. Alicia Morales, Paola Carvajal, Nora Silva, Marcela Hernandez, Claudia Godoy, Gonzalo Rodriguez, Rodrigo Cabello, Jocelyn Garcia-Sesnich, Anilei Hoare, Patricia I Diaz, Jorge Gamonal : Clinical Effects of Lactobacillus rhamnosus in Non-Surgical Treatment of Chronic Periodontitis: A Randomized Placebo-Controlled Trial With 1-Year Follow-Up. J Periodontol. 2016 Aug;87(8):944-52. doi: 10.1902/jop.2016.150665. Epub 2016 Mar 4.
14. Hidetoshi Shimauchi, Gen Mayanagi, Seigo Nakaya, Maiko Minamibuchi, Yasuhiro Ito, Keiko Yamaki, Haruhisa Hirata : Improvement of periodontal condition by probiotics with Lactobacillus salivarius WB21: a randomized, double-blind, placebo-controlled study. J Clin Periodontol. 2008 Oct;35(10):897-905. doi: 10.1111/j.1600-051X.2008.01306.x. Epub 2008 Aug 24.
15. Isabelle Laleman, Eftal Yilmaz, Onur Ozcelik, Cenk Haytac, Martine Pauwels, Esteban R Herrero, Vera Slomka, Marc Quirynen, Bahar Alkaya, Wim Teughels : The effect of a streptococci containing probiotic in periodontal therapy: a randomized controlled trial. J Clin Periodontol. 2015 Nov;42(11):1032-41. doi: 10.1111/jcpe.12464. Epub 2015 Nov 29.
16. Isabelle Laleman, Wim Teughels : Probiotics in the dental practice: a review. Quintessence Int. 2015 Mar;46(3):255-64. doi: 10.3290/j.qi.a33182.
17. Anukam KC, Osazuwa E, Osemene GI, Ehigiagbe F, Bruce AW, Reid G : Clinical study comparing probiotic Lactobacillus GR-1 and RC-14 with metronidazole vaginal gel to treat symptomatic bacterial vaginosis. Microbes Infect. 2006 Oct;8(12-13):2772-6. doi: 10.1016/j.micinf.2006.08.008. Epub 2006 Sep 11.
18. Anukam K, Osazuwa E, Ahonkhai I, Ngwu M, Osemene G, Bruce AW, Reid G : Augmentation of antimicrobial metronidazole therapy of bacterial vaginosis with oral probiotic Lactobacillus rhamnosus GR-1 and Lactobacillus reuteri RC-14: randomized, double-blind, placebo controlled trial. Microbes Infect. 2006 May;8(6):1450-4. doi: 10.1016/j.micinf.2006.01.003. Epub 2006 Mar 29.
19. Mi-Sun Kang, Dong-Suk Lee, SeungAh Lee, Myung-Suk Kim, Seoul-Hee Nam : Effects of probiotic bacterium Weissella cibaria CMU on periodontal health and microbiota: a randomised, double-blind, placebo-controlled trial. BMC Oral Health 2020, 20:243, https://doi.org/10.1186/s12903-020-01231-2.
20. Mi-Sun Kang 1 , Byung-Gook Kim, Jin Chung, Hyun-Chul Lee, Jong-Suk Oh : Inhibitory effect of Weissella cibaria isolates on the production of volatile sulphur compounds. J Clin Periodontol. 2006 Mar;33(3):226-32. doi: 10.1111/j.1600-051X.2006.00893.x.
21. H Thiers, Jouanneteau, Zwingelstein : [Unsaponifiable oil of corn germ; its therapeutic indications] Presse Med. 1958 Jul 26;66(56):1293. [Article in French]
22. Pezoula B, Pezoula D, Pleuritakes T, Karamitsou P, Athelakes K : [Unsaponified corn oil extract in periodontal therapy] Odontostomatol Proodos. Mar-Apr 1974; 28(2):55-68. [Article inModern Greek (1453-)]
23. Ji-Youn Hong, Jung-Seok Lee, Seong-Ho Choi, Hyun-Seung Shin, Jung-Chul Park, Seung-Il Shin, Jong-Hyuk Chung : A randomized, double-blind, placebo-controlled multicenter study for evaluating the effects of fixed-dose combinations of vitamin C, vitamin E, lysozyme, and carbazochrome on gingival inflammation in chronic periodontitis patients. BMC Oral Health. 2019 Mar 7;19(1):40. doi: 10.1186/s12903-019-0728-2.
24. Della Riccia DN, Bizzini F, Perilli MG, Polimeni A, Trinchieri V, Amicosante G, Cifone MG : Anti-inflammatory effects of Lactobacillus brevis (CD2) on periodontal disease. Oral Dis. 2007 Jul;13(4):376-85. doi: 10.1111/j.1601-0825.2006.01291.x.

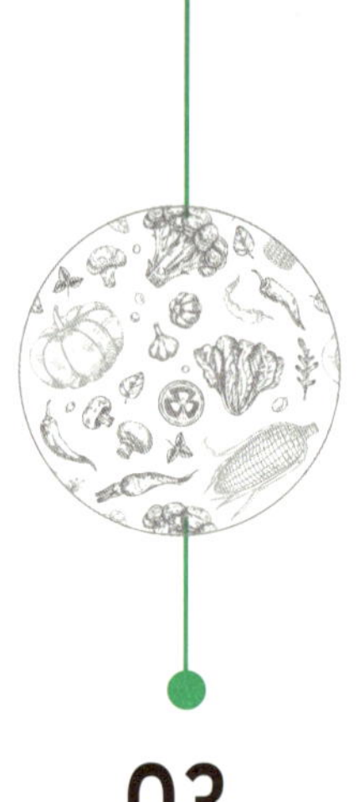

03
프리바이오틱스와 프로바이오틱스

은퇴 3년 전부터 다시 산행을 시작하였는데 한 달에 한번 청계산 산행을 하는 고등학교 친우들이 건강을 위해 무엇을 먹어야 하는지 묻는 적이 많았다. 산행을 같이 하는 친구들 중 본인들에게 부족한 영양성분을 충분히 섭취하여 건강한 체력을 유지하고 싶고, 피곤을 해소하여 삶의 질을 높이고 싶어 학부부터 의대와 치대 생화학교수를 하던 나에게 영양에 대해 자세히 물어보고 싶었기 때문이다. 이야기를 하다보면 느끼는 것은 생각보다 많은 사람이 영양제를 잘 챙겨들고 있지만 상세한 내용은 잘 모르는 것을 알 수 있었다. 그럴 때 추가해 주고 싶은 말은 영양제를 섭취하는 것만이 중요한 것이 아니라, 섭취한 음식물을 어떻게 소화시키고 배출시키느냐가 그 이상으로 중요하다고 이야기 하였다. 어쩔 수없이 영양제를 먹어야 하지만, 무엇보다 중요한 것은 제철 음식을 편식하지 않고 골고루 먹는 것이 정답이라고 말하곤 했다. 여러 가지 영양제에 대하여 물어보긴 해도 섬유소에 대하여 질문하는 경우는 거의 없었다. 그래서 중요한 역할을 하는 섬유소에 대해 설명하면 섬유소가 그렇게 중요한 역할을 한다는 사실에 많이들 놀랜다. 사실 영양제에 대해서보다는 많지 않지만 신문 방송 매체에서 섬유소의 중요성에 대하여 자주 듣거나 보게 된다. 인스턴트식품이나 육식 위주의 식단이 보편화 되어버린 오늘날, 식이섬유소의 중요성이 어느 때보다 중요하게 강조 되고 있다.

식이섬유소

식이섬유소는 1953년 힙스리(Hipsley EH)가 식물 세포벽을 구성하는 비소화성 구성 물질로 셀루로오스(cellulose), 헤미셀룰로오스(hemicellulose), 리그닌(lignin)의 3가지 성분을 식이섬유소라 설명한 것을 시작으로 다양한 정의가 제안되어 왔다. 1976년 트로웰(Trowell HD)은 인간의 소화효소로 분해할 수 없는 식물의 다당류와 리그닌으로 정의했는데, 이는 미국식품의약안전청(FDA)이 식이섬유소를 분리하기 위한 미국 공인분석학회(Association of Official Analysis Chemists, AOAC) 방법을 채택하는데 큰 도움을 주었다. 1987년 미국 FDA는 식이섬유소를 비전분성 다당류, 리그닌 몇몇 저항성 전분의 혼합물이라 정하고, 1995년 영양표시에 대한 국제식품위원회 가이드라인(Codex Alimentarius Guidelines)에서 인간의 소화기관에서 소화효소에 의해 분해되지 않는 섭취 가능한 식물성 혹은 동물성 물질이라 정의하면서 동물성 공급원의 물질도 식이섬유소의 범위에 포함되었다. 2000년 미국곡물화학자 협회(American Association of Cereal Chemists)에서는 과거 30년간 연구에서 도출된 식이섬유소의 중요한 생리적 영향에 근거하여 소장에서 소화 흡수되지 않고 대장에서 부분적으로 혹은 완전히 발효되는 식물의 가식(먹을 수 있는) 부분과 유사 탄수화물이라 정의하였다. 이처럼 식이섬유소에 대해 간단하게 정의 내리기는 어렵지만 많은 연구를 토대로 포유동물의 소화효소로 분해되지 않는 탄수화물과 리그닌과 같은 식물세포 성분에 내재된 성분을 말하며, 최근에는 분리하거나 합성하는 방법으로 제조하여 인체의 생리적 기능에 유익한 영향을 줄 수 있는 기능성 식이섬유소를 모두 포괄하여 지칭하고 있다. 섬유소는 탄수화물의 일종이지만 우리 몸이 소화할 수 없는 탄수화물이다. 대부분의 탄수화물은 우리 몸에서 소화효소에 의해 소화가 돼서 작은 당질 분자로 분해되어 에너지원으로 사용이 되지만, 섬유소는 소화가 되지 않고 우리 몸의 소화기관을 통과하게 된다. 일반적으로 식이섬유소는 α-아밀라아제(α-amylase), 글루코시다아제(glucosidase)와 같은 사람의 소화효소가 분해하지 못하는 3당류 이상의 다당류로 정의된다. 그러나 미국 FDA는 소화되지 않는 탄수화물과 기능성을 가지는 식이섬유소를 별도로 분류하고 있다. 즉, 소화되지 않는다고 이 모두를 식이섬유소라고는 하지 않는다. 식이섬유소는 그 원료물질, 분자량, 분자 구조에 따라 매우 다양하며, 실제 한국식품의약품안전처의 건강기능식품의 기준 및 규격 고시전문에서도 식이섬유소의 종류별로 별도의 기능성을 인정하고 있고, 심지어 동일 기능성일 경우에도 식이섬유소별로 최소 섭취량이 다르다. 식이섬유소이면서도 한국 식약처에서 건강기능식품으로 인정이 안 되는 것들도 있으니, 간단하게 정의할 수 있는 것이 아니다. 미국 FDA는 건강에 유익함을 주는 것이 과학적으로 유의하게 증명된, 소화되지 않는 탄수화물을 식이섬유소로 정의하고 있다.

식이섬유소(dietary fiber, 또는 섬유소 식품, roughage)는 사람의 체내 소화효소로는 분해되지 않아 소화가 되지 않는 고분자 화합물을 칭하는 말로, 수용성 섬유소와 불용성 섬유소의 2 종류가 있다. 수용성 섬유소는 물에 녹는 식이섬유소라는 뜻이다. 수용성 섬유소는 물에 녹아 팽윤되며, 대장에서 세균에 의해 발효되는 섬유소이다. 난소화성 말토덱스트린(maltodextrin, 녹말의 불완전 가수분해산물로 생성된 탄수화물이며 엄밀히 말해 합성 감미료이다), 폴리덱스트로스(polydextrose, 포도당과 솔비톨 및 구연산을 89:10:1의 비율로 제조된 평균 분자량 약 2,000의 중합체로 합성 섬유질이다. 용해성이 높은 것이 특징이다), 이눌린(inulin, 뿌리채소에 많이 함유된 일종의 수용성 식이섬유소로, 몸속 소화효소에 의해 분해되지 않고 장내 미생물에 의해 발효돼 배변기능을 촉진한 후 체외로 배출된다. 또한 담즙산의 배출을 도와 혈액 내 콜레스테롤 수치 감소에 도움을 준다), 펙틴(pectin, 식물의 세포벽과 세포 간 조직에 들어 있는 수용성 탄수화물), 검[gum, 예로 콩과 구아 종자의 배유를 분쇄하여 얻거나, 온수나 열수로 추출하여 얻어지는 갈락토만난(galactomannan)으로 구성된 다당류인 구아검(guar gum), 사탕수수에서 추출되는 잔탄검(xantham gum), 아카시아의 수액을 굳혀서 만든 아라비아검(arabia gum), 로커스트빈검(locust bean gum, 몸에 흡수되지 않고 소화관에서 젤로 변하기 때문에 대변을 부드럽게 하여 변비를 줄 일 수 있다), 카라기난(carrageenan, 홍조류 식물을 물이나 뜨거운 알칼리 용액으로, 정제해 얻는 물질) 등이 있으며, 기본적으로 빠른 흡습(습기를 빨아들임)과 습윤(젖어서 축축함) 기능을 가지고 있다], 무실리지(mucilage, 점액으로 거의 모든 식물과 일부 미생물에 의해 생성되는 두껍고 끈적끈적한 물질) 등이 있다. 수용성 섬유소는 불용성 섬유소가 있는 채소나 과일 등에 함께 존재한다. 수용성 섬유소는 종류별로 기능성이 다 다르고, 요즘 시중에서 흔히 찾아볼 수 있는 올리고당에 들어 있다는 식이섬유소는 건강기능식품공전에 등재되어 있지 않아서 기능성 표기는 할 수 없다. 미국 FDA에서는 올리고당은 식이섬유소의 정의에서 빠질 듯하다. 껌으로 유명한 자일리톨과 같은 당알코올도 따지고 보면 수용성 식이섬유소 역할을 한다는 말이 있지만, 이는 사실이 아니다. 당알코올은 칼로리가 적고 세균 이용성이 적다 보니 다소 오해가 있는 듯하다. 당알코올은 당알코올일 뿐이고 식이섬유소와는 완전히 다르다. 식이섬유소는 일반적으로 식품이나, 식품첨가물로 분류되는 것도 있다. 불용성 섬유소는 침에 의해 녹지 않으므로 소화효소가 분해하지 못한다. 먹을 때 입안에서 꺼칠꺼칠한 느낌을 주고, 일반적으로 식이섬유소가 음료에 많이 사용되는 관계로 수용성 섬유소가 식품산업에서 가장 많이 사용된다. 우리나라에서는 화이버졸-2(Fibersol-2), 폴리덱스트로스(polydextrose) 등이 유명하다.

섬유소의 기능과 공급원

수용성 섬유소는 과일류, 해조류, 견과류에 들어 있어, 귤, 유자 등의 감귤류, 사과, 바나나, 키위 등의 과일, 미역이나 다시마, 곤약 등 끈끈한 점성을 가진 해조류에 많이 들어 있고, 콜레스테롤과 중성지방을 낮추어 심혈관질환을 예방한다. 또한 당의 흡수를 늦추어 당뇨병을 예방하고 치료에도 도움을 준다. 또한 포만감을 오랫동안 느끼게 해 체중조절에 도움이 된다. 불용성 섬유소는 물에 녹지 않는 식이섬유소라는 뜻이다. 정제된 식품, 즉 설탕, 흰쌀, 흰 밀가루가 아닌, 통곡물이나 채소류의 거친 부분을 생각하면 된다. 리그닌(lignin, 침엽수나 활엽수 등의 목질부를 구성하는 다양한 구성 성분 중에서 지용성 페놀 고분자이다), 키틴(chitin, 곤충, 게, 바다가재의 외골격 및 다른 무척추동물의 내부구조에서 발견되는 흰색의 딱딱한 물질), 키토산(chitosan, 갑각류에서 추출한 키틴을 알칼리 처리하여 얻은 물질), 셀룰로오스(cellulose, 수백에서 수천 개의 포도당 단위들이 β-1,4-글리코시드결합으로 연결된 선형 사슬), 헤미셀룰로오스(hemicellulose, 식물 세포벽의 구성 성분 중 펙틴질을 제외한 것으로 셀루로오스 표면에 특징적으로 결합하는 유연한 다당류), 리그난(lignan, 식물성 에스트로겐으로 채소 및 과일과 다양한 식품에 포함되어 있다)이 있다. 식품으로는 곡류에는 현미, 보리, 팥, 옥수수, 토란, 밀기울 빵, 통밀 빵처럼 거친 것에 들어 있으며, 채소류에는 질경이, 상추, 양배추, 나물, 청, 고사리, 양파, 치커리, 우엉, 브로콜리, 표고버섯 등에 많이 있다. 또한 우리가 먹지 않고 버리는 과일 껍질에도 불용성 섬유소가 많은 편이다. 단, 불용성 섬유소를 충분한 수분과 함께 섭취하지 않으면 소화되지 않은 불용성 섬유소들이 대장에서 뭉쳐 딱딱한 변을 형성하므로 뒷간에서 고생할 수 있으니 주의해야 한다. 물론 물을 충분히 마셔주면 딱히 문제가 될 일은 거의 없다. 장에 있는 물을 흡수해서 변의 부피를 늘려 부드럽게 하며, 유익세균을 증식시켜 장운동을 촉진시켜 변비를 예방한다. 또한 포만감을 느껴 식사량 조절에 도움이 되며, 발암물질에 달라붙어 대장을 빨리 통과시켜 배출함으로써 대장암을 예방한다. 식이섬유소는 식물성 식품에만 들어있는 난소화성(소화가 안 되는) 물질로서 그 대부분이 다당류 형태 이다. 불용성 섬유소는 물에 녹지 않기 때문에 오직 배변 활동 관련 기능성만 있다. 불용성 섬유소는 몸에 흡수되지 않고 펄프 그대로 남아 변을 잘 나아가게 만드는데, 영양분이 흡수된 후에 차차 개선되는 효과가 아니라 먹은 식이섬유소가 대장으로 가면 바로 영향을 주기 때문에 야채류를 많이 먹었다면 그 다음 날에 바로 효과를 볼 수 있을 정도로 즉효성이 있다. 이러한 불용성 섬유소가 많이 포함된 식품에는 고구마, 감자, 현미, 부추, 시금치, 양배추, 옥수수, 브로콜리 등이 있다. 이렇게 불용성 섬유소는 수용성 섬유소가 혈당치 상승 억제나 혈중 중성지질을 낮추는 효과를 갖는 것과는 기능이 다르다. 그러나 장기적으로 보면 수용성 섬유소 섭취 역시 장내 유익세균 증가 등의 강점이 있다. 그러므로 건강을 위해서 불용성이건 수용성이건 적정량을 골고루 먹는 게 좋다.

우리 몸에는 셀룰로오스를 분해하는 효소가 없기 때문에 이를 소화 및 흡수할 수는 없지만, 소와 같은 초식동물은 셀룰로오스 분해 효소가 있기 때문에 이를 포도당으로 분해해서 흡수할 수 있다. 정확히는 초식동물이 스스로 효소를 분비하여 셀룰로오스를 소화하는 것은 아니고, 초식동물의 위장관내 미생물이 셀룰로오스를 분해해서 미생물이 쓰면서 남는 것을 내놓은 부산물을 흡수하는 것이다. 이 과정에서 많은 가스를 발생시킨다. 이산화탄소도 많이 나오지만 가장 특징적인 것은 메탄가스이다. 얼마나 많이 나오면, 지구 온난화를 소 트림과 방귀 탓으로 돌리려는 시도가 있었을 정도다. 인위적으로 초식동물이 아닌 동물에게 이 장내 미생물을 집어넣어도 섬유질 분해 효소를 내놓지 않고 불리한 기생만을 한다. 일반 대중들은 섬유소의 기능을 변비 해결에 도움을 준다는 정도로만 아는 이들이 많다. 식품의약품안전처에서 인정하는 기능성은 정장 작용(배변 관련), 혈당치 상승 억제, 혈중 중성 지질 저하가 있다. 물론 모든 식이섬유소에 3가지 기능성이 다 있는 것은 아니다. 기능성 관련 최소 법적 섭취량도 식이섬유소 종류별로 전부 다르다. 그렇지만 꾸준히 적정량을 섭취하면 건강에 좋은 것은 사실이다. 그 외 장내 유익세균의 먹이가 되어 장 환경을 개선하거나 포만감을 줘 다이어트에도 꽤 도움이 된다. 일반적으로 포유동물들은 셀룰로오스를 자체적으로 소화할 수가 없다. 소는 위가 여러 개이고 되새김질을 하여 소화하고, 토끼는 소화가 덜 된 부산물을 다시 먹어서, 말은 소장이 엄청 길고 거대한 맹장 내부에서 미생물의 도움을 받아서 소화한다. 인간 역시 장 내에서 일부 미생물이 분해하는 덕에 약간 흡수한다. 이때 장내 미생물이 이용하여 분해되는 정도는 식이섬유소의 종류마다 전부 다르다. 비타민, 미네랄과 달리 식이섬유소는 미국 FDA에서 한동안 정의를 내리는 데 애먹었을 정도로 굉장히 광범위한 개념이다. 식이섬유소는 우리 몸에서 소화되지 않아 영양소로 이용되지는 못하지만, 인체에 미치는 생리적인 효과는 크다. 식이섬유소는 물을 흡수하는 능력이 있어 음식물과 함께 섭취하면 용적이 커지게 된다. 그런데 소화되지 않기 때문에 열량은 제공하지 않으면서 포만감을 주게 되어 자연히 열량 섭취량이 적어지므로 열량과다 즉, 비만을 억제할 수 있다. 또한 용적이 큰 물질이 장을 그대로 통과하여 배설되기 때문에 변의 양을 늘리고 부드럽게 하여 변비를 예방하는 효과가 있다. 동시에 식이섬유는 장의 연동운동을 촉진하여 음식물 찌꺼기가 장을 통과하는 시간을 단축시킴으로서 음식물 찌꺼기가 장내에서 발효되어 유해한 물질을 형성하는 것을 억제하기 때문에 게실염(게실이란 식도, 위, 소장, 대장의 약해진 장벽이 늘어나 생기는 꽈리 모양의 주머니를 말한다. 게실 질환은 대부분 대장에 발생한다), 대장암 등 대장 질환을 예방하는데 효과적이다. 배변작용이 불량하여 변비가 발생하면 많은 질병의 원인이 될 수 있다. 변은 주로 섬유소와 세균으로 이루어져 있는데, 변비를 예방하려면 변의 양을 늘려주고 수분의 보유량을 늘려주는 섬유질이 필요하다. 또 섬유소는 대장의 노폐물을 청소해주는 역할까지 해주기 때문에 변비 해결뿐만 아니라 체중감소와 장내 독소제거에도 아주 중요한 역할을 한다. 콜레스테롤을 과다하게 섭취하면 심장, 순환기계 질환의 발생률이 증가하게 된다. 펙틴이라는 수용성 식이섬유소는 담즙과 결합하고 배설시키므로 담즙의 재흡수를 방해해서 혈중 콜레스테롤의 양을 감소시킨다. 섬유소는 당뇨병 환자의 식이요법에도 중요한데, 이는 섬유소의 섭취가 혈당치의 과도한 상승이나 급격한 상승을 억제시키기 때문이다. 섬유소는 점성을 가지기 때문에 포도당의 흡수를 지연시켜서 혈중 포도당의 농도를 일정하게 유지하게 한다. 이를 위해서 하루 40~50g 정도의 섬유소 섭취가 권장된다. 섬유소는 소화물이 장을 통과하는 속도를 빠르게 하므로 영양소 흡수량을 적게 하고, 또 다른 영양소의 흡수를 방해하므로 영양소 이용 측면에서는 단점으로 작용한다. 그러나 비만을 억제시키는 데는 매우 유효한 작용이 된다. 비만치료를 위해서는 단지 섬유소 섭취를 증가시켜서는 안 되고 근본적으로 식사량을 줄이고 적당한 운동을 병행해야한다. 특히 섬유소는 위와 대장의 운동을 촉진시켜 대장속의 내용물을 밀어내리고 대변을 시원하게 배출되게 함으로서 독소물질이 대장 속에 정체되어 있는 시간을 단축시키게 된다. 따라서 평소 섬유소가 풍부한 채소와 과일을 섭취하는 것은 변비를 예방하고 피부의 트러블을 예방하는 데도 중요한 역할을 한다. 변비를 예방하기 위해서는 충분한 식이섬유소를 먹어주는 것이 좋다. 변비에 효과 있는 것으로 식이섬유소가 대표 이미지를 갖게 된 데에는 다른 영양소와 달리 다량의 식이섬유소를 섭취하면 길어야 며칠 이내에 바로 효과를 볼 수 있어서 체감효과가 뛰어나기 때문이다. 우리가 즐겨 먹는 고지방 고단백 저섬유소의 음식은 대장속의 담즙과 산소를 싫어하는 세균을 증가시키게 되며, 이들 물질들은 발암물질로 전환되는데 특히 고지방 음식 속의 일부 성분은 장 속에서 분해되어 발암물질로 전환된다. 이들 발암물질은 결장 궤양이나 결장 종양 등이 쉽게 유발되도록 돕는다. 하지만 과일이나 채소에 들어있는 섬유소는 장 속의 잔류물질을 감소시키고 발암물질의 발생을 줄이는 작용을 할뿐만 아니라 대변운동을 가속화 시켜 변속의 발암물질과 대장 점막의 접촉시간을 감소시켜 대장 속의 종양을 예방하는데 효과적으로 작용한다. 직장암 예방을 위해서는 섬유소의 섭취와 더불어 비타민 B, 비타민 E, 베타카로틴과 기타 레티노이드(retinoid, 레티노이드는 비타민 A와 그 유도체를 총칭하는 용어로 레티노산, 레티놀, 레틴알데하이드를 모두 포함한다)의 섭취 증가도 중요한 요인이 된다.

프리바이오틱스로서 섬유소

우리 인간에게는 섬유소를 처리하는 능력이 없다. 복합 탄수화물 분해를 돕는 글리코시드 가수분해효소(glycoside hydrolase)라는 효소를 가지고 있지만 겨우 17가지만 가지고 있을 뿐이며, 이중 섬유소와 같은 거대분자를 분해하도록 설정된 효소는 없다. 사람이 겨우 17가지의 효소를 가지고 있지만 장내 미생물은 무려 6만 가지 이상 가지고 있다. 식용 식물이 30만 종이고, 섬유소는 아마도 수백만 종이 있어 장내 미생물이 이토록 엄청난 소화효소를 가지고 있다는 사실은 놀랍지 않다. 모든 섬유소가 프리바이오틱스는 아니다. 수용성 섬유소는 대부분 프리바이오틱스인 반면 불용성 섬유소는 대부분 프리바이오틱스가 아니다. 흔히 불용성 섬유소를 섬유질 식품이라 부르는데, 섬유소 식품은 소화 작용이나 미생물에 의해 분해되지 않아서 몸 밖으로 배출된다. 섬유소가 유일한 프리바이오틱스는 아니다. 귀리, 쌀, 감자, 콩 같은 식물에서 볼 수 있는 저항성 전분(resistant starch)은 엄밀한 의미에서 섬유소는 아니지만, 수용성 섬유소와 비슷한 작용을 한다. 저항성 전분은 분해되지 않은 상태로 작은창자를 통과해서 대장 미생물에 의해 발효된다. 모유에도 모유 올리고당(human milk oligosaccharide, HMO)이라고 부르는 물질이 들어 있어서 수용성 섬유소와 같은 기능을 하고, 아기의 장내 미생물이 발달하는 데 필요한 영양분을 제공한다. 그렇기 때문에 포스트바이오틱스로 짧은사슬지방산(또는 짧은사슬지방산, short chain fatty acid, SCFA)을 얻고 싶다면 식단에 수용성 섬유소와 저항성 전분을 포함시켜야 하고, 아기들에게는 모유를 먹여야 한다.

장 건강 보충제 섬유소

지금부터 쓰는 글은 윌 벌서위츠(Will Bulsiewicz)의 "최강의 식물식(Fiber fueled)"의 제 7장 "장 건강 보충제의 힘" 내용이 중요하다 생각되어 요약하고 또 필요 사항을 추가한 것이다. 우리는 모든 섬유소가 똑 같은 것이라 생각한다. 아침에 먹는 시리얼이든, 그래놀라 바, 물에 섞어 먹는 분말 형태의 섬유소 등 모든 형태의 섬유소는 상호 대체할 수 있기 때문에 섭취하는 섬유소 양만 계산하면 된다고 생각하지만 이것은 잘못된 것이다. 시리얼이나 아침 식사용 빵에 들어 있는 섬유소는 퀴노아[quinoa, 남아메리카 안데스 산맥이 원산지인 비름과 명아주속의 작물. 곡물로서는 보기 드물게 벼목이 아닌 식물에 속한다. '퀴노아(quinoa)'의 어원은 '모든 곡식의 어머니'를 뜻하는 케추아어에서 유래된 것으로, 약 4,000년 전부터 안데스산맥 일대에서 주요 작물로 재배해 왔다. 스페인어로는 '키노아', 영어로는 '키누아'라고 발음한다. 현재는 세계 70개국에서 재배되고 있지만, 그래도 2018년 세계 퀴노아의 생산량 99% 가량은 원산지인 페루와 볼리비아가 주도하고 있는 형국이다]의 섬유소와 똑 같지 않다. 우리는 자연계에 얼마나 많은 종류의 섬유소가 존재하는지 알지 못한다. 지구상에는 40만여 종의 식물이 있고. 그 중 30만여 종이 식용이다. 그렇기 때문에 자연계에는 수십만 종의 섬유소가 존재할 것이다. 우리는 이를 단순화 시켜 수용성 섬유소와 불용성 섬유소로 나누었다. 사람에서는 섬유소를 처리하는 능력이 없다. 사람에서는 복합 탄수화물의 분해를 돕는 글리코시드 가수분해효소라는 효소를 가지고 있지만, 겨우 17가지만 가지고 있을 뿐이다. 이 가운데 섬유소 같은 거대 분자를 분해할 수 있는 효소는 없다. 만약 세균이 없는 멸균된 상태로 살았다면 섬유소의 효능에 대하여 알지 못하였을 것이다. 우리 몸속 장내미생물이 탄수화물을 처리하는 복잡한 효소와 섬유소를 가지고 있다. 사람은 경우 17가지의 효소를 가지고 있지만 장내 미생물은 무려 6만 가지 이상의 효소를 가지고 있다. 우리는 섬유소의 소화를 미생물에 맡김으로써 이들의 적응력에 따른 이득을 취하고 있다. 모든 종류의 섬유소는 주어진 일을 처리하기 위해 특정 미생물을 필요로 한다. 장내 세균에 의해 섬유소가 분해되면 자연계에서 가장 치유력이 뛰어난 영양소가 생성되는데 짧은사슬지방산(SCFA, 탄소수가 6개 이하로 적은 지방산을 말한다)이다. SCFA는 소장까지 소화되지도 않고, 흡수되지 않은 탄수화물을 장내 미생물이 대사하는 과정 중에 생성된다. 그러므로 사람의 효소로는 완전히 소화되지 못하는 식이섬유소의 섭취량이 많을수록 SCFA 농도는 높아진다. SCFA는 장내 미생물에 의해 대장에서 만들어져 대장에서 흡수된다. SCFA는 종류에 따라 마이크로바이옴(microbiome)에 기여하는 역할이 조금씩 다르지만, 공통적으로 장관 내 pH를 낮춰 산성 환경을 유지하여 유해세균의 정착을 막고, 영양분 흡수를 돕는다.

프리바이오틱스 : 섬유소와 저항성 전분 그리고 모유 올리고당

유익세균은 특정 유형의 섬유소를 대사하여 우리 몸에 좋은 유기물질로 대사시키는 능력이 있다. 이 유기물질을 짧은사슬지방산(또는 짧은사슬지방산, SCFA)이라 한다. 짧은사슬지방산에는 3가지 유형이 있는데, 아세트산(acetic acid, 초산이라고도 함), 프로피온산(propionic acid), 부티르산(butyric acid, 낙산이라고도 함)이다. 이들 유기물질은 각각 2개, 3개, 4개의 탄소원자가 연결된 짧은 사슬 구조를 갖는다. 이들 3가지 SCFA는 우리 체내에서 상호보완적으로 작용하여 우리의 건강을 위해 적절히 균형을 이루며 함께 작용한다. 우리가 섭취하는 다양한 섬유소는 각각 유익세균에 의해 대사되어 다른 조합의 SCFA로 대사한다. 프로바이오틱스(probiotics)라는 말을 방송이나 광고를 통해 자주 들었을 것이다. 프로바이오틱스와 더불어 프리바이오틱스(prebiotics)의 유행도 어느 정도 지속될 것이다. 최근에는 포스트바이오틱스(postbiotics)라는 용어도 자주 등장한다. 여기에 신바이오틱스(synbiotics)라는 용어까지 자주 등장하는 시대에 살고 있다. 간단히 설명하면 프로바이오틱스는 우리에게 유익한 효능이 있다고 입증된 살아있는 세균(생균)이다. 프리바이오틱스는 프로바이오틱스의 성장과 유익한 효능을 유도하는 물질이다. 즉 프리바이오틱스는 유익한 미생물의 영양분이다. 포스트바이오틱스는 미생물이 프리바이오틱스를 대사하여 생성하는 유익한 대사산물이다. 프리바이오틱스와 프로바이오틱스를 합쳐 신바이틱스라 한다.

1995년 이전에는 프리바이오틱스라는 용어는 들어볼 수 없었지만 오늘날은 누구나 한번 쯤은 들었을 자주 사용하는 용어가 되었다. 프리바이오틱스는 '건강상의 이점을 주는 숙주 미생물에 의해 선택적으로 이용되는 기질'이라 정의된다. 결과적으로 프리바이오틱스란 포스트바이오틱스를 생산해 건강상의 이점을 주기 위해 미생물(프로바이오틱스)이 이용하는 것이다. 저항성 전분(resistant starch)은 엄밀히 말하면 섬유소가 아니지만 수용성 섬유소와 유사한 작용을 나타낸다. 저항성 전분은 분해되지 않은 상태로 소장을 통과해 대장에 존재하는 세균에 의해 발효가 된다. 발효란 미생물이나 균류 등을 이용해 사람에게 유용한 물질을 얻어내는 과정으로 좁은 의미에서 산소를 사용하지 않고 에너지를 얻는 당 분해과정을 말한다. 부패란 미생물이 유기물을 분해할 때 악취를 내거나 유독물질을 생성하는 경우를 말한다. 발효와 부패는 모두 미생물에 의해 유기물을 분해하는 현상이지만 사람에게 유용한 경우에 발효라 하고, 유용하지 못할 경우에 한하여 부패라 한다. 저항성 전분을 먹는 방법은 밥이나 삶은 감자를 식혀서 차게 먹는 것이다. 전분이 식으면서 저항성 전분으로 바뀌게 되기 때문이다. 저항성 전분은 부티르산의 생성을 증가시킴으로써 결장의 세포를 공급하고, 소화 시스템의 기능을 다양하게 향상시킨다. 모유에도 모유 올리고당(human milk oligosaccharide, HMG)이라는 물질이 들어 있어 수용성 섬유소와 같은 기능을 하며, 신생아의 장내 미생물이 발달하는데 필요한 영양분을 공급한다. 우유 속에는 HMO 성분이 들어 있지 않다. 그렇기 때문에 유아에게 모유를 먹이는 것은 중요하다. 프리바이오틱스는 다른 식물 화합물에도 들어 있다. 코코아, 녹차, 홍차, 석류, 사과, 블루베리 등 많은 식물의 치유 효능은 식물 속에 들어 있는 폴리페놀 때문이다. 폴리페놀은 항산화 효능을 가진 화합물로 90~95%는 대장에서 미생물에 의해 건강을 촉진하는 화합물로 대사가 되어 활성화 된다. 호두에서 발견되는 오메가-3 불포화지방산도 일종의 프리바이오틱스이다. 폴리페놀이나 오메가-3 지방산은 섬유소처럼 짧은사슬지방산을 생성하지는 않지만 장내 미생물에 영향을 주어 포스트바이오틱스를 분비시킨다.

장내 미생물과 섬유소

유익세균은 섬유소가 없으면 생존할 수가 없다. 락토바실러스(Lactobacillus), 비피도박테리아(Bifidobacteria), 프레보텔라(Prevotella)와 같은 건강에 좋은 유익세균은 섬유소가 세균증식을 촉진하는 것으로 밝혀졌다. 나아가 섬유소는 장내 미생물의 다양성도 증가시킨다. 장내 미생물은 섬유소와 같은 프리바이오틱스 효과로 영양분을 얻고 증식한다. 섬유소로 활력을 찾은 미생물은 섬유소를 짧은사슬지방산으로 대사하여 대장을 치유한다. 짧은사슬지방산은 말 그대로 산성이기 때문에 대장을 더욱 산성화시켜 염증을 유발하는 병원성 세균의 증식을 억제한다. 또한 SCFA는 대장균이나 살모넬라와 같은 위험한 균주도 억제한다. 즉, SCFA는 염증성 미생물을 억제함으로써 그 균형을 회복시킨다. 규칙적으로 섬유소를 섭취하면 장 마이크로비옴(microbiome)을 훈련시켜 섬유소 처리뿐만 아니라 섬유소로부터 더 유익한 포스트바이오틱스를 얻을 수 있다. 식단에 들어 있는 섬유소에 장내 미생물을 규칙적으로 노출시키면 그 상황에 적응하고, 유익한 짧은사슬지방산 생성에 더 능숙해진다. 그러나 섬유소가 부족하면 섬유소 대사 능력이 고갈되고, 포스트바이오틱스도 덜 생성한다. 어쩌다 한번 섬유소를 대사하다보면 미생물이 섬유소를 다루는 능력이 떨어지기 때문이다. 불과 2주 정도만 섬유질이 적은 식단을 먹으면 장내 미생물이 달라지고, 장 내벽의 보호 장벽이 무너져 병에 걸리기 쉬워진다. 이는 마치 영양의 카르마(karma, 업보)라 할 수 있다. 좋은 일을 하면 좋은 일로 보상을 받을 것이다. 다시 말해 내가 먹는 것이 내가 아니라 장내 미생물이 먹는 것이 곧 나라는 말이다. 결과적으로 우리가 선택한 식품은 장내 세균에 흔적을 남기고, 그 식품은 장내 세균을 훈련시켜 우리의 건강을 지키거나 유해세균에 해를 주게 된다. 짧은사슬지방산은 장 내벽을 감싸고 있는 대장의 세포를 치료한다. 대부분 사람들은 섬유질이 소화되지 않아 흡수되지 않기 때문에 에너지를 공급하지 못한다고 생각한다. 그렇지만 우리에게 필요한 1일 에너지 필요량의 10%는 섬유소에서 얻는 짧은사슬지방산으로부터 충족한다. 대장 세포의 주 에너지 공급원이 짧은사슬지방산이며, 필요 에너지의 70%가 SCFA로부터 공급된다. 대장 세포는 부티르산(butyric acid)을 에너지원으로 사용한다. 대부분의 부티르산은 장 내벽에 흡수되어 장 건강에 도움을 준다.

장내 미생물 불균형(dysbiosis)

장내 미생물의 불균형으로 인해 장내 미생물의 균형이 깨지면 장의 투과성이 증가하여 유해세균의 내독소가 분비된다. 이를 장내 미생물 불균형(dysbiosis)이라 한다. 장의 벽은 어떤 물질이 혈액에 접근하지 못하도록 통제하는 일종의 물리적 방어벽으로 기능을 한다. 우리 몸 중 외부에 가장 많이 노출되는 곳이 장이다. 입에서 항문까지 전부 외부에 노출되어 있다. 그래서 혈액-장벽이 보호 역할을 하여 혈액내로 내독소 등 나쁜 것이 들어가지 못하도록 하는 데, 장벽에 구멍이 생길 경우 세균 내독소와 같은 독성물질이나, 세균, 항원 등이 장벽을 통과하여 면역체계가 활성화 될 수 있다. 장 누수라 부르는 장의 투과성 증가는 세포가 서로 연결된 상태로 유지하도록 하는 치밀결합단백질(tight junction protein)이 분해되어 세포 사이에 틈이 생겨 일어난다. 부티르산은 치밀결합단백질의 발현을 증가시켜 장 누수를 예방하고 내독소 분비를 감소시킨다. 장의 투과성이 증가되어 장 누수가 일어나면 신경과 근육을 포함하여 장 내막에도 영향을 준다. 설사, 변비, 복부팽만, 복통을 유발할 수 있다. 과민성대장증후군의 특징은 장 운동성의 변화와 장의 과민성 증가이다. 부티르산은 장 운동성을 증가시키고 장 과민성을 감소시키기 때문에 과민성대장증후군으로 고생할 경우 부티르산이 필요하다.

장내세균과 면역

우리 면역체계의 70%는 장벽 바로 안쪽에 분포한다. 장에 서식하는 미생물 수가 39조이고, 우리 몸을 구성하는 세포 수는 30조이다. 우리는 하루 약 1.4kg의 음식물을 섭취하지만 대부분은 좀 비정상적인 형태이다. 면역체계에 작은 혼란을 야기하여도 기능 정지가 일어난다. 과잉 반응을 보일 경우 알레르기성 또는 자가면역성 질환들이 발생한다. 약한 반응을 보일 경우 감염이 일어나거나 암도 유발할 수 있다. 짧은사슬지방산은 장 마이크로비옴과 면역체계의 연결통로이다. 즉, 장 마이크로바이옴과 면역체계는 SCFA를 통해 서로 교통을 한다. SCFA는 위기 협상가 역할을 하여 면역체계가 과잉으로 일어나면 약하게 일어나도록 조절한다. 장내 세균의 불균형과 세균 내독소의 분비는 염증을 유발한다. 감염이 있거나 부상이 있을 경우에는 좋지만, 필요 없이 지속되거나 불필요할 경우 좋은 일은 아니다. 면역체계는 끊임없이 낮은 정도의 스트레스를 주기 때문이다. SCFA는 장내미생물 불균형과 세균 내독소의 분비 모두에 관여하여 염증성 질환의 근본 원인을 통제한다. SCFA는 가장 강력한 염증신호인 NF-κB, IFN-γ, TNF-α를 억제한다. 결과적으로 SCFA는 면역세포가 장내 세균을 관대하게 대하고 장의 염증 지표를 감소시킨다. 나아가 식품도 관대하게 대하도록 하여 식품 알레르기나 식품 민감성을 떨어뜨리는 데도 관여한다.

식이섬유소와 암 예방과 억제

장내 미생물 불균형은 대장암, 위암, 식도암, 후두암, 담낭암, 유방암과 같은 여러 유형의 암 발생과도 관련이 있다. 암이 발생하는 것은 억제되지 않는 세포증식과 증가 때문이다. 악성세포 속 유전자인 DNA가 2개로 분할되기 전에 스스로 복제할 수 있어야 한다. 그래야 딸세포에 유전자를 전달할 수 있기 때문이다. 이 과정이 일어나려면 히스톤탈아세틸화효소(histone deacetylase)가 필요하다. 따라서 이 효소를 차단하면 DNA 복제과정을 정지시킬 수 있다. 1970년대 후반에 부티르산이 이 효소를 억제해서 악성세포의 유전자 발현을 변화시키고, 그 결과 암 형성의 기반이 되는 확인 불명의 세포 증식을 억제한다는 것을 알았다. 위험한 세포가 존재할 경우 증식 속도를 억제하는 것만으로는 부족하다. 세포증식 자체를 막아야 하는데 세포자멸(apoptosis, 예정된 프로그램에 의하여 세포가 스스로 죽는 현상으로 형태적으로는 세포가 쭈그러들면서 염색질이 농축되고 세포 자멸 소체가 형성된다. 신체에서 그 세포가 더 필요 없거나 그 세포가 유기체의 건강을 위협 하는 등 여러 가지 경우에 발생한다)을 유도하는 것이다. 매일 500억에서 700억 개 세포가 자신을 보호하기 위해 이타적인 방식으로 스스로 죽음을 선택하는 것이다. SCFA는 암으로 변환될 수 있는 세포를 특정해서 재거함으로써 암 예방에 도움을 준다. 영국 의학접자 랜싯(Lancet)에 실린 뉴질랜드 오타고대학교의 짐 만(Jim Mann) 교수와 앤드류 레이놀즈(Andrew Reynolds) 연구팀은 13,500만 명에

달하는 243건(185건의 관측연구와 58건의 임상연구)의 데이터를 조사하여 총 4,600명을 모집해서 분석된 연구는 40년에 걸쳐 이루어졌다. 전향적 코호트연구와 무작위 개입 연구에만 제한하여 자료를 분석한 결과 자연 상태의 식품에서 발견되는 섬유소가 대장암, 유방암, 식도암을 예방하는 것으로 나타났다. 나아가 식이섬유소의 비율은 하루 25~29g 사이로 권장량보다 낮은 수치이다. 서구사회의 섬유소 섭취는 무척 부족하여 섬유소를 많이 섭취하는 사람의 경우에도 이 목표치를 밑돌고 있다. 비전이성 대장암에 걸린 1,575명을 전향적 연구에서 식이섬유소를 더 많이 섭취하도록 하면 도움이 되는 것으로 나타났다. 섬유소 섭취를 5g 늘릴 때마다 대장암으로 인한 사망 위험성은 18% 감소했고, 후속 치료과정에서도 이로 인한 사망 위험성 역시 14%가 감소하였다. 2017년 다수가 채식주의자인 영국의 성인 65,000 명을 대상으로 1993년부터 만성질환 및 암 발병의 위험성과 식단의 관계에 대한 연구로 대규모 메타분석 에픽-옥스포드 연구(EPIC-Oxford Study)와 제7일 안식교 건강연구(Adventist Health Study) 모두 식단과 암 발병 가능성에 관해 동일한 결론에 도달했다. 즉, 섬유소가 풍부한 식물성 식단이 암 발병 위험성을 낮추었다.

앞에 언급한 랜싯에 실린 식이섬유소에 대한 동일한 메타분석에서 레이놀즈 박사 연구팀은 식이섬유소 섭취가 체중 감소, 제2형 당뇨병 발병률 감소, 총콜레스테롤 수치 저하, 수축기 혈압 저하와 관련이 있다고 하였다. 최근 사이언스(Science)에 실린 리핑 자오(Liping Zao) 연구팀의 논문 등 최신 연구에서 섬유소가 풍부한 식단은 혈당 조절을 개선하는 SCFA를 생성하는 미생물의 증식을 촉진한다는 것을 보여 주었다. 관상동맥질환이 있는 환자에서 부티르산을 생성하는 장내 세균의 수가 감소된 것이 밝혀졌으며, 동물실험에서 SCFA가 울혈성심부전과 고혈압을 예방하는 것으로 보고되었다. 최근에는 장벽의 기능성을 유지하고, 세균 내독소의 분비를 억제함으로써 혈관 염증을 낮춰서 죽상동맥경화증을 예방하는 것도 밝혀졌다. 울혈성심부전이 있는 환자의 경우 SCFA를 생성하는 장내 세균이 없고, 트리메틸아민 옥사이드(trimethylamine oxide, TMAO)를 생성하는 장내 세균이 증가하는 것으로 밝혀졌다. 이 환자들의 경우 부티르산 수치는 낮고 TMAO 수치가 높다. SCFA는 TMAO와 대립 관계다.

식이섬유소와 인지력

장 누수 문제를 가진 사람들은 브레인 포그(brain fog, 머리에 안개가 낀 것처럼 멍한 증상)를 호소한다. 부티르산은 학습과 기억력 향상에 큰 영향을 준다, 알츠하이머병 , 중금속 독성, 외상성 뇌손상, 나아가 신경 감염의 사례에서 증명되었다. 알츠하이머병의 특징 중 하나로 뇌의 신경세포 사이에 아밀로이드플라그(amyloid plaque)가 축적되는 것이다. 실험실 연구에서 SCFA가 아밀로이드의 생성을 방해하는 것으로 밝혀졌다. 또한 실험실 연구에서 부티르산이 파킨슨병에 걸린 환자의 뇌를 보호하는 것으로 나타났다. 임상시험에서 파킨슨병 환자들은 SCFA를 생성하는 장내세균의 수가 적고, 분변의 SCFA 농도도 낮게 나타난다. 파킨슨병 환자들은 거의 모두 소화기계 질환이 있으며, 가장 흔한 증상이 변비이다.

섬유소의 재소환

저스틴 소넨버그(Justin Sonnenburg) 연구팀은 탄자니아의 하드자(Hadtza) 부족과 미국인을 비교한 연구에서 서구화가 장내 미생물의 다양성을 잃게 만들었다는 것을 보여 주었다. 하드자 부족은 지구상에 마지막 남은 수렵, 채취 공동체 중 하나이며, 이들의 생활 방식은 원시시대 인간의 생활과 마이크로바이옴의 모습을 파악하는데 도움이 된다. 하드자 부족은 하루 100g 이상의 식이섬유소를 섭취한다. 1년이면 약 600종의 식물이 식단에 포함되는 셈이다. 미국인은 평균적으로 하루에 고작 15g의 식이섬유를 섭취하고, 식단에 포함되는 식물은 60종 이하이다. 장내 세균의 차이는 엄청나다. 하드자 부족은 미국인에 비해 약 40% 이상, 영국인에 비해 약 15% 이상의 장내 미생물 다양성을 보인다.

아프리카 현지인에 비해 아프리카계 미국인의 대장암 발병률이 66배나 더 높다. 아프리카 미국인과 아프리카 현지인의 식단을 2주 동안 바꾸는 실험을 했다. 아프리카 현지인은 고지방 저섬유질 식단을 먹고, 아프리카계 미국인은 저지방 고섬유질 식단을 먹었다. 아프리카 현지인이 미국인 식단을 시작하자 부티르산 수치는 감소하고 TMAO 수치는 증가했다. 아프리카계 미국인은 정반대 결과가 나왔다. 아프리카화는 부티르산을 2.5배 증가시킨 반면. 미국화는 부티르산을 절반으로 떨어뜨렸다. 전형적인 아프리카 현지인 식단은 속발성 담즙산염을 70% 감소시킨 반면, 미국식 식단은 400%나 증가시켰다.

미국식품의약국(FDA)은 '수용성 식이섬유소'를 심장병 예방효과 A등급(충분한 과학적 근거가 있음)으로 분류했다. 미국의 세계적인 영양학자 크리체브스키(Kritchevsky D) 박사의 역학조사 결과에 의하면 식이섬유소를 하루 20g 이상 섭취하면 관상동맥 등 순환계 질환 발병률이 낮아지는데 특히 감귤, 사과, 귀리, 미역 등 물에 녹는 수용성 식이섬유가 효과적인 것으로 나타났다.

2016년 소넨버그(Sonnenberg JL) 연구팀은 생쥐실험을 진행해 미국식 식단은 장내 미생물의 다양성을 잃게 만들며, 이는 여러 세대를 거치며 복합적인 영향을 미칠 수 있음을 밝혔다. 즉 할머니가 어렸을 때 1,200종의미생물이 있었지만 엄마를 출산했을 때 900종 미생물이었다면, 엄마가 얻는 미생물은 900종이며, 다시 아이를 낳을 때쯤 300종을 잃어 600종의 미생물을 가지고 있으면 태어나 아이는 600종의 미생물을 가지고 출발하는 것이다.

COVID-19와 섬유소

또 다른 인터넷 기사를 보자. 디비나 라미레즈(Divina Ramirez)는 2021년 5월 3일 고섬유소 식단이 COVID-19와 관련된 염증을 감소시키는 데 도움이 될 수 있다고 보고하였다. COVID-19 환자 중 최대 50%가 복통이나 설사 같은 위장 질환을 겪고 있다. 또 음식에서 섬유질을 발효시켜 짧은사슬지방산을 만드는 장내세균의 수가 낮은 경향이 있다. 짧은사슬지방산은 장벽의 무결성을 유지하는 데 중요한 역할을 하며 면역세포의 기능을 조절한다. 2021년 온라인 학술지(Gut Microbiology)에 실린 SCFA로 처리된 대장 및 장 상피세포가 염증을 선호하는 사이토카인의 일종인 인터페론-β와 주요 바이러스 수용체를 암호화하는 유전자의 발현을 감소시켰다는 연구 결과가 나왔다. 사이토카인은 면역체계의 특정 세포에 의해 분비되는 작은 단백질이다. 바이러스 감염 시 발열, 콧물, 통증, 염증 등의 증상을 유발한다. 그러나 너무 많은 사이토카인은 죽음을 포함한 심각한 COVID-19 결과의 확산에 영향을 미치는 "사이토카인 폭풍"을 초래할 수 있다. 이 연구결과는 내장 마이크로바이옴과 대사산물의 변화가 감염된 환자의 면역 반응을 변형시킬 수 있다는 것을 암시한다. 이 연구의 브라질 캄피나스 대학의 공동 저자인 패트리샤 로드리게스(Patricia Rodriguez)에 따르면, 이전의 동물 연구에 따르면 SCFA와 같은 내장 마이크로바이옴이 생산하는 대사산물이 유기체를 호흡기 감염으로부터 보호하는 데 도움을 주는 것으로 나타났다. 장내 세균에 의해 생성된 SCFA가 COVID-19를 유발하는 바이러스인 사스-CoV-2에 의한 장내 세포 감염에 영향을 미치는지 확인하기 위해 로드리게스 연구팀은 건강한 환자의 대장 조직 샘플과 장 상피 세포를 바이러스로 감염시켰다. 그 후 조직과 세포는 가장 풍부한 SCFA인 부티르산, 아세트산, 프로피온산의 혼합물로 처리하였었다. 그 결과는 SCFA 혼합물로 조직과 세포를 치유하는 것이 바이러스 부하를 변화시키지 않았다. 또한 이 치료는 세포벽 투과성과 무결성에 영향을 주지 않았다. 그러나 연구팀은 치료된 조직과 세포가 레티노산 유도 유전자 I(retinoic acid inducible gene 1, RIG-I)라고 불리는 핵심 바이러스 수용체를 암호화하는 유전자 DDX58(RIG-1)의 발현을 현저하게 감소시키는 것을 발견했다. 또한 내피세포 표면 단백질인 TMPRSS2(transmembrane protease serine 2)의 발현을 감소시켰다. 이 단백질은 사스-CoV-2를 포함한 코로나 바이러스의 유입과 확산에 관여한다. 최근 연구에 따르면 TMPRSS2 차단은 COVID-19에 효과적인 임상 치료일 수 있다. 이러한 연구결과에 의해 공동 저자인 라켈 랄(Raquel Leal)은 장내 박테리아에 의해 생성된 SCFA가 사스-CoV-2에 의한 장 세포 감염에 잠재적으로 유익한 영향에 대해 추가 연구를 수행하는 것이 중요하다고 말했다.

식이섬유소 충분섭취량

식이 섭취 패턴 차이, 섭취하는 식이섬유의 양, 개인의 대사상태의 차이, 소화능력의 차이 등에 의해 식이섬유소로부터 얻어지는 에너지 값은 변이가 큰데, 식이섬유소로부터 회수되는 에너지는 탄수화물 4kcal/g 보다 적은 1.5~2.5kcal/g 정도이다. 식이섬유소는 흡수되지 않는 성분이므로 혈중 수준을 측정할 수 없다. 그러므로 필수 영양소로서의 기능보다는 섭취에 따른 잠재적인 건강상의 이점에 대해 연구되었다. 미국/캐나다 경우 역학적 임상 자료들을 근거로 하여 심혈관질환을 예방하는 것으로 식이섬유소 섭취기준(14g/1000 kcal)을 충분섭취량의 기준으로 정하고 여기에 성별, 연령별로 1일 일상 에너지섭취량의 중앙값을 곱하여 하루 충분섭취량을 산출하였다. 일본의 경우 식이섬유는 생활습관병의 예방을 목적으로 '생활습관병의 예방을 위한 현재의 일본인이 당면한 목표로 해야 할 섭취량'으로 간주하고 목표섭취량을 정하였다. 우리나라의 경우에는 2005년도 식이섬유 충분섭취량 설정 당시에는 식이섬유 섭취수준과 만성질환과의 관계에 관한 국내 자료가 거의 없었기 때문에 만성퇴행성질환이 주요 사안이 되지 않았던 60년대 말~70년대 초의 한국인의 평균 식이섬유소 추정량(12g/1000kcal)을 식이섬유 충분섭취량 설정 기준으로 정하였다. 이후 2015년 개정 시까지 식이섬유 평균 섭취량이 충부섭취량에 비해 낮아 그대로 유지하였다. 2020년 개정에서 2016~2018년도에는 11g/1000kcal로 여전히 충분섭취량에 비해 낮은 섭취 수준을 보이고 있다. 그러므로 충분섭취량 역시 그대로 유지하고 있다. 경북대 식품영양학과 이혜성 교수의 논문 '한국인의 식이섬유 섭취 상태의 연차적 추이'에 따르면 1인당 하루 평균 식이섬유 섭취 추정량은 1969년 24.46g에서 1990년 17.31g로 약 30% 감소했다. 쌀과 나물 중심이던 전통적 식단이 서구식으로 바뀌었기 때문이다. 2006년 보건복지부 자료에 따르면 1인당 하루 평균 식이섬유 섭취량은 19.8g로 1990년에 비해 소폭 증가했으나 아직 권장량(한국영양학회 12g/1000㎉, WHO 27g~40g)에 못 미치는 수준이다. 이혜성 교수는 "자연식품 보다는 가공식품이나 정제식품 섭취가 늘면서 식이섬유 섭취량이 크게 줄어들었으나, 최근 식이섬유의 중요성이 강조되면서 섭취량이 조금씩 늘고 있다"고 말했다.

식이섬유소 공급원

식이섬유소는 어디에 많이 들어 있을까? 식이섬유소는 한천(우뭇가사리), 미역 같은 해조류나 건조표고 같은 버섯류에 압도적으로 함유량이 많고, 콩이나 배, 고구마, 시금치 같은 과일이나 채소류에도 많이 포함되어 있다. 참고로 한국인의 섬유소 일일 섭취 권장량은 여자 20g, 남자 25g이다. 하지만 이런 권장 섭취량도 못 먹는 사람들이 상당수이고, 과유불급이라고 과도한 섭취도 몸에 좋진 않은데, 하루 60g 정도의 과다 섬유소 섭취는 장을 막는 등 오히려 건강에 위험할 수 있다고 한다. 다만 변비에 한정한다면 불용성 섬유소가 도움이 되지, 해조류 등에 많이 포함된 수용성 섬유소는 별로 도움이 안 된다는 주장도 있다. 과일류 중 식이섬유소가 가장 풍부한 과일은 배다. 커다란 배 한 개에는 무려 9.9g, 작은 크기의 배에는 5.5g 식이섬유소가 들어있다. 사과는 100g당 1.63g, 그 외 라즈베리(1/4컵당 4g), 블랙베리(1/2컵당 3.8g), 바나나(중간 크기 3.1g), 블루베리(1/2컵당 2g)도 섬유소 섭취에 좋은 음식이다. 일반 가정식으로 섭취가 어렵다면 섬유질 보충제나 차전자피(질경이 씨앗) 같은 정제된 식이섬유소를 먹는 것도 한 방법이 될 수 있다. 근데 정작 약국에서 변비 때문에 식이섬유소 보충제 달라고 하면 유산균 보충제를 추천하는 경우가 많다. 참고로 꾸준한 섬유소 섭취와 수분 섭취, 규칙적인 식사에도 불구하고 장기간 변이 안 나오는 사람이라면 대장이나 갑상선 이상 같은 병일 수도 있으므로 병원에 가서 정밀검사를 받고 치료를 받는 것이 좋다.

보리에는 β-글루칸[β-glucan, 곡류, 세균, 균계의 세포벽에 자연적으로 발생하는 β-D-글루코스 다당류 그룹을 구성하며 원천에 의존하는 상당히 상이한 물리화학적 특성을 지닌다. 보통 베타글루칸은 1-3 베타글리코사이드 결합과 선형 근간(linear backbone)을 형성하지만 분자 질량, 용해도,

점성, 분기 구조, 젤화(겔화) 특성에 따라 다양하며 이로 인해 동물에 다양한 다양한 생리적 효과를 가져다준다. 하루에 적어도 3g을 섭취하는 기준으로 귀리 섬유 베타글루칸은 LDL 콜레스테롤의 혈중 농도를 낮춰주므로 심혈관계 질환의 위험을 줄일 수 있다. 베타글루칸은 다양한 영양보조물질과 화장품의 텍스처제로서, 또 식이 섬유 보충제로서 사용된다]이라는 섬유소가 있어 유익한 미생물의 증식을 촉진하고, 총콜레스테롤 수치를 낮추고, 혈당 조절을 돕는다. 셀레늄도 풍부하다. 통귀리에도 β-글루칸 함량이 높으며, 항산화 기능과 항염증 효과가 있는 페놀산(phenolic acid)이 들어있다. 아마씨(flaxseed)에는 아라비아풀 점액에서 추출하는 수용성 섬유소가 20~40% 들어 있어서 배변활동을 돕는다. 밀기울(wheat bran, 밀 알곡의 겉껍질을 벗긴 다음에 나오는 고운 속껍질)에는 아라비노자일란 올리고당(arabinoxylan oligosaccharide)으로 만들어진 특별한 종류의 섬유소가 있다. 이 섬유소는 비피도박테리아(Bifidobacteria)와 같은 유익한 장내미생물을 활성화하고 헛배 부름이나 복통 같은 소화관련 증상을 감소시킨다. 감자는 저항성 전분(resistant starch)의 훌륭한 공급원이다. 물론 가공하지 않은 감자이어야 한다. 프렌치프라이나 감자칩은 몸에 좋지 않지만 으깬 감자는 저항성 전분의 공급원이다. 감자는 치커리 뿌리에 들어있는 이눌린(inulin)보다 짧은사슬지방산(short chain fatty acid, SCFA) 수치를 증가시킨다. 감자를 식히는 과정에서 더 많은 저항성 전분이 만들어진다. 만약 감자를 반복해서 데우고 식힐 경우 저항성 전분이 늘어난다. 해조류는 50~85%의 수용성 섬유소를 함유한다.

섬유소 섭취 주의사항

식이섬유질은 다양하게 인체에 유익한 영향을 미치지만 좋은 영양성분은 아니므로 인체에 불편함을 끼치기도 한다. 장점으로 작용하였던 그 성질이 과하게 되면 즉시 단점으로 바뀌게 되므로 이에 대한 주의도 필요하다. 주요한 단점은 영양소의 흡수 속도를 느리게 하여 장내 가스를 생성하고, 무기질의 흡수 및 이용률을 저하시키며, 장의 불안감을 초래한다.

식이섬유소 관련 건강기능식품을 보면, 물과 함께 충분히 섭취하라는 경고가 있다. 이는 불용성 섬유소에만 해당되는 이야기이다. 불용성 섬유소는 물을 흡수하는 종류가 있어, 충분한 물을 섭취하지 않으면 도리어 변비 유발의 가능성이 있다. 반면, 수용성 섬유소는 물에 녹기 때문에 특별한 문제가 생기진 않는다. 그러나 식약처에서 일괄적으로 표시하도록 하고 있는 이유는 일일이 구분하여 소비자에게 설명하는 것이 현실적으로 쉽지 않기 때문으로 보인다. 섬유질의 정의 자체가 전문가들도 헷갈릴 만큼 광범위하고, 사실 같은 식이섬유소로 분류된다고 하더라도 그 맛, 물성, 인체에 미치는 유효성 등이 모두 다른 점을 고려하면 식약처의 입장도 아예 이해하지 못할 건 아니다. 즉, 섬유소는 섭취 방법에 따라 건강에 유익할 수도 유해할 수도 있다.

식이섬유소의 적당한 섭취는 장 활동을 도와주고 소화기 계통 질병이나 변비 등을 예방해주지만, 상기되어있듯 불용성 식이섬유소의 경우 과다섭취는 오히려 독이 될 수 있다. 일단 불용성 식이섬유소의 주요 역할 중 하나는 바로 흡착인데, 이것으로 변의 크기를 키워주고 변을 부드럽게 만들어주는 것이다. 또 다른 역할은 장을 자극해 장의 활동을 활발하게 하고 장내 유익세균을 증식하여 소화를 도와주는 것이다. 그런데 불용성 섬유소의 양이 과하게 되면 흡착이 과도해져 인체가 흡수해야 할 영양분을 흡수하지 못하고, 되레 불용성 섬유소에 흡착돼서 배출된다. 따라서 성장기에 불용성 섬유소의 경우 과도하게 섭취하면 안 좋다. 또 극단적인 예긴 하지만 변비 탈출을 넘어 하루에 몇 번씩 화장실을 갈 수도 있고, 이로 인해 장 트러블이 발생할 수도 있다. 장내 미생물을 과도하게 증식시켜 방귀를 자주 뀌게 될 수도 있다. 따라서 모든 음식은 적당히 그리고 골고루 섭취하는 것이 좋다.

한국외식신문 2016년 3월 29일자 '50대 이상 국민 33%, 식이섬유 불필요하게 많이 섭취'에서 50대 이상 국민 3명 중 1명이 식이섬유소를 불필요하게 너무 많이 섭취하는 것으로 나타났다. 특히 어린이 60만 명가량은 식이섬유소를 충분섭취량 이상 섭취, 성장 장애, 설사 등 건강상 손해를 볼 수 있는 것으로 밝혀졌다. 서울대병원 소아청소년과 문진수 교수는 "보건복지부와 한국영양학회가 낸 '2015년 한국인의 영양소 섭취 기준' 자료를 분석한 결과 18세 이하 어린이의 3.7~8.6%(약 60만 명)가 식이섬유소를 충분섭취량 이상으로 섭취하는 것으로 나타났다"며 "한참 자라는 어린이가 식이섬유소를 과량 섭취하면 칼슘의 체내 흡수가 줄어 키가 덜 자라는 등 성장 장애와 설사, 복부 팽만 등 부작용이 동반될 수 있다"고 강조했다. 보건복지부가 최근 발표한 국민건강영양조사(조사 연도 2013년) 결과에 따르면 식이섬유소의 충분섭취량 이상 섭취율은 50~64세에서 37.8%로 가장 높았다. 그 다음은 65~74세 노인(33.5%), 75세 이상 노인(31%), 30~40대(21%), 20대(10.8%), 15~18세(8.6%), 1~2세(6.5%), 12~14세(6.1%), 9~11세(5.5%), 6~8세(4.6%), 3~5세(3.7%) 순으로, 나이 들수록 식이섬유소 과다 섭취 비율이 증가하는 경향을 보였다. 충분섭취량은 '이 정도 먹으면 충분하다고 여겨져 더 이상 먹을 필요는 없다'는 의미로, 소비자가 흔히 알고 있는 권장섭취량과는 개념이 다르다. 충분섭취량 이상 섭취하는 것은 백해무익하다는 것이다. 한국소비자원도 "식이섬유소의 과다 섭취는 지나친 가스 생산, 복통 유발 또는 악화, 비타민, 미네랄, 단백질의 흡수 저해 등 오히려 건강에 해로울 수 있다"고 지적했다. 문 교수는 "배 등 과일과 꿀, 설탕이 포함된 음식은 영유아에게 위험한 조합이 될 수 있다"며 "과일, 꿀, 설탕은 과민성 장증후군이 되도록 적게 섭취하는 것이 이로운 포드맵(FODMAP) 식품에 속한다"고 설명했다. 과민성 장증후군은 어린이에겐 만성 복통증의 형태로 주로 나타나며 전체 소아과 환자의 약 10%를 차지하는 것으로 알려져 있다.

포드맵(FODMAP)

포드맵은 식물성 식품에서 발견되는 단순 탄수화물 또는 짧은 사슬 탄수화물을 말한다. 장내에서 발효되기 쉬운(Fermentable) 올리고당(Oligosaccharide), 이당류(Disaccharide), 단당류(Monosaccharide) 그리고(And), 폴리올(Polyol)의 머리글자를 딴 약자이다. 즉, 포드맵이란 장에서 잘 흡수되지 않는 특정 당 성분들의 집합으로 발효가 가능한 올리고당, 이당류, 단당류, 폴리올을 가리킨다. 정의에 따르면 포드맵은 발효되기 쉬운 식품이며, 흡수가 잘 되지 않는다. 즉, 장에 수분을 끌어들여 설사를 유발할 수 있다. 포드맵은 수화과정을 피해 장내 세균이 서식하는 장 하부에 도달한다. 장내 세균이 이 탄수화물을 섭취하고, 그 과정에 수소가스와 함께 다른 부산물을 생성한다. 장내 미생물이 가지고 있는 글리코시드 가수분해효소(glycoside hydrolase)로 포드맵 식품을 분해시킨다. 과민성대장증후군이 있는 경우처럼 세균총이 손상된 사람에서 소화능력 상실은 소화불량, 복부팽만, 체내 가스, 복통, 설사로 이어질 수 있다. 일부 치즈나 우유, 아이스크림 같은 유제품에서 볼 수 있는 이당류인 젖당(락토오스, lactose), 체리나 수박 사과와 같은 과일, 아스파라가스, 돼지감자등의 채소, 고과당옥수수시럽(high fructose corn syrup, HFCS), 꿀에서 볼 수 있는 과당(프룩토오스, fructose), 과일과 마늘, 양파와 같은 채소, 글루텐을 함유한 밀, 보리, 호밀과 같은 곡물에서 볼 수 있는 프룩탄(fructan), 보통 콩에서 볼 수 있는 복합다당류인 갈락토올리고당(galacto-oligosaccharide), 만니톨(mannitol), 솔비톨(sorbitol)처럼 주로 인공감미료나 몇몇 과일이나 채소에서 볼 수 있는 당알코올(sugar alcohol)이 포드맵이다. 여기서 설탕은 대표적인 이당류이고, 과일, 꿀의 과당은 단당류다. 사과, 배, 수박, 마늘, 양파, 양배추 등은 일반인에겐 웰빙 식품이지만 과민성 장증후군 환자에겐 가급적 적게 먹는 것이 좋은 요주의 식품인 셈이다. 올리고당, 자일리톨(폴리올의 일종), 사과, 배 등의 식품의 섭취를 줄이면 과민성 장증후군의 증상을 완화할 수 있다. 최근 소화기내과 등 의료계에서 과민성 장증후군 환자에게 저포드맵 다이어트를 권하는 것은 이러한 이유에서이다. 즉, 포드맵을 적절히 제한하면 과민성대장증후군이 있는 사람의 소화 장애를 줄일 수 있기 때문이다. 그러나 영구적으로 포드맵을 제한하면 유익세균에 해를 끼칠 수 있고 세균 수치가 감소할 것이다. 그리하면 SCFA를 생산하는 세균이 줄어들고, 동시에 프리바이오틱스를 제한하게 된다. 결과적으로 포스트바이오틱스인 SCFA의 감소를 초래하는 악수가 될 수 있다. 또한 저포드맵 식단의 제한적 속성 때문에 미량영양소의 결핍이 나타날 수 있다. 저포드맵 식단은 레티놀(비타민 A), 티아민, 리보플래빈, 칼슘 같은 중요한 미량 영양소가 감소하게 된다. 건강한 장을 위해 프룩탄과 갈락토올리고당이 필요하다.

참고문헌

1. Lachat C, Raneri JE, Smith KW, Kolsteren P, Van Damme P, Verzelen K, Penafiel D, Vanhove W, Kennedy G, Hunter D, Odhiambo FO, Ntandou-Bouzitou G, De Baets B, Ratnasekera D, Ky HT, Remans R, Termote C : Dietary species richness as a measure of food biodiversity and nutritional quality of diets. Proc Natl Acad Sci USA. 2018 Jan 2;115(1):127-132. doi: 10.1073/pnas.1709194115.
2. Ming-Wun Wong, Chih-Hsun Yi, Tso-Tsai Liu, Wei-Yi Lei, Jui-Sheng Hung, Chin-Lon Lin, Shinn-Zong Lin, Chien-Lin Chen : Impact of vegan diets on gut microbiota: An update on the clinical implications. Ci Ji Yi Xue Za Zhi. Oct-Dec 2018;30(4):200-203. doi: 10.4103/tcmj.tcmj_21_18.
3. Frank DN, St Amand AL, Feldman RA, Boedeker EC, Harpaz N, Pace NR : Molecular-phylogenetic characteri-

zation of microbial community imbalances in human inflammatory bowel diseases. Proc Natl Acad Sci U S A. 2007 Aug 21;104(34):13780-5. doi: 10.1073/pnas.0706625104.

4. Tsilingiri K, Rescigno M : Postbiotics: what else? Benef Microbes. 2013 Mar 1;4(1):101-7. doi: 10.3920/BM2012.0046.
5. Ciarán P Kelly, J Thomas LaMont : Clostridium difficile--more difficult than ever. N Engl J Med. 2008 Oct 30;359(18):1932-40. doi: 10.1056/NEJMra0707500.
6. Stephen AM, Cummings JH : The microbial contribution to human faecal mass. J Med Microbiol. 1980 Feb;13(1):45-56. doi: 10.1099/00222615-13-1-45.
7. Strachan DP : Hay fever, hygiene, and household size. BMJ. 1989 Nov 18;299(6710):125.
8. Dagfinn Aune, Teresa Norat, Pål Romundstad, Lars J Vatten : Whole grain and refined grain consumption and the risk of type 2 diabetes: a systematic review and dose-response meta-analysis of cohort studies. Eur J Epidemiol. 2013 Nov;28(11):845-58. doi: 10.1007/s10654-013-9852-5.
9. Lachat C, Raneri JE, Smith KW, Kolsteren P, Van Damme P, Verzelen K, Penafiel D, Vanhove W, Kennedy G, Hunter D, Odhiambo FO, Ntandou-Bouzitou G, De Baets B, Ratnasekera D, Ky HT, Remans R, Termote C : Dietary species richness as a measure of food biodiversity and nutritional quality of diets. Proc Natl Acad Sci U S A. 2018 Jan 2;115(1):127-132. doi: 10.1073/pnas.1709194115.
10. El Kaoutari A, Armougom F, Gordon JI, Raoult D, Henrissat B : The abundance and variety of carbohydrate-active enzymes in the human gut microbiota. Nat Rev Microbiol. 2013 Jul;11(7):497-504. doi: 10.1038/nrmicro3050.
11. Rakoff-Nahoum S, Foster KR, Comstock LE : The evolution of cooperation within the gut microbiota. Nature. 2016 May 12;533(7602):255-9. doi: 10.1038/nature17626.
12. Henningsson AM, Björck IM, Nyman EM : Combinations of indigestible carbohydrates affect short-chain fatty acid formation in the hindgut of rats. J Nutr. 2002 Oct;132(10):3098-104. doi: 10.1093/jn/131.10.3098.
13. Phillips , Muir JG, Birkett A, Lu ZX, Jones GP, O'Dea K, Young GP : Effect of resistant starch on fecal bulk and fermentation-dependent events in humans. Am J Clin Nutr. 1995 Jul;62(1):121-30. doi: 10.1093/ajcn/62.1.121.
14. Clifford MN : Diet-derived phenols in plasma and tissues and their implications for health. Planta Med. 2004 Dec;70(12):1103-14. doi: 10.1055/s-2004-835835.
15. Dong TS, Gupta A : Influence of Early Life, Diet, and the Environment on the Microbiome. Clin Gastroenterol Hepatol. 2019 Jan;17(2):231-242. doi: 10.1016/j.cgh.2018.08.067.
16. Jun Miyoshi, Alexandria M Bobe, Sawako Miyoshi, Yong Huang, Nathaniel Hubert, Tom O Delmont, A Murat Eren, Vanessa Leone, Eugene B Chang : Peripartum Antibiotics Promote Gut Dysbiosis, Loss of Immune Tolerance, and Inflammatory Bowel Disease in Genetically Prone Offspring. Cell Rep. 2017 Jul 11;20(2):491-504. doi: 10.1016/j.celrep.2017.06.060.
17. Cherrington CA, Hinton M, Pearson GR, Chopra I : Short-chain organic acids at pH 5.0 kill Escherichia coli and Salmonella spp. without causing membrane perturbation. J Appl Bacteriol. 1991 Feb;70(2):161-5. doi: 10.1111/j.1365-2672.1991.tb04442.x.
18. Desai MS, Seekatz AM, Koropatkin NM, Kamada N, Hickey CA, Wolter M, Pudlo NA, Kitamoto S, Terrapon N, Muller A, Young VB, Henrissat B, Wilmes P, Stappenbeck TS, Núñez G, Martens EC : A Dietary Fiber-Deprived Gut Microbiota Degrades the Colonic Mucus Barrier and Enhances Pathogen Susceptibility. Cell. 2016 Nov 17;167(5):1339-1353.e21. doi: 10.1016/j.cell.2016.10.043.
20. Bergman EN : Energy contributions of volatile fatty acids from the gastrointestinal tract in various species. Physiol Rev. 1990 Apr;70(2):567-90. doi: 10.1152/physrev.1990.70.2.567.
21. W E Roediger : Utilization of nutrients by isolated epithelial cells of the rat colon. Gastroenterology. 1982 Aug;83(2):424-9.
22. Hong-Bo Wang, Peng-Yuan Wang, Xin Wang, Yuan-Lian Wan, Yu-Cun Liu : Butyrate enhances intestinal epithelial barrier function via up-regulation of tight junction protein Claudin-1 transcription. Dig Dis Sci. 2012 Dec;57(12):3126-35. doi: 10.1007/s10620-012-2259-4.
24. Chang PV, Hao L, Offermanns S, Medzhitov R : The microbial metabolite butyrate regulates intestinal macrophage function via histone deacetylase inhibition. Proc Natl Acad Sci U S A. 2014 Feb 11;111(6):2247-52. doi: 10.1073/pnas.1322269111.

25. Tan J, McKenzie C, Vuillermin PJ, Goverse G, Vinuesa CG, Mebius RE, Macia L , Mackay CR : Dietary Fiber and Bacterial SCFA Enhance Oral Tolerance and Protect against Food Allergy through Diverse Cellular Pathways. Cell Rep. 2016 Jun 21;15(12):2809-24. doi: 10.1016/j.celrep.2016.05.047.

26. Arpaia N, Campbell C, Fan X, Dikiy S, van der Veeken J, deRoos P, Liu H, Cross JR, Pfeffer K, Coffer PJ, Rudensky AY : Metabolites produced by commensal bacteria promote peripheral regulatory T-cell generation. Nature. 2013 Dec 19;504(7480):451-5. doi: 10.1038/nature12726.

27. Furusawa Y, Obata Y, Fukuda S, Endo TA, Nakato G, Takahashi D, Nakanishi Y, Uetake C, Kato K, Kato T, Takahashi M, Fukuda NN, Murakami S, Miyauchi E, Hino S, Atarashi K, Onawa S, Fujimura Y, Lockett T, Clarke JM, Topping DL, Tomita M, Hori S, Ohara O, Morita T, Koseki H, Kikuchi J, Honda K, Hase K, Ohno H : Commensal microbe-derived butyrate induces the differentiation of colonic regulatory T cells. Nature. 2013 Dec 19;504(7480):446-50. doi: 10.1038/nature12721.

28. Song M, Wu K, Meyerhardt JA, Ogino S, Wang M, Fuchs CS, Giovannucci EL, Chan AT : Fiber Intake and Survival After Colorectal Cancer Diagnosis. JAMA Oncol. 2018 Jan 1;4(1):71-79. doi: 10.1001/jamaoncol.2017.3684.

29. Lap Tai Le, Joan Sabaté : Beyond meatless, the health effects of vegan diets: findings from the Adventist cohorts. Nutrients. 2014 May 27;6(6):2131-47. doi: 10.3390/nu6062131.

30. Reynolds A, Mann J, Cummings J, Winter N, Mete E, Morenga LT : Carbohydrate quality and human health: a series of systematic reviews and meta-analyses. Lancet. 2019 Feb 2;393(10170):434-445. doi: 10.1016/S0140-6736(18)31809-9.

31. Ho L, Ono K, Tsuji M, Mazzola P, Singh R, Pasinetti GM : Protective roles of intestinal microbiota derived short chain fatty acids in Alzheimer's disease-type beta-amyloid neuropathological mechanisms. Expert Rev Neurother. 2018 Jan;18(1):83-90. doi: 10.1080/14737175.2018.1400909.

32. Khan NA, Raine LB, Drollette ES, Scudder MR, Kramer AF, Hillman CH : Dietary fiber is positively associated with cognitive control among prepubertal children. J Nutr. 2015 Jan;145(1):143-9. doi: 10.3945/jn.114.198457.

33. Smits SA, Leach J, Sonnenburg ED, Gonzalez CG, Lichtman JS , Reid G, Knight R, Manjurano A, Changalucha J, Elias JE, Dominguez-Bello MG, Sonnenburg JL : Seasonal cycling in the gut microbiome of the Hadza hunter-gatherers of Tanzania. Science. 2017 Aug 25;357(6353):802-806. doi: 10.1126/science.aan4834.

34. Vipperla K, Naidoo V, Mtshali L, Tims S, Puylaert PG, DeLany J, Krasinskas A, Benefiel AC, Kaseb HO, Newton K, Nicholson JK, de Vos WM, Gaskins HR, Zoetendal EG : Fat, fibre and cancer risk in African Americans and rural Africans. Nat Commun. 2015 Apr 28;6:6342. doi: 10.1038/ncomms7342.

35. O'Keefe SJ, Kidd M, Espitalier-Noel G, Owira P : Rarity of colon cancer in Africans is associated with low animal product consumption, not fiber. Am J Gastroenterol. 1999 May;94(5):1373-80. doi: 10.1111/j.1572-0241.1999.01089.x.

36. Sonnenburg ED, Smits SA, Tikhonov M, Higginbottom SK, Wingreen NS, Sonnenburg JL : Diet-induced extinctions in the gut microbiota compound over generations. Nature. 2016 Jan 14;529(7585):212-5. doi: 10.1038/nature16504.

37. Cummings JH, Macfarlane GT : The control and consequences of bacterial fermentation in the human colon. J Appl Bacteriol. 1991 Jun;70(6):443-59. doi: 10.1111/j.1365-2672.1991.tb02739.x.

38. François IE, Lescroart O, Veraverbeke WS, Marzorati M, Possemiers S, Hamer H, Windey K, Welling GW, Delcour JA, Courtin CM, Verbeke K, Broekaert WF : Effects of wheat bran extract containing arabinoxylan oligosaccharides on gastrointestinal parameters in healthy preadolescent children. J Pediatr Gastroenterol Nutr. 2014 May;58(5):647-53. doi: 10.1097/MPG.0000000000000285.

39. Baxter NT, Schmidt AW, Venkataraman A, Kim KS, Waldron C, Schmidt TM : Dynamics of Human Gut Microbiota and Short-Chain Fatty Acids in Response to Dietary Interventions with Three Fermentable Fibers. mBio. 2019 Jan 29;10(1):e02566-18. doi: 10.1128/mBio.02566-18.

40. Muir JM, O'Dea K : Measurement of resistant starch: factors affecting the amount of starch escaping digestion in vitro. Am J Clin Nutr. 1992 Jul;56(1):123-7. doi: 10.1093/ajcn/56.1.123.

41. Staudacher HM, Lomer MC, Anderson JL, Barrett JS, Muir JG, Irving PM, Whelan K : Fermentable carbohydrate restriction reduces luminal bifidobacteria and gastrointestinal symptoms in patients with irritable bowel syndrome. J Nutr. 2012 Aug;142(8):1510-8. doi: 10.3945/jn.112.159285.

42. Halmos EP, Christophersen CT, Bird AR, Shepherd SJ, Gibson PR, Muir JG : Diets that differ in their FOD-

MAP content alter the colonic luminal microenvironment. Gut. 2015 Jan;64(1):93-100. doi: 10.1136/gutjnl-2014-307264.

43. Sloan TJ, Jalanka J, Major GAD, Krishnasamy S, Pritchard S, Abdelrazig S, Korpela K, Singh G, Mulvenna C, Hoad CL , Marciani L , Barrett DA, Lomer MCE, de Vos WM, Gowland PA, Spiller RC : A low FODMAP diet is associated with changes in the microbiota and reduction in breath hydrogen but not colonic volume in healthy subjects. PLoS One. 2018 Jul 26;13(7):e0201410. doi: 10.1371/journal.pone.0201410.
44. Salazar N, Gueimonde M, de Los Reyes-Gavilán CG, Ruas-Madiedo P : Exopolysaccharides Produced by Lactic Acid Bacteria and Bifidobacteria as Fermentable Substrates by the Intestinal Microbiota. Crit Rev Food Sci Nutr. 2016 Jul 3;56(9):1440-53. doi: 10.1080/10408398.2013.770728.
45. Tong TYN, Appleby PN, Bradbury KE, Key TJ : Cross-sectional analyses of participation in cancer screening and use of hormone replacement therapy and medications in meat eaters and vegetarians: the EPIC-Oxford study. BMJ Open. 2017 Dec 27;7(12):e018245. doi: 10.1136/bmjopen-2017-018245.
46. Kritchevsky D : Dietary fibre and cancer. Eur J Cancer Prev. 1997 Oct;6(5):435-41. doi: 10.1097/00008469-199710000-00004.
47. Pascoal LB, Rodrigues PB, Genaro LM, dos Santos Pereira Gomes AB, Toledo-Teixeira DA, Parise PL, Bispo-Dos-Santos K, Simeoni CL, Guimarães PV, Buscaratti LI, de Angeli Elston JG, Marques-Souza H, Martins-de-Souza D, de Lourdes Setsuko Ayrizono M, Velloso LA, Proenca-Modena JL, Moraes-Vieira PMM, Mori MAS, Farias AS, Vinolo MAR, Leal RF : Microbiota-derived short-chain fatty acids do not interfere with SARS-CoV-2 infection of human colonic samples. Gut Microbes 2021, 13(1):1-9. https://doi.org/10.1080/19490976.2021.1874740.
48. Reed JC : Dysregulation of apoptosis in cancer. J Clin Oncol. 1999 Sep;17(9):2941-53. doi: 10.1200/JCO.1999.17.9.2941.
49. Hipsley EH : Dietary "fiber" and pregnancy toxemia. Br Med J. 1953 Aug 22;2(4833):420-2. doi: 10.1136/bmj.2.4833.420.
50. Trowell H, Southgate DA, Wolever TM, Leeds AR, Gassull MA, Jenkins DJ : Letter: Dietary fibre redefined. Lancet. 1976 May 1;1(7966):967. doi: 10.1016/s0140-6736(76)92750-1.
51. 이혜성, 이연경, 서영주 : 한국인의 식이섬유 섭취상태의 연차적 추이(1969-1990). 한국영양학회지, 1994. 27(1):59-70.
52. FAO/WHO : Guidelines for Nutrition Labelling., in Codex Alimentarius. 1995: Rome.
53. FDA US : Nutrition labeling of food; calorie content., in Federal Register 1987, 52:28590-28691. 1987, U.S. Food and Drug Administration: U.S. Food and Drug Administration
54. FAO/WHO : Progress Report on Dietary Fibre. Codex Committee on Nutrition and Foods for Special Dietary Uses, in Codex Alimentarius Commission. 2000: Rome.
55. Dreher, ML : Dietary fiber overview. In: McCleary, B.V., Prosky, L.(Eds.), Advanced Dietary Fibre Technology. Blackwell Science, 2001, p1-16
56. Sonnenburg ED, Smits SA, Tikhonov M, Higginbottom SK, Wingreen NS, Sonnenburg JL : Diet-induced extinctions in the gut microbiota compound over generations. Nature. 2016 Jan 14;529(7585):212-5. doi: 10.1038/nature16504.
57. https://www.naturalnews.com/2021-05-03-high-fiber-diet-control-inflammation.html
58. http://www.kfoodtimes.com/news/articleView.html?idxno=947
59. 보건복지부, 한국영양학회 : 2020 한국인 영양소 섭취기준. 발간등록번호 : 11-1352000-002852-01
60. 보건복지부, 질병관리청 : 2019 국민건강통계, 국민건강영양조사 제8기 1차년도(2019). 발간등록번호 : 11-1351159000027-10

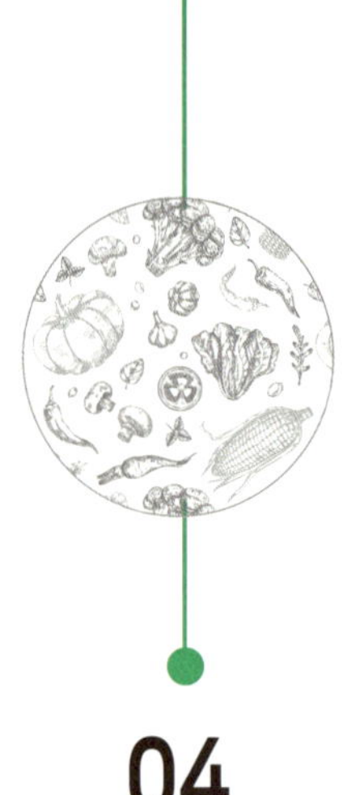

04
포스트바이오틱스

친구들과 이야기를 하다보면 유산균은 무엇이고 프로바이틱스가 무엇인지 차이를 묻거나 유산균이 프로바이틱스하고 같은 말 아니냐고 묻는 일이 자주 있다. 유산균을 포함하는 프로바이오틱스는 식품산업뿐만 아니라 다양한 화장품 및 제약산업 분야에 이르기까지 아주 폭넓고 다양하다. 주변 사람에게 세균하면 떠오르는 것이 무엇이냐 물어보면 한결같이 '더럽다' '불쾌하다' 또는 '무섭다'고 한다. 세균은 우리 대부분이 두려워했던 단세포 생물이다. 그러나 이러한 두려움은 잘못된 것이다. 당연히 대장균(*E. coli*)이나 녹농균(pseudomonas)처럼 건강에 해롭고 질병을 일으키는 세균도 있다.

세균과 바이러스

세균 또는 박테리아(bacteria)는 생물의 주요 분류군으로 '단세포의 미생물로 세포 소기관을 가지지 않은 대부분의 원핵생물이 여기에 속한다'라는 사전적 의미를 가진다. 눈에 보이지 않지만 항상 우리와 같이 살며, 일부는 사람을 건강에 도움이 되기도 하고 괴롭히기도 한다, 미생물의 일종인 세균, 장내세균, 대장균, 식중독균, 전염병균 참 다양하다. 하지만 우리가 세균이라는 단어를 들었을 때 떠오르는 것은 불쾌한 감정이다. 이 감정은 자동반사적이다. 다시 말하면 세균이라는 단어에는 미세한 단세포 생활체라는 의미 대신 더럽고, 지정분하고, 불결하고, 꼬물거리는 생물체라는 의미가 달라붙어 있다. 그렇다고 세균이라고 해서 모두 다 해로운 것은 아니다. 세균 중에는 우리의 신체에 살면서 우리의 몸 대신 해로운 세균을 저지하는 좋은 세균도 존재한다. 제시카 스나이더 삭스(Jessica Snyder Sachs)가 쓴 「좋은 균 나쁜 균 : 세균 세상에서 건강하게 살아남기(Good germs, bad germs : health and survival in a bacterial world)」이란 책은 세균이라는 단어에 기생하는 부정적인 고정관념을 떨쳐내려는 시도를 다룬 책이다. 책은 각종 사례와 전문적인 정보를 독자에게 제시하면서 세균에서 느끼는 감정 대신 세균 자체에 집중하고 있다. 특정 미생물이 특정 질병을 일으킨다는 사실을 코흐와 파스퇴르가 증명하자 이에 자극을 받은 신세대 의학 연구자들은 세균 박멸을 목표로 세균과의 전면전을 벌이기 시작했다. 이 과정에서 이들은 세균에 대한 파스퇴르의 부차적 관점을 간과했다. 파스퇴르는 모든 세균이 해로운 것은 아니며, 대부분은 아니더라도 많은 세균이 이로울 가능성이 있다고 생각했다. 코로나 바이러스도 세균일까? 세균은 온도, 습도, 영양성분이 적절하면 자체 증식이 가능하나 바이러스는 자체 증식이 불가능하며 반드시 숙주가 존재해야 증식이 가능하다. 세균이 병을 일으키기 위해서는 일정량(수백~수백만) 이상의 세균이 존재해야 발병이 가능하지만, 바이러스 미량(10~100개) 개체로도 발병이 가능하다. 세균의 경우 항생제 등을 사용하여 치료가 가능하며, 일부 균의 경우 백신이 개발되었으나 바이러스 경우 일반적인 치료법이나 백신이 없는 경우가 많다. 세균은 2차 감염되는 경우가 거의 없지만, 바이러스는 대부분 2차 감염이 된다.

몸에는 얼마나 많은 미생물이 살고 있을까?

우리 대장에는 무려 39조 마리의 미생물이 살고 있고, 그중 대부분은 세균이다. 우리 몸속에 살고 있는 세균의 무게는 무려 3~4㎏이나 된다. 질병을 일으키는 세균도 있지만 대부분 세균들은 아무런 해가 없거나 없어서는 안 되는 생명 유지에 꼭 필요하고 도움이 되는 존재다. 2001년 영국의 미생물학자인 줄리안 데이비스(Julian Davies) 교수는 사이언스(Science)에 보낸 서한에서 우리 몸에는 1천여 종 이상의 세균이 서식하며 우리 삶에 중요한 영향을 미치기 때문에 인간 게놈을 해독하는 것으로는 인체 생물학을 이해하기에 충분하지 않다고 경고했다. 2018년 웡(Wong M-W) 연구팀의 논문에서 2006년까지 장내 미생물의 60%는 일반 배양접시에서 배양되지 않았기 때문에 인간의 장에 서식하는 200여 종의 세균만 알고 있었지만, 2007년 프랭크(Frank DN)의 논문에서 이후 15,000종의 세균을 확인했고, 현재는 무려 36,000여 종에 달하는 세균이 서식할 것으로 추정하고 있다. 성인의 몸 세포는 약 100조 개로 보는데, 우리 몸속에 공생공존 하면서 함께 사는 세균 수는 적어도 그 10배 이상인 1,000조 마리가 넘는다. 우리 몸은 10%만 인간이고, 90%는 세균이라 할 수 있다. 우리 몸속에서 가장 많은 세균이 사는 곳이 바로 대장이다. 2016년 센더(Sender R)의 논문에서 대장엔 39조 마리의 미생물이 살고 있어 장(腸)의 내용물 1g에는 1조 마리의 미생물이 살고 있는 것으로 보고 있다. 장속 내용물 1g 속에는 무려 지구 인구 전체보다 많은 생명체가 살고 있다. 우리가 태아로 엄마 몸속에 있을 때는 미생물이 전혀 없는 무균 상태인데, 세상에 나와 음식물을 섭취하기 시작하면서부터, 출생 하루만 지나도 아기의 대변에 이미 여러 종류의 미생물이 나타나기 시작한다. 이때부터 평생 인간의 대장으로 끊임없이 여러 종의 미생물이 들어가고 나온다. 우리 대장에선 몸에 유익한 유익세균과 유해한 유해세균 미생물이 끊임없이 영역 확장을 위해 싸운다. 우리가 일정한 수의 미생물과 함께 살아야 한다면 몸에 좋은 미생물이나 해가 없는 미생물들과 함께 사는 게 건강에 좋다. 유익세균이 없어지면 그 부분을 유해세균인 병원성 세균들이 채울 수 있기 때문이다.

유산균

사람에서 건강기능 증진 효과에 대한 연구가 가장 많이 되고, 상용화된 세균은 유산균주라 할 수 있다. 유산균(젖산균)은 탄수화물을 젖산(lactic acid, 유산)으로 분해하는 세균을 일컫는 말이다. 당질을 발효시켜 에너지를 얻고 최종산물로 유기산을 생성하는 균을 유산균이라 하며, 우리가 섭취하는 식품과 장내에서 유해한 물질인 인돌, 페놀, 암모니아, 아민의 생성을 억제하며, 부패 방지와 병원세균으로부터 건강을 지키고 우리 몸의 항상성 유지를 돕는다. 유산균은 주변에서 많이 볼 수 있는 김치, 치즈, 요구르트, 유산균 발효음료 등의 식품을 발효하며, 일부는 우리 몸 안의 소화기관이나 질에 존재한다. 불가리아 사람들의 장수비결이 요구르트를 많이 섭취하기 때문임을 밝힌 메치니코프(프랑스어, 엘리 메치니코프, Elie Metchijkoff, 러시아어 일리야 일리치 메치니코프, Илья́ Ильи́ч Ме́чников, 우쿠라이니어 일랴 일리치 메치니코프, Ілля Ілліч Мечников)는 장수비결이 요구르트에 들어 있는 유산균 때문이라 주장하였다. 그러나 이후 여러 미생물학자에 의해 유산균이 인체 소화기관에서 오랫동안 생존하지 못한다는 사실이 증명되었다. 많은 사람들이 유산균=프로바이오틱스로 널리 통용되고 있지만 엄밀히 말해 이 둘이 정확히 같은 것은 아니다. 유산균은 당류를 발효해 에너지를 획득하는 세균을 통틀어 부르는 넓은 의미로 쓰인다. 젖산을 생성하는 모든 균주를 포함하는데, 그 종류가 아주 많고, 용도 역시 다양하지만, 몸에 도움이 되지 않는 균도 있다. 모든 프로바이오틱스가 유산균은 아니고, 반대로 모든 유산균이 프로바이이틱스로 인정받는 것도 아니다.

프로바이오틱스

이후 장에 도달하여 오랫동안 생존함으로써 장 건강에 도움을 주는 유산균이 등장하게 되었다. 섭취 시에 체내 건강증진 효과를 가져 올 수 있는 '살아있는' 세균을 프로바이오틱스(probiotics)라 한다. 장내 세균총을 유익세균이 우세하도록 하는 요법이 프로바이오틱스(probiotics) 요법이다. 유산균, 효모, 바실러스, 광합성균 등 몸에 좋은 미생물이 많은 요구르트나 된장, 청국장, 고추장, 김치 같은 발효음식을 섭취하면 건강에 좋다. 유산균이 바로 프로바이오틱스라고 생각하는 사람들이 많지만 사실은 그렇지가 않다. 언제부터 프로바이오틱스란 단어는 사용한 것일까? 라틴어 pro와 그리스어로 생명을 위한의 뜻을 갖는 βιοσ가 합쳐진 'probiotics'는 'for life'라는 의미로 1953년 독일계 과학자 베르너 콜라트(Werner Kollath)가 "고도로 정제된 음식을 너무 많이 섭취해서 발생한 영양불량 상태로 고통 받는 환자의 건강을 회복하는 데 필요한 유기 및 무기 보충제"를 기술하기 위해 처음 사용하였다. 1958년 페튜리(Peturly F)가 비피도제닉 인자(bifidogenic factor)에 대해 발표한 이래 관련 연구가 계속되어 프로바이오틱스와 프리바이오틱스 및 신바이오틱스에 대한 개념이 대두되었다. 프로바이오틱스는 세균을 죽이는 항생제라는 의미의 안티바이오틱스(antibiotics)의 반대 의미로 만들어진 신조어이다. 이후 이 용어는 1965년 릴리

(Lilly DM)와 스틸웰(Stillwell RH)이 "한 미생물이 분비해 다른 미생물의 성장을 자극하는 물질"이라 하였으며, 1973년 후지(Fujii A)와 쿡(Cook ES)은 "실험실에서는 미생물의 성장을 억제하지 않지만 숙주 내에서는 감염에 대한 내성을 만들어주는 화합물"이라 하였고, 1974년 파커(Parker RB)는 "장내 미생물 균형에 기여하는 유기체 및 물질"이라 하였으며, 1992년 하베나르(Havenaar R)와 벨드(Huis inm't Veld)는 우드(Wood B)가 편찬한 '건강과 질병에 있어 유산균(Lactic Acid Bacteria in Health and Disease)' 책의 '프로바이오틱스 ; 일반적인 종설(Probiotics; A general Review)에서' 사람 또는 동물에 대해 장내 균종의 성질을 개선시켜 숙주에게 유익한 효과를 주는 살아 있는 미생물의 단독 또는 혼합 배양물'이라 정의하였다. 1992년 풀러(Fuller R)는 그가 편찬한 '프로바이오틱스: 과학적 기초(Probiotics : the Scientific Basis) 라는 책에서 프로바이오틱스를 "장내미생물 균형을 개선함으로써 숙주에게 건강한 영향을 주는 살아있는 미생물 보충제"라고 좀 더 구체적으로 현대의 개념과 유사하게 정의했다. 1999년 살미넨(Salminen S) 등이 발표한 논문에서 '숙주에 유익한 작용을 갖는 미생물 제제 또는 미생물의 구성성분'으로 정의를 내려 사균체까지 프로바이오틱스의 범위를 확대시켰다. 이렇게 애매한 개념으로 사용되던 프로바이오틱스라는 용어는 그 시장이 커지면서 정확히 용어를 정의할 필요성이 대두되었다. 2001년 국제연합식량농업기구(FAO)와 세계보건기구(WHO)의 전문가들이 모여 프로바이오틱스를 "충분한 양을 투여했을 때 숙주에게 건강 이익을 주는 살아있는 미생물"로 정의했다. 2020년에 프로바이오틱스의 정의에 대해 국제식량농업기구(FAO)와 세계보건기구(WHO) 전문가위원회에서 '살아 있는 형태로 적당량 섭취할 경우 건강에 도움이 되는 작용을 하는 미생물'이라 정의하였다. 국제 프로바이오틱스 프리바이오틱스 과학자 협회[The International Scientific of Probiotics and Orebiotics(ISAPP)]라는 과학자 단체는 이런 용어

의 혼란을 피하기 위해 2013년부터 전문가 합의를 통해 여러 가지 용어에 대한 정의를 내리고 국제학술지 네이처에 출간하고 있다. 우리나라 식품의약안전처에서는 '건강에 좋은 효과를 주는 살아 있는 균'이라 정의하였다. 이러한 정의에 의해 내산성과 담즙산 내성을 보유하고 소장까지 이동, 증식 및 부착할 수 있어야 한다. 나아가 '장에서 유효한 효능을 나타내며, 비병원성 및 독성이 없어야 한다.'고 제안하였다. 2018년 현재 국내 식약처에서 건강기능식품공전에 따른 기준 및 규격으로 허가된 프로바이오틱스로 사용 가능한 균주는 19종이다(표 1). 락토바실러스(*Lactobacillus*) 속 11종, 락토코커스(*Lactococcus*) 속 1종, 엔테로코커스(*Enterococcus*) 속 2종, 스트렙토코쿠스(*Streptococcus*) 속 1종, 비피도박테리움(*Bifidobacterium*) 속 4종이다.

표 1. 식약처가 인증한 프로바이오틱스 균주(출처 : 식품의약안전처 건강기능식품공전)

구분	종류
락토바실러스(Lactobacillus) 속	*L. acidophilus, L. casei, L. gasseri,* *L. delbrueckii* ssp, bulgaricus *L. helveticus, L. fermentum, L. paracasei,* *L. plantarum, L. reuteri, L. rhamnosus,* *L. salivarius*
락토코커스(Lactococcus) 속	*Lactococcus lactis*
엔테로코커스(Enterococcus) 속	*E. faecium, E. faecalis*
스트렙토코쿠스(Streptococcus) 속	*Streptococcus thermophilus*
비피도박테리움(Bifidobacterium) 속	*B. bofidum, B. breve, B. longum.* *B. animalis* ssp. *lactis*

프로바이오틱스 제품의 일일섭취량은 1억~10억 CFU(colony-forming unit, 배양한 균이 자라나 형성한 집락을 확인하여 균의 숫자를 측정하는 단위로 제품에서 표시하는 보장균수는 일반적으로 CFU를 의미한다)이며, 장내 미생물 균총의 균형 및 개선을 통해 장내 유익세균 증식과 유해세균 억제에 도움을 주어야 하고, 배변활동을 원활하게

유지할 수 있도록 도움을 주어야 한다. 이러한 프로바이오틱스는 커닝엄 런들(Cunninghan-Rundles S) 등의 연구결과에 따르면 면역계를 자극하여 장 질환을 억제하며, 장내 병원 미생물과 영양소에 대한 경쟁적 이용을 통해 우위를 점한다고 보고되었다. 프로바이오틱스는 유해세균보다 먼저 장 점막 결합부위(niche, 적소)를 미리 선점하여 유해세균이 장 점막에 부착하지 못하도록 억제하거나, 장 상피세포로의 침투도 억제한다. 프로바이오틱스는 항균 펩티드인 박테리오신, 유기산, 짧은사슬지방산, 과산화수소 등을 생성하여 유해세균(특히 병원성 세균)의 생육을 저해하거나, 내독소 생산의 억제를 통해 장 건강을 증진한다.

오늘날 프로바이오틱스는 전 세계적으로 널리 사용되고 있다. 그러나 과다 복용할 경우 복부팽만감, 소화불량, 설사, 변비, 복통 등이 일어날 수 있으며, 피부 홍반 및 가려움증과 같은 피부 부작용도 보고되었다. 중증 부작용으로는 면역억제제 사용 환자 경우 패혈증, 진균혈증 및 균혈증 등이 보고되었으며, 구조적 심장질환자 경우 심장내막염이 보고되었다. 또한 기저질환이 있는 영아, 어린이 및 성인에서 허혈성질환을 유발하기도 하며, 소장에서 염증반응 및 이와 관련된 합병증이 일어난 사례도 있다.

프리바이오틱스

최근에는 장 건강 개선뿐만 아니라, 면역 과민반응이나 피부상태 개선 등에 도움을 주는 프로바이오틱스와 함께 프리바이오틱스에 대한 관심과 제품 소비가 증가하고 있다. 프리바이오틱스(Prebiotics)도 지금은 상당히 많이 알려진 용어이다. 과거에는 섭취했을 때 장내 미생물 중에서 비피도박테리아(bifido-bacteria)와 같은 유익세균들이 선택적으로 증가되는 것을 의미했는데, 인간 모유 올리고당(human milk oligosaccharides, HMO), 프락토올리고당(fructooligosaccharides, FOS), 이눌린(Inulin), 갈락토올리고당(galactooligosaccharides, GOS), 섬유소 등이 이에 해당한다. 프리바이오틱스(prebiotics)는 '이전', '앞서다' 등의 의미를 가진 접두사 'pre'가 붙어 프로바이오틱스의 먹이 역할을 하는 물질을 뜻한다. 프리바이오틱스(prebiotics)란 "장내 유익세균의 증식에 도움이 되는 프로바이오틱스의 먹이로 장내 환경을 개선하여 장 건강에 도움을 주는 물질"로 1995년에 깁슨(Gibson GR)과 로버푸로이드(Roberfroid MB)가 프리바이오틱스라 명명하였다. 일반적으로 프리바이오틱스는 올리고당과 같은 난소화성 탄수화물로 이루어져 있거나, 식이섬유소로 존재한다. 2007년에 프리바이오틱스의 기능성 연구를 통해 "숙주 건강에 유익한 방향으로 작용하는 장내 미생물의 성장과 활성을 선택적으로 자극하는 소재"로 다시 정의 되었다. 2016년에는 허트킨스(Hutkins RW) 등은 동물성 식품에 대한 논의를 포함하여 프리바이오틱스의 정의에 대해 다시 논의하려는 노력들이 있다. 프리바이오틱스는 2017년 ISAPP 전문가 합의에서 "숙주의 미생물 중에서 건강 이익을 제공하는 미생물에 의해 선택적으로 이용되는 물질"로 의미가 확장됐다. 장내미생물에 국한하지 않은 이유는 대부분의 프리바이오틱스가 경구로 섭취되기는 하지만 경우에 따라 질이나 피부와 같은 신체의 다른 미생물군에도 투여될 수 있기 때문이다. 프리바이오틱스로 인정받으려면 소화기관에서의 분해 및 흡수에 저항성이 있고, 장내 미생물에 의해 발효가 가능하여야 하며, 숙주의 건강에 유익하고 프로바이오틱스의 성장에 선택적인 자극이 되어야 하는 특성을 가져야 한다. 프리바이오틱스가 어떻게 작용하는지 기전적 측면에 대한 설명은 아직 부족하지만 프로바이오틱스 기능과 떼어놓고 생각할 수는 없다. 식품공전에 나오는 프리바이오틱스로 활용되고 있는 올리고당으로는 프락토올리고당(fructooligosaccharide), 이소말토올리고당(isomaltooligosaccharide), 갈락토올리고당(galactooligosaccharide), 말토올리고당(maltooligisaccharide), 자일로올리고당(xylooligosaccharide), 젠티오올리고당(gentiooligosaccharide) 등 6종이 있으며, 이 밖에도 락툴로오스(lactulose), 이눌린(innulin), 유과올리고당(lactooligisaccharide)은 기타 가공식품으로 분류된다. 식약처에서 인정받은 기능성 원료는 프락토올리고당, 이소말토올리고당, 자일로올리고당, 갈락토올리고당, 커피만노올리고당, 대두올리고당이다. 시중에 판매되는 대부분의 프리바이오틱스 제품은 식약처 고시형 기능성 원료인 프락토올리고당(FOS)을 사용하고 있다. 프락토올리고당의 공식적으로 인정된 기능성은 2가지로 "장내 유익세균 증식에 도움을 줄 수 있음"과 "배변활동 원활에 도움"을 줄 수 있음이다. 일부 제품의 경우 면역기능 문구가 추가되는 경우가 있는데 이는 프리바이오틱스가 아닌 아연을 추가하여 표시하는 효능이다. 현재 건강기능식품 공전에는 프락토올리고당의 경우 일일섭취량을 3~8g으로 설정하였으며, 대부분 제품 경우 3,000~4,500mg 정도의 프락토올리고당을 제공한다. 2018년 건강기능식품 재평가에서 프락토올리고당 섭취 주의 사항에 '섭취 시 가스참, 트림, 복통, 복부팽만감 등이 발생할 수 있음'이 추가되었다. 이는 발효시 발생되는 이산화탄소와 수소로 피할 수 없는 생성물 때문이다.

신바이틱스

신바이오틱스라는 말이 나오자 많은 사람들은 처음에 새로 나온 (新)바이오틱스라 생각하는 사람이 많았다. 그렇지만 한자의 새롭다는 신이 아니고 접두사로 시너지를 나타내는 syn-이란 의미이다. 1995년 깁슨(Gibson GR)과 로버프로이드(Roberfroid MB)가 신바이오틱스(synbiotics)는 '장에서 서식하는 프로바이오틱스의 활성을 증가시켜 성장을 돕고, 장내 미생물의 균형을 조절하며, 기능성을 개선하여 우리의 장 건강을 증진시킬 수 있는 난소화성 영양성분을 프리바이오틱스로 정의하고, 이러한 프로바이오틱스와 프리바이오틱스의 조합을 신바이오틱스라 하였다. 2015년 판데이(Pandey KR) 등과 바실레브스키(Wasilewski A) 등도 이와 유사한 정의를 내렸으며, 2016년 김(Kim YH)는 프로바이오틱스와 프리바이오틱스를 함께 공급함으로써 각각이 갖는 생리활성이 동시에 나타나게 되어 2 요인의 상승효과가 발생한다는 장점이 있다고 하였다. 현재 신바이오틱스와 관련된 연구는 활발하게 진행되고 있다(표 2).

표 2. 진행중인 신바이오틱스 연구

프로바이오틱스	프리바이오틱스	보고자 하는 효과
락토바실러스람노서스 (*Lactobacillus rhamnnosus*)	올리고프룩토오스/이눌린	항비만효과
락토바실러스 아시도필러스 (*Lactobacillus acidophilus*)/ 비피도박테리움 비피둠(*Bifidobacterium bifidum*)	프락토올리고당	항당뇨효과
락토바실러스 카제이(*Lactobacillus casei*)/ 락토바실러스 람노서스. 스트렙토코쿠스 서모필러스 (*Streptococcus thermophilus*), 비피도박테리움 브레브(*Bifidobacterium brev*)/ 락토바실러스 아시도필러스/ 비피도박테리움 인판티스 (*Bifidopbacterium infantis*)/ 락토바실러스 불가리쿠스 (*Lactobacillus vulgaricus*)	프락토올리고당	아토피 증상 완화
락토바실러스 람노서스/ 비피도박테리움 락티스(*Bifidobacterium lactis*)	올리고프룩토오스/이눌린	항암효과
비피도박테리움 아돌레센티스 (*Bifidobacterium adolescentis*)	이눌린	항균효과

2016년 부산대 박건영 교수와 프리아스(Juana Furias) 등이 편집한 '건강과 질병에서 발효식품(Fermented Foods in Health and Disease)'이라는 책에서 김치와 건강상 혜택(Kimchi and its health benefits)에서 우리나라 경우 김치는 발효식품으로 1천만~1억 CFU/g의 유산균을 포함하고 있으며, 비타민, 광물질, 식이섬유 등이 풍부한 식품이다. 발효과정에서 유기산, 이산화탄소, 에탄올, 만니톨, 박테리오신, CLA(conjugated linoleic acid), 올리고당 등을 생성하며, 이들이 건강에 유익을 준다. 김치의 발효는 산도에 따라 개시(산도 0.2% 이하), 미숙성(0.2~0.4%), 적정숙성(0.4~0.9%), 과숙성(0.9% 이상)의 4단계로 나뉘며, 초기에는 류코노스톡 메센테로이드(*Leuconostoc mesenteroides*), 나중에는 락토바실러스 사케이(*Lactobacillus sakei*)가 우세 세균이 된다. 이 밖에도 웨이셀라(*Weisella*), 락토코커스(*Lactococcus*), 페도코커스(*Pedococcus*) 등이 발견된다. 연구에 의하면 김치에는 난소화성 영양성분인 불용성 식이섬유소와 수용성 식이섬유소가 건조물 당 9.1~19.1%로 많은 것으로 나타났다. 섬유소 식이는 프로바이오틱스의 효력을 증강시킨다. 또한 2016년 김(Kim YH)은 김치에 많이 들어가는 마늘 속에는 알리신(alicin) 성분이 있어 김치의 대표적인 프로바이오틱스인 류코노톡스의 생장을 저해하지 않고, 장내 유해세균의 성장만을 선택적으로 저해하는 것으로 알려져 있다. 이러한 점에서 김치는 신바이오틱스라 할 수 있겠다. 같은 개념으로 발효 해산물(젓갈 등)이나 유제품 역시 신바이틱스제품이라 할 수 있다. 2008년 초우라기(Chouraqui M) 등은 건강한 영아에서 비피도박테리아, 락토바실러스, 90%의 갈락토올리고당 및 10%의 프락토올리고당을 혼합하여 섭취시켜 신바이오틱스의 안전성을 검증한 결과, 신바이오틱스를 섭취한 영아들의 설사 발생이 감소하였다는 결과를 얻었으며, 2006년 베틀러(Bettler J) 등은 유아를 대상으로 한 연구에서도 같은 경향을 확인하였다. 2002

년 마우로 피스버그(Mauro Fisberg) 등은 취학 전의 아이들을 대상으로 비피도박테리아, 락토바실러스, 프락토올리고당이 포함된 신바이오틱스를 섭취시킨 결과, 대조군에 비해 변비와 병으로 인한 결석일이 유의적으로 감소하였다고 보고하였다. 또한 2013년 오브리안(O'Bryan CA) 등은 비피도박테리아가 함유된 요구르트를 섭취시킨 결과, 항생제 연관 설사(antibiotic-associated diarrhea: AAD)에 대해서도 효과를 보였으며, 변비도 개선되었다. 장과 관련된 또 다른 질환으로 과민성장증후군(Irritable Bowel Syndrome: IBS)과 염증성 장 질환(Inflammatory Bowel Disease: IBD)을 들 수 있는데, IBD 환자의 장내 미생물은 건강한 사람의 균총과 다르며(Guarner F, 2008), IBD에 대한 신바이오틱스의 효과는 아직 명확하게 밝혀지지는 않았으나, 몇몇 연구는 신바이오틱스가 IBD에 유효할 가능성을 제시하였다. 일례로 2005년 퍼리(Furrie E) 등은 24~67세의 대장염 환자 16명 중 무작위로 절반(9명)을 선발하여 캡슐 형태의 비피도박테리움 롱검(*Bifidobacterium longum*)과 작은 봉지에 담긴 이눌린, 올리고프룩토오스를 6g씩, 하루 2회, 4주간 공급한 결과, 직장경 검사, 인체 β-디펜신(β-defensin)의 mRNA 수준, 종양괴사인자-α(tumour necrosis factor α)와 인터류킨-1α(interleukin 1α), 상피세포의 염증과 재생이 모두 개선되었다고 보고하였고, 휘란(Whelan K)과 퀴그리(Quigley EMM)는 2013년 IBD와 IBS에 대한 프로바이오틱스의 효과를 연구한 문헌들을 비교한 결과, 계통에 의한 차이는 있지만 프로바이오틱스가 효과가 있었다고 보고하였다. 2014년 신바이오틱스와 관련하여 포드(Ford AC) 등은 IBS와 만성 변비에 대해 성인(만 16세 이상)들에게 프로바이오틱스, 프리바이오틱스, 신바이오틱스 등을 7일 이상 섭취시키고, 그 효과를 조사한 73 건의 논문에 대해 메타분석을 실시한 연구에서 프로바이오틱스와 신바이오틱스가 유의한 효과를 나타내었다고 보고하였다.

앞에서 김치는 프로바이오틱스이고 신바이오틱스이며, 포스트바이오틱스로 볼 수 있다는 견해에 대해 학문적으로 보다 명확히 하기 위해 원광대학교 김용성 교수의 글 "유산균이 풍부한 김치는 프로바이오틱스 제품을 대체할 수 있을까?"에서 인용하였다. 발효는 단지 젖산균에 의해서만 일어나는 것은 아니기 때문에 단순히 한 가지 효소반응으로 정의하기는 어렵다. 요거트, 김치, 와인에서는 혐기성 젖산 및 에탄올 발효가 사용되는 반면 누룩, 간장, 미소에서는 진균에 의한 호기성 대사가, 그리고 식초 콤부차에서는 아세트산 균에 의한 발효가 이용된다. 올해 ISAPP은 발효식품이란 "원하는 미생물의 성장과 효소 전환과정을 거쳐 만들어진 음식(foods made through desired microbial growth and enzymatic conversions of food components)"이라고 전문가 합의를 통해 정의를 발표했다. 이 정의에서는 단지 화학적 효소 전환뿐만 아니라 미생물의 활동이 필수적이라는 것을 명시했는데, 발효식품에서는 '원하는(desired)' 미생물 성장이라고 제한함으로써 똑같이 미생물의 성장과 효소전환이 필요한 부패 과정과 명확히 구분했다. 김치는 발효식품이고 발효 과정에 미생물의 성장이 필수적이기 때문에 많은 유산균이 포함된다는 것은 주지의 사실이다. 김치는 1그램당 약 10^7~10^9 CFU의 유산균이 포함돼있고 1회 적정 김치 섭취량이 40~60g인 것을 고려하면 한끼에 먹는 김치의 유산균 수는 상당하다. 프로바이오틱스는 '충분한 양을 투여했을 때 숙주에게 건강 이익을 주는 살아있는 미생물'이라는 정의만 만족하면 원칙적으로 그 종류가 한정되지는 않지만, 국내에서 건강식품 형태로 구매해 복용하는 프로바이오틱스 균은 19종으로 제한된다(표1). 여러 전문가에 의해 정의된 용어 정의에 따르면 김치는 프로바이오틱스 발효식품에 속하고, 균주 수준에서 건강 이익이 증명된 것은 아니지만 락토바실러스 플라타룸(*L. platarum*)처럼 속 수준에서 일반적으로 건강이 있다고 알려진 균을 포함한다. 즉 2018년 박건영 연구팀인 김(Kim HY) 등이 Food Sci Biotechnol에 발표한 내용을 보면 pH 4.3~4.7로 잘 익은 김치상품의 유산균으로 *Weisella koreansis*(34.4%), *W. cibalia*(11.2%), *W. confusa*(0.4%) 기타 *Weisselia*(7.9%)이며, *Lactobacillus graminis*(12.5%), *L. sakei*(9.2%), 기타 *Lactobacillus*(3.1%), *Leuconostock gelidum*(8.9%), *Leuconostoc mesenteroides*(3.2%)라 하였다. 이 논문의 결과를 가지고 비교해 보면 잘 익은 김치에서 검출된 유산균 중에 프로바이오틱스 고시 19종에 포함되는 균주는 없다. *L. plantarum*이 초기~과숙 사이의 우정균임을 고려하면 19종중에 *L. platarum* 균주는 김치에 포함되어 있다고 봐야한다. 김치에 포함된 유산균들이 프로바이오틱스의 정의에 맞는지가 관건이 될 것이다. 즉 주요 김치 유산균들이 전임상 및 임상연구를 통해 특정 건강이익을 주는 근거가 제시됐다면 김치를 섭취함으로써 프로바이오틱스를 복용하는 것이라고 할 수 있겠다. 그런데 김치 유산균과 연관된 대부분의 논문은 *L. plantarum*이나 *L. sakei*에 대한 것이다. 유독 김치에 많이 포함된 *Weissella* 및 *Leuconostock* 속(genus) 유산균은 세포실험이나 동물실험을 통해 항산화, 면역조절, 항바이러스 효과와 같은 다양한 기능이 제시되고는 있지만 아직 그 건강기능이 임상연구를 통해 증명된 것은 거의 없다. 그러므로 우리가 통상 말하는 임상을 통해 효능이 증명된 프로바이오틱스와는 그 근거 수준면에서 동일하다고 보기 어렵다. 발효식품의 균을 섭취하는 것이 증상 개선 목적으로 프로바이오틱스를 복용하는 것과 동일하지 않은 이유는 균주 특이적(strain-specific)이라는 특성이 적용되지 않기 때문이다. 즉 발효식품에 포함된 균들이 균주 수준까지 규명된 경우가 별로 없는데, 기존 프로바이오틱스와 같은 속에 속하더라도 균주가 다르면 동일한 건강이익을 제공한다고 말할 수 없다. 그렇지만 균주 특이적이 아닌 속 수준에서 일반적인 효능, 예를 들면 병원균과 경쟁해 억제하거나 항생물질을 생산하는 것과 같은 기능은 김치유산균도 가지고 있다고 봐야 한다. 또 다른 문제점은 발효식품의 1회 섭취량에 각각의 프로바이오틱스 임상연구에서 건강이익이 확인된 유효 용량만큼 충분히 포함돼 있는지도 애매하다는 점이다. 그래서 이 질문에 대한 대답은 "가능성은 있지만 아직까지는 엄밀한 의미에서 모든 김치 유산균이 균주 특이적 효능을 보이는 프로바이오틱스라고 말하기는 어렵다"가 될 것이다. 그러므로 김치는 '균주 특이적(strain specific) 효과까지는 증명되지 않은 프로바이오틱스에 의해 발효된, 혹은 그런 프로바이오틱스가 포함된 발효식품'으로 분류할 수 있을 것이다.

현 시점에서 장 건강 기능성 효능 외에 특별한 다른 기능 목적으로 판매되는 신바이오틱스 제품은 거의 없다. 신바이오틱스의 단점은 함량의 문제로 프로바이오틱스와 프리바이오틱스를 혼합할 경우 전제적인 양은 2가지를 합친 양이어야하기 때문에 섭취해야할 양이 늘어날 수밖에 없다. 국내에서 기능성 인정을 위한 프로바이오틱스와 프리바이오틱스 일일섭취량은 프로바이오틱스 경우 1억~100억 CFU이고, 프리바이오틱스(프락토올리고당 기준)는 3~5g이다. 우리나라에서 시판되는 제품의 경우 2가지로 나눌 수 있는데 프로바이오틱스가 충분한 경우와 프리바이오틱스가 충분한 경우이다. 프로바이오틱스를 100억 CFU 함유한 제품이 있지만 프리바이오틱스 성분에 대해서는 부원료로 표시하고 있다. 즉, 프리바이오틱스의 기능성을 위한 일일섭취량이 기준에 미달(3g 미만)되는 경우이다. 이럴 경우 의미적으로는 신바이오틱스라 할 수 있지만 실제로는 프로바이오틱스에 가깝다고 볼 수 있다. 또 다른 제품의 경우 프리바이오틱스를 주원료로 명시하고 있는데, 이는 프락토올리고당을 3g 이상 포함하고 있는 것으로, 많은 경우 '유익균의 영양 공급원! 프로바이오틱스 더 이상 부원료가 아닙니다. 주원료 4000mg 함유, 부원료가 아닌 주원료로 가득 담았습니다.'라고 하며 주원료 양을 강조한다. 이럴 경우 2가지가 다 주원료이고, 기능성을 표시할 수 있으니 좋은 제품일 수 있다. 그러나 자세히 성분표시를 살펴보면 하나의 문제점이 있다. 프로바이오틱스의 수로 기능성을 인정받을 수 있는 정도의 양이 들어 있지만 일반 프로바이오틱스 제품이 100억 CFU가 대부분인데 1억~10억 CFU만 함유한 경우가 많다. 이런 제품은 프리바이오틱스에 프로바이오틱스를 약간 추가한 정도이다. 지금까지 나온 제품의 경우 신바이오틱스라 해서 새로운 효과를 기대하기 보다는 2가지를 한꺼번에 섭취한 정도로 마케팅을 위해 사용된다 생각할 수 있다. 그렇기 때문에 소비자는 본인이 원하는 성분을 고려하여 선택하는 것이 현명한 일이다.

최근에는 프로바이오틱스 생균제의 사용이 어려운 고위험군 환자나 기저질환 환자를 대상으로 프로바이오틱스 대체제로 사용하기 위한 포스트바이오틱스(postbiotics)를 4세대 프로바이오틱스 또는 파라바이오틱스(parabiotics), 고스트바이오틱스(ghostbiotics)라 하며 널리 선전하고 있다. 주위에 있는 많은 사람들이 요즘은 포스트바이오틱스를 복용하고 있다고 한다. 4세대라는 말에 현혹되어 프로바이오틱스에 비해 훨씬 좋고 발전되었으니 이젠 4세대를 복용하야야 되는 게 아니냐는 어감이다. 과학적이라기보다 마케팅에 의해 건강식품이 더 잘 알려지고 있다. 참고로 프로바이오틱스의 사균체를 파라바이오틱스라 한다. 참고로 포스트바이오틱스는 파라바이오틱스 외에도 살아 있지 않은 프로바이오틱스(non-viable probiotics), 열처리 사균 프로바이오틱스(heat-killed probiotics), 틴달화 포스트바이오틱스[tyndallized probiotics, 틴달(Jhon Tyndall)이 고안한 간헐멸균법으로 80℃ 전후의 온도에서 1시간 동안 가열 멸균하는데, 이것을 1일 1회 3일 동안 반복한다. 그 사이에는 실온 또는 37℃에서 방치하므로 내열성 아포가 발아, 다음 가열 시에는 온도 감수성의 영양형으로 변해 멸균된다] 등 다양하게 사용해 왔기 때문에 연구자들마저도 혼란스러울 정도이다. 2019년 캐리(Carrie AMW) 등은 포스트바이오틱스란 건강에 유익한 세균인 프로바이오틱스가 식이섬유와 올리고당류인 프리바이오틱스를 영양원으로 이용하여 대사함으로써 생성한 대사산물로 프로바이오틱스와 유사하게 유익한 특성을 갖는 위장 건강에 중요한 조절물질이며, 각각의 프로바이오틱스 세균은 다양한 포스트바이오틱스 대사물질을 생성하며, 이 대사산물을 섭취할 경우 장 항상성 회복과 건강을 유지할 수 있다. 올해 ISAPP의 전문가들이 모여 이 개념에 대해 논의한 결과 포스트바이오틱스가 가장 적절한 용어라고 판단해 선택하였으며, 포스트바이오틱스는 네이처에 발표된 ISAPP 전문가 합의에서 "숙주에게 건강 이익을 주는 살아있지 않은 미생물 혹은 그 미생물의 성분이 포함된 제형"이라 정의되었다. 즉 프로바이오틱스의 '살아 있는' 개념을 뺀 것이라고 생각하면 된다. 기존의 포스트바이오틱스는 프로바이오틱스 대사산물이라는 의미로 더 자주 사용되어 왔고, 사균체에 대하여는 파라바이오틱스(또는 고스트바이오틱스)라는 용어로 사용해 왔는데, 이를 하나의 용어로 통일한 것이다. 생균은 열과 산에 약하다는 단점이 있는데, 이로 인해 장에 도달하기 전에 거의 다 사멸되거나, 일부 장에 도달한 세균도 오랫동안 정착하지 못하고 배출되는 경우가 자주 있다. 그렇기 때문에 프로바이오틱스가 장내에 생존하면서 대사산물을 생성할 여유가 많지가 않다. 그러므로 일시적인 프로바이오틱스 섭취를 통해 장내 유익한 효과를 기대하기란 쉽지가 않다. 그렇기 때문에 장내 효능을 오랫동안 유지하기 위해 항상성이 있어야 하는데, 포스트바이오틱스 대사산물은 위산과 담즙에 영향을 받지 않고 장까지 이동하여 장내 유해세균을 억제시키며, 장을 보호하는 역할을 하여 질병 예방이나 치료개념에 더 가깝다고 볼 수 있다. 그렇다면 포스트바이오틱스인 대사산물을 직접 투입하는 장점은 무엇일까? 일반적으로 프로바이오틱스는 앞에서 기술한 것처럼 장 점막에 부착된 후에 유해세균을 제거하고 적소에 부착하는 데 시간이 좀 필요하다. 나아가 장까지 도달하기 전에 위산에 의해 사멸하는 경우가 많아 심하면 90%가 사멸한다. 이에 비해 포스트바이오틱스는 위산과 담즙산에 의해 사멸하지 않을 뿐만 아니라 적소인 장 점막에 부착하는 시간 역시 필요하지 않기 때문에 신체에 효과적으로 전달되어 효능이 빠르게 나타나게 된다. 또한 생균에 비해 부작용 위험이 적어 안전성이 높고, 원료의 품질 유지가 용이하여 제품으로 상용화하는 데 장점이 있다. 또한 포스트바이오틱스는 소아, 중증 환자나 면역력이 약화된 환자에게도 사용이 가능하며, 다양하게 적용할 수 있는 응용분야가 넓다는 것이 장점이다. 뿐만 아니라 기능성을 나타내는 물질구조를 정확히 알고, 안전한 복용량 확인이 가능하므로 앞으로 포스트바이오틱스가 발전한 가능성이 많이 있다. 그러나 이를 위해서는 미생물 대사과정에 대한 생화학적 연구가 더욱 활발해져야 할 것이다.

다음과 같이 포스트바이오틱스라고 분류될 수 있는 구체적인 조건들을 제시했다. 이 내용은 원광대학교 김용성 교수가 메디게이트에 투고한 내용을 그대로 인용한 것이다. 첫째, 포스트바이오틱스는 반드시 프로바이오틱스로부터 만들어질 필요는 없다. 즉, 단순하게 프로바이오틱스를 사균화 시킨 것을 포스트바이오틱스라고 할 수 없으며, 기존에 효능이 있다고 알려진 프로바이오틱스 균주도 사균화 시켰을 때 효과가 있어야 비로소 포스트바이오틱스라고 할 수 있다. 반대로 살아있을 때 프로바이오틱스에 해당되지 않았던 균주도 사균화 했을 때 건강이익을 제공할 수 있으면 포스트바이오틱스에 해당된다는 것이다. 둘째, 짧은사슬지방산이나 박테리오신과 같은 미생물의 대사산물만 순수하게 분리한 것은 포스트바이오틱스가 아니다. 셋째, 미생물의 전체 또는 일부를 이용하는 백신 역시 일반적인 건강이익과는 다른 분명한 목적으로 사용되기 때문에 포스트바이오틱스가 아니다. 넷째, 포스트바이오틱스의 건강 이익은 반드시 건강 이익의 대상이 되는 숙주에서 검증이 되어야 한다. 즉, 어떤 포스트바이오틱스가 인간의 건강에 좋다고 하려면 인간을 대상으로 한 임상연구가 필수적이라는 의미다. 포스트바이오틱스는 크게 세포의 모양을 그대로 유지한 사균(파라비오틱스)과 완전히 용해해 일부 구성 성분만을 사용하는 경우로 나눌 수 있다. 후자의 경우 병원균 용해물을 사용해 면역자극을 시킴으로써 향후 해당 균에 의한 감염을 예방하는 목적으로 사용될 수 있는데 현재 호흡기질환의 예방 목적으로 이미 사용되고 있다.

사실 포스트바이오틱스가 건강이익을 가져오는 기전을 살펴보면 프로바이오틱스와 크게 다르지 않다. 이미 기존 프로바이오틱스도 짧은사슬지방산 생산이나 대사 기능, 호르몬 분비, 위장관 상피세포벽 기능 강화, 면역반응 조절 등이 기전으로 제시됐기 때문이다. 물론 포스트바이오틱스에서는 세포벽의 펩티도글리칸(peptidoglycan)이나 특정 단백질 또는 효소와 같이 좀 더 구체적인 작용기전 물질이 강조된다. 이런 기전적인 측면보다는 살아있는 균인 프로바이오틱스가 가지는 한계점을 살아있지 않다는 특성으로 극복할 수 있는 것이 포스트바이오틱스가 주목받는 이유라 할 수 있다. 프로바이오틱스의 가장 큰 문제는 생산 시점부터 유통기한까지 살아있는 균의 수(CFU)가 일정하게 유지되지 않고 계속 감소한다는 것으로 심한 경우 몇 배의 차이가 나기도 한다.

이로 인해 프로바이오틱스의 효과가 어느 용량에서 나타나는지 말하기 어렵고 임상연구 과정에서 특히 문제가 된다. 또한 드물기는 하지만 살아있는 균이기 때문에 균혈증 같은 안전성 문제가 제기될 수 있다. 반면 사균인 포스트바이오틱스는 처음 제조 시 투입 용량이 일정하게 유지되고 감염의 문제가 없어 일관적인 효과를 얻을 수 있으며 보다 안전한 사용이 가능하다. 포스트바이오틱스가 가지는 또 하나의 장점이자 특징은 사균화 방식에 따라 프로바이오틱스가 가지는 건강 이익을 더 강화시킬 수 있다는 점이다. 그 대표적인 예로 2018년 나이토(Naito Y) 등이 발표한 차세대 프로바이오틱스로 주목받고 있는 아커만시아 뮤니시필라(*Akkermansia muciniphila*)를 들 수 있다. 아커만시아 뮤니시필라는 인슐린 저항성을 개선시키거나 콜레스테롤을 낮추는 대사질환 개선 기능을 나타내는데, 이 과정에 세포외막 단백질인 Amuc-1100이 중요한 역할을 한다. Amuc-1100이 면역반응, 특히 항염증성 사이토카인인 인터류킨-10 생성 유도에 관여한다. 아커만시아 균 부족 경우 항염증성 사이토카인 분비가 원활하게 이루어지지 않아 장내 염증반응에 문제가 발생한다. 이 단백질의 효과를 증명했던 2016년 동물실험에서 생균과 대조군으로 오토클레이브(autoclave, 고압증기멸균기)로 만든 사균을 사용해 생균이 효과적임을 확인했다. 그런데 우연하게도 고열 사균화가 아닌 70℃에서 30분간 노출시킨 저온살균(pasteurization)으로 만든 사균이 오히려 생균보다 더 효과가 좋다는 것을 발견했고, 이는 2019년 과체중·비만인 사람을 대상으로 한 연구에서 사균의 효과가 우월함이 증명됐다. 즉, 무조건 사균화 시킨다고 해서 포스트바이오틱스라 할 수 없고 효과가 증명돼야 한다. 사균화 방식에 따라 효과 유무와 정도가 결정될 수 있기 때문에 같은 균이더라도 어떤 방법이 사용됐는지, 그리고 그 방식의 사균화가 어떤 효과가 있었는지 등에 대한 정보를 알 수 있어야 한다. 과

체중 또는 비만인 사람이 칼로리 제한식이를 할 경우 인슐린 저항성을 개선하는 효과가 장내 아커만시아가 더 많은 사람에서 더 두드러진다. 당뇨병 치료제 중 하나인 메트포르민을 비만 생쥐에 투여하면 아커만시아가 증가하고, 메트포르민의 작용은 부분적으로 아커만시아 작용에 의해 매개되는 것으로 보고된다. 아커만시아는 뮤신에서 초산과 같은 짧은사슬지방산을 생성하고, 뮤신을 생성하는 술잔세포(goblet cell)에 에너지를 공급한다. 항당뇨약인 메트포르민은 술잔세포의 수를 증가시켜 점액 생성을 증가시키고, 장 점액층을 두껍게 하며, 장 장벽 기전을 유지하는 것으로 확인된다. 여러 보고에 의하면 아커만시아 뮤니시필라는 포도당대사, 지질대사 및 장 면역에 영향을 미치며, 폴리페놀과 같은 특정 식품 성분이 장에서 이 균의 증식을 도와준다. 김용성 교수는 마케팅에서 포스트바이오틱스라는 용어를 쉽게 볼 수 있는데, 이 제품들의 표기 효능을 찾아보면 결국 기존 프로바이오틱스와 동일한데 '포스트바이오틱스를 왜 섞은 것일까'하는 의문이 든다고 하였다. 이렇게 특정 용어가 마케팅에 먼저 사용되는 것은 제도상의 허점이 있기 때문이다. 국내법상 프로바이오틱스까지는 규정돼 있으나 포스트바이오틱스가 무엇인지, 어떤 경우에 사용할 수 있는지에 대한 규정이 없다. 이런 와중에 포스트바이오틱스라는 용어가 광고를 통해 먼저 알려지고 소비자들은 막연하게 더 좋은 것이라고 느끼게 된다. 포스트바이오틱스에 대한 혼란스러움은 비단 우리나라만의 문제는 아니다. 외국에서도 아직 이에 대한 완전한 규정을 가지고 있지 않아 비슷한 실정이다. 이미 100여년 이상 사균체를 사용하고 있는 일본이나 면역조절제로 사균을 사용해 온 유럽은 사균에 대한 언급이나 안전성에 대해 관리하고 있지만, 과학적 엄밀함에서 보면 현재의 포스트바이오틱스 개념에 맞는 수준은 아니다. 신(Shin KS) 등은 김치의 유산균파쇄액을 쥐에 2주간 경구 투여한 결과 암

조직의 크기 감소, 생존력 개선 등으로 항암효과가 있음을 1998년 보고하였다. 2012년 문(Moon YJ) 등은 김치의 유산균이 항비만효과가 있는지 연구한 실험에서 지방조직 세포인 3T3-L1에 김치에서 분리동정한 유산균 웨이셀라 코리엔시스(*Weisella koreansis*)의 배양배지 추출물과 세포질을 처리한 결과, 지방세포 분화의 주요 전사인자인 C/EBP-α(CCAAT enhancer binding protein-alpha)와 aP2(activaing protein-2), 지방산생합성효소, SREBP1(sterol regulatory element-binding protein-1) 유전자가 유의적으로 감소함을 보고하였다. 이러한 점에서 김치는 포스트바이오틱스로 볼 수도 있겠다.

포스트바이오틱스는 건강에 도움을 주는 프로바이오틱스와 먹이인 프리바이오틱스를 통해 미생물의 대사과정이나 식품의 발효과정 중에 생성되는 새로운 기능성 식품 소재이다. 2018년 아길라르 투알라(Aguilar-Toala) 등은 프로바이오틱스 대사산물인 짧은사슬지방산 , 항균펩티드, 비타민 B, 비타민 K, 복합아미노산, 펩티드, 신경전달물질, 효소, 미네랄, 테이코산(teichoic acid), 다당류, 세포표면단백질, 세포파쇄물 등이 포함될 수 있다. 포스트바이오틱스의 종류와 유용효과에 대하여 표 3에 나타냈다.

표 3. 포스트바이오틱스의 종류와 유용효과

종류	유용효과
짧은사슬지방산	식이섬유 섭취시 장내 유익균들이 분해하여 생성한 비교적 짧은 지방산(6개 미만의 탄소원자)이며, 장 상피세포의 주요 네어지원으로 사용되고, 장내 환경을 산성으로 만들어 유익균들이 잘 증식하도록 도와준다.
항균펩타이드	유산균이 생성하는 항균펩티드인 박테리오신은 내성이 적고, 장내미생물 중에서 유해균의 성장을 억제하는 천연 항생제이다.
천연비타민	미량으로 물질대사와 생리작용 조절에 주용하게 관여하는 유기화합물로, 체내에서 직접 만들지 못하는 비타민 B군, 비타민 K와 같은 필수 영양소는 프로바이오틱스 또는 장내미생물에 의해 합성할 수 있으며, 몸속에 잘 흡수가 되도록 도와주기도 한다.
복합아미노산, 펩타이드	류신, 리신, 메티오닌, 발린, 아이소류신, 트레오닌, 트립토판, 페닐알라닌, 시스테인, 티로신, 아르지닌, 히스티딘, 글루탐산, 글리신, 프롤린, 세린, 아스파트산, 가바(GABA) 등과 같은 아미노산을 생성하며, 미생물이 생산한 단백질 분해효소에 의해 폴리펩티드 및 올리고펩티드를 생성한다.
신경전달물질	세로토닌, 가바(GABA)와 같은 신경전달물질도 생성하여 걱정, 우울, 스트레스 등을 조절하는 생리기능에 관여한다. 또한 기억력과 학습에도 영향을 주기도 한다.
효소	체내에서 소화할 수 없는 식물유래 탄수화물을 분해함으로써 칼로리 섭취를 도와주고, 다양한 생리활성 물질인 비배당체 화합물로 변환시킬 수 있다. 배당체 가수분해효소(glycoside hydrolases), 다당체 분해효소(polysaccharide lyases) 등이 있다.
미네랄	셀레늄은 신체의 각종 대사작용에 관여하는 미네랄이자 항산화제로 체내 필수적인 영양소이다. 체내 활성산소를 제거하고 DNA의 산화적 손상을 완화하여 노화를 억제한다. 미생물이 생성한 셀레늄은 일반 합성 셀레늄에 비해 흡수율과 생체이용률이 높은 것으로 알려져 있으며, 비타미 E와 함께 체내에서 지질산화 방지 및 세포막 보호를 통해 피부 노화를 예방하는 역할을 한다.
세포파쇄물	유산균 세포벽 성분인 펩티도글리칸(peptidoglycan) 협막다당체(capsular polysaccharide), 지질 단백질 테이코산(teichoic acid) 등이 있으며, 유산균 세포 파쇄물인 cytosine phophodiester guanine oligo-deoxynucleotides(CpG-ODN)는 수지상세포의 결합부위인 TOLL-like receptor-9(TLR-9)과 결합하여 선천면역 시스템을 자극시키고, IgA와 같은 면역물질 분비를 유도한다.

아직 국내에서는 익숙하지 않지만 2013년 새롭게 등장한 용어는 사이코바이오틱스(psychobiotics)이다. 이것은 뇌장축 연구로 유명한 아일랜드 코크 대

학(University College Cork)의 디난(Timothy G Dinan)과 크리안(John F Cryan) 교수가 2013년에 제안한 용어로 "충분히 섭취했을 때 정신적 질환으로 고통 받은 환자에게 건강 이익을 주는 살아있는 균"으로 정의된다. 즉 정신 증상에 효과가 있는 프로바이오틱스라 2016년 이 개념을 사카르(Sakar A) 등이 건강 이익을 주는 프리바이오틱스까지 포함하는 것으로 확장했다. 사이코바이오틱스 논문에서 주로 다루는 프로바이오틱스로는 락토바실러스 헬베티쿠스(*Lactobacillus helveticus*), 비피도박테리움 롱검, 락토바실러스 카세이, 락토바실러스 플라타룸(*L. plantarum*), 락토바실러스 아시도필러스, 락토바실러스 델브루엑키(*L. delbrueckii* subsp bulgaricus), 비피도박테리움 브레브, 비피도박테리움 인판티스, 스트렙토코쿠스 살리바리우스(*Streptococcus salivarius*), 락토바실러스 람노수스, 락토바실러스 가세리(*L. gasseri*)이다.

체내에 들어가서 건강에 좋은 효과를 주는 살아있는 균이 1세대 프로바이오틱스(probiotics)라면 2세대는 몸에 유익한 미생물인 프로바이오틱스의 먹이인 프리바이오틱스(prebiotics)이고, 이 둘을 합쳐 좋은 균과 먹이를 한 번에 먹을 수 있는 신바이오틱스(synbiotics)가 3세대로 불린다. 요즘 유산균 제품 광고를 보면 어김없이 등장하는 포스트바이오틱스(postbiotics)는 차세대 유산균으로서, 유익균이 만들어내는 부산물이나 유산균의 균체 성분을 말한다. 사실 1세대, 2세대, 3세대 4세대라는 말을 사용하면서 많은 소비자는 이제 1~3세대는 구세대 유물이고 4세대가 새로운 최신이라 오해를 하고 있다. 여기에서는 그런 발전단계 표시가 아니고 용어가 나타난 순서대로 표시한 것이지 더 발전했기 때문은 아니다. 지금까지 유산균은 입으로 섭취한 후 살아서 장까지 도달해야 그 진가를 발휘하는 것으로 알려졌다. 소화기관을 통과하면서 침이나 위산, 담즙으로 인해 90% 이상이 죽고, 10% 정도만 살아남기 때문이다. 이에 따라 유산균 업체들은 이중, 삼중 캡슐로 코팅해 보호하는 기술력을 개발하고, 이것이 곧 유산균 제품의 효능을 나타내는 척도인 양 마케팅 수단으로 활용했다. '살아서 장까지'라는 유명한 광고 카피가 탄생한 배경이기도 하다. 그러나 사람마다 소화액이 달라서 너무 강한 경우는 캡슐을 녹이는 것은 물론 그 안에 있는 유산균까지 사멸시키는가 하면, 소화액이 약한 경우엔 코팅을 벗기지 못해 제 효능을 발휘하지 못하는 문제점 때문에 유산균 코팅에 대한 회의적인 반응도 많다. 그보다 더 큰 문제는 살아있는 균의 경우 좋아하는 환경(적소)이 따로 있어서 장까지 도달한다 하더라도 환경이 다르면 정착하지 못하고 배설된다는 점도 지적됐다. 그래서 2세대 바이오틱스로 주목받은 것이 프리바이오틱스다. 살아서 장까지 보내는 것이 중요한 것이 아니라, 먹이를 주어서 자체적으로 증식하도록 도와야 한다는 것이다. 여기서 더 나아가 프로바이오틱스와 프리바이오틱스를 한꺼번에 먹으면 그 효과를 배가할 수 있다는 데 착안해 나온 것이 신바이오틱스다. 요즘 급부상하고 있는 포스트바이오틱스는 장내 유익한 미생물의 먹이와 안전성에 주목한 결과이다. 우선, 살아있는 유산균의 장내 생장 촉진과 활성을 높이기 위해서는 먹이도 매우 중요한데, 자기 몸과 똑같은 영양성분을 가진 사균체, 즉 죽은 유산균을 먹는 것(프리바이오틱스 효과)이 식이섬유나 올리고당 등에 비해 더 효과적이란 점이다. 또한 살아있는 균은 장에 흡수가 안 되지만 사균체는 장에 흡수되기 때문에 백혈구를 집중적으로 만나 면역력을 증강시키는 작용이 훨씬 뛰어나다는 점을 노렸다. 따라서 이제는 '살아 있는 유산균' 마케팅도 더 이상 의미가 없게 됐다. 그동안 살아 있는 유산균만이 체내에서 효과를 발휘한다는 인식으로 관심조차 갖지 않았던 사균체의 가치가 조명되고 있기 때문이다. 유산균이 먹이(프리바이오틱스)를 먹고 배설한 대사산물인 사균체는 건강에 도움이 되지 않을 것이란 선입견과 달리 그 효능과 장점이 생균보다 더 월등하다는 사실이 수많은 연구를 통해 입증되면서 세계적인 관심이 쏠리고 있다. 우리나라 역시 이 같은 시장 변화의 바람을 타고 최근 유산균 제품 회사들이 앞 다투어 포스트바이오틱스를 활용한 신제품을 속속 선보이며 유명 모델을 앞세운 광고 경쟁을 치열하게 벌이고 있다. 뿐만 아니라 각종 음료와 아이스크림, 시리얼, 스낵, 캔디, 젤리, 단백질 파우더 등 일반식품과 건강식품 외에도 화장품, 반려동물용 사료에 이르기까지 포스트바이오틱스 사균체가 널리 사용되는 추세로 일대 전성기를 맞고 있다고 해도 과언이 아니다. 포스트바이오틱스 원료 중에는 일반적으로 누구나 사용할 수 있는 '고시형 기능성 원료'로 인정된 것은 없다. 그렇기 때문에 기능성 표시를 위해서는 식품의약안전처에서 '개별인정형 기능성 원료'로 승인을 받아야 하는데 현재는 1케이스만 있다. 즉 개별인정형 기능성 원료로 락토바실러스 람노서스 IDCC3201 열처리 배양건조물(RHT3201)로 기능은 과민성 피부 상태 개선(면역과 피부개선)이다. 결과적으로 우리나라에서 나오는 대부분의 포스트바이오틱스는 '고시형 기능성 원료'로 인증된 것이 없다고 볼 수 있다. 그러므로 포스트바이오틱스만으로 만드는 경우에는 건강기능식품 표시를 할 수가 없다. 그럼에도 불구하고 대부분의 포스트바이오틱스 제품 광고의 경우 '장 건강에 도움이 된다.'라는 문구가 있고 '건강기능식품'으로 표시를 하고 있다. 그 이유는 대부분 제품이 프로바이오틱스나 프리바이오틱스를 주원료로 사용하기 때문에 이에 대한 기능성을 표시한 것이다. 주원료란 인체에 유용한 기능을 나타내는 원료가 식품의약안전처에서 정한 일일섭취량만큼 충분히 함유되어 있음을 의미하며, 성분이 기준보다 적을 경우에는 '부원료'라고 표시한다. 현 상태에서 포스트바이오틱스의 한계점이 있을 수 있는데, 포스트바이오틱스 성분을 얼마나 섞었는지, 얼마나 먹어야 효능이 나타나는지를 알 수가 없으며, 프로바이오틱스 함량 자체도 여러 가지를 섞다 보니 정작 프로바이오틱스 함량이 1억~10억 CFU 수준으로 적은 경우가 많이 있다. 기능성을 명시하기 위해서는 '개별인정형 기능성 원료'로 식품의약안전처 승인을 받아야 하는데, 그리 쉬운 일이 아니다 보니 부원료로 표시해 판매할 수도 있다. 우리나라에서 유일하게 개별인정형 기능성 원료를 사용한 모 회사 제품의 경우 '면역과민 반응에 의한 피부상태 개선에 도움을 줄 수 있음'을 표시하고 있으며, 더불어 '장 건강에 대한 기능성'도 표시하였는데 이것은 여기에 사용된 프리바이오틱스 성분에 대한 것이다.

포스트바이오틱스 선택 고려사항

포스트바이오틱스는 어떻게 선택하는 것이 좋을까? 현재 시중에 판매되고 있는 제품을 보면 사균체의 균종 수가 2종~18종까지 배합되어 있는데, 균종마다 효능이 다르기 때문에 균종 수를 따져 보는 것도 좋고 어떤 효능이 있는 균주인지를 확인하는 것이 좋다. 제품 중에 PCC(probiotic contents certificate) 인증된 제품이 있는데 이것은 제품 속에 들어 있는 균주량 비율을 확인한 검사이다. 예를 들면 18종에 100억 마리 광고를 하고 있지만 비싼 균주는 적게 들어가 있고, 값이 싼 균주가 대부분일 수 있다. 값이 싼 균주를 많이 넣으면 그만큼 제품 단가가 내려가 생산비용이 적게 들게 된다. 그렇지만 소비자 입장에서 어떤 균주가 얼마나 들어 있는지 알 방법이 없다. 그렇기 때문에 차세대 염기서열분석(NGS)을 활용한 서열분석을 통해 분석한 기술인 PCC 인증이 도움이 되니 확인이 필요하다. PCC 인증을 받았다는 것은 제품에 들어 있는 균주와 비율을 검사하였다는 뜻이다. 업체 입장에서는 어떤 균이 좋은 균이고, 덜 좋은 균이며, 종류별로 얼마 들어 있는지를 표기할 의무가 없다. 많은 제품이 들어 있는 총 균수가 맞고, 언급한 균주가 설령 들어 있지 않더라도 문제가 되질 않고, 소비자는 넣었는지 안 넣었는지, 얼마나 넣었는지, 비율이 어떤지를 알 수 없는 상황이다. 또한 화학첨가물을 피해야 하는데, 많은 제품들이 대량생산, 유통기한 연장, 색, 맛, 향을 위한 화학첨가물을 사용하게 되는데 이들 화학첨가물은 우리 몸에 들어와 잘 분해가 되지 않아 축적이 될 수 있다. 이산화규소, 스테아린산 마그네슘, 인공감미료, 합성 착향료, 합성착색료, HPMC(hydroxypropylmethylcellulose) 등이 들어가 있을 수 있다. 특히 HPMC 경우 제품의 제형과 상관없이 사용되기도 한다. 일본의약품첨가제협회 안전성 자료에 보면 1988년 와이어트(Wyatt GM) 등은 Wistar계 수컷 쥐(1군 5마리)에게 12일간 kg당 100g의 식이를 준 결과 실험군에서 중량 및 내용물 증가에 따른 맹장과 결장의 비대화를 보였으며, 세균 밀도도 저하하였다. 1950년 핫지(Hodge HC) 등은 체중 1kg당 50g의 HPMC를 30일간 투여한 개에서 가벼운 설사증상, 체중 증가 억제 및 적혈구 감소가 나타났다. 프로바이오틱스에는 투입 균수와 보장 균수라는 개념이 있는데 투입 균수는 제품을 제조하며 초기에 들어간 균의 수를 말하며, 보장 균수는 투입된 균 중에서 유통기한까지 살아남은 균수를 말한다. 그렇지만 생균의 특성상 외부환경 변화에 매우 취약해 유통과정, 보관방법 등으로 인해 사멸할 가능성이 높아서 섭취 시까지 살아남는 보장 균수를 따져봐야 한다. 식약처에서는 일일 최대섭취권장량을 100억 마리로 정하였기 때문에 성인의 경우 보장 균수가 100억 마리를 충족하는지 반드시 확인할 필요가 있다.

참고문헌

1. Davies J : In a map for human life, count the microbes, too. Science. 2001 Mar 23;291(5512):2316. doi: 10.1126/science.291.5512.2316b.
2. Wong M-W, Yi C-H, Liu T-T, Lei W-Y Hung JS, Lin C-L, Lin S-Z, Chen C-L : Impact of vegan diets on gut microbiota: An update on the clinical implications. Ci Ji Yi Xue Za Zhi. Oct-Dec 2018;30(4):200-203. doi: 10.4103/tcmj.tcmj_21_18.
3. Sender R, Fuchs S, Milo R : Are We Really Vastly Outnumbered? Revisiting the Ratio of Bacterial to Host Cells in Humans. Cell. 2016 Jan 28;164(3):337-40. doi: 10.1016/j.cell.2016.01.013.
4. Annukam KC, Reid G : Probitics : 100 years(1907~2007) after Elie Metchnifkoff's observation. 2007, Méndez-Vilas A(Ed.) Cummum Curr Res Edu Topics and Trends App Microbiol 2:466-474.
5. Lilly DM, Stillwell RH : Probiotics: Growth-Promoting Factors Produced by Microorganisms. Science, 1965, 147:747-748. https://doi.org/10.1126/science.147.3659.747.
6. Fujii A, Cook ES : Probiotics. Antistaphylococcal and antifibrinolytic activities of omega-guanidino acids and omega-guanidinoacyl-L-histidines. J Med Chem. 1973 Dec;16(12):1409-11. doi: 10.1021/jm00270a023.
7. Parker RB : Probiotics, the other half of the antibiotic story. Anim. Nutr. Health.1974, 29:4-8.
8. Havenaar R, Huis in't Veld JHJ : Probiotics; A General Review' in the Lactic Acid Bacteria in Health and Disease. In: Wood, B(Ed) Elsevier, London, 151~170. 1992. http://dx.doi.org/10.1007/978-1-4615-3522-5_6.
9. Fuller R(Ed.) : Probiotics: The Scientific Basis. Chapman & Hall, London. 1992, http://dx.doi.org/10.1007/978-94-011-2364-8
10. Salminen S, Ouwehand A , Benno ㅛ, Lee YK : Probiotics: how should they be defined? Trends Food Sci Technol 1999, 10(3):107-110.
11. Cunningham-Rundles S, Ahrné S, Bengmark S, Johann-Liang R, Marshall F, Metakis L, Califano C, Dunn AM, Grassey C, Hinds G, Cervia J : Probiotics and immune response. Am J Gastroenterol. 2000 Jan;95(1 Suppl):S22-5. doi: 10.1016/s0002-9270(99)00813-8.
12. Gibson GR, Roberfroid MB : Dietary modulation of the human colonic microbiota: introducing the concept of prebiotics. J Nutr. 1995 Jun;125(6):1401-12. doi: 10.1093/jn/125.6.1401.
13. Juana Frías, Cristina Martínez-Villaluenga, Elena Peñas(eds) : Fermented Foods in Health and Disease Prevention. Academic Press, 2016, ISBN: 9780128023099.
14. Kim YH. 2016. Probiotics, prebiotics, synbiotics and human health. BT News 23:17-22.
15. Chouraqui JP, Grathwohl D, Labaune JM, Hascoet JM, de Montgolfier I, Leclaire M, Giarre M, Steenhout P : Assessment of the safety, tolerance, and protective effect against diarrhea of infant formulas containing mixtures of probiotics or probiotics and prebiotics in a randomized controlled trial. Am J Clin Nutr. 2008 May;87(5):1365-73. doi: 10.1093/ajcn/87.5.1365.
16. Bettler J, Miychel DK, Kullen MJ : Administration of Bifidobacterium lactis with fructo-oligosaccharide to toddlers is safe and results in transient colonization. Int J Probiotics Prebiotics. 2006. 1:193-202.
17. Fisberg M, Maulen-Radovanl E, Torno R, Crasscoco MT, Giner CP, Martin FA, Belinchon P, Cosat CM, Perez MP, Caro JG, Garibay EMV, Aranda JAG, Pol MA, Silva Guerra AJM, Martinez SV, McCue M, Alarcon P, Corner GM : Effect of oral nutrition supplementation with or without synbiotics on sickness and catch-up growth in preschool children. Int Pediatr. 2002. 17:216-222.
18. Petuely F : Der Bifidofaktor. Dtsch Med Wochenschr.1958, 82:1957-1960.
19. Food and Agriculture Organization : Probiotics in Food: Health and Nutritional Properties and Guidelines for Evaluation. p.85. 2006.
20. WHO : Diet, Nutrition, and the Prevention of Chronic Diseases. WHO Technical Report Series No 797. 2002.
21. Hutkins RW, Krumbeck JA, Bindels LB, Cani PD, Fahey G, JrGohY J, Hamaker B, Martens EC, Mills DA, Rastal RA, Vaughan E, Sanders ME : Prebiotics: Why definition matter. Curr Opin Biotechnol 2016. 37:1-7.
22. PandeY KR, Naik SR, Vakil BV : Probiotics, prebiotics and synbiotics-a review. J Food Sci Technol 2015. 52:7577-7587.
23. O'Bryan CA, Pak D, Crandall PG, Lee SO, Ricke SC : The role of prebiotics and probiotics in human health. J Probiotics Health 2013. 1:108

24. Guarner F : Prebiotics in inflammatory bowel disease. Handbook of Prebiotics. CRC Press 2008. p375-392.
25. Furrie E, Macfarlane S, Kennedy A, Cummings JH, Walsh SV, O'Neil DA, Macfarlane GT : Synbiotic therapy (Bifidobacterium longum/Synergy 1) initiates resolution of inflammation in patients with active ulcerative colitis: A randomised controlled pilot trial. Gut 2005. 54:242-249.
26. Ford AC, Quigley EM, Lacy BE, Lembo AJ, Saito YA, Schiller LR, Soffer EE, Spiege lBM, Moayyedi P : Efficacy of prebiotics, probiotics, and synbiotics in irritable bowel syndrome and chronic idiopathic constipation: Systematic review and meta-analysis. Am J Gastroenterol 2014. 109:1547-1561.
27. Carrie AMW, Sharon YG, Jan K, Guus R, Clara B : Postbiotics and their potential applications in early life nutrition and beyond. Int J Mol Sci 2019. 20:4673-4696.
28. Shin K, Chae O, Park I, Hong S, Choe T : Antitumor effects of mice fed with cell lysate of Lactobacillus plantarum isolated from kimchi. Korean J Biotechnol Bioeng 1998. 13:357-363.
29. Moon YJ, Soh JR, Yu JJ, Sohn HS, Cha YS, Oh SH : Intracellular lipid accumulation inhibitory effect of Weissella koreensis OK1-6 isolated from Kimchi on differentiating adipocyte. J Appl Microbiol. 2012 Sep;113(3):652-8. doi: 10.1111/j.1365-2672.2012.05348.x.
29. Aguilar-Toalá JE, Garcia-Varela R, Garcia HS, Mata-Haro V, González-Córdova AF, Vallejo-Cordoba B, Hernández-Mendoza A : Postbiotics: An evolving term within the functional foods field. Trends Food Sci Technol 2018. 75:105-114.
30. Dinan TG, Stanton C, Cryan JF : Psychobiotics: a novel class of psychotropic. Biol Psychiatry. 2013 Nov 15;74(10):720-6. doi: 10.1016/j.biopsych.2013.05.001.
31. Sarkar A, Lehto SM, Harty S, Dinan TG, Cryan JF, Burnet PWJ : Psychobiotics and the Manipulation of Bacteria-Gut-Brain Signals. Trends Neurosci. 2016 Nov;39(11):763-781. doi: 10.1016/j.tins.2016.09.002.
32. Wyatt GM, Horn N, Gee JM, Johnson IT : Intestinal microflora and gastrointestinal adaptation in the rat in response to non-digestible dietary polysaccharides. Br J Nutr. 1988 Sep;60(2):197-207. doi: 10.1079/bjn19880091.
33. Hodge HC, Maynard EA, Wilt Jr WG, Blanchet Jr HJ, Hyatt RE : Chronic oral toxicity of a high gel point methylcellulose (methocel HG) in rats and dogs. J Pharmacol Exp Ther. 1950 May;99(1):112-7.
34. Food and Agriculture Organization of the United Nations/World Health Organization [FAO/WHO] : Food and Agriculture Organization of the United Nations/World Health Organization health and nutritional properties of probiotics in food including powder milk with live lactic acid bacteria. http://www.who.int/foodsafety/publications/fs_ management/probiotics
35. Food and Agriculture Organization of the United Nations/World Health Organization [FAO/WHO]. Guidelines for the evaluation of probiotics in food. In joint FAO/WHO working group on drafting guidelines for the evaluation of probiotics in food; WHO: London, Ontario, Canada, 2002.
36. Anukam KC, Reid G : Probiotics: 100 years (1907-2007) after Elie Metchnikoff's observation. In Mendez-Vilas A (ed). Communicating current research and educational topics and trends in applied microbiology. Formatex, Spain. pp466-474. 2007.
37. 홍성욱 : 차세대 유산균 포스트바이오틱스. 축산식품과학과 산업 2020 9(6):11-19.
38. Naito Y, Uchiyama K, Takagi T : A next-generation beneficial microbe: Akkermansia muciniphila. J Clin Bioche Nutr 2018, 63(1):33-35.
40. Si J, Kang H, Y HJ, K GP : Revisiting the role of Akkermansia muciniphila as a therapeutic bacterium. Gut Microbes 2022. 14(1): 2078619, DOI: 10.1080/19490976.2022.2078619.
41. Xi Y, Xu P-F : Diabetes and gut microbiota. World Diabetes 2021, 12(10):1693-1703.
42. Huda MN, Kim M, Bennett BJ : Modulating the Microbiota as a Therapeutic Intervention for Type 2 Diabetes. Front Endocrinol 2021, https://doi.org/10.3389/fendo.2021.632335
43. Werner Kollath : Die Ordnung unserer Nahrung, 16th edition, 2005
44. Metchnikoff E : The Prolongation of Life, Heinemann, London. 1907.
45. Jessica Snyder Sachs : Good germs, bad germs : health and survival in a bacterial world(좋은 균 나쁜 균 :세균 세상에서 건강하게 살아남기). Hill and Wang. 2008 9월 30일. ISBN : 0809016427
46. Kim HY , Bong YJ , JK Jeong Lee SB, Kim BY, Park KY : Heterofermentative lactic acid bacteria dominate in Korean commercial kimchi. Food Sci Biotechnol, 2016, 25(2):541-545

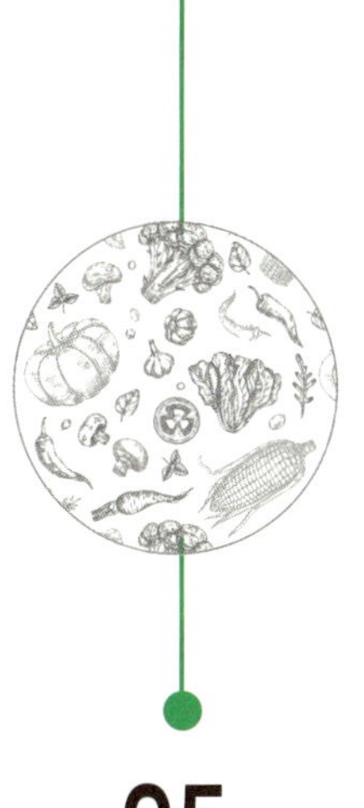

05
고섬유소 마이크로바이옴 식단

섬유소를 많이 먹을수록 건강에 좋다는 이야기를 자주 듣는다. 위장에 좋다는 식이 섬유소는 다른 탄수화물처럼 살을 찌게 하지 않아 식이 섬유소가 많이 들어 있는 식품은 다이어트에 도움을 주는 것으로 알려져 왔다. 식이 섬유소는 제6의 영양소라고도 한다. 식이 섬유소란 우리 몸에 흡수되지도 않고 소화가 되지 않기 때문에 영양소로서 가치는 그리 중요하지 않다. 식이 섬유소는 약방의 감초처럼 작용해 우리 몸에 중요한 역할을 한다고 알려져 왔다. 섬유소는 대변에 수분을 흡착시켜 변이 굵고 부드럽게 배출되도록 도와주는 물질이다. 또한 섬유소는 체내의 노폐물을 흡착해 밖으로 배출하는 효과도 가지고 있다. 그렇기 때문에 다이어트나 고지혈증 개선, 변비 예방 등에도 효과가 있다. 소장에서 콜레스테롤 흡수를 막고, 간에서 콜레스테롤 합성하는 담즙산을 흡착, 배출하여 콜레스테롤의 빠른 소모를 돕기도 한다. 나아가 포도당의 체내 흡수를 지연시켜 혈당의 급격한 상승도 억제한다. 또한 암 예방의 일

등공신으로 특히 대장암 예방에 도움이 된다. 식이 섬유소를 많이 먹으면 변의 양이 증가하여 담즙산(bile acid)의 농도를 낮추어 이런 질환에 걸릴 위험성을 낮춘다. 섬유소가 많은 음식을 섭취하는 경우 여성에서 유방암 발병률을 낮춘다. 섬유소 섭취량이 가장 높은 여성 그룹에 비해 가장 낮은 여성 그룹의 여성 보다 유방암 발병 위험이 8%나 감소한다. 아마도 발암물질과 섬유소가 결합하여 장내에 발암물질이 오랫동안 머무르지 않기 때문이다. 장내 미생물의 먹이가 되는 프리바이오틱스(prebiotics)를 아주 쓸모없을 뿐만 아니라 다른 영양소의 흡수를 방해하는 항영양소[anti-nutrient, 만성 염증을 일으키는 원인이며, 장을 자극하여 면역 체계를 작동시키며, 염증을 유발한다. 자연적인 항영양소에는 렉틴(lectin), 피트산(phytic acid), 옥살산염(oxalate), 곰팡이 독소(mycotoxin) 등이 있다]로 취급해왔다. 렉틴은 탄수화물 결합 단백질로, 당사슬이 포함된 당단백질과는 다르며, 특정 당 분자와 특이적으로 결합한다. 렉틴이 이슈가 된 것은 건강에 문제를 일으킬 수 있다는 의견이 제시되었기 때문이다. 그에 따라 렉틴 성분이 들어있는 식재료는 가급적 피하는 것이 좋다는 렉틴 프리 다이어트도 한동안 관심을 끌었다. 피트산은 이노시톨에 인산이 결합하여 생기는 인산화합물의 일종으로 식물에 함유된 대표적인 항영양소이다. 쌀겨, 밀과 같은 곡류, 씨앗류, 콩류 등 식물에 포함되어 있으며, 특히 곡류의 외피에 많이 포함되어 있다. 피트산은 미네랄과 결합하여 복합체를 형성하는 성질이 있으며, 구리, 아연, 코발트, 망간, 철, 칼슘과 결합하여 인체가 미네랄을 흡수하는 것을 방해한다. 음식으로 섭취한 옥살산은 대부분 배출되고 섭취량의 약 2~5%인 6~20mg과 체내에서 생성된 약 25mg 정도가 혈액내의 미네랄과 결합한다. 혈중 칼슘, 포타슘, 소듐, 마그네슘과 결합하여 옥살산염을 형성한다. 정상인의 경우 대부분 소변을 통해 배출된다.

오늘날 전통적인 섬유소의 효능에 최근 프로바이오틱스와 프리바이오틱스에 대한 관심이 커지며 프리바이오틱스로서 섬유소의 기능이 강조되고 있다. 클리블랜드 대학교 병원(Cleveland Clinic)에서 소개하는 "당신의 건강을 개선하는 섬유소(Improving your Health with Fiber)" 내용이다. 섬유소는 과일, 채소, 곡물의 성분으로 우리의 신체는 이들을 분해하거나 소화시킬 수 없다, 섬유소는 콜레스테롤, 혈당 수치를 더 잘 조절하며, 장암을 예방할 수 있다. 섭취 목표는 1,000kcal당 섬유소 14g이다. 식이 섬유소를 증가시키기 위한 몇 가지 가이드라인은 무엇일까? 이 안내서에는 식단에서 섬유소를 증가시키는 데 도움이 되는 기본 정보를 제공한다. 섬유소는 우리들의 건강에 중요한 식이 물질이다. 대부분의 섬유소가 함유된 음식은 비타민, 미네랄, 그리고 많은 건강상의 이점을 제공하는 항산화제의 좋은 공급원이기도 하다. 공인된 영양사는 개인 행동 계획(personal action plan)을 수립하는 데 도움이 되는 심층 영양 교육을 제공할 수 있다.

섬유소란 무엇인가? 섬유소는 과일, 채소, 곡물과 같은 식물성 식품의 구성 성분으로 우리 몸은 소화하거나 분해할 수 없다. 섬유소에는 수용성 섬유소와 불용성 섬유소가 있다. 수용성 섬유소는 물에 용해되어 진득진득한 겔(gel)을 형성한다. 수용성 섬유소는 위에서 장으로 음식이 전달되는 속도를 늦출 수 있다. 말린 콩, 귀리, 보리, 바나나, 감자, 그리고 사과와 배의 부드러운 부분을 예로 들 수 있다. 불용성 섬유소는 물에 녹지 않기 때문에 종종 "거친 섬유(roughage)"라고 불린다. 불용성 섬유소는 물을 붙잡아 두어서 장운동을 돕기 위해 배변을 보다 부드럽게 하고 더 큰 덩어리로 만든다. 예를 들어, 통밀, 통곡물, 견과류, 옥수수, 당근, 포도, 베리, 사과와 배의 껍질을 포함한다. 섬유소는 어떤 일을 할까? 연구에 따르면 섬유소가 풍부한 식단은 다음을 포함한 많은 건강상의 이점과 관련이 있다. ① 콜레스테롤 낮추기: 수용성 섬유는 담즙에 결합하여 몸 밖으로 빼냄으로써 콜레스테롤을 낮추는 것으로 나타났다. 이것은 심장병의 위험을 줄이는데 도움이 될 수 있다. ② 혈당 수치를 더 잘 조절한다. 섬유소가 많은 식사는 장에서 음식물의 소화를 늦추는데, 이것은 혈당이 빠르게 상승하는 것을 막는 데 도움이 될 수 있다. ③ 체중 조절: 고섬유질 식단은 배부르게 먹는 것을 더 오래 유지하는데 도움을 줄 수 있고, 이것은 식사 사이에 과식과 배고픔을 예방한다. ④ 장암을 예방할 수 있다: 불용성 식이섬유소는 음식물의 부피와 장내 이동속도를 높여 유해물질이 쌓이는 시간을 줄여준다. ⑤ 변비: 변비는 식단에서 섬유소나 거칠기를 증가시킴으로써 종종 완화될 수 있다. 섬유소는 물을 대장으로 끌어당겨 더 부드럽고 부피가 큰 변을 만들어냄으로써 배변을 조절하는 데 도움을 준다. 이런 작용은 배변의 규칙성을 향상시키는 데 도움이 된다.

섬유소는 얼마나 먹어야 할까? 영양 식이학회(Academy of Nutrition and Dietetics)는 수용성 섬유소에서 10~15g 또는 1,000kcal 당 14g의 섬유질을 섭취하는 것을 포함하여 총 섬유소를 25~35g 섭취할 것을 권장한다. 이것은 하루에 곡물 6온스(통곡에서 3온스 이상, 1온스는 대략 30mL로 생각), 야채 2컵, 과일 2컵을 선택함으로써 달성될 수 있다. 그러나 나이가 들면서 섬유소 요구량이 감소한다. 70세 이상 노인의 경우 여성은 21g, 남성은 30g의 총 섬유소가 하루 권장된다. 참고로 섬유소가 많은 식사를 할 경우 일부 약물의 흡수와 효과를 방해할 수 있다. 주의해서 복용해야 할 약물과 복용 시기에 대해 의사와 상의를 하여야 한다. 섬유소는 또한 특정한 영양소와 결합하여 몸 밖으로 운반하기도 한다. 이를 피하기 위해, 하루에 20~35g의 섬유질을 권장하는 것을 목표로 잡는다. 고섬유질 식단을 먹을 때, 매일 최소한 8잔의 수분을 섭취하도록 하여야 한다.

식단에서 식이 섬유소를 증가시키기 위한 팁은 다음과 같다.

- 식단에 섬유소를 순차적으로 증가시킨다. 섬유소를 한꺼번에 너무 많이 섭취하면 쥐가 나고, 붓고, 변비가 생길 수 있다.
- 식단에 식이섬유소를 첨가할 때, 변비를 예방하기 위해 적절한 수분(적어도 하루에 64온스 또는 8컵)을 마시도록 한다.
- 농축 밀가루가 아닌 통곡물(whole grain)이 첫 번째 재료로 나열된 제품을 선택한다. 강화 밀가루(enriched flour)는 제외한다. 통밀가루(whole wheat flour)는 통곡밀가루(whole grain wheat flour)가 아니다.
- 한 조각에 2~4g의 식이섬유소가 들어있는 통곡물 빵을 선택한다.
- 1인분에 최소 5g의 식이섬유소가 들어있는 시리얼을 고른다.
- 주스 대신에 생과일과 야채를 선택하고, 껍질째 먹어라.
- 통 메밀(whole buckwheat), 통밀 쿠스쿠스(whole wheat couscous, 밀가루를 손으로 비벼 만든 좁쌀 모양의 알갱이 또는 여기에 고기나 채소 스튜를 곁들여 먹는 요리), 퀴노아(quinoa), 불구르[bulgur, 불굴, 벌거 등으로도 표기되며, 지중해 연안에서 주로 생산된 듀럼밀(durum wheat)을 통째로 세척하여 삶거나 구운 후에 건조하여 맷돌로 갈아낸 곡물 가공품] 밀 배아(wheat germ), 치아씨(chia seeds), 대마씨(hemp seeds), 렌틸 파스타(lentil pasta), 에다마메 파스타[edamame pasta, 일본의 식료품점에서는 5월부터 9월이면 에다마메라 부르는 겉이 보풀로 덮인 녹색 콩깍지가 산더미처럼 쌓여 있다. 콩깍지채 삶으면 술안주로 그만이며, 특히 사케(일본 청주)와 잘 어울린다. 일본의 이자카야를 방문한다면 막 냄비에서 꺼내 소금을 뿌린 에다마메는 놓칠 수 없는 별미이다]와 같은 대체 섬유소 선택을 시도해보라.
- 팝콘은 통곡물이다. 더 건강한 간식을 선택하기 위해 버터 없이 저지방식으로 제공한다.

- 수프, 시리얼, 구운 제품, 스파게티 소스, 간 고기, 캐서롤(casseroles, 가금류 등의 딱딱한 고기를 야채와 양념과 함께 불로 삶는 요리)에 밀기울(bran)을 뿌린다. 또한 밀기울은 오렌지 주스와 잘 섞는다.
- 주요리, 샐러드 또는 밥이나 파스타와 같은 반찬에 말린 완두콩(pea, 줄기가 있는 식물에서 나는 콩), 콩(bean, 콩과에 속하는 식물의 콩팥 모양 씨앗으로 꼬투리 안에서 자란다. legume의 한 종류이다), 콩류(legume, 콩과 식물로 꼬투리에서 자라는 열매를 맺는 식물로 bean 보다 넓은 의미)을 사용한다.
- 요거트, 시리얼, 쌀, 머핀에 말린 과일을 첨가한다.
- 현미와 통곡물 파스타를 먹어본다.

고섬유소 마이크로바이옴 식단이란?

인체는 영양소에 의해 조절되는데, 여기에는 5대 영양소 즉, 단백질, 당질, 지방, 비타민, 미네랄의 적절한 섭취가 건강을 좌우한다. 그럼에도 불구하고 직접 영양대사에 관여하지 않지만 이들 영양소의 흡수와 배설에 큰 영향을 미쳐 건강 유지와 질병예방에 중요한 물질이 제6의 영양소 섬유소이다. 식이 섬유소는 난소화성 고분자 성분으로 우리 몸에 존재하는 소화효소로는 분해가 되지 않기 때문에 예전에는 우리 몸에 도움이 되지 않는 무용지물로 여겼으나, 근래에 들어와 인체에 필수적인 생리작용을 하는 것이 밝혀져 그 중요성이 인식되었다. 섬유소는 주로 식물세포에 들어 있는 다당류로서 식이 섬유소는 물을 흡수하여 팽창하는 성질과 유기성분을 흡착하는 성질 및 이온 흡착과 교환하는 성질, 나아가 장내 미생물에 의한 발효로 pH를 낮춰 비타민 B 등을 합성하는 장내 유익세균 증식 및 유해세균 억제 등의 특징이 밝혀져 여러 생리작용에 관여함이 밝혀졌다. 윌 벌서위츠(Will Bulsiewicz)의 "최강의 식물식

(Fiber Fueled)"에서 28일 만에 장내 미생물을 건강하게 바꿀 수 있는 방법을 제시하였다. 즉 식물의 다양성을 이용하는 것이다. 동물성 식품을 배제하고 1주일에 30가지 이상의 식물식으로 채우기만 하면 장내 미생물이 다양해지고, 유익세균이 유해세균을 압도해 소화기계 질환, 염증 및 자가 면역 관련 질환, 대사성질환, 호르몬 관련 질환 등이 예방되고 개선될 수 있다는 사실을 최신 마이크로바이옴(microbiome, 미생물군유전체) 연구결과들을 통해 확인 할 수 있다고 하였다. 왜 식물식이 중요할까? 인간이 가진 복합탄수화물을 처리할 수 있는 효소는 17가지에 불과하지만, 장내 미생물은 무려 6만 가지 이상의 소화효소를 가지고 있다. 우리가 어떤 음식을 섭취하고 소화가 되지 않거나 불편함을 느낀다면 우리 몸에 이상이 있는 것이 아니라 장내 미생물이 제 역할을 하지 못하였을 가능성이 높다. 우리 몸에 들어온 음식물의 소화를 장내 미생물이 돕기 때문이다. 다양한 식물을 통해 다양한 섬유소를 섭취하면 장내 미생물의 다양성이 많아져 우리 건강에 도움이 되는 식단을 고섬유소 마이크로바이옴 식단이라 할 수 있겠다.

다양한 식단

다음 백과에 보면 다이어트의 사전적 의미는 '치료나 체중 조절을 위한 규정식'이라는 의미이다. 다이어트는 처음에는 종교적인 목적에서 출발하였다. 중세의 수도승들이 종교적인 영감을 얻기 위해 단식을 하였고, 현재도 종교적 행사로서 단식을 한다. 18세기 초에는 비누를 조금씩 갉아먹는 비누 다이어트가 있었으며, 19세기에는 설사약을 먹는 다이어트가 있었다. 또, 이차 세계 대전 당시 독일이 잠수함을 만들었을 때 크기가 작아 승무원에게 감자 위주로 식사를 주는 감자 다이어트를 시킨 기록이 있다. 다이어트의 역사가 오래되기는 하였지만, 과거에는 다이어트가 식이요법으로 주로 사용된 데 반해 현대에는 다이어트가 일상화되면서 대중적 관심이 크게 증가한 것에 차이가 있다. 다이어트를 통해 체중이 감소할 경우 혈당과 혈압이 떨어지고, 콜레스테롤 수치가 낮아져 심장과 혈관이 튼튼해진다. 그리고 수면 호흡이 안정되며, 관절염의 통증이 감소하고 심리적인 자신감이 생기는 이점이 있다. 그러나 다이어트가 성공하기 위해서는 극단적인 단식을 통한 체중 감소나 급속한 체중의 원상 복구가 일어나지 않고, 별다른 어려움과 부작용 없이 감소한 체중을 오래 유지할 수 있어야 한다.

저열량 다이어트, 저지방 다이어트, 저탄수화물 다이어트, 저탄고지 다이어트, 16시간 공복 다이어트(간헐적 다이어트) 등 해마다 새로운 다이어트 방법이 등장하고 또다시 유행한다. 명칭이 다르고 과정이 달라도, 모든 다이어트 방법엔 딱 한 가지 공통점이 있다. 다름 아닌 '먹는 것을 제한한다'는 것이다. 단백질이든 육류든 뭐든지 제한적으로 식사하고 이를 꾸준히 지키기만 하면, 누구나 정말로 살을 뺄 수 있는 걸까? 예일대학교 신경과학 박사 학위를 받은 샌드라 아모트(Sandra Aamodt)는 그의 저서 "다이어트는 왜 우리를 살찌게 하는가-뇌과학이 풀어낸 체중 감량에 숨겨진 비밀(Why Diets Make Us Fat-The Unintended Consequences of Our Obsession Why Wight Loss)"에서 많은 사람이 따르는 다이어트 방법이 정말 효과가 있는지, 그리고 신체와 체중 감량 사이의 비밀에 강한 의문을 품게 된 사람 중 한 명이었다. 실은 저자 또한 10대 시절 표준 체중이었음에도 불구하고 부모로부터 "살 좀 빼라"라는 핀잔을 들은 뒤 성장 과정 내내 체중 감량 강박에 시달린 다이어터(dieter)였기 때문이다. 그녀는 약 20년간 조사와 연구를 거듭한 끝에 마침내 다이어트의 성패는 개인의 의지가 아닌 '뇌'가 좌우한다는 사실을 발견했고, 체중 감량에 성공하려면 일단 굶어야 한다는 일반적 인식까지 모조리 뒤엎었다. 더 정확하게는, 인간이 다이어트에 실패하는 것은 아이러니하게도 뇌의 정상적인 메커니즘 때문임을 밝혀냈다. 이를 주제로 한 TED 강연 '우리가 항상 다이어트에 실패하는 이유(Why dieting doesn't usually work)'는 조회수가 500만에 달했고, 강연에서 미처 이야기하지 못한 사실과 연구 등을 담아 『다이어트는 왜 우리를 살찌게 하는가』를 완성했다. 이 책은 식이 제한 다이어트는 인체에 아주 해로운 행동이자 결국 실패에 이를 수밖에 없다는 여러 가지 과학적 증거를 제시하며, 바꿀 수 없는 것을 바꾸려고 노력하다 고통 받는 수많은 사람을 향해 '체중 감량'이라는 채찍을 자신에게 가하는 대신 '있는 그대로의 몸'을 소중하게 돌볼 것을 조언한다. "왜 무조건 살을 빼야 하는지 단 한 번이라도 깊게 생각해본 적 있나요? 왜 수많은 일반인이 소수의 모델처럼 스키니한 몸을 가지려고 노력해야 할까요? 궁극적으로 더 날씬하고 더 마른 몸이 옳다고 생각하는 현대 사회의 통념 자체가 잘못된 것입니다. 이제 우리는 마른 몸이 아닌 '건강한 몸'이라는 주제를 생각해야 합니다."

기즈 스티븐(Guise Stephen)은 블로그 딥 이그지스턴스(Deep Existence)를 운영하는 미국의 파워 블로거이자 자기개발 전문가이다. 기즈 스티븐이 저술한 "습관의 재발견 : 다이어트 : 체중 감량을 위한 사소한 습관(Mini habits for weight loss: stop dieting. form new habits. change your lifestyle without suffering)"에서 충격적인 한 이야기를 살펴보자. 1986년, 한 무리의 과학자들이 다이어트의 요요현상이 신진대사에 미치는 영향을 연구하기 시작했다. 체중감량과 증량이 반복되는 인간의 행태를 재현하기 위해, 과학자들은 비만 쥐들의 칼로리 섭취량을 늘렸다가 다시 줄이는 것을 여러 번 반복했다(Gray DS 등, 1988; Brwonwell KD 등, 1986). 쥐에서 총 두 번의 '요요현상'이 나타났다. 과학자들은 쥐의 체중이 131g까지 줄어들 때까지 쥐들이 평균적으로 섭취하던 음식량의 50%만을 제공했다. 그리고 다시 음식량을 늘려 쥐들의 체중이 원래대로 증가하면 또 다시 음식량을 줄여 쥐들의 체중을 감량시키려고 했는데, 이때 쥐들의 몸무게는 131g이 아닌 133g까지 줄었다. 131g과 133g은 언뜻 비슷하게 보일지 모른다. 하지만 얼마나 많은 체중을 줄였는가는 이 실험의 핵심이 아니었다. 과학자들은 두 차례의 체중감량에서 각각 얼마나 시간이 걸렸는지 관찰했고, 요요현상이 쥐들의 신진대사에 어떤 영향을 미쳤는지 궁금해 했다. 과연 쥐들의 체중감량(혹은 증량) 경향은 바뀌었을까? 결과는 놀라웠다. 처음 쥐들의 체중을 131g까지 감량시키는 데까지 걸린 시간은 총 21일이었다. 체중이 회복된 뒤 다시 133g까지 감량하는 데까지는 총 46일이 걸렸다. 감량하는데 두 배가 넘는 시간이 걸린 것이다. 체중이 느는 속도는 더 빨랐다. 첫 번째 감량 후 체중을 원상복귀까지 29일이 걸렸지만, 두 번째 감량 후에 체중이 다시 불어나는 데까지는 10일밖에 걸리지 않았다. 체중감량과 증량을 반복한 쥐들은, (동일한 식단에 대한 시간의 함수에 따라) 체중감량이 두 배는 더 어렵게 되었고, 반대로 살이 찌는 것은 세 배 가까이 더 쉽게 몸이 변했다. 체중감량 후에 다시 찌는 반복 사이클은 음식 에너지 효율성을 향상 시켰다. 다시 말해, 섭취한 에너지를 지방으로 최대한 보관하려는 습성을 키워주었다. 이는 체중을 감량하려는 사람(또는 쥐가)이 원했던 것의 정 반대 효과라고 할 수 있다. 하지만 이는 음식을 제대로 섭취하지 못한 사람이나 동물에게서 나타나는 흔한 현상이다. 식량 에너지를 몸에 축적하는 기능은 기근이 흔하던 시기에는 매우 유용했다. 하지만 음식이 넘쳐나서 음식량을 조절해야 하는 현대인들에겐 전혀 도움이 되지 않는다. 다음 식사가 언제 올지 모르니 신체는 본능적으로 칼로리를 소모하지 않고, 신진대사를 조금 더 느리게 하는 것이다. 이 연구는 쥐들의 다이어트의 요요현상이 그들의 몸무게를 유지하는 신진대사에 어떤 영향을 미치는지 관찰한 여러 연구들 중 하나에 불과하다. 다행히도 쥐들은 사람이 아니니 인간인 우리와는 전혀 무관하다? 요요현상은 인간에게도 비슷한 영향을 끼친다.

원 푸드 다이어트

원 푸드 다이어트(One Food Diet)는 누구든지 쉽게 할 수 있고 며칠 만에 눈에 띄게 몸무게가 줄기 때문에 많은 사람이 이용하는 다이어트 방법이다. 섭취하는 열량이 적기 때문에 자연히 살이 빠지게 되는 것이 원 푸드 다이어트의 원리이다. 사과 다이어트는 과일 다이어트 중에 가장 대표적인 다이어트로 3일 정도 사과만을 먹어 감량을 하는 다이어트이다. 사과에는 수용성 식이섬유소의 일종인 펙틴이 다량 함유되어 있는데 이것은 정장 작용이 있어 변비나 설사에 효과가 크다. 포도 다이어트는 피로 회복에 도움이 되는 포도당과 과당이 많이 들어 있으며, 주석산과 사과산, 펙틴 등이 들어 있어 운동을 돕고, 몸의 독성을 해독시키는 역할을 한다. 다시마는 해조류 중에서 갈색 조류에 속한다. 미끈미끈 하고 끈끈한 점액질 물질인 알긴이 20% 정도 들어 있는데 이것이 장내의 좋은 균을 증가시키는 역할을 한다. 다시마는 강한 알칼리성 식품이고 칼슘 함량이 많으며, 요오드가 함유되어 있어 갑상선 호르몬의 구성 성분이기도 하다. 최근에는 다시마의 성분 중에 리신(lysine)이라는 염기성 아미노산이 들어있어 혈압을 낮추는 효과가 있다고 알려졌다. 이런 이유로 다시마 다이어트를 하지만 너무 많은 양의 다시마를 한꺼번에 섭취하면 우리 몸에 필요한 미네랄이 섬유소와 함께 체외로 배설되거나 설사를 할 수 있다. 김치 다이어트가 가능한 것은 김치에 들어가는 고추의 매운맛 성분, 즉 캡사이신(capcisin) 때문이다. 캡사이신은 혈액순환을 촉진하고 체내의 열을 상승시켜 신진 대사를 높여준다. 또 체내에 들어가 자율신경을 자극해 탄수화물, 지방을 연소시킨다. 여기에 김치에 있는 식이섬유는 통변을 좋게 하고 장을 튼튼하게 하는 점도 있다. 일본 등지에서는 매운 고추만을 따로 먹을 수 없으므로 고추의 매운맛 성분인 캡사이신을 추출한 제품을 이용하고 있다. 그러나 효과가 있다고 하여 지나치게 섭취하면 자극성이 강해 위장 장해를 일으킬 수 있으므로 주의가 필요하다. 원 푸드 다이어트의 문제점으로는 식사를 통한 다양한 음식에서 하루에 필요한 영양소를 골고루 공급을 받아야 하는데 일정 기간 한 음식만을 위주로 먹기 때문에 체내에 요구되는 여러 영양소를 원활하게 공급받을 수 없으므로 영양의 불균형을 초래할 수 있다. 이러한 영양의 불균형으로 탈수 현상이 나타날 수 있으며, 요요 현상이 일어나기 쉽다.

1일 1식 다이어트

1일 1식 다이어트는 일본에서 시작된 다이어트로, 하루 세 끼를 먹는 것보다 몸이 요구하는 영양분만 섭취하는 방법이다. 여기서 가장 중요한 것은 공복상태를 일정 시간 확보해주면서 하루에 필요한 영양소는 챙겨 먹는 것이다. 배가 고프지 않는데 하루 세 끼는 먹어야 한다는 관념 때문에 아침, 점심, 저녁을 꼬박꼬박 챙겨 먹으면 영양과잉이 올 수 있다는 것인데, 이 때 우리 몸은 공복상태를 잘 겪지 못하기 때문에 치유기능과 회복 능력이 떨어질 수밖에 없다고 한다. 가장 좋은 방법은 3-5시쯤 먹고 일찍 잠들어 공복시간을 확보하는 것이다. 하지만 이로 인한 부작용은 1식의 식단이 영양소가 고루 포함되어 있지 않다면 영양부족을 초래할 수 있고 하루에 한 끼밖에 먹지 못한다는 생각에 과식, 폭식을 불러올 수 있다.

저열량 다이어트

섭취 열량을 하루 600~1,200kcal로 크게 줄이는 다이어트이다. 일반적으로 이러한 종류의 다이어트는 식사 대신 다이어트업체에서 판매하는 셰이크나 수프, 저열량 스낵바를 권장한다. 삶의 질을 유지하고 싶다면 즉 먹는 능력을 유지하려면 장기적으로 실시하기에 적절치 않은 방법이다. 이 다이어트를 장기간 지속하면 체중 설정값이 증가한다. 다이어트를 그만두면 체중이 다시 원상태로 복귀하고, 이어서 새롭게 체중 설정값이 조금 더 증가한다.

저지방 다이어트

먹는 양을 제한하지 않지만 고지방 식품 대신 지방 함량이 낮고 포만감이 드는 식품을 권장한다. 지방이 살을 찌게 하는 주범이라는 잘못된 가정에서 나온 다이어트로 음식을 3가지로 분류한다. 즉 마음대로 먹어도 되는 음식, 건강하게 추가로 먹을 수 있는 음식, 시너지를 내는 음식이다. 마음대로 먹을 수 있는 음식은 이름 그대로 양의 제한 없이 마음껏 먹어도 되는 음식으로 채소, 살코기, 과일과 함께 파스타, 쌀밥의 형태로 섭취하는 탄수화물도 포함된다. 건강하게 추가로 먹을 수 있는 음식은 양이 제한되며, 유제품, 시리얼, 빵 등이 여기에 속한다. 시너지를 내는 음식으로는 비스킷, 초콜릿과 같은 즐거움을 주는 음식이다. 매일 5~15개 먹을 수 있다. 체중 설정값과 관련된 장점은 직접 요리해서 먹도록 권장하고, 자연 식품 섭취를 독려한다는 것이다. 단점으로는 탄수화물 섭취량이 크게 늘어날 수 있고, 그 결과 인슐린 기능에 악영향이 발생할 수 있다는 것이다. 이 다이어트로 성공한 사람들은 대부분 시너지 음식에 든 초가공 탄수화물 섭취량을 줄인 결과 체중 설정값이 조금 낮아지면서 체중이 줄어든다.

저탄수화물 다이어트

애트킨스(Atkins) 다이어트, 구석기 다이어트(팔레오 다이어트), 두캉(Dukan) 다이어트의 기본은 탄수화물을 적게 섭취하는 것이다. 탄수화물 섭취량을 하루 20g 미만으로 줄이면 케톤체가 형성된다. 황제 다이어트(애트킨스 다이어트)는 20여 년 전 미국의 로버트 애트킨스(Robert Atkins) 박사가 처음 제안한 다이어트법으로 종래의 체중조절방법으로 애용되어 온 저지방 저칼로리 다이어트와 정반대되는 개념으로 황제의 식사처럼 육류와 기름진 음식을 실컷 먹고도 살을 뺄 수 있다는 점을 강조하여 붙여진 이름이다. 황제 다이어트라는 명칭에는 육류를 마음껏 섭취한다는 의미가 강하지만 주된 방법은 탄수화물의 섭취를 극도로 제한하는 것이다. 보통 섭취한 탄수화물을 대부분 몸속에서 포도당으로 바뀌어 에너지원이 되고 여분의 포도당은 지방으로 전환되어 살이 찌게 된다. 그런데 탄수화물을 거의 섭취하지 않으면 몸은 에너지원을 얻기 위해 체지방을 분해할 수밖에 없다는 것이다. 우리 몸은 1차 에너지원으로 탄수화물을 가장 먼저 사용하게 되며, 탄수화물의 소비가 끝나면 지방이 그 다음으로 사용된다. 이 원리는 1차 에너지원인 탄수화물의 섭취를 줄여도 2차로 사용되는 지방 에너지를 축적하면 신체활동을 하는 데 문제가 없고, 지방과 단백질로 구성된 육류만 섭취하게 되면 자연스레 에너지원을 소비하게 되며 체중도 감소하게 된다는 원리이다. 일단 황제 다이어트의 체중 감량 효과는 확실히 있다, 또한 고단백을 섭취하기 때문에 근육량 증가에도 도움이 된다. 주로 소고기 위주의 식단이기 때문에 단백질을 포함하여 아연, 미네랄, 라이신, 철분, 칼슘 등의 섭취도 풍부해진다. 지방과 단백질 위주의 식사는 빠른 포만감을 불러일으키고 총 섭취 칼로리는 점점 낮아지게 되는 장점이 있다. 문제점으로는 저당질 식사의 부작용인 피로감, 기립성 저혈압, 혈청 요산상승, 구취 등이 나타나는 것을 들 수 있다. 또한 고기를 마음껏 먹게 되면 고기에 다량 함유된 지방질도 대량으로 섭취하게 되므로 포화지방산이나 콜레스테롤의 지나친 섭취로 인한 고지혈증과 관성 동맥 경화증 등의 발병 위험이 증가하게 된다. 그 뿐만 아니라 저당질 고단백 식사는 체내 칼슘의 소실을 초래하여 골다공증을 일으킬 수 있다.

우리는 체중을 줄이기 위해 팔레오 다이어트(Paleo Diet, 원시시대 인류의 식습관이나 식단을 따르는 다이어트로, 주로 단백질과 섬유소가 풍부하고 가공하지 않은 식품을 섭취한다)를 한다. 1970년대에 등장한 팔레오 식단은 인기 있는 다이어트 중 하나이다. 특히 고기를 마음껏 먹으면서도 살도 빼고 싶은 사람들이 주로 시행하는 다이어트이다. 로렌 코데인이 이 다이어트를 옹호하는 책(The Paleo Diet : Lose Weight and Get Healthy by Eating the Foods You were Designed to Eat)을 출판한 후 2002년에 제일 인기를 끌었다. 팔레오 식단은 구석기 시대 수렵 채집자들이 주로 했던 식습관을 재현하는 것을 목표로 하고 있다. 이를 지지하는 사람들은 수렵 채집자들이 현대인들이 겪는 것과 같은 질병을 경험하지 않았다는 것 때문에 건강한 선택이라 주장한다. 팔레오 식단은 고기, 생선, 달걀, 채소, 과일, 견과류, 씨앗을 포함하여 가공하지 않은 동물과 식물성 식품을 섭취한다. 때로는 유제품이나 쌀과 같은 음식을 허용하는 경우도 있지만, 가공식품, 설탕, 유제품, 곡물을 피한다. 팔레오 식단은 영양소가 풍부한 음식을 통째로 먹는 것을 권장하고 있지만 종종 칼로리가 높고, 체중을 높일 수 있는 가공식품을 제한한다. 이 식단은 단백질이 풍부해서 그렐린(ghrelin, 배고픈 호르몬)의 수치를 낮추어 더 오랫동안 포만감을 느끼게 한다. 팔레오식단의 좋은 점으로는 좋은 콜레스테롤인 HDL 콜레스테롤을 개선하고 트리글리세리드(triglyceride) 수치를 감소시켜 총 콜레스테롤과 나쁜 콜레스테롤인 LDL-콜레스테롤 수치를 낮추어 심장 건강을 증진하는 것이다. 뿐만 아니라 제2형 당뇨병을 가진 사람들의 혈당 수치를 낮추고 인슐린 민감도를 향상시키는데 도움을 주어 혈당 조절을 지원한다. 그럼에도 불구하고 팔레오식단의 단점으로는 일부 영양가가 높고 건강한 음식 즉, 콩류나 통곡물을 배제하는 것이다. 뿐만 아니라 신선한 농산물, 고기, 생선, 닭과 같은 가금류를 필요러 하기 때문에 다른 식단보다 더 비쌀 수 있다.

두캉 다이어트(Dukan Diet)는 고단백질 저탄수화물 다이어트 식단으로 체중 관리를 전문으로 하는 프랑스 일반의인 피에르 두캉(Pierre Dukan) 박사에 의해 만들어졌다. 두캉은 1970년대에 살을 빼기 위해 어떤 음식도 먹지 않을 수 있다고 말한 비만 환자로부터 영감을 받아 이 식단을 만들었다. 그의 많은 환자들이 그의 식단에서 인상적인 체중 감량 결과를 경험하는 것을 본 후, 두캉은 2000년에 "두캉 식단(The Dukan Diet)"을 출판했다. 두캉 다이어트는 애트킨스 다이어트와 함께 고단백질, 저탄수화물 스틸만 다이어트(Stilman Diet)의 몇 가지 특징을 공유한다. 다이어트의 초기 단계는 키토제닉 다이어트와 같이 탄수화물이 극히 적다. 하지만, 케토는 더 많은 양의 지방, 전분이 없는 야채, 그리고 베리와 같은 저당 과일을 허용한다. 다시 말해, 정확히 무엇을 먹을 수 있는지에 관한 한 약간 더 많은 유연성을 제공한다. 두캉 다이어트는 유제품이 함유되지 않거나 글루텐이 없는 식사와 같은 식이 제한이 있다.

키토제닉 다이어트(Ketogenic Diet, 고지방 다이어트하고도 한다)를 시작하는 사람들이 점점 늘어나고 있다. 지난 2018년 구글 다이어트 부문 최다 검색어로 꼽히면서 미국에서 큰 인기를 끈 뒤 국내에도 점차 자리 잡고 있다. 다음 백과에서 보면 키토제닉 식단은 저탄수화물, 고지방 식품 위주로 구성한 식단으로 키토제닉 다이어트 또는 저탄고지 식단이나 그 약어인 LCHF(Low Carbohydrate, High Fat), 또는 당질제한식이라고 부르기도 한다. 그러나 좀 더 엄밀히 말해 키토제닉 식단은 저탄고지 식단(LCHF)이나 당질제한식 가운데에서도 특히 탄수화물을 극단적으로 적게 섭취하여 인체의 신진대사를 케톤증[ketosis, 탄수화물 대사가 정상적으로 진행되지 않을 때, 지방 분해가 과다하여 조직과 체액에 비정상적으로 많은 케톤체(ketone body, 아세토아세트산, D-3-히드록시부티르산, hydroxybutyrate 또는 β-히드록시부티르산 및 이것이 탈탄산되어 생긴 아세톤의 총칭)가 발생하여 축적되면서 일어나는 증상] 상태로 유지하는 식단을 의미한다. 키토제닉 다이어트는 탄수화물을 5% 정도로 줄이고, 지방을 70%로 늘려 섭취하는 저탄고지 방식이다. 열량의 총섭취량은 유지하면서 섭취 비중 가운데 탄수화물을 줄이고, 지방을 늘려 체내 인슐린 저항성을 낮추는 것을 목표로 하고 있다. 케톤증 상태에서 신체는 우선적으로 지방을 분해하여 케톤체를 생성해 에너지원으로 사용하게 되며, 이를 통해 신체에 있던 여분의 지방이 감소된다. 키토제닉 식단을 이용할 경우, 혈당과 인슐린 수치를 크게 떨어뜨려 당뇨의 위험을 줄인다는 점에서 과체중이나 당뇨병 환자에게 권장된다. 다만, 식단의 일관성과 지속성이 유지되지 않을 경우, 또는 체질이 적합하지 않은 사람에게는 부작용이 나타날 수도 있다. 원시적인 키토제닉 식단은 1920년경 소아 뇌전증(腦電症) 치료를 위해 개발되었다. 저탄수화물, 고지방과 단백질 식단을 채택하면 부족한 탄수화물을 대체하기 위해 간이 지방을 지방산과 케톤체(ketone bodies)로 분해하는데, 케톤체는 뇌에서 포도당을 대체하여 에너지원으로 사용된다. 혈액 내의 케톤체 수준이 높아지면 뇌전증 발작의 빈도가 줄어들었기 때문에 이 식단을 채택했던 것이다. 이후 뇌전증 치료를 위한 보다 효과적인 다른 치료법이 개발되면서 한동안 키토제닉 식단에 대한 관심은 줄어들었다. 1990년대 중반, 기존의 뇌전증 치료법이 효과가 없어 고통을 겪던 미국 한 어린이의 부모가 키토제닉 식단을 이용해 효과를 보았던 사례가 텔레비전 프로그램을 통해 방영되면서 전국적인 화제로 떠올랐다. 1998년 미국 존스홉킨스 병원에서 소아 뇌전증 치료에 키토제닉 식단이 상대적으로 효과가 높다는 새로운 연구 결과를 발표했고, 이후 이 식단이 비만의 치료와 당뇨 질환 예방, 치매 등 신경성 질환 등 성인들의 여러 질환에도 효과가 있다는 연구가 지속적으로 발표되면서 2000년대 이후 새로운 다이어트 방법으로 각광을 받기 시작했다. 키토제닉 식단에서 가장 중요한 영양소는 지방이다. 베이컨, 삼겹살, 닭고기, 연어 등 지방과 단백질이 포함되어 있는 식재료가 주재료가 된다. 탄수화물은 하루에 20g 이하로 섭취하는 것을 권장한다. 따라서 쌀, 감자, 고구마, 밀가루, 설탕 등의 섭취는 피한다. 다만 채소와 같이 섬유질이 풍부한 식재료는 허용되는데, 섬유소는 체내에서 소화되지 않고 배출되기 때문이다. 키토제닉 식단을 택할 때 풍부한 수분의 섭취는 필수적이다. 술을 제외한 커피와 차도 허용된다. 키토제닉 식단은 되도록 1주일 이상 일관성 있게 오래 시행하는 것이 효과적이다. 부작용이 발생할 때에는 의사의 상담이 필요하다. 키토제닉 식단은 단기적으로는 변비, 저혈당증 등의 부작용이 있는 보고가 있으며, 장기적으로는 성장기 아동의 경우 성장이 늦거나 뼈에서 칼슘이 녹아 나오는 현상에 의해 뼈 건강의 약화와 함께 배출되는 칼슘이 많아짐에 따라 신장 결석의 우려가 있다는 의견이 있다. 규칙적으로 이루어지지 않을 때에는 섭취한 지방분으로 인해 콜레스테롤의 증가와 이상지질혈증의 우려도 있다.

농구선수 르브론 제임스(LeBron James), 모델겸 배우 킴 카다시안(Kimnerly Noel Kardashian), 배우 할리 배리(Halle Maria Berry) 등 수많은 유명인사가 키토제닉 다이어트를 지지한다. 체중 감량에는 효과가 있지만 여기에는 달갑지 않은 부작용이 따른다. 머리가 지끈대는 두통, 극심한 허약, 변비, 구역질, 구토부터 독감과 비슷한 증상까지 다양하다. 최소한 다이어트를 해도 배가 고플 일은 없다. 키토제닉 다이어트의 목표는 몸에 탄수화물을 공급하지 않음으로써 몸에 저장되어 있는 당이 쓰이도록 하는 것이다. 포도당으로 분해되는 음식을 일절 먹지 않으면 인체가 간에 저장된 당을 쓰게 한다. 마라톤 같은 상황에서 인체가 가장 빠르게 이용할 수 있는 것이 간에 저장된 에너지이다. 간에는 2~3일치 에너지가 저장되어 있다. 간에 저장된 포도당은 물에 둘러싸여 있으므로 지방에 비해 무게가 상당히 나간다. 어떤 다이어트든 섭취 열량을 줄이면 초기에 체중이 줄어드는데, 간에 저장된 포도당이 소비되면서 나타나는 결과이다. 이 에너지가 소진되면 간에서 포도당을 붙들고 있던 물도 사라지기 때문이다. 그 결과로 처음에는 체중이 많이 줄지만 빠진 건 수분이지 지방이 아니다. 사람에서 일상적인 기능은 간을 주요 에너지원으로 삼아서 수행하지만, 저장된 에너지가 얼마 남지 않으면 에너지원이 지방으로 전환된다. 키토제닉 다이어트를 지지하는 사람들은 간의 에너지가 없는 상태로 몸을 쓴다. 간에 에너지가 텅 비어버리면 인체 기능은 전체적으로 효율이 떨어지고 지방에 저장된 연료도 더 빨리 소진된다. 그 결과로 살이 빠진다. 키토제닉 다이어트의 또 다른 단점은 빠진 체중을 유지하려면 평생 탄수화물을 끊어야 한다는 것이다. 그런데 실제로 시중에서 탄수화물은 없으면서 영양소는 풍부한 식품을 찾기는 어렵다. 극심한 부작용까지 감안하면 실천하기가 용이하지 않다. 키토제닉 다이어트로 간의 포도당에 없어져 에너지가 고갈되면 인체는 지방을 태우기 시작한다. 뇌는 하는 수 없이 케톤체를 에너지로 써야 하고, 다이어트 당사자도 그 변화를 느낀다. 실제로 이 다이어트의 지지자들은 뇌가 케톤체를 연료로 활용하면 각성이 되고, 사고가 더 또렷해진다고 이야기 한다. 그렇지만 생각의 속도가 빨라지고 명료해 지는 것은 먼 옛날 인류의 선조가 먹을 것을 구하기 힘든 척박한 환경에 놓였을 때 생존에 도움이 되도록 진화한 특징일 수도 있다. 키토제닉 다이어트는 부작용과 알맞은 음식을 구하기가 어렵다는 점에서 매우 극단적이다. 이 다이어트를 하려면 결단력이 매우 강해야 한다. 간에 에너지가 없고 머리기 맑아지는 기분에 익숙해질 수 있으나, 대부분의 다이어트가 그렇듯이 키토제닉 다이어트 역시 살을 많이 빼더라도 다시 정상적인 식생활로 돌아오면 빠진 체중이 전부 되돌아오고 심지어 살이 더 찐다.

간헐적 단식

간헐적 단식 중에서도 5:2 다이어트와 16/8 다이어트가 유명하다. 5:2 다이어트는 일주일에 5일은 평소처럼 먹고 비연속적으로 이틀은 섭취 열량을 500kcal 또는 600kcal로 제한하는 방식이다. 16/8 다이어트는 하루 중 8시간 동안은 음식을 먹고 나머지 16시간은 차와 커피, 물만 마신다. 아침 식사를 건너뛰거나 밤늦게 식사를 하지 않으면 얼마든지 실천할 수 있는 방법이다. 이 2가지 방식 모두 몸에 좋은 음식을 먹고 가공식품과 패스트푸드는 피하라고 권장한다. 반짝 유행했다가 사라지는 수많은 다이어트들과는 달리 간헐적 단식은 저탄수화물 식이 요법과 함께 꾸준히 인기를 얻고 있다. 그만큼 실제로 체중 감량 효과가 있다. 장기간 단식을 하거나 끼니를 거르면 체중이 감소한다고 믿던 때도 있었지만, 이제는 한물간 이야기이고 이제는 사람들이 단순히 굶어서는 체중 감량이 지속될 수 없다는 사실을 잘 안다. 그럼에도 간헐적 단식이 효과가 있는 이유는 음식을 먹는 횟수가 줄고, 가공식품과 정크 푸드를 멀리하면 인슐린 기능과 오메가 지방의 비율이 개선되기 때문이다. 그러므로 체중 설정값이 낮아질 수 있다.

채식과 완전 채식 다이어트

환경과 동물 복지에 관한 우려로 채식이나 완전 채식을 하는 사람들이 있다. 이러한 식생활이 체중 감량 효과가 있을까? 체중 설정값이 증가해 체중이 늘어나는 주된 원인은 인슐린 기능의 변화와 음식으로 섭취하는 필수 지방산 중에 오메가-3 지방산이 오메가-6 지방산 보다 부족해지는 것이다. 마사이족처럼 유목생활을 하는 일부 부족은 동물의 고기와 피, 젖등을 먹는 육식 생활을 하고 설탕과 탄수화물, 인공 식용 유지는 먹지 않는다. 그 결과 이들은 체중 문제나 비만이 없다. 육식과 정반대인 채식은 어떨까? 동물성 식품을 먹지 않으면 비만 위험성에 어떤 영향이 있을까? 대부분의 채식주의자와 완전 채식주의자는 가공식품을 거의 먹지 않는다. 그 안에 동물성 식품이 들어 있기 때문이다. 그 결과 설탕과 오메가-6 지방산이 함유된 식용 유지의 섭취량이 전체적으로 줄어드는 긍정적인 효과가 있다. 그러나 오메가-6 지방산이 높은 식물성 유지로 튀긴 음식이나 견과류, 씨앗 섭취가 오메가 지방산 비율에 부정적인 영향을 준다는 점과 오메가-3 지방산을 얻을 수 있는 귀중한 원천인 어류를 먹지 않는 완전 채식의 단점은 하루에 필요한 에너지를 주로 빵과 파스타, 쌀에서 얻는다는 것이다. 이는 인슐린 기능에 나쁜 영향을 주고 최종적으로는 체중에도 좋지 않은 영향을 준다. 체식주의자들은 음식의 질에 관심이 많고 직접 요리를 해서 먹는 경우가 많다. 가공식품과 패스트푸드를 멀리할 가능성도 더 높다. 설탕이나 밀과 같은 정제된 탄수화물을 과도하게 섭취하지 않는다면 체중 설정값이 감소하고 자연히 체중도 줄 것이다.

이밖에도 고혈압 환자의 식사지침인 대시 다이어트(DASH, Dietary Approach to Stop Hypertension)는 과일, 채소 섭취를 늘리고 저염분 및 포화지방 섭취는 적게 한다. 런(LEARN, Life style, Exercise, Attitudes, Relationships, Nutrition) 다이어트는 미국국립보건원 지침에 따라 탄수화물 비중은 늘리고, 지방은 적게 먹는다. 지중해식 다이어트는 통곡(whole grain), 채소, 연어, 올리브기름, 레드와인 등을 섭취하는 식단이다. 치료적 생활습관 개선(Therapeutic Lifestyle Changes, TLC) 다이어트는 식이 섬유소와 칼슘을 많이 섭취하고 포화지방은 적게 섭취한다. 메이요 클리닉(Mayo Clinic) 다이어트는 과일, 채소를 주로 섭취하며 열량이 높은 식단을 피한다.

장내 세균

2006년까지만 해도 사람의 장 속에는 200여 종의 세균만 알고 있었지만, 이후 2007년 프랭크(Frank DN) 연구팀이 15,000종의 세균을 확인했고, 현재는 무려 33,000여 종에 달하는 세균이 서식할 것으로 추정하고 있다. 장내 세균을 연구하면서 우리 몸속에서 조화와 균형을 이루며 서식하는 방대한 규모의 미생물 군집을 발견했다. 이 군집을 장내 미생물균(gut microbiome)이라 한다. 우리 몸속에는 5가지 유형의 미생물이 서식한다. 즉, 세균(bacteria), 진균(fungus), 기생충(parasite), 바이러스(virus), 고세균(Archaebacteria)이다. 세균은 단세포 생물로 대부분의 세균은 유익세균이지만, 대장균(*E. coli*)이나 녹농균(Pseudomonas)처럼 건강에 해롭고 문제를 일으키는 유해 세균도 존재한다. 진균은 동물이나 식물처럼 세포 핵과 세포 소기관이 있는 다세포 생물이다. 대부분의 진균은 유익하지만 유해한 것으로 생각하는 경우도 많다. 진균과 세균 둘 중 하나가 번성하면 다른 하나는 쇠퇴한다. 바이러스는 DNA 또는 RNA로 구성된 아주 작은 입자이다. 세포를 가지고 있지 않으며, 사람처럼 생명체의 특성도 일부 가지고 있지만 생명체로 간주하지 않는다. 인플루엔자나 B 형 감염 같은 질환이나 HIV가 떠오르지만, 모든 바이러스가 우리에게 해를 끼치는 것은 아니다. 대부분의 바이러스는 균형 잡힌 장내 미생물군에서 중요한 요소이며, 세균이 조화를 이루는데 필요하다. 기생충은 숙주의 에너지를 훔치고, 아무런 이로움도 주지 않으며 계속 숨어 지낸다. 다행히 대부분의 기생충은 이제 거의 찾아보기가 쉽지 않다. 그렇지만 톡소플라스마 곤디이(*Toxoplasma gondii*, 개나 고양이 같은 반려동물을 통해 전염되는 기생충)도 있어 미국의 경우 6,000만 명이 만성 감염된 상태이지만 증상이 없기 때문에 이를 알지 못한다. 고세균은 산소가 존재하기도 전인 40억 년 전부터 지구에 서식하였다. 고세균은 심해의 단층 틈이나 화산 내부에서 발견되며 우리 대장 속에서 유유자적하기도 한다. 고세균은 에너지를 차지하기 위해 세균이나 진균과 경쟁하지 않아서 다른 미생물처럼 식단으로 조정할 수 없다. 우리 대장에는 무려 39조 마리의 미생물이 있고 대부분은 세균이다(Sender R 등, 2016). 우리 몸은10%만 인간이고 90%는 세균이라 할 수 있다. 생태계는 균형과 조화를 바탕으로 움직인다. 어떤 생태계나 생물 다양성이 중요하다. 정상적인 상황이라면 우리의 대장 속에는 다양하고 많은 미생물군집이 존재할 것이다. 세균이 소화 작용에 깊숙이 관여한다. 많은 경우 세균이 우리보다 음식물을 더 잘 소화시킨다. 결과적으로 우리는 소화과정을 세균에 의존하도록 진화했다.

하루에 약 1.4kg의 음식이 우리의 장내 미생물에 흘러 들어간다. 우리가 선택하는 음식에 따라 특정 미생물집단이 힘을 얻고 다른 미생물은 약해진다.

우리가 식단에서 어떤 식품군을 영구적으로 제외하면 그 식품군을 먹고 자라는 미생물군은 굶어서 멸종될 것이다. 우리가 24시간 동안 선택하는 음식에 따라 미생물 50세대의 진화가 달라진다(Luckey TD, 1972). 유익 세균은 섭취한 음식물을 염증을 줄이고 건강과 균형을 촉진하는 물질로 대사하여 우리에게 보상을 한다. 미생물에 의해 생성되는 유익한 화합물을 포스트바이오틱스(postbiotics)라 한다. 건강에 좋지 않은 음식은 유해 미생물에 영양분을 공급하고, 몸에 염증을 일으키는 화합물을 생성해 우리에게 손상을 준다. 대표적인 화합물이 트리메틸아민 *N*-산화물(trimethylamine *N*-oxide, TMAO)이다. 약을 포함해 우리가 입에 넣는 모든 것이 장내 미생물에 의해 대사된다. 이는 동일한 약이 누군가에게는 생명을 구하는 효과가 있고, 또 다른 누군가에게는 생명을 위협하는 결과를 초래할 수 있다. 한 예로 화학요법 약물인 사이클로포스파미드(Cyclophosphamide)는 장내 미생물에 의해 활성화 되어 약효를 나타낸다. 2013년 비아우드(Viaud S) 연구팀은 장이 건강할수록 사이클로포스파미드를 이용한 암 퇴치의 확률이 높아진다고 하였다. 장 마이크로비옴에 다양성이 부족하면 면역력, 신진대사, 호르몬, 인지력, 유전자 발현 등 5가지 주요 영역에서 혼란이 야기된다. 이 5가지 요소는 서로 연결되어 있지만 그 중심에 장내 미생물이 있다.

디스바이오시스(마이크로바이옴 불균형)

장내 미생물 불균형(dysbiosis)는 장내 미생물의 균형과 조화가 깨진 장내 미생물 불균형 상태를 말한다. 장이 손상되거나 미생물군이 무너지면 다양성을 잃게 되고, 그 과정에 염증성 미생물의 비율이 높아진다. 유익 세균이 죽으면서 생긴 공간을 유해 세균이 채우는 것이다. 이 결과로 대장 벽이 더 이상 항염증성 미생물군의 보호를 받지 못해서 대장 벽을 함께 지탱하고 있는 세포사이의 치밀 결합(tight junction)에 손상을 주고 세는 장(leaky gut)이라 부르는 장투과성(intestinal permeability)증가 현상이 발생해서 세균 내독소(bacterial endotoxin, 세균 세포 내부에서 발견되는 독성물질)가 혈류로 유입되기 때문이다. 이 세균 내독소는 전신으로 퍼져나가 가는 곳마다 염증을 유발한다(Opal SM, 2010). 클로스트리디움 디피실레(*Clostridium difficile*)는 대장에 서식하는 병원성 세균으로 건강한 사람의 대장에서도 발견된다(Furuyama-Kanamori L 등, 2015). 건강한 사람의 경우 유익 세균이 이 병원성 세균보다 숫자가 많아서 억제가 가능하다. 그렇지만 장이 손상되어 유익세균의 숫자가 충분치 않다면 이 병원성 세균이 증식하고 점차 강력해져 복통, 열, 심한 혈변 설사를 동반한 대장염을 유발한다. 초기에 치료가 안 되면 패혈증으로 발전하여 목숨을 앗아갈 수 있다. 2000년대 초반만 해도 이 병원성 세균은 항생제를 복용중인 입원 환자에서만 볼 수 있었다. 2010년 이후 항생제 부작용 사례는 더욱 증가했고, 항생제를 복용하지 않거나 입원한 적이 없는 젊은 사람에서도 갑자기 늘어났다. 지금은 분변이식을 통해 치료를 하고 있다. 분변 무게의 60%는 사실 세균이다(Stephen AM과 Cumming JH, 1980). 여기에는 유익 세균과 유해세균이 모두 들어있다. 단식을 해도 장내 미생물이 끊임없이 번식하고 죽기 때문에 분변을 생성한다. 장내 미생물뿐만 아니라 장내 미생물과 소통하는 모든 부위에서 균형이 절대적으로 중요하다. 그동안 우리는 세균을 박멸하려고 무단히 애썼지만 유익세균에 힘을 실어주면 그만이다. 균형이 잡히면 장내 미생물은 스스로 우리 몸을 능숙하게 관리한다. 유해세균을 없애려고 노력하기보다 유익세균에 힘을 실어줌으로써 39조 마리의 미생물이 면역력, 신진대사, 호르몬 균형, 인지력, 유전자발현을 자연스럽게 강화할 수 있도록 노력해야 한다. 1989년 데이비드 스트라찬(David Strachan) 연구팀은 형제가 많은 가정에서 태어난 아기가 습진과 알레르기 비염이 발생할 가능성이 낮다는 것에 주목하고 위생가설(hygiene hypothesis)을 제시했다. 알레르기 질환이나 자가 면역질환이 증가한 배경에는 지나친 청결이 있다는 이론이다. 아이들을 흙에서 놀도록 하는 이유이다. 지나친 청결이 문제가 아니라 장내 미생물군의 손상과 붕괴가 문제다. 사람의 면역체계의 70%는 장에 분포하며, 모발 두께의 몇 분의 1밖에 되지 않아서 사람의 눈으로 감지할 수 없는 세포층에 의해 장내 미생물과 분리되어 있다(Vighi G 등, 2008). 미생물군은 면역세포가 적절히 성장하도록 촉진하고, 침입자를 식별하고, 필요한 곳에 면역세포를 보내며, 감염 퇴치력을 향상시킨다(Rindaura VK 등, 2013).

장내미생물과 체중

아주 오랫동안 다이어트 업계에서는 팔레오 다이어트나 키토제닉 다이어트, 슬림 패스트(SlimFast, 저녹말 식이 보충제를 이용하여 다이어트 및 체중 감량 서비스는 회사), 주스 클렌즈(juice cleanse, 과일이나 채소의 착즙 주스만을 일정 기간 마시면서 체내의 독소를 몸 밖으로 배출하는 해독 요법) 등의 다이어트와 크로스핏[Crossfit, 여러 종류의 운동을 섞어 단기간 고강도로 실시하는 운동법방식이다. 여러 종목을 함께 훈련하는 교차 교육훈련인 크로스 트레이닝(Cross Training)과 신체단련을 뜻하는 피트니스(Fitness)를 합성한 말이다. 2000년 그렉 글래스맨(Greg Glassman)이 피트니스 단체인 크로스핏(CrossFit, Inc.)을 설립하면서 대중화되었다. 대중화된 만큼 특정 운동을 지칭하는 보통명사처럼 인식되고 있으나 Crossfit사에서 개발한 운동법의 브랜드이자 등록상표이다], 줌바(Zumba, 라틴 댄스에서 에어로빅 요소를 결합한 피트니스 프로그램으로 살사, 메렝게 음악에 맞춰 춤을 춘 것이 시초로 중고강도 유산소 운동으로 다이어트에 효과가 있는 피트니스프로그램이다), 요가 등의 운동을 자기 통제력만 있다면 꾸준히 실행할 경우 체중 감량을 할 수 있다고 하였다. 그런데 체중 증가가 장내 미생물의 문제라면 가능할까? 32세의 젊은 여성이 로드아일랜드주 뉴포트(Newport) 병원에서 재발성 시디프 장염으로 인해 16살인 딸의 대변을 이식후 몸무게가 62kg에서 16개월 만에 몸무게가 15kg이나 증가되어 비만 수준으로 되었다. 평생 한 번도 비만이 된 적이 없는 이 환자는 다이어트와 운동을 통한 피나는 노력에도 불구하고 대변 이식 후에 체질량지수(BMI)가 33인 비만 환자가 된 것이다. 이식 당시에 과체중이었던 딸도 같은 기간에 14㎏이나 몸무게가 늘었다고 한다. 이 여성은 식단이나, 스트레스 수준, 신체 활동 어느 것도 달라지지 않았으며 단지 분변이식을 받았을 뿐이다. 2015년 이 증례를 보고한 네하 알랑(Neha Allang)과 콜린 켈리(Collen R Kelly)는 이식에 사용된 딸의 마이크로바이옴이 비만을 유도할 가능성이 있다고 밝혔다. 이미 생쥐를 이용한 비슷한 실험을 통해 비만을 일으키는 장내 미생물 생태계가 있음이 증명된 적이 있지만, 사람을 대상으로 이런 가능성을 보여준 것은 처음이다. 동일한 유전자를 공유하지만 한 명은 비만 체형이고, 다른 한 명은 마른 체형인 일란성 쌍둥이에 대한 연구가 있었다. 연구팀은 쌍둥이의 분변을 채취해 무균 생쥐에 이식했다. 마른 체형 쌍둥이의 분변을 이식받은 생쥐는 마른 상태를 유지한 반면, 비만 체형 쌍둥이의 분변을 이식 받은 생쥐는 비만이 되었다. 연구팀은 2마리 생쥐 모두에게 같은 먹이를 먹였으며, 같은 칼로리를 섭취했음에도 체형이 달라졌다는 것을 알았다. 같은 음식에서 무엇을 얻을 것인지는 장내 미생물의 차이에 의해 결정된다. 장내 미생물은 칼로리를 흡수하여 신진대사를 조절할 뿐만 아니라 내분비계와도 밀접하게 연관되어 있다. 대사증후군과 인슐린 저항성이 있는 성인 남성들이 마른 체형의 공여자로부터 분변이식을 받았다. 분변이식을 받은 사람들에게 인슐린 민감성을 향상시키고, 혈당 수치를 하락시키는 장내 미생물의 변화가 나타났다(Kootte RS 등, 2017). 그렇지만 그 효과는 몇일 가지 않았다. 분변 이식을 받은 사람들이 식단이 바뀌지 않아 새로운 마이크로바이옴이 계속 유지될 수 없었기 때문이다. 다른 연구에서 똑같은 음식을 먹었는데도 사람마다 다른 혈당 반응을 일으킨다는 것이 밝혀졌다. 이러한 반응의 원인 역시 장 마이크로바이옴 때문이다. 2015년 지비(Zeevi D) 연구팀은 개인의 장내 미생물 프로파일만 이용해서 어떤 음식이 혈당 스파이크(sugar spike, 식사 후 혈당이 갑자기 증가했다가 다시 빠르게 떨어지는 현상)를 적게 일으킬지 예측할 수 있었다. 장내 미생물은 렙틴(leptin), 그렐린(ghrelin), 글루카곤 유사 펩티드(glucagon-like peptide-1, GLP-1), 펩티드 YY(peptide YY, PYY)처럼 식욕과 에너지 균형을 조절하는 호르몬 분비를 통제한다.

장-뇌축

데이트에 나갔다가 어떤 채취 때문에 상대방에게 매력을 느끼거나 아예 관심이 사라졌던 경우들이 있을 것이다. 동물실험을 통해 세균이 우리의 채취 프로파일을 생성하는 구아야콜(guaiacol, 너도밤나무 타르 속에 들어 있는 무색이나 황색의 물질)이나 기타 페놀화합물(방향환을 가진 화합물의 총칭)의 분비를 통제하는 것이 입증되었다. 이 물질들은 성적 매력을 발휘하거나 짝짓기를 할 때 영향을 주는 페로몬(pheromone)이다. 우리는 왜 키스를 할까? 키스는 나의 마이크로바이옴을 상대와 공유하려는 사랑의 표현이다. 키스를 할 때마다 8,000만 마리의 미생물을 교환한다(Kort R 등, 2014). 키스는 연인의 마이크로바이옴이 호환 가능한지 시험하는 방식으로 진화했을 것으로 추측한다. 최근에 장을 제2의 뇌라고 하거나 장신경계(enteric nervous system)로 알려진 별도의 신경 체계로 알려졌다. 우리 장속 5억 개가 넘는 신경들이 미주신경을 통해 뇌에 피드백을 보내고 있다(Mayer EA , 2011). 척수신경에서 보내는 피드백의 5배가 넘는 수치이다. 장내 미생물은 면역체계를 이용하거나 신경전달물질, 호르몬, 신호전달물질의 분비를 통해 뇌와 연락을 주고받을 수 있다. 세로토닌(serotonin)이나 도파민(dopamine) 같은 신경전달물질은 감정이나 활력, 열의, 보상 감각에 영향을 끼치는데 장내 미생물은 세포토닌, 도파민, 가바(GABA, ɣ-aminobutyric acid), 노르에피네프린(norepinephrine)과 같은 시경전달물질을 생성하고 동시에 반응한다(Lyte M, 2014). 세로토닌의 80%와 도파민의 50%가 장에서 생성된다(Yano JM 등, 2015). 세로토닌과 도파민의 전구물질은 혈뇌장벽(Blood Brain Barrier, BBB)을 통과할 수 있고, 우리의 기분이나 행동을 바꿀 수 있다. 장에서는 30가지 이상의 신경전달물질을 형성한다. 건강한 장 마이크로바이옴은 집중력, 활력, 편안한 기분을 유지하도록 한다. 반면에 마이크로바이옴의 손상은 알츠하이머병, 파킨슨병, 편두통, 만성피로, 자폐증, ADHD와 관련이 있다. 장내 세균이 변하거나 손상되었을 때 세로토닌의 균형이 바뀌면서 기분과 장운동까지 바뀐다는 것이 명확해졌다. 이런 불안장애를 과민성대장증후군(irritable bowel syndrome, IBS)이라 한다(Mayer EA, 2008). IBS 환자에서 5억 개의 신경 기능이 바뀌는데 이를 내장 과민성(visceral hypersensitivity)이라 한다. 대다수 사람이 알아채지도 못하는 유인 때문에 소화 장애나 메스꺼움, 복통이 나타난다. IBS 환자 경우 체내에서 가스가 많이 생성된다고 생각하는데 그렇지가 않다. 오히려 동일한 양의 체내 가스를 만들지만 과민성이 높아졌기 때문에 다르게 반응한 것이다(Alcock J 등, 2014).

섬유소와 장내세균

미국에서 섬유소 1일 최소 권장량을 섭취하는 비율은 전체 인구의 3%도 되지 않는다(Moshfegh A 등, 2005). 영양학적 관점에서 섬유소는 탄수화물이다. 보통 복합 탄수화물이라 부른다. 정제 설탕은 입안에서 소화가 시작되어 약 20분이면 소장에서 흡수된다. 그러나 섬유소는 입안으로 들어가 위를 거쳐 4.5~6m에 이르는 소장을 지나는 동안에도 분해되지 않기 때문에 대장에 도달할 때도 처음 분자와 동일한 분자 상태이다. 지구상에는 40만 여종의 식물이 있고, 그중 30만여 종이 식용이다(Lachat C 등, 2018). 수용성 섬유소와 불용성 섬유소로 나뉘며, 대부분 식물에는 수용성과 불용성이 섞여 있다. 섬유소는 설사와 변비를 고치며, 분변의 무게와 크기를 증가시켜 상쾌한 배변활동에 도움을 주며, 콜레스테롤 수치를 낮추고, 혈당을 조절한다. 그런데 우리 인간에게는 섬유소를 처리하는 능력이 없다. 복합 탄수화물 분해를 돕는 글리코시드 가수분해효소(glycoside hydrolase)라는 효소는 겨우 17가지를 가지고 있을 뿐이며, 이 중에서도 섬유소와 같은 큰 분자를 분해하는 효소는 없다. 그렇기 때문에 우리 인간은 스스로 섬유소를 처리할 수가 없다. 이에 비해 장내 미생물은 무려 6만 가지 이상의 효소를 가지고 있다(Kaoutari AE 등, 2013). 식용 식물이 30만 종이고 섬유소는 아마도 수백만 종이 있을 것으로 생각한다. 유익 세균은 특정 유형의 섬유질을 강력한 유기물질로 대사하는 능력이 있다. 이 유기물질을 짧은사슬지방산(short chain fatty acid, SCFA)이라고 하며, 3가지 주요 유형으로 아세트산(acetic acid), 프로피온산(propionic acid), 부티르산(butyric acid)이다. 부티르산은 장 운동성을 증가시키고, 장 과민성을 감소시키기 때문에 과민성대장증후군으로 고생하고 있다면 부티르산이 필요하다. 우리가 섭취하는 각각의 섬유소가 유익 세균에 의해 처리되면 다른 조합의 SCFA를 생성한다. 유익한 장내세균은 섬유소가 없으면 생존할 수가 없다. 섬유소를 섭취하면 락토바실러스(Lactobacillus), 비피도박테리아(Bifidobacteria), 프레보텔라(Prevotella) 같은 건강에 유익한 세균 증식을 촉진한다. 섬유소를 섭취하면 장내 미생물의 다양성도 증가한다. 장내 미생물은 섬유소의 프리바이오틱스 효과로 영양분을 얻고 증식한다. 그래서 활력을 회복한 장내 미생물은 섬유소를 SCFA로 대사하여 대장을 치료한다. SCFA는 대장을 더욱 산성화 시켜 염증을 유발하는 병원성 세균의 증식을 막는다. 유익 세균의 수가 증가하면 같은 양의 섬유소를 섭취해도 더 많은 SCFA가 생성된다. 이렇게 생성된 SCFA는 염증성 미생물을 억제하고 유익 세균이 압도적인 우위를 차지하게 된다. 우리에게 필요한 1일 칼로리 필요량의 10%는 섬유소에서 얻는 SCFA로 충족한다(Bergman EN, 1990). 대장 세포의 주요 에너지 공급원은 SCFA이며, 에너지의 70%까지 공급한다(Roediger WE, 1982).

미국인의 위장관 프로젝트

2017년 시카고에서 미국 소화기학회에서 켈리포니아대학교 샌디에이고 캠퍼스 소아과 교수인 롭 나이트(Rob Knight) 교수는 2012년 미국인의 위장과 프로젝트(American Gut Project)를 창안하여 산업화된 사회의 미생물과 마이크로바이옴에 관한 가장 큰 대규모 연구를 발표하였다. 건강한 장 마이크로바이옴을 예측하는 가장 중요한 요인은 우리 식단에 포함된 식물의 다양성이다. 특정 섬유소를 섭취하거나 단순히 섬유소 함량을 계산하는 것이 아니라 얼마나 다양한 식물을 섭취하느냐가 중요하다 하였다. 구체적으로 나이트 교수는 1주일에 30종의 식물을 섭취하는 것이 장 미생물 다양성을 예측하는 가장 중요한 요인이라 하였다. 장 건강을 위해 식물성 식단을 5일만 실시해도 동물성 식단을 5일 동안 실시했을 때보다 효과가 있다. 또한 식물에서 발견되는 섬유소가 장 건강에 얼마나 중요한지에 대하여 앞에서 다루었다. 자연계에는 무수한 종류의 섬유소가 있고, 모든 식물은 독특한 조합의 섬유소를 제공하므로, 이를 처리하려면 다양한 미생물 조합이 필요하다. 미국인의 위장관 프로젝트에서 다양한 식물을 섭취한 사람에서 SCFA를 생산하는 세균이 더 많이 나타나는 것을 확인했다. 지구상에는 대략 40만 종의 식물이 있고, 이중 약 30만 종은 식용이다. 그렇지만 우리는 200여 종의 식물만 먹는다. 이는 식용식물 1500종당 1종만 먹는다는 뜻이다. 쌀, 밀 옥수수 3가지 작물이 인간이 식물에서 얻는 칼로리와 단백질의거의 60%를 차지한다. 식량 생산 체계에 있어서도 다양성을 지원하는 것보다 수확량이 많은 작물을 더 지원하다보니 전 세계 농업 종사자들이 유전적으로 동일하고 수확량이 많은 품종을 심다보니 식물 다양성 75%를 포기했다. 그러니 식물의 다양성을 자연스럽게 회복하기는 어려워졌다.

식습관의 황금률 : 식물의 다양성

최대한 다양한 식물을 먹는 것은 건강해자기 위한 선택이다. 우리는 피해야 하는 장황한 식품 목록, 탄수화물과 단백질, 지방 사이의 복잡한 비율, 다양한 식이요법, 칼로리 계산, 심지어 음식 무게 측정 등으로 건강의 개념을 너무 복잡하게 만들었다. 이런 규칙에 따라도 건강은 좋아지지 않았다. 이제 이렇게 복잡하게 생각할 것이 아니고 식물식, 즉 섬유소 식이가 중요하다. 다양한 식물로부터 다양한 섬유소를 섭취하는 것이 중요하다. 비건 식단이나 식물성 식단에 대한 가장 큰 우려는 우리 몸에 필요한 미량 영양소를 놓칠 수 있다는 것이다. 2014년 피터 클라리스(peter Clarys) 연구팀은 여러 식단 중 영양 가치를 비교한 결과 비건 식단이 영양학적으로 가장 완벽했으며, 반면 잡식성 식단이 가장 낮은 점수를 받았다.

"하루에 사과 하나면 의사가 필요 없다" 이 오래된 속담은 사실일까? 사과는 뛰어난 섬유소 공급원이다. 중간 크기의 사과 1개에는 4.4g의 섬유소가 들어 있다. 2/3는 불용성 섬유소이고, 1/3은 수용성 섬유소이다. 사과는 85%이상이 수분이며, 약 50kcal의 에너지를 생산하는데 주된 영양소는 탄수화물이다. 사과의 당도는 높지만 혈당지수(glycemic index, GI, 표준 식품인 포도당을 50g 섭취한 후 2시간 동안의 혈당 반응 곡선의 면적을 100으로 할 때 동이한 당질에 해당하는 여러 과일을 섭취한 후 혈당 반응곡선의 면적을 비교한 값)는 낮다. 사과 100g당 3g 정도의 식이 섬유소인 펙틴(pectin)이 들어 있다. 또한 사과에는 비타민 C, E와 같은 항산화 비타민 외에도 다양한 파이토케미컬(phytochemical)이 들어 있는데, 퀘르세틴 3-갈락토시드(quercetin 3-galactoside, 퀘르세틴 배당체는 면역력 증강, 항산화 성분이다), 퀘르세틴 3-글루코시드(quercetin 3-glucoside), 퀘르세틴 3-람노시드(quercetin 3-rhamnoside), 카테킨(catechin, 녹차 등에도 함유된 폴리페놀로 차의 쓴 맛과 떫은 맛을 내는 성분으로 카페인의 흡수를 억제한다), 에피카테킨(epicatechin, 녹차에 포함된 떫은맛을 내는 성분으로 항염증 작용으로 혈관의 동맥경화를 막고나쁜 콜레스테롤을 감소시키며 장에서 지방의 흡수도 억제한다), 프로시아니딘(procyanidin, 혈관에서 LDL-톨레스테롤이 쌓이는 것을 막아준다), 시아니딘 3-갈락도시드(cyanidine 3-galactoside, 안토시아닌의일종인 배당체로 강한 항산화 작용을 한다), 쿠마르산(coumaric acid, 호흡기질환에 효과가 있으며, 기관지 기능을 향상시킨다), 클롤겐산(chlorogenic acid, 탄수화물과 지방 흡수를 억제한다), 갈산(gallic acid, 딸기와 포도에도 많이 들어 있는 페놀 화합물로 체지방을 줄이고 몸의 독소를 줄이는 효과가 있다), 플로리진(phlorizin, 혈당 수치를 낮추고 항산화 특성이 있다) 등이 들어 있다. 사과에는 껍질이나 과육 혹은 과심 등 부위별로 다른 조합의 파이토케미컬이 들어있다. 사과에도 프로바이오틱스가 있는데 사과 1개에 무려 1억 마리의 세균이 들어 있다. 식물 역시 프로바이오틱스를 가지고 있다 사람과 마찬가지로 미생물은 사과나무에서 꽃이 피고 열매가 열릴 때까지 지대한 영향을 미친다. 유기농법으로 생산된 사과는 미생물 다양성이 더 증가할 뿐만 아니라 프로바이오틱스의 수치가 높다. 오늘날 과학자들은 식물의 마이크로바이옴과 사람의 마이크로바이옴 사이의 교류가 인간의 건강에 특히 중요하여 중요한 미생물 공급원이라 생각한다. 그렇다고 사과만 먹으라는 이야기는 아니다. 과일, 채소, 통곡물, 콩류, 씨앗류, 견과류 모두 독특한 조합의 섬유소, 파이토케미컬, 미생물이 들어있다. 식물에서 다채로운 색깔은 식물이 함유하고 있는 파이토케미컬 때문이다. 사람들이 무지개 색을 먹자고 말하는 이유는 식물의 다양성을 의미하는 최고의 암호다.

참고문헌

1. Baily R : Evaluating calorie intake for population statistical estimates(ESLPSE) Project, February, Office for National Statistics, Data Science Campus. 2018
2. Miller P : The United States food supply is not consistent with dietary guidance evidence from an evaluation using the healthy eating index-2010. J Acad Nutr Diet 2015 Jan 115(1):95-100.
3. Sandra Aamodt : Why Diets Make Us Fat: The Unintended Consequences of Our Obsession With Weight Loss . Current 2016년 6월 7일. ISBN-10 : 1591847699, ISBN-13 : 978-1591847694
4. Guise Stephen : Mini habits for weight loss: stop dieting. form new habits. change your lifestyle without suffering. Selective Entertainment LLC 2016년 11월29일. ISBN-10 : 0996435441, ISBN-13 : 978-0996435444
5. Loren Cordain : The Paleo Diet: Lose Weight and Get Healthy by Eating the Foods You Were Designed to Eat. Harvest, 2010년 12월 7일 revised. ISBN-10 : 9780470913024, ISBN-13 : 978-0470913024
6. Andrew Jenkinson : Why We Eat (Too Much): The New Science of Appetite. 2021년 1월 14일, Penguin Life. ISBN-10 : 0241400538, ISBN-13 : 978-0241400531
7. Will Bulsiewicz : The Plant-based gut health program for losing weight, restoring your health, and optimizing your microbiom : Fiber Fueled. Avery 2020년 5월 12일. ISBN-10 : 059308456X, ISBN-13 : 978-0593084564
8. Frank DN, St Amand AL, Feldman RA, Boedeker EC, Harpaz N, Pace NR : Molecular Phylogenetic Characterization of Microbial Community Imbalances in Human Inflammatory Bowel Diseases. Proc Nat Acad Sci U S A, 2007 Aug 104(34):13780-85. doi.org/10.1073/pnas.0706625104
9. Sender R, Fuchs S, Milo R : Are We Really Vastly Outnumbered? Revisiting the Ratio of Bacterial to Host Cells in Humans. Cell 2016 Jan 28, 164(3):337-40, doi.org/10.1016/j.cell.2016.01.013.
10. T. D. Luckey : Introduction to Intestinal Microecology. Am J Clinic Nutri, 1972 Dec, 25(12): 1292-94, doi.org/10.1093/ajcn/25.12.1292.
11. Viaud S, Saccheri F, Mignot G, Yamazaki T, Daillère R, Hannani D, Enot DP, Pfirschke C, Engblom C, Pittet MJ, Schlitzer A, Ginhoux F, Apetoh L, Chachaty E, Woerther PL, Eberl G, Bérard M, Ecobichon C, Clermont D, Bizet C, Gaboriau-Routhiau V, Cerf-Bensussan N, Opolon P, Yessaad N, Vivier E, Ryffel B, Elson CO, Doré J, Kroemer G, Lepage P, Boneca IG, Ghiringhelli F, Zitvogel L : The Intestinal Microbiota Modulates the Anticancer Immune Effects of Cyclophosphamide. Science(New York, N.Y.), 2013 Nov 22, 342(6161):971-76, doi.org/10.1126/science.1240537.
12. Opal SM : Endotoxins and Other Sepsis Triggers. Contributions to Nephrology, 2010, 167:14-24, doi.org/10.1159/000315915.

13. Furuya-Kanamori L, Marquess J, Yakob L, Riley TV, Paterson DL, Foster NF, Huber CA, Clements ACA : Asymptomatic Clostridium Difficile Colonization: Epidemiology and Clinical Implications. BMC Infectious Diseases, 2015 Nov 14, 15:516. doi.org/10.1186/s12879-015-1258-4.

14. Strachan DP : Hay Fever, Hygiene, and Household Size. Br Med J, 1989 Nov 18, 299(6710):1259-60. doi.org/10.1136/bmj.299.6710.1259.

15. Vighi G, Marcucci F, Sensi L, Di Cara G, Frati F : Allergy and the Gastrointestinal System. Clin Exper Immunol, 2008 Sep, 153(Suppl 1):3-6, doi.org/10.1111/j.1365-2249.2008.03713.x.

16. Ridaura VK, Faith JJ, Rey FE, Cheng J, Duncan AE, Kau AL, Griffin NW, Lombard V, Henrissat B, Bain JR, Muehlbauer MJ, Ilkayeva O, Semenkovich CF, Funai K, Hayashi DK, Lyle BJ, Martini MC, Ursell LK, Clemente JC, Treuren WV, Walters WA, Knight R, Newgard CB, Heath AC, Gordon JI : Cultured gut microbiota from twins discordant for obesity modulate adiposity and metabolic phenotypes in mice. 2013 Sep 6;341(6150):1241214. doi: 10.1126/science.1241214.

17. Alang N, Kelly CR : Weight gain after fecal microbiota transplantation. Open Forum Infect Dis. 2015 Feb 4;2(1):ofv004. doi: 10.1093/ofid/ofv004. eCollection 2015 Jan.

18. Kootte RS, Levin E, Salojärvi J, Smits LP, Hartstra AV, Udayappan SD, Hermes G, Bouter KE, Koopen AM, Holst JJ, Knop FK, Blaak EE, Zhao J, Smidt H, Harms AC, Hankemeijer T, Bergman JJGHM, Romijn HA, Schaap FG, Olde Damink SWM, Ackermans MT, Dallinga-Thie GM, Zoetendal E, de Vos WM, Serlie MJ, Stroes ESG, Groen AK, Nieuwdorp M : Improvement of Insulin Sensitivity after Lean Donor Feces in Metabolic Syndrome Is Driven by Baseline Intestinal Microbiota Composition. Cell Metab. 2017 Oct 3;26(4):611-619.e6. doi: 10.1016/j.cmet.2017.09.008.

19. Zeevi D, Korem T, Zmora N, Israeli D, Rothschild D, Weinberger A, Ben-Yacov O, Lador D, Avnit-Sagi T, Lotan-Pompan M, Suez J, Mahdi JA, Matot E, Malka G, Kosower N, Rein M, Zilberman-Schapira G, Dohnalová L, Pevsner-Fischer M, Bikovsky R, Halpern Z, Elinav E, Segal E : Personalized Nutrition by Prediction of Glycemic Responses. Cell. 2015 Nov 19;163(5):1079-1094. doi: 10.1016/j.cell.2015.11.001.

20. Kort R, Caspers M, van de Graaf A, van Egmond W, Keijser B, Roeselers G : Shaping the oral microbiota through intimate kissing. Microbiome. 2014 Nov 17;2:41. doi: 10.1186/2049-2618-2-41. eCollection 2014.

21. Mayer EA : Gut feelings: the emerging biology of gut-brain communication. Nat Rev Neurosci. 2011 Jul 13;12(8):453-66. doi: 10.1038/nrn3071.

22. Lyte M : Microbial endocrinology and the microbiota-gut-brain axis. Adv Exp Med Biol. 2014;817:3-24. doi: 10.1007/978-1-4939-0897-4_1.

23. Yano JM, Yu K, Donaldson GP, Shastri GG, Ann P, Ma L, Nagler CR, Ismagilov RF, Mazmanian SK, Hsiao EY : Indigenous bacteria from the gut microbiota regulate host serotonin biosynthesis. Cell. 2015 Apr 9;161(2):264-76. doi: 10.1016/j.cell.2015.02.047.

24. Mayer EA : Clinical practice. Irritable bowel syndrome. N Engl J Med. 2008 Apr 17;358(16):1692-9. doi: 10.1056/NEJMcp0801447.

25. Alcock J, Maley CC, Aktipis CA : Is eating behavior manipulated by the gastrointestinal microbiota? Evolutionary pressures and potential mechanisms. Bioessays. 2014 Oct;36(10):940-9. doi: 10.1002/bies.201400071.

26. Alana Moshfegh, Joseph Goldman, Linda Cleveland : 2005. What We Eat in America. NHANES 2001-2002. Usual Nutrient Intakes from Food Compared to Dietary Reference Intakes. U.S. Department of Agriculture. Agricultural Research Service. https://www.ars.usda.gov/ARSUserFiles/80400530/pdf/0102/usualintaketables2001-02.pdf. accessed October 26, 201

27. Lachat C, Raneri JE, Smith KW, Kolsteren P, Van Damme P, Verzelen K, Penafiel D, Vanhove W, Kennedy G, Hunter D, Odhiambo FO, Ntandou-Bouzitou G, De Baets B, Ratnasekera D, Ky HT, Remans R, Termote C : Dietary species richness as a measure of food biodiversity and nutritional quality of diets. Proc Natl Acad Sci U S A. 2018 Jan 2;115(1):127-132. doi: 10.1073/pnas.1709194115.

28. Kaoutari AE, Armougom F, Gordon JI, Raoult D, Henrissat B : The abundance and variety of carbohydrate-active enzymes in the human gut microbiota. Nat Rev Microbiol. 2013 Jul;11(7):497-504. doi: 10.1038/nrmicro3050.

29. Bergman EN : Energy contributions of volatile fatty acids from the gastrointestinal tract in various species. Physiol Rev. 1990 Apr;70(2):567-90. doi: 10.1152/physrev.1990.70.2.567.

30. Roediger WE : Utilization of nutrients by isolated epithelial cells of the rat colon. Gastroenterology. 1982 Aug;83(2):424-9.

31. Smits SA, Leach J, Sonnenburg ED, Gonzalez CG, Lichtman JS, Reid G, Knight R, Manjurano A, Changalucha J, Elias JE, Dominguez-Bello MG, Sonnenburg JL : Seasonal cycling in the gut microbiome of the Hadza hunter-gatherers of Tanzania. Science. 2017 Aug 25;357(6353):802-806. doi: 10.1126/science.aan4834.

32. O'Keefe SJ, Li JV, Lahti L, Ou J, Carbonero F, Mohammed K, Posma JM, Kinross J, Wahl E, Ruder E, Vipperla K, Naidoo V, Mtshali L, Tims S, Puylaert PG, DeLany J, Krasinskas A, Benefiel AC, Kaseb HO, Newton K, Nicholson JK, de Vos WM, Gaskins HR, Zoetendal EG : Fat, fibre and cancer risk in African Americans and rural Africans. Nat Commun. 2015 Apr 28;6:6342. doi: 10.1038/ncomms7342.

33. O'Keefe SJ, Kidd M, Espitalier-Noel G, Owira P : Rarity of colon cancer in Africans is associated with low animal product consumption, not fiber. Am J Gastroenterol. 1999 May;94(5):1373-80. doi: 10.1111/j.1572-0241.1999.01089.x

34. Sonnenburg ED, Smits SA, Tikhonov M, Higginbottom SK, Wingreen NS, Sonnenburg JL : Diet-induced extinctions in the gut microbiota compound over generations. Nature. 2016 Jan 14;529(7585):212-5. doi: 10.1038/nature16504.

35. Clarys P, Deliens T, Huybrechts I, Deriemaeker P, Vanaelst B, de Keyzer W, Hebbelinck M, Mullie P : Comparison of nutritional quality of the vegan, vegetarian, semi-vegetarian, pesco-vegetarian and omnivorous diet. Nutrients. 2014 Mar 24;6(3):1318-32. doi: 10.3390/nu6031318.

36. BrownelL KD, Greenwood MR, Stellar E, Shrager EE : The effects of repeated cycles of weight loss and regain in rats. Physiol Behav. 1986 Oct;38(4):459-64. doi: 10.1016/0031-9384(86)90411-7.

37. Gray DS, Fisler JS, Bray GA : Effects of repeated weight loss and regain on body composition in obese rats. Am J Clin Nutr. 1988 Mar;47(3):393-9. doi: 10.1093/ajcn/47.3.393.

38. https://my.clevelandclinic.org/health/articles/14400-improving-your-health-with-fiber

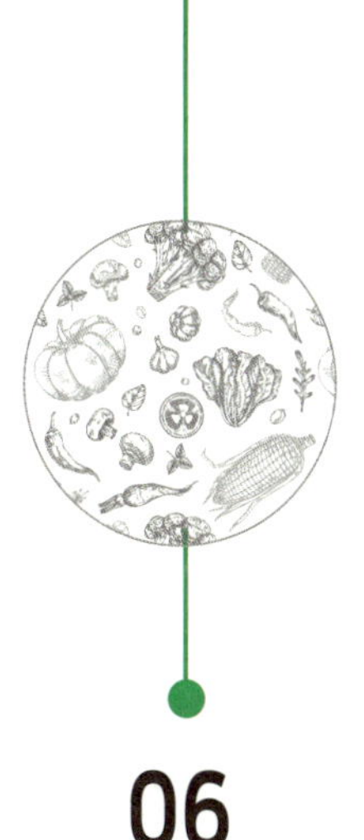

06
수혈과 똥 이식

중고등학교 다닐 때 걷기를 좋아하다 보니 서대문에 있던 적십자 병원을 지나다 보면 많은 사람이 줄을 서서 기다리고 있는 것을 보았다. 한참이 지난 후에야 그들이 피를 팔기 위해 줄을 서 있는 것을 알았다. 매혈의 국어사전적 의미는 "제 몸의 피를 빼어 팖"이다. 한때 우리나라의 헌혈은 사실상 '매혈'에 가깝다는 지적이 제기되기도 했다. 헌혈의 집을 통한 헌혈 횟수를 살펴보면 2014년 189만 건, 2015년 195만 건의 헌혈이 이뤄졌다. 그러나 2016년에 172만 건으로 감소했고, 2017년 179만 건으로 소폭 상승했으나 주목할 만한 헌혈 건수 변화는 보이지 않았다. 적십자사는 우리나라 혈액의 90% 이상을 독점하고 있으며, 혈액제제 판매 등을 통해 사실상 기업의 역할을 수행하고 있다. 2017년 적십자사의 결산보고서에 따르면, 적십자사는 2017년 한 해에만 혈액제제 및 분장혈장 판매를 통해 3,142억 원, 혈장분획센터를 통한 제품 및 상품 판매를 통해 1,055억 원의 수익을 올렸다. 적십자사 수익의 절반 이상이 혈액

제제 판매 등 관련 분야에서 발생한다는 사실을 아는 국민은 많지 않다.

헌혈(獻血)이란 혈액 기증자가 혈액을 기증하는 것을 의미한다. 일부 국가에서 혈액을 돈으로 사고파는 매혈이 아직도 존재하고, 대한민국도 1980년까지 매혈을 하였으나, 1981년 7월 1일 대한적십자사가 혈액관리업무를 전담하면서 매혈이 줄어들기 시작하였다. 대한적십자사만이 독점하고 있는 체계에 문제점이 지적되어 현재 대한민국에선 대한적십자사와 한마음혈액원 두 곳에서 헌혈 사업을 하고 있다. 1975년 동아일보 사진부장 전민조 작가의 '매혈인파'라는 사진을 보면 이른 아침에 서울대병원 앞에 청년들이 피를 팔려고 때로 몰려와 기다리는 모습을 볼 수 있다(그림 1). 서울로 올라온 많은 사람들이 생계비를 위해서 또는 학비를 벌기 위해 매혈을 많이 했다고 한다.

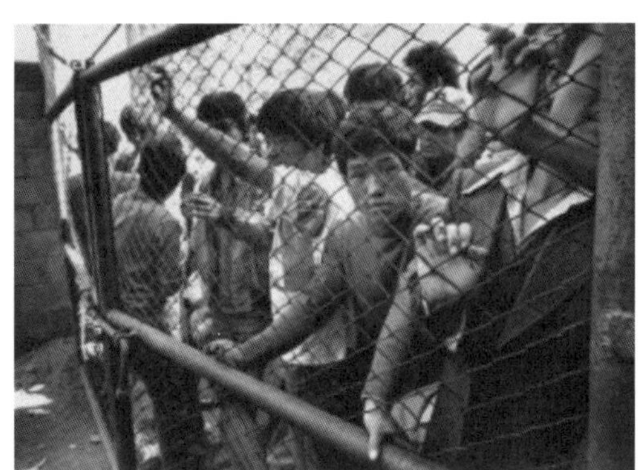

그림 1. 전민조 작가의 매혈인파(1975년 작)

매혈을 알기 위해 수혈의 역사부터 살펴보자. 1628년 윌리엄 하비(William Harvey)가 "동물의 심장과 혈액의 운동에 관한 연구"에서 혈액 순환설을 주장한 이래, 1666년 리차드 로워(Richard Lower)가 동물과 동물 사이에 수혈에 성공한 후, 1667년 로워는 성직자인 코가(Arthur Coga)에게 양의 피를 수혈하였으며, 데니스(Jean Baptiste Denis)가 사람에서 수혈에 성공함으로써 수혈 가능성이 제시되었다. 1823년 블룬델(James Blundell)이 빈사 상태의 산모에게 시도한 수혈이 성공을 거두어 근대 수혈사가 시작되었다. 이후 20세기 초에 본격적인 수혈의 시대가 열렸고, 제2차 세계 대전 중 수혈을 함으로써 많은 부상병의 생명을 구할 수 있게 되자 혈액 사업은 급속도로 성장하였다. 우리나라에서도 6.25 전쟁으로 인해 1952년에 해군 혈액고가 처음 창설되었고, 1954년에 민간병원으로 백병원에 혈액고가 설치되어 운영되었지만 1950년대 적십자사는 사설 혈액원과 마찬가지로 매혈에 의존하여 혈액을 공급하였다. 1960년 4월 혁명 시 피해자를 위해 자원한 헌혈자로부터 헌혈을 받으며 헌혈 운동이 시작되었다.

매혈은 혈액을 구매하는 행위(買血)와 판매하는 행위(賣血)를 통칭하는 말이지만, 통상적으로 판매하는 행위를 의미한다. 판매하는 매혈은 혈액관리법을 통해 금지되었으나, 국가는 헌혈의 대가로 돈을 주었다. 1974년 세계 헌혈의 해를 맞이하여 매혈을 중지하며, 헌혈의 길로 들어서게 된다. 사실상 매혈은 금지되었기보다 국가가 관리하게 된 것이다. 1970년에 입법, 시행된 혈액관리법은 '채혈 보상액'을 규정하고 있고, 1976년 개정 후에도 "유상공혈자에 대한 보상액"을 명시하고 있으며, 1990년 개정 때까지 유지되었다. 1999년 전부 개정에 의해 "혈액 매매행위"는 전면 금지되었다

2018년 4월 29일자 서울신문 [그때의 사회면] 슬픈 기억, 매혈/손성진 논설주간의 글을 인용한다. 1975년 7월 당시 고재필 보사부 장관은 해마다 혈액 기근을

겪는 것은 국민의 공혈(供血) 정신이 부족한 데 있다고 지적, "혈액 한 병이 위스키 한 병보다 싸서야 말이 되느냐"며 혈액 320cc 한 병 값을 3,500원에서 1만원으로 거의 3배 인상했다. 뜻은 좋았지만 피 값 인상으로 피를 팔고자 하는 매혈자가 늘어났다. 이 조치로 서울대와 고려대의 부속병원에 채혈 하는 날이 되면 피를 팔려는 사람들이 몰려 이들을 정리하느라 병원 측이 애를 먹기도 했다. 국가적으로 매혈에서 헌혈의 시대로 들어서게 되었지만, 매혈이 단점만 있는 것은 아니다. 매혈을 통해 어느 정도 혈액의 수요를 충당할 정도의 혈액을 신속하게 확보할 수 있다. 요즘에도 모바일 폰을 통해 혈액 부족에 대한 재난 문자를 받는 경우가 있다. 헌혈을 독려하기 위한 범국민 홍보의 일환으로 재난 문자를 보내는 것이다. 그만큼 아직도 헌혈만으로 혈액 수요를 충당하기에는 부족하다는 것을 알 수 있다.

동의보감에서 보는 약으로서 똥

'개똥도 약에 쓰려면 없다'라는 속담이 있다. 평소에 무척 흔하던 것도 막상 필요하여 쓰려면 없다는 말이다. '까마귀 똥도 약에 쓰려면 오백 냥이라'라는 속담도 있다. 옛날에 마을마다 길거리에 널린 개똥을 정말 약으로 썼을까? 개의 소화력이 너무 좋아 영양분을 거의 흡수하기 때문에 영양분이 거의 없어 거름으로도 쓰지 못하여 옛날 거름이 귀한 시절에도 아무도 주어가지 않아 널린 게 개똥이었다. 이런 개똥도 실제 약으로 썼다. 조선시대 한의학자인 허준이 지은 동의보감에 보면 개똥의 약효에 대해 '흰 개의 똥은 살갗의 한 부분이 곪아 고름이 생기는 병인 종기를 치료하는 데 효험이 있고, 체증이 오래되어 뱃속에 덩어리가 생기는 병인 적취(積聚, 몸 안에 쌓인 기로 인하여 덩어리가 생겨서 아픈 병)를 치료하는 데 신기한 효과가 있다'고 적고 있다. 농심에서 설립한 율촌재단 연구비로 2010년 12.01.~2011년 11.30에 연구한 율촌재단(栗村財團, 1984년 농심 신춘호 회장이 설립) 식품관련 기초연구과제총서에서 이화여대 조미숙 교수가 저술한 '동의보감에 나타난 식재료와 이용방법'에 탕액(湯液, 한약을 달여서 짠 물)편 금부(禽部, 약으로 쓰는 새)는 12가지 새똥을 기록하였다. 노자시(鸕鶿屎, 가마우지 똥), 단웅계분(丹雄鷄糞, 붉은 수탉 똥), 발합분(鵓鴿糞, 흰 산비들기 똥), 백압시(白鴨屎, 흰 오리 똥), 백합분(白鴿糞, 흰 비들기 똥), 복익분(伏翼糞, 박쥐 똥), 연시(燕屎, 제비 똥), 오웅계시백(烏雄鷄屎白, 오골계 수탉 똥), 오자계분(烏雌鷄糞, 오골계 암탉 똥), 월연시(越燕屎, 제비 똥), 웅작시(雄雀屎, 숫참새 똥), 응시백(鷹屎白, 매 똥의 하얀 부분) 등이다. 수부(獸部, 짐승)에는 낭시(狼屎, 이리 똥), 마시(馬屎, 말 똥), 모서분(牡鼠糞, 숫쥐 똥), 백구시(白狗屎, 흰개 똥), 양시(羊屎, 양 똥), 여시(驢屎, 당나귀 똥), 우분(牛糞, 쇠똥), 이분(狸糞, 살쾡이 똥), 저시(猪屎, 돼지 똥), 토시(兎屎, 토끼 똥), 호시(虎屎, 호랑이 똥) 등 12가지를 다룬다. 충부(蟲部, 곤충)는 강랑(蜣蜋, 말똥구리), 구인시(蚯蚓屎, 지렁이 똥), 오령지(五靈脂, 날다람쥐 똥), 잠사(蠶砂. 누에 똥) 등 4가지가 나온다. 탕액편 인부(人部, 사람 관련)는 인시(人屎, 마른 인분)의 효능에 대해 잘 말려서 끓여 먹거나, 물에 타사 즙을 내서 마시라고 한다. 고열을 내리는 효능이 있다.

조선왕조실록으로 본 약으로서 똥

서울대 김정선 박사의 학위논문인 '조선시대 왕들의 질병 치료를 통해 본 의학의 변천'에 따르면 조선왕조실록에는 1554년 중종이 57세 때 열병이 심해졌는데 "내의원 제조 등이 의원 박세거와 홍침을 들여보내 상의 증후를 진찰하게 하니 아침에는 맥도(脈度, 맥박이 뛰는 정도)가 어제보다 더 급박하고 열이 더 났으며, 말소리가 간삽한 듯하고 호흡이 급박했다. 즉시 청심원(淸心元, 심장에 쌓인 화열을 식혀서 맑게 하는 환약으로 청심환과 같음)과 소시호탕(小柴胡湯, 병증이 신체의 상하, 내

외의 중간 부위에 처하여 가슴이 가득 충만된 듯 답답한 느낌이 있거나 모든 열성병에서 춥고 더움이 왕래하는 증상, 식욕부진, 구토 등을 치료하는 데 사용하는 처방) 및 야인건수(野人乾水)를 들였다"라는 기록이 있다. 여기에 등장하는 야인건수가 바로 사람의 똥으로 만든 약이다. 감초를 넣은 대나무 통을 화장실에 넣어 대변이 스며들게 한 후 말려서 만든 것을 야인건수라 하였다. 전염병에 열이 심할 때 먹으면 관속에 든 사람도 살아나온다고 해서 파관탕(破棺湯)이라 하였다. 중종은 파관탕을 8번이나 복용했다는 기록이 남아 있다. 판소리 명창들이 득음하기 위해 목에서 피가 나오고 열이 나면 절간의 똥물을 길어다 끓인 다음 마시고 치료했다는 이야기도 같은 논리 선상에 있다. 사극에서 "장독에는 똥물이 특효약"이라는 말이 자주 나온다. 똥물은 한의서에 나오는 약재가운데 하나이다. 동의보감, 본초강목 등 대부분 한의서에서 이를 인중황(人中黄)이라 부른다. 이것은 재래식 똥통에 껍질을 벗긴 대나무를 살짝 잠기게 놔두고 시간이 지난 후 대나무 안으로 스며든 맑은 똥물을 약으로 사용하는 것이다. 또는 푸른 껍질을 벗긴 대나무 두 마디 가운데 윗마디에 감초를 넣어 봉하고, 아랫마디만 똥통에 꽂아두어 한 달 뒤 감초만 꺼내어 바싹 말려 쓴다. 인중황은 성질이 차가워 유행성 열병, 열 때문에 생기는 모든 독과 부스럼, 균독 등을 치료하고, 어혈을 풀어 피를 맑게 하는 데 쓴다고 하였다. 장독이란 옛날에 곤장을 심하게 맞아 생긴 상처의 독으로, 매 맞아 생긴 골병이다. 많이 맞았으니 엉덩이 주변에 불이 나고, 열독이 오르고, 살점도 뜯겨나가 헐고 곪았을 것이다. 장독에 인중황을 쓰라는 처방이 없는데도 "장독에 똥물이 특효"란 말이 생긴 건, 인중황과 장독이 각각 이런 특성을 지녔기 때문이라 생각한다. 불과 몇 십 년 전만 해도 허리나 발목을 삐끗하면 민간요법으로 사용했다고 한다. 사람 똥과 쌀겨, 감초 가루 등을 넣어 만든 탕약인 '금즙'은 감기와 만성기침 등의 치료제였다고 한다. 말린 똥은 인시(人屎)라 하여 인중황과 같이 열독 등에 효과가 있다고 하였다.

분변 치료의 역사

이식(移植)의 사전적 의미는 '살아 있는 조직이나 장기를 생체로부터 떼어내어, 같은 개체의 다른 부분 또는 다른 개체에 옮겨 붙이는 일'로 정의한다. 피를 많이 흘리거나 수술 중 피가 부족할 경우 수혈을 받으며, 대머리 경우 모발 이식을 하며, 장기가 손상된 사람은 장기 이식을 받는다. 만성 장염에 시달리는 사람이 필요한 것이 똥 이식이다. 순화된 용어로 배변 이식이다.

그런데 지금 21세기에 들어와서 건강한 사람의 똥을 환자에게 이식하는 분변이식술(fecal microbiota transplanation, FMT)이란 치료법이 임상 현장에서 실제로 클로스트리디오이데스 디피실(*Clostridioides difficile, C. difficile.* 짧게 시디프라 함) 장염의 치료로 사용되고 있다. 시디프 유도 결장염은 설사를 유발하는 대장 염증이다. 증상은 설사에서 생명을 위협하는 결장 손상까지 다양하다. 시디프의 질병은 일반적으로 항생제 사용 후에 발생한다. 심한 시디프 감염의 경우 하루 10~15회 정도의 묽은 설사와 심한 복부 경련 및 통증, 빠른 심박수 등의 증상이 나타난다. 시디프 유도 결장염 환자가 항생제를 복용하는 동안 설사하는 경우, 항생제가 반드시 필요하지 않다면 즉시 중단한다. 항생제 중단 후 10~12일 내에 설사가 중단된다. 대변이식은 빈번한 중증의 재발을 경험하는 일부사람에게 시행한다. 국내에서는 서울성모병원이 처음으로 분변이식술을 시작했는데, 지금은 성모병원, 세브란스병원, 인하대병원 등 대형 병원에서 치료에 사용하고 있다는 말을 듣고 처음에는 매슥거리고 불편하고 더럽다는 생각만 들었다.

김용성 박사의 메디게이트뉴스 "분변이식술, '똥'을 약으로 쓴다? 이미 인류는 오래 전부터 '똥'을 약으로 써왔다"의 글을 인용한다. 사람이 똥을 치료제로 쓰기 시작한 것은 21세기에 들어와서 일까? 아주 오래 전부터 사람이 똥을 약으로 썼다는 기록을 찾아볼 수 있다. 4세기 중국 동진 시대의 '신선전'의 저자인 갈홍(Ge Hong)이라는 의사가 식중독과 심한 설사를 앓고 있던 환자에게 인간 똥물(노란 국, yellow soup)을 입으로 먹게 해서 낫게 했다는 기록이 있다. 노란 국은 분변을 이용해 만든 것으로, 이처럼 똥도 잘 골라서 쓰면 약이 된다는 뜻이다. 또 16세기 명나라 때의 의사로 '본초강목'의 저자인 이시진(Li Shizhen)은 발효된 분변액, 신선한 분변액, 마른 변, 아기 분변 등을 심한 설사, 열, 복통, 구토, 변비 등의 증상에 사용했다고 한다. 발생학의 아버지로 알려진 17세기 이탈리아 아콰펜덴테 지역의 히에로니무스 파브리치우스(Hieronymus Fabricius d'Aquapendente)는 동물의 분변을 질병이 있는 동물에게 먹이는 치료를 시행하기도 했다.

서양에서도 오래 전부터 똥을 약으로 쓰는 것은 보고되었다. 설사병을 치료하기 위해 아랍의 베두인 유목민들은 낙타의 똥을 먹었다. 이질은 2차 대전 중 북아프리카 일부를 점령한 독일군에서 널리 퍼져 있었는데, 독일 군의관은 현지의 베두인들이 이질에 걸리지 않는다는 것을 알아냈고, 독일군이 신선한 낙타 똥을 먹고 이질에 걸리지 않게 되었다. 낙타의 똥에서 바실러스 서브틸리스(*Bacillus subtilis*)라는 유익 세균을 발견했고, 이 균은 항생제가 본격적으로 사용되기 전까지 위장관 질환과 비뇨기계 질환을 치료하는 면역조절제로 전 세계적으로 사용됐다. 또 바시트라신(bacitracin)이라는 항생제가 이 균주로부터 분리돼 지금도 판매되고 있다. 독수리는 썩은 고기를 먹기 때문에 사람들에게

안 좋은 인상을 주는데, 썩은 고기를 먹고도 멀쩡한 독수리는 자신의 똥을 발에 묻혀 똥 속의 박테리아로 식사 중에 옮길 수 있는 유해 세균을 방어하기 때문이다.

그럼에도 불구하고 이런 역사적 기록들은 장내 미생물총의 개념과는 관계없이 단지 인류가 오래전부터 똥을 약재로 썼다는 것을 의미할 뿐이다. 그렇다면 장내 미생물 불균형(dysbiosis, 장내 미생물 생태는 다양한 환경적 요인과 식이 습관에 따라 그 구성이 복잡 다양하게 변화하며, 이러한 장내 미생물 불균형 상태 구성이 불균형적으로 변화하는 것을 말하며, 이로 인해 염증성 장질환, 대장암, 비만 및 당뇨 등과 같은 다양한 만성 질환의 원인이 되기도 한다)을 건강하게 바꾸어 줌으로써 질병을 치료하는 현대 분변이식술의 실제적인 시작은 언제였을까?

현대 분변이식술 역사

1957년 미생물 학자였던 스탠리 포코(Stanley Falkow)와 동료는 항생제로 인해 정상적인 세균총이 파괴되는 문제를 개선하고자 환자의 수술 전 분변을 모아 알약 형태로 만들고 수술 후 자신의 분변을 먹는 실험을 했다. 포코의 생각은 새로운 것이 아니었다. '노란 국(yellow soup)'을 언급한 글에 따르면 의사들이 건강한 기증자의 똥을 줌으로써 다양한 질병을 가진 아픈 사람들을 치료하려고 하는 분변 이식은 적어도 4세기부터 사용되었다. 불행하게도 이 연구는 당시 받아들여지기 쉽지 않아서 연구소에서 이 실험을 알게 된 후 그는 해고당했다.

이 실험에서 관찰된 긍정적 효과는 논문으로 출판되지 못하였지만, 이후

1958년 콜로라도 덴버 종합병원의 외과과장인 아이즈만(Ben Eiseman)은 항생제를 많이 먹은 일부 사람들에게 발생하는 치명적인 설사병을 치료하기 위해 사용했다고 처음 보고하였다. 모든 치료에 효과가 없었던 위막성대장염(pseudomembraneous colitis) 환자 4명에게 건강인의 분변을 관장해서 치료했던 것이다. 이 당시에는 위막성대장염의 원인이 클로스트리디오이데스 디피실(*Clostridioides difficile*, 약해서 시디프라한다)이라는 것을 모를 때였는데, 정상 분변의 관장 효과는 아주 놀라웠고 이후 20년간 시행된 약 16예의 치료 성공률은 94%였다. 이후 위막성대장염의 원인이 항생제 사용으로 인한 정상 미생물총 파괴와 시디프균의 활성화라는 것이 밝혀지면서 이 원인균을 없애는 반코마이신(vancomycin) 투여가 주된 치료법이 됐다. 2008년 코러츠(Alexandr Khoruts) 교수에게 다른 병원에서 8개월간 치료가 안 되는 64세 여성 난치성 시디프 장염 환자가 전원 되었다. 이 환자는 하루 종일 15분마다 설사를 하는 바람에 기저귀를 차고 있었고, 체중도 약 27kg의 감소가 있었다. 코러츠 교수는 7개월간 추가적인 항생제 치료를 시행했으나 항생제가 더 이상 효과가 없음을 확인하고 과거에 시행됐던 '분변 세균치료법'에 대해 공부한 후 시도해보기로 했다. 그의 환자는 피지에서 휴가를 보낸 후 신원을 알 수 없는 병원균을 통해 불치병에 걸린 여성이었다. 그는 대체 치료법을 찾기 위해 의학 문헌을 찾아보던 중 1958년 아이즈만 박사에 의해 출판된 논문을 우연히 발견하였다. 대변의 미생물을 검사한 결과 염증의 원인은 바로 시디프라는 이름의 세균으로 밝혀졌다. 시디프는 사람 대장에 사는 대표적인 병원성 미생물로 독소를 만들어 장을 심하게 망가뜨릴 수 있다. 이 결과를 2011년 토마스 보로디(Thomas Borody) 호주 소화기질환센터 센터장과 알렉산더 코러츠 미국 미네소타대 의대 교수 공동 연구팀이 건강한 사람의 대변을 정제해 환자의 장에 넣었더니 위막성대장염

증상이 사라졌으며, 완치율이 90%에 이르렀다는 연구 결과를 소개하였다.

환자 남편의 분변을 주방용 블렌더(blender)로 생리식염수에 섞어 갈아서 대장내시경을 통해 환자에게 주입했는데, 이후 환자는 "뭔가 몸 안에서 변화가 있는 것 같다"는 말을 했다. 그러더니 15개월간 지속됐던 설사가 시술 이후 단 2일 만에 정상 변을 보는 놀라운 경험을 했다. 기적과 같은 일이 일어났다. 수개월 동안 15분마다 설사를 하던 환자가 불과 이틀 만에 정상적으로 대변을 보기 시작한 것이다. 연구팀의 생태학자들이 움직이기 시작했다. 세균은 모양이 단순해서 현미경으로는 종의 구분이 안 된다. 그래서 장내 생태계의 구성을 보기 위해서는 현미경이 아닌 유전자 분석법이 사용된다. 세균의 유전자를 해독한 연구팀은 이식 뒤에 환자 대장의 미생물 생태계가 완전히 남편의 것으로 바뀐 것을 확인할 수 있었다. 호주 시드니 파이브 독(Five Dock)의 소화기질환센터의 시디프의 경화율은 1차 이식 후 약 95%이며, 2차 이식 시 시디프 치료 시 100%에 근접하였다. 말썽의 주범인 시디프의 모습은 찾아볼 수 없었다. 최근 10년간 난치성 시디프에 대한 분변이식술은 약 90%의 놀라운 치료 효과를 보여주면서 의료의 중심에 당당히 자리 잡게 됐다.

우리나라 보건복지부도 2016년에 대변 이식을 신의료기술로 인정했고 대형병원을 중심으로 적절한 환자에게 시술이 이루어지고 있다. 그렇다면 진짜 똥이 치료제가 되는 세상이 온 것일까? 2020년 3월에 대변세균이식센타가 인하대 병원에서 개소되었다. 인하대병원은 2016년부터 우리나라에서 선두로 대변세균이식을 통한 시디프 장염 치료를 시행하였고, 논문도 꾸준히 발표하고 있다. 동아리 선후배 사이로 잘 알고 지내던 소화기내과 교수인 신용운 교수가 센터장을 맡았으며 지금은 은퇴하였다, 그는 "장내 세균의 균형이 붕괴되면 다양한 질환이 발생할 수 있다"며 "장내 세균 구성은 음식물 섭취와 생활방식, 위생상태, 약물복용 등에 따라 변화하는데, 이 외부 요인들을 줄여 균형을 잘 이루는 것이 건강유지의 비결이 될 것"이라 강조하였다.

건강한 장에는 유산균, 유익한 대장균 등 '이로운 균'이 살모넬라균이나 병원성 대장균 등 '해로운 균'에 비해 훨씬 수가 많아 우위를 점하고 있다. 이로운 균은 음식물을 발효시켜 소화를 돕거나, 장벽에 들러붙어 해로운 균이 번식하지 못하게 한다. 건강한 장내세균 생태계는 이로운 균이 약 85%, 해로운 균이 약 15% 정도다. 세균의 종류가 다양할수록 건강하다. 그런데 항생제를 지나치게 많이 사용하면 병의 원인이 되는 균뿐만 아니라 장내세균까지 없어지게 된다. 즉 이로운 균이 사라지면서 상대적으로 항생제에 강한 시디프가 장내에서 우위를 점하게 된다. 결국 평소에 나타나지 않았던 독성이 나타난다. 그래서 오랫동안 항생제를 복용한 사람은 위막성대장염에 걸릴 확률이 높다. 시디프는 사실 우리 주변에서 쉽게 발견되는 미생물이다. 병원균이긴 하지만 건강한 사람의 대장에서도 발견된다. 서울대 천종식 교수 연구팀이 진행 중인 시민과학 프로젝트에 따르면, 건강한 한국인의 5.5%에서도 소량이지만 시디프가 발견된다. 물론 시디프를 가지고 있다고 바로 장염이 생기지는 않는다.

2000년대 이후 장내미생물총 이상이 여러 가지 질환을 일으키는 병인으로 알려지면서 분변이식술을 다른 여러 질환에까지 적용하려는 시도가 계속되고 있다. 분변이식술에서 발생 가능한 부작용도 우려되기는 하지만, 앞으로 장내미생물총이 건강과 질환에 미치는 영향이 밝혀질수록 '건강인의 똥'을 치료로 사용하는 방법이 더 각광을 받을 것이다. 2006년 워싱턴대학 제프리 고든

(Jeffrey Gordon) 교수팀은 연구를 통해 실험용 쥐에 항생제를 먹여 장내 미생물을 모두 제거한 후에, 뚱뚱한 쥐의 대변 미생물을 이식하면 뚱뚱해지고, 날씬한 쥐의 미생물을 이식하면 날씬해진다는 것을 발견하였다. 사람의 똥도 역시 마찬가지여서, 뚱뚱한 사람의 대변 미생물을 넣은 쥐는 뚱뚱해지고, 날씬한 사람의 대변 미생물을 넣은 경우 날씬해졌다.

대변은행

이처럼 대변 연구 가치가 높아지자 주요 선진국들은 대변은행을 설립하고 막대한 연구비를 지원하고 있다. 미국의 경우 오픈바이옴(OpenBiome)에서 2008년부터 국가 차원에서 사람 마이크로바이옴 프로젝트를 시작하여 연구 예산만 1,300억 원을 투입하였다. 그러나 우리나라의 경우 아직 마이크로바이옴에 대한 관심과 지원은 부족한 상태이다.

건강한 사람을 주변에서 찾는 것이 어렵지는 않지만, 앞의 예처럼 환자마다 새로운 대변 기증자를 찾아서 이식하는 것은 비효율적이다. 그래서 이식할 대변을 전문적으로 선별하여 제공하는 '대변은행'도 만들어지고 있다. 대변 은행도 2012년 자비에르(Joao Xavier) 교수를 포함해 몇몇 교수가 주축이 되어 MIT에 처음 설립된 이후 서구 많은 나라에 설립되어 운영되고 있다. 가장 큰 대변은행은 2013년에 설립된 미국 보스턴에 있는 '오픈바이옴'이다. 이 비영리기관은 미국 내 1000개 이상의 병원에 이식용 대변 미생물을 제공한다. 이후 2016년부터 캐나다와 영국[영국 국가 건강서비스(NHS)가 클로스트리듐 디피실리 감염증 환자 치료를 위해 냉동 배설물 은행을 설립하였다], 네덜란드[배설물기증은행(Nederlandse Donor Feces Bank, NDFB)], 호주(BiomeBank) 등에 대변은행이 생겼고, 국내에서는

2016년 10월 바이오뱅크힐링(분당 서울대병원 소화기내과 이동호 교수가 이끌고 있음)이 최초로 대변은행을 설립하였으며, 2017년 김석진좋은균연구소가 '골드바이옴(GoldBiome)'을 열었다. 공여자에 따라 미생물의 종류와 양이 다르므로, 의약품처럼 균일한 성격을 갖고 있다고 보긴 어렵다. 물론 이식을 받는 환자로서는 좀 더 좋은 생태계를 받기 원하겠지만, 어떤 것이 좋은 마이크로바이옴인지에 대한 과학적인 정의를 내리기가 쉽지 않다. 다만 많은 질병이 마이크로바이옴과 연관이 되어 있기에 공여자가 당뇨나 비만 같은 질환의 병력이 없고, 대변이나 핏속에 병원성 미생물이 없어야 한다. 오픈바이옴의 경우 약 5% 미만의 공여자만 이런 어려운 조건을 통과한다고 한다. 똥을 기부하는 것도 아주 좁은 문을 통과해야 하는 셈이다. 이곳은 한번 대변을 기증하는데 $60를 보상해 주고 있으며 주기적인 기증자는 월 $250를 받아가고 있다. 흔히 가격이 낮은 것을 표현할 경우 '똥값'이라는 표현을 쓴다. 오픈바이옴은 똥을 제공하는 사람들에게 연간 1천만 원의 돈을 제공하고 있으며, 2016년에 질이 좋은 대변의 경우 1,500만원까지 지급하기도 하였다. 사람의 대변 1g에는 약 1,000 종류의 미생물이 1,000억~1조 마리 가량 살고 있다. 우리나라의 경우 대변 기증자에 대한 사례금 지급과 관련된 법령이 아직 제정되지 않아 사례금을 지급하지 못하고 있다. 다만 대변 기증자에게 교통비 정도의 사례금을 지급하고 있는 실정이며, 추후 금액이 변동될 가능성이 있다.

장내세균과 짧은사슬지방산

반추동물인 소, 양, 기린, 사슴, 낙타 등이 스스로 풀을 소화하는 것처럼 보이지만, 사실은 그렇지 않다. 이 동물들은 위에 있는 미생물 도움으로 스스로는 소화할 수 없는 거친 풀을 먹고 살 수 있는 것이다. 사람이나 쥐 같은 동물은 위나 소장에서 식이섬유소를 거의 소화할 수 없다. 소화되지 않은 식이섬유소가 대장에 도달하면 그곳에 사는 미생물이 소화하고 초산(acetic acid, 탄소 2개), 프로피온산(propionic acid, 탄소 3개), 낙산(butyric acid, 탄소 4개)과 같은 '짧은사슬지방산(short chain fatty acid, SCFA)'이라는 생체물질을 많이 만들어낸다. 짧은사슬지방산은 우리 장에서 흡수되어 에너지원으로 쓰이기도 하지만, 우리 장을 튼튼하게 보호하며, 면역계를 안정시켜 자가 면역질환이 발생하지 않도록 한다. 지방 축적을 막거나 포만감을 느끼는 호르몬 분비를 촉진해 과식을 막아 비만을 예방하기도 한다. 쌍둥이 중 정상 체중인 사람은 짧은사슬지방산을 만드는 세균이 많고, 뚱뚱한 사람에게는 적다. 생쥐에서도 같은 현상이 관찰되어 짧은사슬지방산이 비만을 막는다는 것은 사실로 인식되고 있다. 서양인들에게 비만이 많은 이유 중 하나는 미생물 주요 먹이인 식이섬유소 섭취가 적어, 장내에서 짧은사슬지방산이 충분히 생산되지 않는 것으로 추론해 볼 수 있다. 지금까지는 짧은사슬지방산에 관해 많이 알려졌지만, 장내세균이 만드는 대사산물은 이 외에도 많아 이들만의 작용이라고 할 수는 없다. 우리 혈액 내에서 발견되는 대사산물의 약 30~80%는 장내세균이 만든다고 알려져 있다. 장내세균의 작용이 무궁무진하여 아직 모르는 것이 너무 많다.

분변이식술 후 비만

32살의 한 여성이 미국 로드아일랜드주 뉴포트(Newport) 병원에서 받은 대변 이식은 이 시술에 대해서 우리가 얼마나 많은 것을 더 알아야 되는지 말해준다. 재발성 시디프 장염으로 고생하던 이 환자는 본인의 자발적인 의사에 따라 16살인 딸의 대변을 이식받았다. 당시에 딸의 몸무게는 63㎏(BMI 26.4)으로 약간은 과체중이지만 비만이라고는 보기 어려운 상태였다. 이식은 성공적으로 이루어졌고 다행히 장염도 말끔히 나았다. 그런데 이후 16개월 만에 환자의 몸무게가 15㎏이나 늘었다. 평생 한 번도 비만이 된 적이 없는 이 환자는 다이어트와 운동을 통한 피나는 노력에도 불구하고 대변 이식 후에 체질량지수(BMI)가 33인 비만 환자가 된 것이다. 이식 당시에 과체중이었던 딸도 같은 기간에 14㎏이나 몸무게가 늘었다. 2015년 이 증례를 보고한 알랑(Neha Allang)과 켈리(Collen R Kelly)는 이식에 사용된 딸의 마이크로바이옴이 비만을 유도할 가능성이 있다고 밝혔다. 이미 생쥐를 이용한 비슷한 실험을 통해 비만을 일으키는 장내 미생물 생태계가 있음이 증명된 적이 있지만, 사람을 대상으로 이런 가능성을 보여준 것은 처음이다. 물론 이러한 결과는 장내 미생물을 바꿔서 비만을 치료할 가능성도 보여준다.

자가 분변이식

다른 사람의 대변이 아무래도 불안하다면 자신의 것을 사용하는 방법이 있다. 백혈병이나 암 등의 치료를 위해 줄기세포의 일종인 조혈모세포를 이식하는 시술이 있다. 이 과정은 감염의 위험이 크기 때문에 환자는 강력한 항생제 처치를 예방 차원에서 받게 되는데, 이때 장내 생태계가 붕괴할 가능성이 매우 크다. 미국 뉴욕의 메모리얼 슬론안 케터링(memorial Sloan Kettering) 암센터에서는 파머(Eric Pamer)와 자비에르(Joao Xavier)가 2015년 발표한 논문에서 이런 환자 14명의 대변을 항생제 복용 전에 받아서 냉동 보관했다. 환자는 조혈모세포 이식이 끝난 뒤 남의 것이 아닌 자신의 장내 미생물을 이식받았다. 연구진이 미생물 유전자 해독을 통해 살펴본 결과 항생제 치료 뒤에 급격히 다양성이 떨어졌으나 자신의 대변을 이식한 뒤엔 예전과 거의 유사한 건강한 미생물 생태계로 복원이 되는 것을 쉽게 확인할 수 있었다. 우리가 아직 미처 모르는 부작용을 피하면서도 항생제로 인한 피해를 막을 수 있는 가장 효과적인 생태계 복원 프로젝트가 아닐 수 없다.

대장을 노리는 세균이 시디프만은 아니다. 여러 항생제에 내성이 있어서 한 번 걸리면 치료가 몹시 어려운 세균을 '슈퍼박테리아'라 부른다. 대변에서 이런 슈퍼박테리아가 발견되면 굳이 아프지 않아도 병원에서 오랜 기간 격리 입원이 필요할 수 있다. 슈퍼박테리아가 감염된 곳이 만약 대장이라면, 시디프 치료와 같은 개념으로 대변 이식을 이용한 생태계 복원이 활용될 수 있을 것이다. 마땅히 사용할 항생제가 없는 경우에 효과적인 치료법이 될 수 있는 이 방법은 미국, 이스라엘 등 여러 나라에서 현재 임상시험 중이다.

사람의 대변을 약으로 사용하는 동양의 전통은 이미 천년 이상이 되었다고 한다. 하지만 이 원리가 과학적으로 규명되고 실제 치료에 활용되기 시작한 것은 이제 20년 남짓 된 일이다. 아무리 생명이 위급하더라도 대변을 약으로 쓰고 싶은 사람은 많지 않을 것이다. 이제 과학의 역할은 대변 이식이 아닌 개인에게 맞추어 정밀하게 생태계 균형을 맞춰주는 방법을 찾는 것이다. 생명과학 중에서도 기초분야에 속하는 생태학이 의학에 접목돼야 이것이 가능하다. 획기적인 방법이 제시될 때까지는 조금은 원시적인 대변 이식이 한동안 적극적으로 활용돼야 한다. 당분간은 똥도 약인 시대인 것이다. 김석진 좋은균연구소 소장은 "건강 상태가 우수하지 않은 대변을 환자에게 이식할 경우 부작용이 발생할 위험이 있다"며 "엄격하고 까다로운 테스트에 합격해야 대변을 기증할 수 있는데, 합격률이 100명 중 고작 4명 수준"이라고 말했다. 세브란스병원 고홍 교수팀에 의하면 대변 기증을 원하는 사람들 중 90%가 건강 조건을 만족시키지 못한다고 한다. 그만큼 건강한 분변공여자를 찾기가 어렵다는 뜻이다. 아무 똥이나 기증할 수 없다는 얘기다. 대변 채취 후 대변은행으로 보내지기까지 소요되는 시간과 거리도 고려해야 한다. “대변을 채취한 후 시간이 지나면 변질될 우려가 있다”며, “거리 측면에 있어 서울, 경기 권역에서 채취된 변이 아니면 기증하는 데 어려움이 있다”고 설명했다. 또한 대변이식술은 아직 건강보험이 적용되지 않아 환자의 본인부담금이 높은 문제도 있다.

다양한 질환에서 배변이식 가능성

최근 건강한 똥은 대장을 넘어 다방면으로 연구되고 있다. 3월 독일 막스플랑크노화생물학연구소(Max Planck Institute for Biology of Aging) 연구팀은 생애 주기가 짧고 노화과정이 인간과 비슷한 터콰이즈 킬리피시(African Turquoise Killifish, *Nothobranchius furzeri*)를 이용해, 나이든 물고기의 장에 어린 물고기의 변을 이식했더니 수명이 늘어나고 노화가 지연된다는 사실을 발견하여 보고하였다. 김석진 소장은 “당뇨 환자의 경우 건강한 사람과 비교했을 때 장내세균의 생태계가 조금씩 다르다”고 밝혔다. 당뇨 환자는 건강한 사람에 비해 장내세균 중에서 퍼미쿠테스(Fermicutes) 속이 적고 베루코미크로비아(Verrucomicrobia, 우미균류)가 많이 산다. 이에 따라 브티르산처럼 이로운 균이 생산하는 물질이 줄어들고, 해로운 균이 증식할 수 있다. 그래서 “비만과 당뇨 같은 대사성 질환의 경우 공통적으로 부족한 세균을 이식하는 방법을 연구 중”이라고 밝혔다.

우울증 환자에게는 기분을 좋게 만드는 도파민 관련 물질을 생산하는 미생물은 발견되지 않고, 오히려 신경 활동을 억제하는 가바(γ-aminobutyric acid, GABA)라는 물질을 생산하는 미생물이 많다는 것이다. 2019년 사지 나오키

(Naoki Saji) 일본국립장수질병센터 교수팀은 74세 이상 노인 128명을 대상으로 대변을 분석한 결과, 치매 환자의 장내 미생물에는 유독성 섬유소를 인체에서 사용할 수 있는 당류로 분해시키는 유익세균(Bacteroides)의 수가 적다고 보고하였다. 다만 셀룰로오스를 분해하는 루미노코쿠스(Ruminococcus)속 세균 수치는 치매 환자가 높았다. 폴 패터슨(Paul Patterson) 미국 캘리포니아공대 교수팀은 2013년 특정 장내 미생물의 존재 유무가 유아의 자폐증과 연관이 있다는 연구 결과를 발표했다. 2020년 5월에는 프란시스코 킨타나(Francisco Quintana) 미국 하버드대 의대 교수팀이 장내미생물이 영양분을 먹고 배출한 물질이 퇴행성 뇌질환인 다발성 경화증을 줄일 수 있다는 연구 결과를 발표했다.

대변 이식술이 아직은 시디프 감염증에 한해 시행되고 있지만, 앞으로 다른 장 질환이나 전신 질환에까지 적용될 것으로 기대된다. 서울대 분당병원 이동호 교수는 "임상 연구에서는 궤양성대장염, 과민성장증후군 등 치료에 쓰인다."며 "해외에선 자폐증, 당뇨병, 비만, 치매, 파킨슨병 등 다양한 질환 치료를 위해 연구 중이다"고 말했다. 최근엔 암 환자 중 면역치료제가 듣지 않는 환자나, 코로나19 등 감염병 치료까지 효과를 기대할 수 있으리란 임상 연구들이 나오면서 더욱 기대를 모은다.

(재)여시재 토론에 참여했던 연세대 이동우 교수의 글 [여시재 인사이트/미래산업] '새로운 장(腸)이 열리고 있다'라는 기고문에서 2017년 일본 와세다 대학의 마사히라 하토리(Masahira Hattori) 교수팀 연구 결과에 따르면, 늙은 사람은 젊은 사람이 가지고 있는 피부 박테리아의 종류는 더 다양해지지만, 유익한 박테리아 비율이 현저히 낮다고 하였다. 또한 2021년 홍콩대학의 패트릭 리(Patrick

Lee) 교수에 따르면, 식단 및 생활습관은 물론 자외선, 미세먼지 등이 피부 마이크로바이옴의 균형을 파괴할 수 있는 주된 원인이라 하였다. 결국 우리의 건강한 피부와 아름다움도 미생물에 의한 결과물이라는 의미다. 인간의 모든 질병과 건강은 물론 아름다움을 추구하는 영역까지 미생물로 설명하려 한다 해도 과언이 아니다.

현대에 들어 의학은 끊임없이 발전하고 있지만, 아직도 원인과 치료법을 밝히지 못한 질병이 많다. 오히려 늘어나는 질환도 있다. 염증성 장 질환, 대장암, 유방암, 전립선암 등은 과거 한국인에게는 드문 병이었지만 최근 들어 발병률이 급증했다. 서구화된 식습관으로 한국인의 장내 미생물이 황폐해지고 있기 때문이다. 바꿔 말하면 장내 미생물만 개선해도 만병을 극복할 수 있다는 말이 된다. 김이나 미역은 우리나라 사람과 중국인, 일본 해안에 사는 사람이 즐겨 먹는다. 원래는 사람이 이들을 소화할 수 없었는데, 김이나 미역과 함께 체내로 들어온 균이 장내에 정착함으로써 김과 미역 등을 소화할 수 있기 때문이다. 우리나라 해안에만도 500 여 종 이상의 해조류가 분포하고, 그 가운데 김, 미역, 다시마, 파래, 우무가사리, 톳, 감태, 매생이 등 50여 종을 식용한다. 식물의 섬유소는 대장에서 장내세균에 의해 분해가 되어 우리가 섭취할 수 있는 영양분으로 바꾼다. 동아시아인이 해조류 소화능력을 보유한 이유는 "장내세균이 해조류를 소화해 섭취할 수 있도록 '유전적 업그레이드'를 거듭했기 때문"이란 연구결과가 나왔다. 얀 헨드릭 헤허만(Jan-Hendrik Hehemann) 독일 막스플랑크 해양생물학 연구소 교수 등 국제연구진은 과학저널 '세포 숙주 및 미생물' 최근호에 실린 논문에서 "적어도 4차례에 걸쳐 해조류 분해 유전자가 인간의 장내세균으로 이동한 것으로 드러났다"고 밝혔다. 바다에는 해조류가 자라는 양이 막대하기 때문에 이를 분해하는 세균도 많다. 그런데 어떤 과정으로 해조류의 섬유소를 분해하는 효소 분비 유전자가 사람의 장내에 서식하는 세균으로 옮겨왔다는 것이다. 교신저자인 에릭 마르텐스(Eric Martens) 미국 미시간대 교수는 "바다의 해조류 분해세균이 해조류를 먹은 사람을 통해 곧바로 들어왔는지 또는 훨씬 복잡한 경로를 거쳐 오게 됐는지는 아직 수수께끼"라고 이 대학 보도 자료에서 말했다. 헤허만 교수 등은 애초 2010년 김의 섬유소를 분해하는 Bacteroides(의간균)의 유전자를 일본인의 장내세균에서 발견했다고 과학저널 '네이처' 발표했다. 연구에 참여한 미리암 제크 프랑스 로스코프 생물학연구소 연구원은 "해조류 분해 유전자를 일본인 장내세균에서 발견한 것은 단지 우연이었을 뿐"이라고 말했다. 그러나 이 연구결과는 '세계에서 일본인만이 해조류를 분해하는 유전자를 가졌다"고 잘못 알려지기도 했다. 새 연구에서는 일본인뿐 아니라 중국인의 장내세균에서도 해조류 분해 효소를 만드는 유전자를 다수 확인했다. 이처럼 주변 환경과 식습관에 따라 장에 서식하는 균은 다르게 존재하여 우리가 서구화된 식습관으로 인해 장내 미생물의 변화가 따르고 나아가 전에는 없던 질병이 발생하는 것으로 생각할 수 있다.

항암면역치료와 배변이식

면역 치료제는 현재 암 치료에 획기적인 효과를 보인다. 그래서 이를 처음 발견한 제임스 앨리슨(James P Allison)과 혼조 다스쿠(Tasuku Honjo) 교수는 2018년 이 공로를 인정받아 노벨상을 받았다. 그런데 면역 치료제가 모든 환자에게 다 효과가 있는 것은 아니다. 2018년 1월 시카고 의대, 엠디 앤더슨 암 센터(MD Anderson Cancer Center), 프랑스 그룹이 대변 이식이 면역 치료제의 암 치료

효과를 높인다는 논문을 학술지 사이언스에 연달아 발표했다. 즉 면역 치료제가 효과 없는 암 환자에게 효과가 있는 환자의 변을 이식해 준 후 면역 치료제로 치료하면 암이 낫는다는 것이다. 더 나아가 면역 치료제의 부작용마저 없애준다는 것이다. 앞으로는 변으로 암을 치료하는 세상이 열릴 것 같다.

2021년 대변 이식을 통해 항암면역치료에 반응이 없던 환자를 치료할 수 있다는 연구 결과가 사이언스에 나왔다. 미국 피츠버그대학병원 암센터와 미국 국립암연구소 공동 연구팀은 항암면역치료에 실패한 흑색종 환자를 15명을 대상으로 연구를 진행했다. 연구팀은 이들에게 대변 미생물 이식을 시행한 후, 항암면역치료제인 'PD-1'로 치료를 시도했다. 연구 결과, 대변 미생물 이식과 항암면역치료제를 병행한 흑색종 환자 15명 중 6명은 1년 이상 종양 크기가 줄어드는 등 치료 효과를 보였다. 이들은 대변 미생물 이식을 받기 전에는 항암면역치료제에 아무런 반응이 없던 환자들이다. 연구팀은 이번 결과가 나타난 원인 역시 장내 미생물 덕분인 것으로 결론을 내렸다. 연구를 주도한 디와카르 다바르(Diwakar Davar) 박사는 "유익한 장내 미생물이 많으면 항암면역치료에 더욱 민감하게 반응한다는 사실을 밝혀낸 최초의 연구"라고 말했다.

새로운 신약으로 분변이식술

아직은 매우 효과적인 유익 세균을 온전하게 키워 장까지 보내는 기술이 부족하다. 그러나 가까운 미래, 이를 가능케 할 차세대 미생물이 등장한다면 '만병치료약'으로 거듭날지 모른다. 이동호 교수는 "기존까지 약은 단순한 화학물질에 불과했지만 앞으로는 미생물, 즉 살아있는 생물이 병을 치료하는 시대가 올 것"이라며 "이를 기반으로 한 생균제(Live Biotherapeutics Product, LBP)에 주목해야 할 때"라고 말했다. 미국 FDA에서는 살아 있는 미생물을 이용하여 만들어진 치료제를 생균제라고 명명하고, 임상시험 계획 승인(IND, Investigational New Drug) 신청을 위한 권고사항을 2018년 드레허 레스닉(Dreher-Lesnick SM)등이 정리하여 발표한 바 있다. 그리고 2012년 이를 "Early Clinical Trials with Live Biotherapeutic Products" 가이드라인으로 제정하였으며, 총 3차례 개정과정을 거쳐 현재는 2016년에 공지된 draft 가이드라인을 유지하고 있다. 이 가이드라인은 LBP 임상시험 허가를 위한 제조 및 품질 관리에 대한 지침으로써 LBP의 정의와 범위를 명확히 규정하고 있으며, 제조 및 품질 규격의 측면에서 기존의 합성화합물이나 바이오의약품의 제한을 따르도록 요구하기 보다는 균의 특성에 따른 확인, 역가, 순도, 안정성 및 제조법에 대한 가이드라인을 안내하고 있다. LBP의 정의는 세균과 같은 살아있는 유기체를 포함하며, 인간의 질병 또는 상태의 예방, 처치, 치료에 적용가능하며 백신이 아닌 것으로 정의하였다. 미국에서 LBP IND(investigational new drug, 투여실험이 인가된 신약)에 대한 허가 및 심사는 생물의약품평가연구센터 (CBER, Center for biologics evaluation and research)에서 담당하고 있다. LBP의 경우 특히 IND 신청 전 pre-IND 회의를 통해 물질의 특성, 동물 실험 데이터, 임상 계획서 등과 같은 정보에 대해서 부처와 사전 논의를 통해 이해를 같이 할 것을 권유하고 있으며, 추가적으로 유전자 물질을 의도적으로 첨가하거나 유전자의 결실, 변형을 통해 유전자 변형 미생물로 구성된 생물학적 치료제는 Recombinant Live Biotherapeutic Product(recLBP)로 명명하고 추가적인 FDA의 지침을 얻도록 하고 있다. 미국 FDA는 마이크로바이옴 바이오의약품의 안전성과 품질을 평가, 관리하기 위한 규제 강화에 노력을 계속하면서도 산업체의 기술혁신을 저해하지 않으면서 긴밀한 논의를 통해서 신기술의 치료제가 개발될 수 있도록 지원하고 있다. 그 결과 다양한 기업에서 마이크로바이옴 바이오의약품을 활용한 임상 3상이 진행 중이며 당뇨, 피부질환, 요로감염 등에 대한 임상시험을 진행하고 있다.

유럽에서는 LBP에 대한 별도 임상 가이드라인을 제정 한 바 없으나 2018년 10월 유럽의약품품질위원회 (EDQM, European Directorate for the Quality of medicine)에서 유럽약전 (EP, European Pharmacopoeia) 9.7에 LBP 관련 품질관리 및 시험법을 추가하였다. 이 'Live biotherapeutic products for human use'는 기존에 승인받은 제품을 포괄하면서 최근 LBP 개발 방향에 맞춰 순도 및 시험법 등 제품의 규격화에 필요한 최소한의 내용을 규제하는 것이라 볼 수 있다. 유럽에서의 IND 신청은 국가별 임상시험윤리위원회가 존재하여 국가별로 신청을 진행하고 있다. LBP 임상시험을 위한 별도의 가이드라인이 마련되어 있지 않으나 효능과 안전성에 대한 과학적 증거 및 입증이 가능하다면 임상시험 허가를 받을 수 있게 되어 있다. 과거 오랜 기간 동안 안전성 및 품질이 입증된 일부 전통 균주 및 그 포자가 변비, 정장 작용 등 위장관 질환에 국한되어 의약품으로 승인 받은 사례가 있으나, 기존 치료를 넘어서는 피부질환, 대사질환, 면역질환, 암 등을 치료하는 약물로 허가 받은 사례는 없는 것으로 나타났다. 유럽의약품청 (EMA, European Medicines Agency)은 임상 진입 파이프라인을 보유한 LBP 개발 기업들을 포함한 산학연으로 구성된 협의회를 구성하여 LBP 임상시험 및 인허가 규제 확립을 위해 지속적으로 협업 중인 것으로 알려져 있다. 그 결과 스웨덴, 영국, 벨기에 등에서 암과 크론병 등 여러 면역질환에 대한 마이크로바이옴 바이오의약품 치료제의 임상시험이 진행 중에 있다.

못살던 시대에 피를 팔아 공부했던 선배들이 있지만 우리 모두 건강하여 분변을 팔 수 있는 사람이 되면 어떨까? 희망 사항이 아니라 정말 그리되면 건강하다는 것이 증명되는 셈이니 돈도 벌고 건강도 챙겼으니 일거양득이다. 필자의 선배 교수 중 암 투병을 하던 분이 모든 치료법에 도전하였지만, 차도가 없자 마지막에는 살고 싶은 욕망에 똥을 치료제로 사용한다는 말을 듣고, 이해가 되지 않고, 알만한 분이 어찌 그리할까 하는 마음이 앞섰지만, 오늘날 생각하니 좋은 분변을 잘 선택하여 사용하였더라면 완치되어 같이 교육 현장에서 같이 근무하며 더 많은 것을 더 배울 수 있지 않았을까 하는 아쉬움이 따른다.

참고문헌

1. Richard Lower : An account of the experiment of transfusion, practiced upon a man in London. 1667. Yale J Biol Med. Sep-Dec 2002;75(5-6):293-7; discussion 292.
2. Kiss L : [Semmelweis of the 17th century or Jean Baptiste Denis and the first human transfusion(A XVII. század Semmelweise, avagy Jean Baptiste Denisés az első, emberbe történt vérátömlesztés) (1667)] Orv Hetil. 2017 Jun;158(22):870-873. doi: 10.1556/650.2017.HO2572.
3. Sørensen T : [James Blundell, 27 December 1790 - 15 January 1878. Professor of physiology and obstetrics at Guy's Hospital 1823-1834] Ugeskr Laeger. 1983 Jun 27;145 Spec No:5-49.
4. Welck M, Borg P, Ellis H : James Blundell MD Edin FRCP (1790-1877): pioneer of blood transfusion. J Med Biogr. 2010 Nov;18(4):194-7. doi: 10.1258/jmb.2010.010014.
5. Eisemam B, Silen W, Bascom GS, KAUVAR AJ : Fecal enema as an adjunct in the treatment of pseudomembranous enterocolitis. Surgery. 1958 Nov;44(5):854-9.
6. Thomas J Borody, Alexander Khoruts : Fecal microbiota transplantation and emerging applications. Nat Rev Gastroenterol Hepatol. 2011 Dec 20;9(2):88-96. doi: 10.1038/nrgastro.2011.244
7. Sabine Hazan, Sonya Dave, Andreas J Papoutsis, Brad D Barrows, Thomas J Borody : Successful Bacterial Engraftment Identified by Next-Generation Sequencing Predicts Success of Fecal Microbiota Transplant for Clostridioides difficile. Gastroenterology Res. 2021 Oct;14(5):304-309. doi: 10.14740/gr1434.
8. Judith A. Seidel, Atsushi Otsuka, Kenji Kabashima : Anti-PD-1 and Anti-CTLA-4 Therapies in Cancer: Mechanisms of Action, Efficacy, and Limitations. Front Oncol. 8:86. 2018 Mar 28. doi: 10.3389/fonc.2018.00086
9. Sharma P, Allison JP : The future of immune checkpoint therapy. Science. 2015 Apr 3;348(6230):56-61. doi: 10.1126/science.aaa8172.
10. Spencer CN, McQuade JL, Gopalakrishnan V, McCulloch JA, Vetizou M, Cogdill AP, Khan MAW, Zhang X, White MG, Peterson CB, Wong MC, Morad G, Rodgers T, Badger JH, Helmink BA, Andrews MC, Rodrigues RR, Morgun A, Kim YS, Roszik J, Hoffman KL, Zheng J, Zhou Y, Medik YB, Kahn LM, Johnson S, Hudgens CW, Wani K, Gaudreau PO, Harris AL, Jamal MA, Baruch EN, Perez-Guijarro E, Day CP, Merlino G, Pazdrak B, Lochmann BS, Szczepaniak-Sloane RA, Arora R, Anderson J, Zobniw CM, Posada E, Sirmans E, Simon J, Haydu LE, Burton EM, Wang L, Dang M, Clise-Dwyer K, Schneider S, Chapman T, Anang NAS, Duncan S, Toker J, Malke JC, Glitza IC, Amaria RN, Tawbi HA, Diab A, Wong MK, Patel SP, Woodman SE, Davies MA, Ross MI, Gershenwald JE, Lee JE, Hwu P, Jensen V, Samuels Y, Straussman R, Ajami NJ, Nelson KC, Nezi L, Petrosino JF, Futreal PA, Lazar AJ, Hu J, Jenq RR, Tetzlaff MT, Yan Y, Garrett WS, Huttenhower C, Sharma P, Watowich SS, Allison JP, Cohen L, Trinchieri G, Daniel CR, Wargo JA : Dietary fiber and probiotics influence the gut microbiome and melanoma immunotherapy response. Science. 2021 Dec 24;374(6575):1632-1640. doi: 10.1126/science.aaz7015. Epub 2021 Dec 23.

11. Ley RE, Turnbaugh PJ, Klein S, Gordon JI : Microbial ecology: human gut microbes associated with obesity. Nature. 2006 Dec 21;444(7122):1022-3. doi: 10.1038/4441022a.
12. Turnbaugh PJ, Ley RE, Mahowald MA, Magrini V, Mardis ER, Gordon JI : An obesity-associated gut microbiome with increased capacity for energy harvest. Nature. 2006 Dec 21;444(7122):1027-31. doi: 10.1038/nature05414.
13. Iwai Y, Hamanishi J, Chamoto K, Honjo T : Role of PD-1 in Immunity and Diseases. Curr Top Microbiol Immunol. 2017;410:75-97. doi: 10.1007/82_2017_67.
14. Nakajima Y, Chamoto K, Oura T, Honjo T : Critical role of the CD44 low CD62L low CD8 + T cell subset in restoring antitumor immunity in aged mice. Proc Natl Acad Sci USA. 2021 Jun 8;118(23):e2103730118. doi: 10.1073/pnas.2103730118.
15. Alang N, Kelly CR : Weight gain after fecal microbiota transplantation. Open Forum Infect Dis. 2015 Feb 4;2(1):ofv004. doi: 10.1093/ofid/ofv004. eCollection 2015 Jan.
16. Charlie G Buffie, Vanni Bucci, Richard R Stein, Peter T McKenney, Lilan Ling, Asia Gobourne, Daniel No, Hui Liu, Melissa Kinnebrew, Agnes Viale, Eric Littmann, Marcel R M van den Brink, Robert R Jenq, Ying Taur, Chris Sander, Justin R Cross, Nora C Toussaint, Joao B Xavier, Eric G Pamer : Precision microbiome reconstitution restores bile acid mediated resistance to Clostridium difficile. Nature.2015 Jan 8;517(7533):205-8. doi: 10.1038/nature13828.
17. Patrick Smith, David Willemsen, Miriam Popkes, Franziska Metge, Edson Gandiwa, Martin Reichard, Dario Riccardo Valenzano : Regulation of life span by the gut microbiota in the short-lived African turquoise killifish. Elife. 2017 Aug 22;6:e27014. doi: 10.7554/eLife.27014.
18. Saji N, Niida S, Murotani K, Hisada T, Tsuduki T, Sugimoto T, Kimura A, Toba K, Sakurai T : Analysis of the relationship between the gut microbiome and dementia: a cross-sectional study conducted in Japan. Sci Rep. 2019 Jan 30;9(1):1008. doi: 10.1038/s41598-018-38218-7.
19. Saji N, Murotani K, Hisada T, Tsuduki T, Sugimoto T, Kimura A, Niida S, Toba K, Sakurai T : The relationship between the gut microbiome and mild cognitive impairment in patients without dementia: a cross-sectional study conducted in Japan. Sci Rep. 2019 Dec 18;9(1):19227. doi: 10.1038/s41598-019-55851-y.
20. Hsiao EY, McBride SW, Hsien S, Sharon G, Hyde ER, McCue T, Codelli JA, Chow J, Reisman SE, Petrosino JF, Patterson PH, Mazmanian SK : Microbiota modulate behavioral and physiological abnormalities associated with neurodevelopmental disorders. Cell. 2013 Dec 19;155(7):1451-63. doi: 10.1016/j.cell.2013.11.024.
21. Kadowaki A, Quintana FJ : The Gut-CNS Axis in Multiple Sclerosis. Trends Neurosci. 2020 Aug;43(8):622-634. doi: 10.1016/j.tins.2020.06.002.
22. David Wilkins, Xinzhao Tong, Marcus H Y Leung, Christopher E Mason, Patrick K H Lee : Diurnal variation in the human skin microbiome affects accuracy of forensic microbiome matching. icrobiome. 2021 Jun 5;9(1):129. doi: 10.1186/s40168-021-01082-1.
23. Nakako Shibagaki, Wataru Suda, Cecile Clavaud, Philippe Bastien, Lena Takayasu, Erica Iioka, Rina Kurokawa, Naoko Yamashita, Yasue Hattori, Chie Shindo, Lionel Breton, Masahira Hattori : Aging-related changes in the diversity of women's skin microbiomes associated with oral bacteria. Sci Rep. 2017 Sep 5;7(1):10567. doi: 10.1038/s41598-017-10834-9.
24. Davar D, Dzutsev AK, McCulloch JA, Rodrigues RR, Chauvin JM, Morrison RM, Deblasio RN, Menna C, Ding Q, Pagliano O, Zidi B, Zhang S, Badger JH, Vetizou M, Cole AM, Fernandes MR, Prescott S, Costa RGF, Balaji AK, Morgun A, Vujkovic-Cvijin I, Wang H, Borhani AA, Schwartz MB, Dubner HM, Ernst SJ, Rose A, Najjar YG, Belkaid Y, Kirkwood JM, Trinchieri G, Zarour HM : Fecal microbiota transplant overcomes resistance to anti-PD-1 therapy in melanoma patients. Science. 2021 Feb 5;371(6529):595-602. doi: 10.1126/science.abf3363.
24. Nicholas A Pudlo, Gabriel Vasconcelos Pereira, Jaagni Parnami, Melissa Cid, Stephanie Markert, Jeffrey P Tingley, Frank Unfried, Ahmed Ali, Neha J Varghese, Kwi S Kim, Austin Campbell, Karthik Urs, Yao Xiao, Ryan Adams, Duña Martin, David N Bolam, Dörte Becher, Emiley A Eloe-Fadrosh, Thomas M Schmidt, D Wade Abbott, Thomas Schweder, Jan Hendrik Hehemann, Eric C Martens : Diverse events have transferred genes for edible seaweed digestion from marine to human gut bacteria. Cell Host Microbe. 2022 Mar 9;30(3):314-328.e11. doi: 10.1016/j.chom.2022.02.001. Epub 2022 Mar 2
25. Jan-Hendrik Hehemann, Gaëlle Correc, Tristan Barbeyron, William Helbert, Mirjam Czjzek, Gurvan Michel : Transfer of carbohydrate-active enzymes from marine bacteria to Japanese gut microbiota. Nature. 2010 Apr

8;464(7290):908-12. doi: 10.1038/nature08937.
26. Harvey, William, Exercitatio Anatomica de Motu Cordis et Sanguinis in Animalibus, Frankfurt, 1628, p43.
27. https://namu.wiki/w/%EB%A7%A4%ED%98%88
28. https://www.seoul.co.kr/news/newsView.php?id=20180430026003 (서울신문 2018년 4월 29일 서울신문 손성진 논설주간 [그때의 사회면] 슬픈 기억, 매혈)
29. 조미숙 : 동의보감에 나타난 식재료와 이용방법. 율촌재단 식품관련 기초연구과제총서 3. pp257-726.
30. https://schaechter.asmblog.org/schaechter/2013/05/fecal-transplants-in-the-good-old-days.html
31. https://www.medigatenews.com/news/2247197202 (MediGate news, 2021년 4월 6일자. 분변이식술, '똥'을 약으로 쓴다? 이미 인류는 오래 전부터 '똥'을 약으로 써왔다)
32. 김정선 : 조선시대 왕들의 질병치료를 통 해 본 의학의 변천. 2005, 서울대학교 의학과 의사학 전공 박사학위논문 (지도교수 황상익)
33. 한겨레신문: 유전적 업그레이드? 아시아인은 어떻게 해조류 소화하게 됐나. 2022년 3월 7일자.
34. Dreher-Lesnick SM, Stibitz S, Carlson PE : United States Regulatory Considerations for Development of Live Biotherapeutic Products as Drugs. Bugs as Drugs: American Society of Microbiology; 2018.

07

건강에 대하여

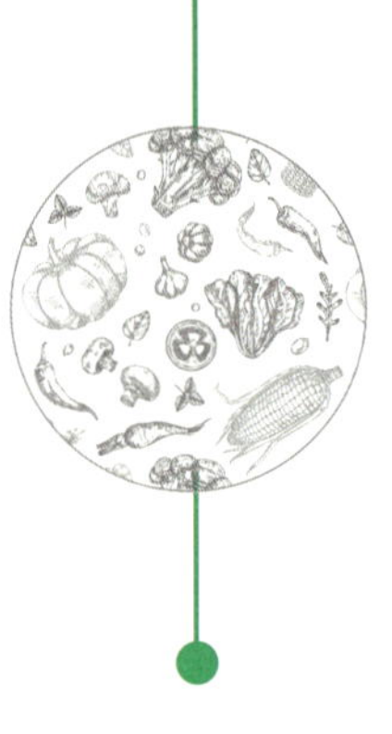

01
암은 불행한 로또 당첨이다

2002년 월드컵 축구 영웅 유상철 선수가 췌장암으로 사망해 많은 축구팬들의 가슴을 아프게 하였다. 필자의 모친 역시 췌장암으로 돌아가셨다. 건강 검진이 발달하고 국가장려사업이 되어 많은 암이 조기 진단되고 있어 다행이다. 암을 전공하고, 암 예방에 대한 연구를 계속하고 있었지만 개인적으로 모친 역시 췌장암으로 돌아가셨고, 많은 동료들이 적극 치료에 임했지만 받아들일 수밖에 없는 현실에 적응할 수밖에 없었다. 암은 전 세계적으로 매년 천만 명이 발생하며, 6백~7백만 명이 사망한다. 미국 및 기타 여러 국가에서 가장 일반적인 2번째 사망원인으로 심혈관질환 다음으로 나타난다. 우리나라에서 암 사망률은 사망원인의 1위이며, 다른 사망 원인은 감소하는 반면 암으로 인한 사망은 지속적으로 증가 추세이다.

암 관련 용어

신생물(neoplasm)은 조직의 비정상적인 성장을 말한다. 자연에서 신생물은 양성 또는 악성일 수 있다. 암은 일반적으로 악성 종양과 관련이 있다. 생체의 조절 기구에서 이탈하여 세포가 자율성을 지니고 불가역성으로 과잉증식 하는 것이 종양이다. 종양의 영어 낱말 tumor 또는 tumour는 고대 프랑스어 낱말 tumour에서 왔으며 이는 라틴어로 종기를 뜻하는 tumor에서 왔다. 원래는 피부에 생기는 비정상적인 종기를 일컬었다. 현대 영어에서는 tumor은 딱딱한 신생물을 일컬으며, 다른 종류의 종기는 단지 swelling이라고 부른다. 종양은 악성종양, 양성종양으로 분류되고 악성은 암, 육종이고, 양성은 근종, 선종, 지방종, 섬유종 등 많이 있다. 양성은 정상 조직과 비슷하고, 악성은 상피성 종양을 암종, 비상피성 종양을 육종이라고 한다. 양성 종양은 비교적 성장 속도가 느리고, 발생 부위에 국한되어 다른 조직으로 침투하거나 전파되지 않는 성질을 갖는 종양이다. 이에 비해 악성 종양은 성장 속도가 빠르며, 주변 조직으로 침투하거나 순환계를 통하여 몸 전체로 퍼질 수 있는 특성을 가진 종양이다. 암은 조직에 침투해서 전이에 의해 퍼질 수 있는 모든 악성 종양을 말한다. 신생물은 조직이 비정상적으로 성장하고 전이하는 것을 일컫는다. 원인은 보통 유전적인 돌연변이이다. 대부분의 신생물은 종양을 일으키지만, 백혈병이나 상피내암(carcinoma *in situ*)으로 가기도 한다.

발암물질

암을 유발하는 물질을 발암물질이라 한다. 일반적으로 3 종류의 발암물질이 있고, 이런 발암물질에 노출되면 종양이 형성될 수 있다. 즉 복사 에너지(radiation energy), 화학물질 및 특정 발암성 바이러스가 있다. 복사 에너지와 화학물질은 DNA의 돌연변이를 유발하고, 발암성 바이러스는 정상세포에 새로운 유전자를 도입함으로써 작용한다. 발암물질은 동물실험과 인구집단에서의 암 발생률에 대한 역학조사(예로 흡연자에서 폐암이 잘 발생하는 것 등) 연구를 통해 확인되었다. 우리가 일반적으로 암이라 부르는 것은 학술적으로는 악성암을 일컫는 말이다. 대부분의 암의 원인이 단 하나의 인자에 의해 일어난다고 말하는 것은 경솔하게 극단적으로 단순화한 것이다. 그럼에도 불구하고 방사선, 화학물질, 바이러스를 포함하는 많은 물질이 실험동물이나 사람에서 암을 유발하는 인자로 확인이 되었다.

방사선[자외선, X-선, 감마선(γ-ray)]이나 많은 화학 발암물질이 유전자인 DNA 손상을 유발하여 돌연변이를 유발한다. 방사선이 DNA에 손상을 줄 수 있는 방법에 대해 광범위하게 연구되었고 아직도 연구 중이지만 복사 에너지에 의한 발암과정의 기본적인 것은 피리미딘 이합체(pyrimidine dimer), 해당 염기의 제거에 의한 무퓨린(apurine) 또는 무피리미딘(apyrimidine) 자리의 형성 및 단일 또는 이중 가닥 파괴 및 DNA 가닥의 교차 연결의 형성이다. 퓨린과 피리미딘은 DNA를 구성하는 요소이다. 자외선에 의한 피부암의 발병 가능성은 노출의 정도 및 빈도 증가와 피부 멜라닌 색소의 감소가 감소할 때 증가한다. 태양으로부터의 자외선(피부암의 주원인), 담배 연기 속의 발암성 화학물질, 땅콩이나 옥수수 등 곡물을 잘못 보관하여 오염될 경우, 일부 곰팡이에 의해 생성되는 강력한 간암 발암물질인 아플라톡신[aflatoxin, 저장된 곡물, 땅콩 및 식품류에서 자라는 곰팡이인 아스퍼질루스(Aspergillus)가 내는 독소, 주로 산패한 호두, 땅콩, 캐슈넛, 파스타치오 등의 견과류에 많이 생긴다] 등을 포함하는 발암물질이 사람에서 암을 일으키는 데 관여한다. 벤조피렌(benzo[a]pyrene), 디메틸니트로사민(dimethylnitrosamine) 및 니

켈 화합물과 같은 담배 연기속의 발암물질은 사람에서 암을 유발하는 물질로 확인되었다. 이들 화학물질은 구강, 인두, 후두, 식도 및 기타 부위의 암과 연관되어 있을 뿐만 아니라 폐암의 거의 90%가 흡연과 관련이 있다는 것은 의심의 여지가 없다. 전체적으로 흡연은 모든 암 사망률의 거의 1/3 정도라고 생각되며, 단 하나의 물질로 발암물질의 보고라 할 수 있다. 아마도 인간 암의 80%가 환경 요인들, 주로 화학물질에 의해 발생하는 것으로 추정된다. 대부분의 화학 발암물질은 다양한 부가물(adduct)의 형성으로 DNA와 상호작용하는 것으로 생각된다. DNA에 주는 손상 정도와 DNA 수복 체계의 수복 정도에 따라 발생하는 DNA의 돌연변이는 동물이나 사람의 화학물질에 대한 노출에 의해 일어나며, 이 중 몇몇은 화학적 발암물질로 암의 발병에 기여한다. 또 다른 발암물질은 돌연변이를 일으키기보다는 세포 증식을 자극함으로써 암 발생을 유발한다. 이런 발암물질을 발암 촉진제라 한다. 암 발생 초기 단계에서 이들 물질에 의해 유발되는 세포분열의 증식이 세포집단의 증식 성장을 용이하게 해 주기 때문이다. 한 예로 에스트로겐이 자궁 내막의 세포 증식을 촉진하여서 과도한 에스트로겐에 노출될 경우 여성에서 자궁내막암이 현저하게 증가된다.

종양 바이러스 연구는 암의 이해에 아주 크게 기여하였다. 즉 발암유전자나 종양억제유전자는 모두 종양 발생 바이러스 연구를 통해 발견했다. DNA 바이러스와 RNA 바이러스 모두 사람에서 암을 일으킬 수 있는 것으로 밝혀졌다. 일반적으로 바이러스의 유전물질이 숙주세포의 유전체에 삽입된다. RNA 바이러스 경우 RNA 바이러스가 DNA 바이러스로 역전사한 후 발생한다. 이러한 바이러스 DNA(provirus라 한다)의 숙주 DNA에 삽입은 세포주기 조절 실패,

세포자멸사 억제 및 비정상적 세포 신호 전달 경로와 같은 다양한 사건을 초래한다. 일반적으로는 일부 바이러스 경우 실험동물과 사람에서 암을 유발하며, 헬리코박터(*Helicobacter pylori*)로 감염시키면 위암이 발생한다.

암세포의 특징

치명적이지 않은 유전자 손상이 발암의 시작이다. 암 세포는 특정 속성에 의해 구분된다. 즉 ① 빠른 세포분열과 성장 번식 및 감소, ② 이들은 시험관에서 접촉억제(contact inhibition)의 소실을 나타낸다. ③ 신체 다른 부분에 확산(metastasize, 전이) 및 침투(invade)하는데 이 속성은 악성 종양세포의 특징이다. 양성 종양의 경우 세포의 증식 조절이 감소됨을 보여준다. 그러나 신체의 다른 부분으로 전파되거나 국소조직을 침범하지는 않는다. 하나한(Hanahan D)과 와인버그(Weinberg RA)의 암의 특징(The Hallmark of Cancer)에서 암세포의 중요한 속성으로 ① 스스로 성장신호를 가진다(self-sufficiency). ② 반성장(anti-growth) 신호에 대한 무반응성, ③ 국소적인 혈관형성(angiogenesis)을 촉진하고, ④ 종종 세포자멸사(apoptosis)를 회피할 수 있으며, ⑤ 무제한적인 복제 역량, ⑥ 국소적 회피 및 전이이다. 암세포의 성장이 조절되지 않는 것은 다양한 세포 조절기전에 영향을 주는 장애가 축적된 결과이다. 생체 세포의 과잉 증식을 일반적으로 종양(tumor)이라고 부르지만, 종양의 존재가 원인이 되어 숙주를 죽음에 이르게 하는 경우, 그 종양을 악성 종양(malignant tumor) 또는 암(cancer)이라 한다. 암세포는 정상인 체세포가 이른바 암화 과정에 의해 발생되는 것이지만, 이 변화는 비가역적이고, 딸세포로 전달된다. 암세포는 여러 비정상적인 장애가 축적된 결과이기 때문에 정상세포와는 구별이 되는 성질을 나타낸다. 정상적인 세포의 경우 성장인자의 정보가 전달되어 제어가 제대로 되면서 증식하지만, 암세포의 경우 지속적이고 무질서할 뿐만 아니라 자율적으로 증식하는 것이다. 정상세포를 배양 접시에 넣고 배양하면 배양 접시의 밑바닥을 전부 덮어버릴 때(이때를 집밀 상태라 한다)까지 분열한 후 더 이상 분열하지 않고 증식을 멈춘다. 이 분열 정지를 접촉억제(contact inhibition)라 한다. 접촉억제가 일어난 세포를 트립신을 이용해 세포를 분리해 내 다시 배양하면 증식하지만 집밀 상태가 되면 다시 접촉억제를 일으킨다. 반복해서 배양하는 것을 계대배양이라 하는데, 사람의 태아에서 얻은 정상세포는 40~60회 계대배양이 가능하다. 이것을 세포분열 수명이라 하는데 더 이상 분열할 수 없는 세포를 노화세포라 한다. 한편 정상세포에 발암물질이나 암 바이러스를 가하면, 일부 세포가 형질전환을 일으켜 접촉억제가 해제된다. 결과적으로 세포는 집밀 상태가 되어도 단층을 뛰어넘어 복층으로 되어 계속 증식하게 된다. 형질전환한 세포는 불멸화하여 끊임없이 증식을 한다. 세포가 복층으로 된 것을 증식소(집락)라하며, 이 증식소를 쥐에 주사하면 종양이 형성된다.

불멸의 HeLa 세포주

1951년 게이(George Otto Gey)가 자궁경부암으로 사망한 여성의 암세포에서 최초로 분리한 세포주는 그 환자의 가명인 Henrietta Lacks에서 헬라(HeLa) 세포라 명명한 후 전 세계 연구실에서 계대 배양되어 현재도 더 활발하게 증식을 계속하고 있다. 이 세포는 지금도 계속 계대배양을 해가며 살아있는데 불행하게도 그녀는 치료 8개월만인 31세에 숨졌으니 얄궂은 일이다. 배양된 세포 전체의 무게는 무려 최소 5천만 톤 이상이고, 나열하면 지구를 4바퀴 정도 감쌀 것으로 추측된다. HeLa 세포를 이용한 논문이 현재 10만 건이 넘으며, 노벨상 수상 연구 중 3건(2008년 Herald Zur Hausen이 바이러스가 특정 암을 유발할 수 있다는 것을 보여준 연구로, 2009년 Elizabeth Blackburn, Carol Greider 및 Jack Szostack가 telomere 연구로, 2014년에 Eric Betzig, Stefan W Hell 및 William E Moerner가 세포성장의 live view로 노벨상을 받았다)이 HeLA 세포주를 이용한 연구이다. 불행하게도 이 세포가 최초 배양될 때 헨리에타의 동의가 없었기 때문에 윤리적 문제가 발생하였다. 현재 미국에서는 NIH 주도하에 HeLa 세포를 실험에 사용하기 위해서는 그녀의 유족이 포함된 위원회의 허가를 받아야 실험할 수 있으며, 헨리에타 랙스 재단이 설립되어 장학금 등 공익사업을 하고 있다. 사람 세포 등의 진핵세포에서는 외적 상해를 받거나 바이러스 등에 감염되거나 하면 세포 내용물을 세포 주위에 방출해서 세포가 죽는 데, 이를 세포사라 한다. 그런데 암세포는 나쁜 환경으로 인한 스트레스나, 면역학적인 방어기구에 대해서도 저항성을 획득하여 세포사를 회피하는 기능도 갖는다. 또한 혈관신생인자를 분비해 새로운 혈관을 형성하여 영양분을 쉽게 받아들임으로써 증식할 수 있는 적절한 환경으로 바꾼다. 정상세포에는 없지만 암세포에는 처음 암이 발생했던 장소에서 다른 조직으로 침윤하거나 먼 장기로 전이하는 성질을 가지고 있다. 이러한 성질은 암세포가 정상세포에 비해 세포-세포, 또는 세포-기질 간 상호작용이 정상세포에 비해 엄격하지 않기 때문이다. 이것은 암세포 표면에 세포표면 부착 분자가 덜 발현되어 부착력이 약하기 때문이다.

단 하나의 세포로부터 암이 형성 된다

치명적이지 않은 유전자 손상이 발암의 시작이다. 이러한 손상에 의해 영향을 받았을 때 4가지 종류의 유전자가 주로 관여하여 종양의 발생을 초래할 수 있다. 즉, 원발암유전자(proto-oncogene), 종양억제유전자(tumor suppressor gene), DNA 복구에 연관된 유전자 및 세포자멸사에 관련된 유전자들이다. 환자로부터 분리된 암 조직은 암세포의 결합체라 할 수 있다. 일반적으로 이해하기 어렵지만 암조직의 모든 암세포는 맨 처음 암화가 일어난 단 하나의 세포로부터 형성된 것이다. 암 조직이 임상적으로 발견될 때는 어느 정도 크기(직경으로 약 1cm, 무게로 1g 정도)가 되어있을 때다. 세포 1개의 무게는 1 나노그램(10^{-9} g) 정도이기 때문에, 암이 1g 크기에서 발견되었다고 하면, 그 안에는 10 억 개의 암세포가 있어야 하므로 적어도 하나의 세포로부터 30세대 분열을 반복하지 않으면 이 수치에 이를 수가 없다. 1g의 암조직이 1kg 정도의 암 조직으로 되는데는 10세대가 걸리므로, 암세포는 발생해서 40세대가 되면 1kg의 암 조직이 되고, 결과적으로 이 크기에 도달하면 사망에 이르게 된다. 즉, 암세포는 탄생해서 죽기까지 약 40세대에 이르는 세포분열 가운데 최초의 3/4은 자신도 모르는 사이에 은밀하게 진행된다. 더구나 암 진행에 따라 세포 증식이 가속화되는 점을 고려하면 암조직의 존재가 임상의사에 의해 발견되고(현재의 최신 고가 장비로도 암 조직을 확인하는 데는 1g의 암 조직이 존재해야 가능하기 때문이며, PET으로는 보다 작은 암도 진단할 수 있다지만 많이 활용되지 못하는 실정이다), 사람이 죽을 때까지 시간의 3배보다 훨씬 긴 시간이 본인도 모르는 채로 극비리에 경과되었다는 것을 알 수 있다. 즉 암의 발생 단계에 있어 빙산처럼 바닷물 속에 가려져 보이지 않는 단계를 지나 빙산이 발견될 때쯤은 벌써 암으로 사망 선고를 받을 때쯤이다.

암세포는 미분화세포이다

1 개의 정상적인 세포가 암세포가 되려면, 우선 정상적인 세포에 어떤 작용으로 인해 결정적인 변화가 일어나게 되고, 그 결과 외부 환경과 잘 조화된 제어를 벗어나 세포 자신의 명령으로 무제한적인 세포분열이 일어나는 것으로 시작된다. 암세포란 무엇일까. 한 예로 백혈병은 잘 알려진 혈액암의 하나이

다. 백혈구는 우리 몸에서 외부로부터 들어온 해로운 물질을 제거하는 중요한 면역반응을 하여 우리 몸을 보호하는 것이다. 그러면 암으로 백혈구 세포가 무한정으로 분열하여 그 수가 증가하면 면역반응을 하는 세포가 늘어난 것이니 몸에 좋은 게 아닐까 하는 생각이 들 수 있다. 정상세포란 어느 정도 그 수가 제한되도록 분열을 하지만(예를 들면 인접한 다른 종류의 세포와 접하면 더 이상 분열을 멈추지만), 암세포는 인접한 세포와 접촉을 하여도 분열을 멈추지 않고 무한 분열을 할 수 있다. 정상세포는 어린이가 성인이 되어야 사람으로서 모든 기능을 수행 할 수 있듯이 정상세포 역시 충분한 기능을 할 수 있는 것을 분화가 되었다고 하는데, 암세포는 무한 분열을 하면서 충분한 기능을 획득하지 못한 미분화세포로 존재하기 때문에 기능을 하지 못하는 미성숙 백혈구가 많아진 것이고, 어린이가 성숙하기 위해서 많은 영양분을 필요로 하는데, 미성숙 세포는 탐욕스러워서 영양분을 더 많이 필요로 해서 독차지하기 때문에, 정상세포 역시 영양결핍으로 인해 제대로 된 가능을 발휘할 수 없게 된다.

화학적 발암 과정(다단계과정 - 개시, 촉진, 진행단계)

암세포는 무제한적인 세포분열이 일어나는 것으로 시작한다. 암 발생의 첫 번째 단계에서 발암물질은 세포 내부 핵으로 들어와 DNA의 분자구조를 바꾸어(이를 돌연변이라 한다) 유전인자를 변화시킴으로써 정상세포를 암세포로 변하게 한다. 이 최초의 과정을 배양세포의 경우에는 형질전환이라 하고, 생체에서 일어나면 암이 개시되었다고 한다, 이 과정을 암의 개시단계라 하며, 이 단계는 사람이 태어나면 어느 누구도 피할 수 없는 단계이고, 암이 첫발을 내딛는 단계이다. 앞에서 이야기한 다양한 발암물질에 정상세포가 노출됨으로써 암이 개시된다. 순수 발암물질은 세포의 유전자에 돌연변이를 일으키는 역할을 한다. 이 순수한 발암물질을 개시자(initiator)라 부른다. 이러한 발암물질 중 우리 몸에 절대 필요하면서도 과하면 암을 유발하는 활성산소가 있는데, 우리는 태어나자마자 이러한 활성산소에 노출되니 누구나 암이 일어날 수 있는 게시단계는 다 지났다고 생각할 수 있다. 왜냐하면 우리는 숨을 쉬지 않으면 죽게 되는 데 공기 중 활성산소는 무려 2%나 들어 있기 때문이다. 물론 활성산소에 의해서만 암이 개시되는 것이 아니라 수많은 발암물질에 노출될 수밖에 없는 환경 때문이다. 개시 단계는 수초에서 수일 내에 진행이 되며, 일단 암이 개시되면 되돌릴 수 없는 비가역적인 단계가 된다. 개시자란 발암을 일으키는 물질이다. 또한 발암은 개시자로만 일어날 수도 있지만, 여기에 촉진인자가 작용하면 종양이 형성되기 쉬워진다. 암세포가 되면 정상세포가 가지고 있는 모양과 분화 기능을 상실하게 된다. 이러한 개시단계에서 특정 암세포가 선택적으로 증식(수적으로 증가하는 것을 증식이라 한다)해 전암 병변이나 양성 종양(종양이란 일종의 혹으로 생명에는 대부분 지장이 없는 경우라 양성 종양이라 한다)으로 성장해간다. 즉, 정상세포가 발암물질로 인해 암세포의 특징을 가지게 되면, 성장이 빨라지면서 종양을 형성하게 된다. 이 단계를 암촉진 단계라 한다. 암세포 발단부터 명백한 종양으로 발달하기까지의 기간을 잠복기라 부르며, 수개월에서 수년이 걸릴 수 있다. 이 과정은 일반적으로 30번 정도의 세포 분열이 일어나는 단계로 20~30년 걸려 일어나는 단계로, 다행히도 이 단계는 가역적인 단계로 암의 진행을 되돌릴 수 있는 단계이다. 암의 개시단계에서는 매우 짧은 기간에 발생하며, 개시과정에 한번 돌연변이가 일어나면 DNA나 세포는 다시 원상태의 세포로 되돌릴 수가 없다. 누구나 암이 개시되었다 하더라도 암촉진 단계에서 암이 더 이상 촉진되지 않게 할 수 있거나 되돌릴 수 있는 단계로 신의 축복 기간이다. 발단이 된 세포의 성장을 촉진시키는 물질을 촉진자(promoter)

라 한다. 촉진자로는 보통 호르몬, 약물, 화학물질 등이 있다. 이 사이에 돌연변이가 계속 축적됨으로써 악성도가 높은 세포로 변화하게 되는데 이 과정을 암진행 단계라 한다. 초기에 확산에 의해 종양의 중심부에 있는 세포에 영양 공급을 할 수 있지만, 1cm 크기의 종양은 확산만으로 중앙부위까지 혈액을 공급할 수 없기 때문에 종양 혈관 신생인자를 만들게 된다. 이 종양 혈관 신생인자는 주변의 혈관을 자극해서 종양에 새로운 혈관이 형성되도록 하는 인자이다. 종양이 혈관으로부터 산소와 영양 공급을 받을 수 있기 때문이다. 이렇게 만들어진 미세혈관의 수가 암의 예후와 밀접한 관계가 있기 때문에 혈관신생을 억제하는 약물 개발이 활발하다. 이 단계는 비가역적으로 1~3년 내에 일어나는 과정이다. 즉 암이 진단되면 이미 손을 쓸 수 없는 경우가 되어버리는 것이다. 이 단계에서는 암유전자와 암억제유전자의 돌연변이가 점차 증가하며, 염색체의 이상이 분명하게 나타나게 된다. 이렇듯 암이 일어나는 단계는 개시단계, 촉진단계, 진행단계의 3단계로 일어난다. 그 중에서 가장 긴 기간에 걸쳐 일어나는 2번째 촉진단계가 가역적이라는 것은 정말 축복이다. 그러나 동물실험의 경우에는 발암기전의 각 단계를 분명하게 구별할 수 있지만, 실제 사람의 발암과정에는 이러한 단계들에 관여하는 요인들이 동시에 오랫동안 지속되므로 각 단계를 구별하기 어려운 경우가 많다. 종양세포가 계속 분열하면서 원래의 발단이 된 암세포(1차 종양)와는 다른 일련의 새로운 악성세포를 만들게 되는데, 이 세포는 당연히 확산되어 다른 부위로 전이될 수 있다. 이를 암의 전이기라 한다.

발암물질의 보고 담배

다시 처음으로 가보자. 암 개시단계는 어떻게 일어나는 것일까를 알기 위해 우리는 좀 더 깊이 들어가 보기로 하자. 암을 유발하는 물질은 여러 가지가 있지만 크게 물리적(방사선, 엑스선), 화학적(화학 발암물질), 생물학적(세균이나 바이러스)으로 볼 수 있지만, 이 중에서도 화학발암물질에 노출되는 경우가 적어도 2/3 정도라 생각하고 있다. 주변에서 가장 환경문제로 대두되는 자동차 매연물질 등의 공해물질을 포함하여, 담배가 1/3 정도이고, 우리가 일상 먹는 음식물이 1/3 정도이다. 담배는 정말 백해무익하다. 담배 속에는 현재의 기술로 확인되는 화학물질이 무려 7,300종 이상이 들어 있으며, 그 중 1/10이 동물이나 사람에 해로운 물질이고, 다시 이 중 1/10인 73종이 사람에서 암을 일으키는 암 유발물질이다. 그러니 담배는 발암물질의 보고라 할 수 있다. 타르는 일반적으로 담뱃진이라고 부르는 독한 물질로 어떤 식물이든 불에 태우면 생기며, 수천 종의 독성 화학물질이 타르 속에 들어 있다. 이 타르에는 20여 종의 A급 발암물질이 포함되어 있다. 담배를 많이 피우거나 담배연기가 가득한 방에 오래 머무르면 머리가 아프고 정신이 멍해지는데, 바로 일산화탄소 때문이다. 일산화탄소는 낮은 농도에서 증상이 없으나, 농도가 높아지면 기억력 상실, 호흡곤란, 구토 등이 나타나며, 60% 이상이 되면 사망하게 된다. 하루 한 갑에서 1.5 갑의 담배를 피울 경우 혈액 내 일산화탄소 함량은 2~5%가 되며, 2갑을 피울 경우 5~10%가 된다. 독성이 없지만 습관성이 강하고, 중독성을 가지고 있어 금연을 어렵게 하는 장본인인 니코틴은 심장박동을 높이며 혈압을 올린다. 니코틴은 담배 한 개피에 대략 1mg 정도 함유되어 있으며, 사람의 경우 40mg이 치사량이다. 담배 연기로 흡입된 니코틴이 대뇌까지 도달하여 일정한 니코틴 농도를 유지하는 시간은 단 7초 걸리며, 니코틴이 몸 밖으로 완전하게 배출되는 데 약 3일 정도 걸린다. 담배의 각종 질환의 기여 위험도는 악성신생물 31.6%, 구강 인후암 71.8%, 식도암 43.4%, 후두암 93.2%, 폐 및 기관

지암 69.0%, 방광암 31.3%이다. 이 정도로 담배는 암과 밀접한 관련이 있는데 흡연권을 주장하는 사람들이 있다. 나쁜 것을 내가 피우고 내가 마시는데 왜 상관하는지 모르겠다는 것이다. 담배를 피우면 목을 통과해 폐까지 연기가 들어가지만, 이때 많은 화합물이 들어가 사라져 버리는 것이 아니라 내뿜는 연기 속에 앞에 열거한 발암물질이 들어 있는 상태이다. 이를 옆에서 지켜보는 사람이나, 스쳐 지나가는 사람이 숨을 들이쉴 때 흡연 하지 않는 사람에게도 발암물질이 들어가 암을 유발하게 된다. 그러니 요즘 담배 한 번 피운 적이 없는 사람이 왜 폐암에 걸렸는지 억울해하는 사람이 얼마든지 나올 수 있다. 아를 미필적 고의라 하지 않을 수 없다. 미필적 고의란 특정한 행동을 함으로써 어떠한 결과가 반드시 발생하는 것은 아니지만 발생할 가능성이 있음을 인지하고 있을 때 그 결과가 발생해도 상관없다는 심리로 그 행동을 하는 것을 말한다.

유전자 손상

유전자 손상은 후천적 또는 선천적 돌연변이로 인해 발생한다. 후천적 유전자 돌연변이는 환경 발암물질에 노출되어야 발생하고, 선천성 유전자 돌연변이는 유전적인 경우이다. 유전적 이상은 유전적 종양에 걸리기 쉬운 가족력을 갖는다. 이런 돌연변이는 특정 유전자에서 발견되며, 생식세포에 존재한다. 암에 걸리는 몇 가지 중 자발적인 돌연변이는 대략 각 세대 세포당 10^{-7}~10^{-6}의 빈도로 발생한다.

화학적 발암 기전

여러 암의 원인이 어떻게 암을 발생시키는가에 대해서는 화학적 발암물질의 경우를 예를 들어 설명해 보자. 발암물질로 의심되는 물질들은 매우 다양한 화학적 구조를 가지며, 그 자체의 특성으로는 물에 잘 녹지 않고 인체에서 반응성(영향력)이 낮은 경우가 대부분이어서 발암물질에 의한 암 유발이 가능한가에 대한 의문이 제기되기도 하였다. 불용성 물질은 배설되지 않고 몸에 축적될 수 있어 대사 과정을 거쳐 수용성으로 전환되어 해독을 한다. 이렇게 물에 녹을 수 있는 수용성 물질로 바뀌게 되면 지용성인 세포막을 통과하기 어렵고 이어서 유전자가 있는 핵 안으로 들어가기 위해 핵막도 통과하여야 하는데 수용성 물질은 통과가 어렵기 때문이다. 물과 기름이 섞이지 않으니 막을 통과하기가 어려운 것이다. 그러나 사람의 몸에 들어와 직접 작용하는 '직접 발암물질'뿐만 아니라 발암물질이 몸에 들어와 대사 과정을 거쳐 활성화된 최종 대사산물이 암을 발생시키는 '간접 발암물질'도 있음이 밝혀졌다. 지금까지 알려진 대부분의 발암물질은 간접 발암물질이며, 일부만이 직접 발암물질이다. 직접 발암물질은 인체의 정상세포에 존재하는 DNA나 RNA 그리고 단백질에 공유결합을 형성하여 이들의 구조와 기능을 변화시켜 기능을 하지 못하게 함으로써 암을 유발한다. 간접 발암물질은 그 자체로는 반응성(영향력)이 약하지만, 체내에 흡수된 후 간세포에 존재하는 특수한 P450 효소계에 의해서 대사됨으로써 친전자성(electrophilic, 전자에 대해 친화성을 갖는 성질)이 되어 활성화됨으로써 강한 반응성을 나타내게 된다. 이렇게 반응성이 강한 친전자성 물질은 다른 물질과 결합하려는 경향이 있는 친핵성(nucleophilic, 전자 밀도가 상대적으로 큰 물질이 유기 분자의 전자 밀도가 낮은 부분과 반응하는 성질) 물질인 핵산(DNA와 RNA)이나 단백질과 결합할 수 있다. 친전자성 물질과 친핵성 물질이 결합한 화합물을 부가물(adducts, 2개 이상의 구분되는 분자가 직접 첨가되어 모든 구성요소의 모든 원자를 포함하는 단일 반응 생성물)이라 하는데, DNA 부가물, RNA 부가물, 단백질 부가물이 형성된다.

이해를 돕기 위해 화학발암물질을 예로 설명을 하는 것이 좋겠다. 이러한 발암물질이 우리 몸에 들어오기 위해서는 첫 번째 관문이 피부이고, 호흡기 즉 입과 코의 점막을 통해서이다. 대기 중 발암물질의 대부분은 걸러지고 극히 일부가 이러한 물리적 방어벽을 통과해서 들어온다 해도 혈관벽을 뚫고 혈액 속으로 들어가야 되는 데, 극히 일부만이 이 혈관벽을 뚫고 혈액 속으로 들어가게 된다. 발암물질은 선호하는 최종 목적지까지 혈액으로 운반이 되고, 다시 조직으로 들어가기 위해서는 혈관벽을 뚫고 암이 발생되는 선호조직의 세포로 들어가야 되는데 첫 번째 관문이 세포막이다. 세포막은 지용성이어서 수용성 물질을 쉽게 통과할 수 없게 된다. 그러니 대사 과정을 거쳐 만들어진 친전자성 수용성으로 반응력이 큰 발암물질이 세포막을 뚫고 들어가 세포질을 지나 핵막을 통과하여야 비로소 유전물질인 DNA와 만날 수 있다. 그러니 극히 일부의 발암물질이 세포막을 통과해 들어가고, 이중 다시 극히 일부만이 핵막을 통과해 핵 안으로 들어가 유전자와 만날 수 있게 된다. 즉, 유전자는 핵 안에 있으니 첩첩 산중의 여러 방어벽을 뚫고 들어가야 겨우 유전자와 만날 기회를 가지게 된다. 유전자 중 대략 2% 정도만이 기능을 나타내기 때문에 기능을 하지 않는 다른 부위에 결합할 경우에는 암을 유발할 가능성이 낮아진다. 또한 수많은 유전자 중에 세포의 증식이나 성장에 중요한 유전자는 그리 많은 게 아니니 이런 암에 관련되는 유전자와 만나는 일도 그리 쉬운 일이 아니다. 나아가 설령 암화에 관련된 유전자라 해도 유전자의 특정 부분만이 활성화에 관여하니 그런 활성 부위에 결합하여야 그 유전자의 성질을 확실히 바꾸어 암화에 기여할 수 있다. 이렇게 험난한 과정을 거쳐 암화에 관련하는 유전자의 활성 부위에 결합하여 부가물을 만들었다 하더라도 여러 수선과정이 세포 내에 존재하고 있어 조금만 잘못되어도 이를 찾아내 정상으로 되돌릴 수 있는 기회가 많다. 설령 이러 부가물이 고착되어 RNA로 전사되는 과정에도 많은 수선 과정이 존재하여 정상으로 되돌리고 있으며, RNA에 고착이 되었다 하더라도 단백질로 번역이 될 때 워블 가설[wobble hypothesis, DNA 염기 하나가 바뀌어도 같은 아미노산을 코딩하는 돌연변이가 일어날 수 있다는 가설로 아미노산은 약 20개인데 코돈은 총 64가지가 나올 수 있어 서로 다른 코돈(codon, DNA나 RNA에서 특정 아미노산이나 종결신호를 지정하는 3염기로 유전 암호의 기본 단위이다)이 동일한 아미노산을 암호화할 수 있다. 이를 축퇴(degeneration)라고 한다. 축퇴로 인해 염기서열 상의 돌연변이가 나타나도 아미노산 서열의 변화에 반영되지 않을 수 있는데, 이를 침묵 돌연변이라고 한다. 이 경우 돌연변이 전과 후의 생존율이 달라지지 않기 때문에 생존에 대한 리스크 없이 유전적 다양성을 확보할 수 있다는 점에서 생명체의 장기 번영에 기여할 수 있다]에 의해 유전자는 돌연변이가 되었어도 단백질은 정상으로 만들 경우도 있다. 그렇다 해도 유전자와 결합한 발암물질은 대부분 수선 기전에 의해 수선이 되고, 고착되기는 하늘의 별 따기이다.

정상세포가 기능을 제대로 수행하기 위해서는 세포분열에 관여하는 유전자가 정상적이어야 한다. 그런데 이런 세포 성장과 분화에 관여하는 유전자는 전체 유전자 중 극히 일부(2% 미만)이고, 어렵게 핵 안에 들어온 친전자성인 발암물질이 이들 유전자에 고착되는 것은 정말 천우신조의 기회가 있어야만 된다. 암과 관련된 대표적인 유전자로는 종양유전자(세포의 암화를 일으키는 유전자로 정상세포에 존재하며, 발암물질이나 노화 따위에 의하여 세포에 암화 명령을 내린다고 판단한다)와 종양억제유전자(비정상적인 세포분열을 억제하는 단백질을 암호화하는 유전자로 종양억제단백질이 정상적으로 기능을 하지 못하면 암이 발생한다)가 있다. 이 2 유전자가 조화롭게 균형을 맞추어야 정상세포로 기능을 할 수 있게 된다. 그러니 수많은 유전자 중 이들 암 관련 유전자에 결합하기도 쉬운 일이 아니다. 이렇게 DNA에 발암물질이 고착되었다 하더라도 RNA로 전사되는 과정에도 수선이 가능하고, 다시 단백질로 번역될 경우에도 정상적인 단백질로 번역될 가능성도 높으니 발암물질이 정말 험난한 길을 헤쳐 나가야 암을 일으킬 수 있는 유전자와 만나 유전자의 성질을 바꾸어 암화가 일어나게 된다.

부가물과 돌연변이

여기서 다시 좀 더 깊이 들어가 보자. 앞에서 이미 언급했듯이 발암물질은 우리 몸에 들어오면 대사과정을 거쳐야 한다. 왜냐하면 발암물질은 우리 몸에서 이물질이기 때문에 대사 과정을 거쳐 해독을 한다. 해독이란 무엇일까? 수용성인 물질은 해독과정을 거치지 않아도 쉽게 배설이 되니 큰 문제가 없다. 예로 수용성 비타민은 많이 먹어도 과하면 과한 만큼 다 배설이 되지만, 지용성으로 불용성인 비타민은 쉽게 배설되지 않아 우리 몸 안에 축적이 되면 과비타민증을 일으킨다. 이처럼 우리 몸에 들어온 이물질인 발암물질은 해독 과정을 거처 수용성으로 바뀌어 배설하는 것을 해독이라 한다. 문제는 여기에 있다. 불용성인 물질이 해독과정을 거쳐 수용성으로 되는 과정에 화학반응성이 아주 강한 물질로 되고, 이 화학반응성이 강한 물질은 우리 몸에서 중요한 DNA, RNA, 단백질과 같은 물질과 쉽게 반응을 할 수 있다. 그러나 대부분의 반응성이 강한 중간 대사산물은 물과 반응하여 소변으로 배설되거나, 글루타티온 등의 물질과 반응하여 제거되지만, 반응성이 강한 극히 일부의 중간대사산물만이 우리 몸에서 기능에 중요한 역할을 하는 핵산 즉, DNA나 RNA 또는 단백질과 결합을 한다. 이 반응성 물질을 부가물이라 한다. RNA나 단백질은 DNA로부터 필요시에만 만들어지니 RNA나 단백질 부가물은 짧은 시간 내에 없어지고 유전되지 않아서 큰 문제가 없으나, DNA는 대대로 후손(딸세포)에게 전달되어 유지가 되기 때문에 DNA 부가물이 되는 것이 문제이다. RNA는 잘못된다 해도 후손에게 전달이 되지 않는다. 단백질 역시 반감기가 지나면 사라져 버리니 문제가 없다. DNA는 4가지 뉴클레오티드(A, T, G, C)로 되어 있으며, 세포 분열할 때마다 유전자가 복제가 된다. A는 T와, G는 C와 짝을 이루며(이것을 염기쌍이라 한다) 유전자가 복제되고, RNA로 전사되기도 하며, RNA로부터 단백질로 번역이 된다. 우리 몸에서 기능을 하는 것은 이 단백질이 고유 기능을 나타내기 때문이다. 다시 말해 DNA에 반응성이 강한 물질이 붙어 만들어진 부가물은 혹이 붙은 거와 마찬가지여서 정상적인 뉴클레오티드(nucleotide)로 인식되지 않기 때문에 복제될 경우 A는 T, G는 C와 결합하지 않고 다른 것으로 인식되어 결합할 수 있는데 이를 돌연변이라 한다. 즉 열쇠와 자물쇠 관계로 염기쌍도 만들어지게 되는데, 열쇠에 혹이 붙어 있으면 자물쇠를 열수 없고, 혹이 붙은 상태에서도 잘 들어맞는 자물쇠를 만나야 열쇠의 역할을 할 수 있는 것과 같다. 정상적인 뉴클레오티드에 부가물이 있다는 것은 열쇠에 혹이 붙은 것이라 원래의 정상적인 자물쇠는 열수가 없고, 혹이 붙은 상태의 열쇠가 딱 들어맞는 다른 자물쇠와 궁합을 이루게 된다. 이와 같이 A는 T와 G는 C와의 염기쌍을 이루어야 되는 데, 그렇지 못해 A와 염기쌍을 이루는 T 대신에 다른 염기가 들어와 염기쌍을 이룰 경우 돌연변이가 일어나게 된다. 암세포의 경우 세포의 유전자 중 일부에 이상이 발생하여 돌연변이가 일어나면, 이들 유전자의 산물인 RNA도 바뀌게 되고, 바뀐 RNA를 기반으로 만들어지는 단백질이 정상이 아닌 단백질로 되거나 아예 생성이 되지 않아 그

기능을 하지 못하여 세포의 특성이 바뀌게 된다. 이 특성이 바뀐 단백질이 세포 성장 조절에 중요한 역할을 하는 단백질일 경우 조절을 벗어나게 되어 세포의 증식 특성이 바뀌어 암이 발생할 수 있다. 그렇다 하더라도 이렇게 DNA에 돌연변이가 일어난 경우에도 대부분은 정상으로 수선이 되는 경우가 많지만, 어찌하여 정상으로 수선이 되지 못할 경우 그 유전자 산물인 단백질이 기능을 하지 못하게 되어 세포분열도 통제되지 않고, 인접 세포와 접촉 시 세포분열을 멈추지 않게 되어 암이 되는 것이다. 즉 세포 분열을 통제하는 유전자에 돌연변이가 일어날 경우 암이 되기 쉽다.

인체의 정상적인 면역기능은 신체 내에서 생성되는 암세포를 1,000만 개까지는 파괴할 능력을 가지고 있다. 그러나 보통 임상적으로 암이 발견될 정도로 암세포의 분열과 증식이 커지는 경우는 최소한 10억 개의 종양세포를 포함하게 되므로 면역기능에 의하여 파괴될 수 있는 수준을 훨씬 넘어버리게 된다. 따라서 암세포가 제거되지 못하고 암이 발생하게 된다.

암은 불행한 로또

제목에서 "암은 불행한 로또 당첨이다"라고 하였는데 발암물질이 들어와 그 수많은 경로 과정 중에 정상으로 돌아갈 기회는 수없이 많고 암으로 진행될 가능성은 철저하게 차단하는 시스템을 우리는 가지고 있으니, 암에 걸린다는 것은 로또 당첨보다 어려운 일이다. 그러니 암은 불행한 로또 당첨이다.

이렇게 어렵게 형성된 암은 쉽게 진단이 되지 않아 진단이 될 시점에는 3기나 4기가 되어 수술도 어려우니 마음껏 드시고 하고 싶은 모든 일 하면서 한이 남지 않도록 사시도록 가족에게 당부하기도 한다. 암이 진단되면 수술로 제거하는 것이 가장 좋은 방법이다. 그러나 양성암의 경우 암의 경계가 뚜렷하여 수술로 절제해 제거하기가 쉬우나, 악성암의 경우 경계가 명확하지 않고 다른 조직을 뚫고 침투하는 경우가 많아, 수술할 경우 암의 크기보다 훨씬 많은 조직을 수술로 적출하여야 한다. 그럼에도 불구하고 하나의 암세포라도 남겨 놓으면 암 발생 과정과 마찬가지로 암은 다시 재발할 가능성이 커진다. 또한 조직의 기능이 거의 상실할 정도로 적출하여야 할 경우 수술도 진행할 수 없게 된다. 수술 후에 한 개의 암세포라도 남을 가능성을 대비하여 항암제를 병용 투여하게 된다. 그런데 지금까지 알려진 항암제는 모두가 암을 유발하는 발암제 역할을 한다. 즉 1세대 항암제는 암세포뿐만 아니라 정상세포에도 영향을 주어 그 후유증이 상상외로 크다. 그러니 많은 환자가 항암제 투여를 반가워하지 않는다.

항암제

항암제는 1세대 화학항암제(chemotherapy), 2세대 표적항암제(targeted therapy), 3세대 면역항암제(cancer immunotherapy)로 구분할 수 있다. 1세대 화학항암제는 암세포뿐만 아니라 정상세포도 손상을 주기 때문에 부작용이 많다. 왜냐하면 암세포를 죽이기 위해 정상세포까지 공격하여 환자의 면역 체계를 파괴시키고, 강한 독성으로 인해 탈모, 구토, 식욕저하, 피로감과 같은 부작용을 유발한다. 1세대 항암제는 주로 DNA에 직접 작용하여 DNA의 복제, 전사, 번역 과정을 차단하거나 대사경로에 핵산 전구체의 합성을 방해하고 세포분열을 저해함으로써 항암 활성, 즉 암세포에 대한 세포독성을 나타내는 약제를 총칭한다. 그러나 이러한 항암제는 암세포뿐만 아니라 정상세포에서도 동일하게 작용하기 때문에 정상조직의 손상 즉 독성은 불가피하다. 그럼에도 불구하고 암세포와 정상세포의 대사 사이에는 양적인 차이가 있어 항암제는 암 조직에서 보다 큰 독성을 나타내게 된다. 이러한 이유로 주변에서 항암제 치료를 받는 환자의 경우 머리가 다 빠져 대머리가 되거나 피골이 상접하여 몰골이 말이 아닌 경우를 많이 볼 수 있다. 항암제에 의한 간독성과 콩팥 독성의 결과이다. 그러나 2세대 표적항암제는 암세포만을 공격하기 때문에 유전자 변이가 동반된 환자에게 사용할 수 있어 많은 암 치료를 함에 있어 제한이 많으며, 내성이 생길 수 있다. 3세대 면역항암제는 억제된 면역세포를 활성화 시켜 암세포를 죽이는 기전을 갖기 때문에 암에 폭넓게 사용할 수 있다.

면역항암제도 1세대, 2세대, 3세대로 구분하는데, 1세대 면역항암제로는 이필리무맙(ipilimumab, 상품명 Yervoy, 면역관문 억제제로 우리 몸의 면역계를 활성화시켜 암세포를 공격하도록 도와주는 항암제이며, T세포의 CTL-4에 결합하여 암세포가 활동성 T 세포의 감시체계를 피하는 경로를 차단한다, 2011년 미국 FDA, 2014년 국내에서 전이성 흑색종의 치료제로 승인), 시플루셀-T(sipuleucel-T, 상품명, Provenge, 최초의 자가 종양 백신으로2010년 미국 FDA에서 전립선암 치료제로 승인되었으나 임상에서 사용되지 못하고 단지 종양 면역학의 시작이라는 의미를 가지고 시판 중지) 등이 있다. 특히 전자의 경우 피부암인 흑색종에서 치료 후 3년까지 20~26% 환자가 생존하여 장기치료에 효과적이었다. 그러나 후자는 임상에 도입되지 못하였다. 2세대 면역항암제로는 PD-1(활성화 된 면역세포인 T 세포 표면에 있는 단백질) 억제제인 펨브로리주맙(pembrolizumab, 상품명, Keytruda, 2014년 미국 FDA와 국내에서 전이성 흑색종, 비소세포폐암의 치료로 승인)은 2014년에, 니볼루맙(nivolumab, 상품명 Opdivo, 2015년 미국 FDA와 국내에서 전이성 흑색종을 비롯하여 비소세포폐

암, 선세포암, 호치킨 림프종, 두경부 편평세포암, 요로상피세포암의 치료에 승인)은 2번째 PD-1 억제제이다. 이후 PDL-1(Programmed cell death-ligand 1, 암세포의 표면이나 조혈세포에 있는 단백질) 억제제인 아테졸리주맙(atezolizumab, 상품명 Tecentriq, 로슈)은 PDL-1에 대한 인간화 면역글로불린 G 모노클론항체[monoclonal antibody, 하나의 근원에서 또는 단 1 종의 항원이라고 인정되는 세포의 분자계(clone)에서 추출된 항체]로서 국내에서 국소 진행성 또는 전이성 요로상피암 환자에서 백금 기반 화학용법 치료 도중 또는 이후에 질병이 진행되거나 백금 기반의 수술 전 보조요법(neoadjuvant) 또는 수술후 보조요법(adjuvant) 치료 12개월 이내 질병이 진행되는 경우와 백금 기반 화학요법 치료 중 또는 치료 이후 질병이 진행된 국소 진행성 또는 전이성 비소세포폐암 환자로서 EGFR(상피세포성장인자 수용체) 또는 ALK(인산화효소) 변이가 확인된 환자는 이 약을 투여하기 전에 이러한 변이에 대한 승인된 치료제를 투여한 후에도 질병의 진행이 확인된 경우에 승인되어 2016년에, 두발루맙(durvalumab, 상품명 Imfinzi, 아스트라제네카)은 PDL-1에 대한 사람 면역글로불린 G1k(κ) 모노클론 항체로서 국소적 진행성 또는 전이성 요로 상피세포암에서 백금 기반 화학요법 치료 도중 또는 이후에 질병이 진행되거나 백금 기반의 수술 전 보조요법 또는 수술 후 보조요법 치료 12개월 이내 질병이 진행되는 경우에 승인되어 2017년에 FDA 승인을 받았지만 국내에는 2018년 3상 임상시험 승인되었다. 3세대 면역항암제는 더욱 다양한 기전과 양상을 통해 확장될 약제들이다. CAR-T(chimeric antigen receptor-modified T cell, 키메릭 항원 수용체 발현 T 세포) 세포치료제인 티사젠렉류셀(tisagenlecleucel, 상품명 Kymriah, 노바티스, 난치성 B 세포 전구체 급성 림프구성 백혈병 치료에 승인)와 아씨캅타젠 씰로류셀(axicabtagene ciloleucel, 상품명 Yescarta, 카이트파마, 거대 B 세포림프종에 승인)는 2017년 FDA 승인을 받았다. 일본에서는 2020년에 승인되었다. 백신으로 종양 용해 바이러스

(oncolytic virus, 종양세포에 감염되어 암세포를 파고하거나 숙주의 면역 체계를 자극하여 암세포를 죽이는 바이러스)인 탈리모진 라헤르파렙벡(Talimogene latherparepvec, 상품명 Imlygic, T-VEC, 암젠, 선택적으로 암세포만을 죽이는 바이러스인데, 정상세포를 제외한 암세포 안에서만 분열해 개체수를 늘린 후 세포막을 터뜨리고 나온다. 유전자 조작 암 살상 바이러스로 흑색종 환자가 수술을 받은 후 재발된 경우에 절제가 불가능한 피부, 피하 또는 결절 부위에 국소 투여에 승인)이 2015년에 최초로 FDA 승인을 받았다. 면역관문억제제는 T 세포 억제에 관여하는 면역관문 단백질(immune checkpoint protein)의 활성화 차단으로 T 세포를 활성화 시켜 암세포를 공격하는 약제로는 CTLA-4(Cytotoxic T lymphocyte antigen 4, T 세포에 발현되며 항원 표지세포의 B7과 결합하여 T 림프구의 활성화 신호를 차단할 수 있다) PD-1, PDL-1 억제제가 있다.

면역세포치료

면역세포치료란 체내의 면역세포를 채집하여 강화시키거나 유전공학적으로 변형시켜 다시 넣어주는 세포치료 방식이다. 이를 적응 세포치료(adoptive cell transfer, ACT, 암 환자의 혈액에서 종양 특이적 T-세포를 추출한 뒤 암세포에서 나타나는 항원을 펩티드 형태로 만들어, T 세포와 같이 배양해 다시 환자에게 투여해 암을 공격하는 것이다)라 하는데, 종양침윤 림프구(tumor-infiltrating lymphocyte, TIL, TIL 세포란 암세포 주위에 모여 있는 림프구를 지칭하는 말이다), T 수용체 발현 T 세포(T cell receptor-modified T cell, TCR-T), 키메릭 항원수용체 발현 T 세포(chimeric antigen receptor-modified T cell, CAR-T) 세포치료제 등이 있다. 면역세포치료제에 사용되는 면역세포로는 세포 내로 도입하는 유전자의 특징에 따라 수지상세포, 림프카인활성세포(lymphokine activated killer, LAK), T 세포가 있다. 정상 림프구는 항암 기능이 약하지만 이들을 말초 혈액 림프구로부터 체외로 추출하여 인터류킨-2(IL-2)와 함께 수일간 배양한 림프구는 대단히 강한 항암 능력을 갖게 될 뿐 아니라 림프구의 수도 현저하게 증가되는데 이를 LAK 세포라 한다. LAK 세포는 자연살해 세포(Natural killer cell, NK cell)로는 파괴 시킬 수 없는 다양한 종류의 암세포를 사멸화 할 수 있다. 즉, NK세포는 일부 암세포만 사멸할 수 있으나, LAK 세포는 인체 암으로부터 분리된 신선한 암세포도 사멸할 수 있다. 하지만 LAK 세포를 이용한 치료법이 IL-2 단독 요법보다 우수하지 못하고 부작용이 더 심한 것으로 나타나며, 실제 세포군 제조에 소용되는 비용이 비싸다. T 세포 기반 면역 치료제는 종양 침윤 T 세포, T 세포 수용체 발현 T 세포(TCR-T), 키메릭 항원 수용체 발현 T 세포(CAR-T) 등 환자의 암 조직에 침투한 T 세포를 증식시켜 재주입하는 방식이다. 종양 침윤 T 세포(TIL)는 환자의 암 조직에서 T 세포를 분리하여 증식하며, T 세포 수용체 발현 T 세포(TCR-T), 키메릭 항원 수용체 발현 T 세포(CAR-T)는 환자 말초 혈액 단핵세포에서 채집한 것을 사용한다. TIL의 경우 별도의 유전자 도입 과정이 없지만, TCR-T와 CAR-T는 세포 내에 외래 유전자로서 T 세포 수용체에 대한 유전자 서열이나, 키메릭 항원에 대한 유전자 서열을 도입하여 사용한다. 그렇기 때문에 TCR-T와 CAR-T는 세포 치료제와 유전자 치료의 기능을 모두 가진다.

화학적 암 예방(Chemoprevention)

1969년 7월 21일 인류최초로 달 착륙에 성공을 한다. 이는 1961년 미국 존 에프 케네디(John F Kennedy) 대통령이 1960년대가 끝나기 전에 사람을 달 표면에 착륙시키고, 그들을 다시 지구로 완전하게 귀환시키겠다는 아폴로계획을 발표하였기 때문에 가능한 일이었다. 이에 매료되어 1971년 리차드 닉슨(Richard Nixon) 대통령은 암과의 전쟁(War on Cancer)을 선포하고 달나라 정복에 투여한 돈보다 훨씬 많은 연구비를 투여했음에도 불구하고 오히려 암으로 인한 사망률은 1975년에서 1990년 사이에 7%나 증가하여 성공했다고 볼 수 없다. 암과의 전쟁을 선포한지도 벌써 반세기가 지났지만 암이 정복되기보다는 암의 발생률이나, 암으로 인한 치사율은 오히려 증가하였다. 2008년 9월호 뉴스위크지는 '1971년 리차드 닉슨 미국 대통령이 국가 암 퇴치법(National Cancer Act)에 서명한 이후 지금까지 2,000억 달러(약 220조원)의 막대한 자금이 투입되고, 수많은 연구가 진행되었지만, 올해 미국에서만 565,600 여명이 암으로 사망할 것으로 예상된다'고 보도하였다. 암과의 전쟁이 성공하지 못한 이유로는 여러 가지가 있을 수 있으나, 항암제와 같은 화학요법에 너무 지나치게 의존하였다는 것이다. 1976년 마이클 스폰(Michael B Sporn)은 화학적 암 예방(chemo-prevention)이란 천연물질, 합성물질 또는 생물학적 화학물질을 이용하여 암의 진행을 반전, 억제 또는 예방하는 것으로 정의하였다. 즉, 비세포독성 영양소나 약물을 이용하여 암의 발생과정을 억제할 수 있다고 보고하였다. 화학적 암예방은 항암제 투여에 의한 기존의 암 치료 방법인 화학요법과는 다른 개념의 암 정복 전략이다. 이러한 화학적 암예방은 정상인을 대상으로 하기 때문에 당연히 독성이 없거나, 있더라도 상당히 미약하여야 하며, 다수에게 널리 보급될 수 있도록 천연물에서 분리 되었거나 합성이 용이한 화학물질을 이용하며, 사람들이 쉽게 복용할 수 있도록 경구 투여가 가능하여야 하며, 무엇보다 그 값이 저렴하여야 한다. 화학적 암예방은 암이 발생하는 단계에 근거하여 각 단계의 진행을 방해함으로써 암 발생을 억제하는 것이다. 암 개시단계에서 암세포가 다른 세포로 침투하고, 다른 조직으로 전이될 수 있는 악성 암 단계로 진행되는 데는 그 기간이 몇 년이 걸릴지 모르는 특성을 가지고 있기 때문에 암 발생 과정 중에 약물을 이용하여 더 이상의 진행을 억제할 수 있는 기회가 있다. 즉, 암 발생이 다단계 과정으로 일어나기 때문에 여러 화합물에 의해 각 단계의 진행을 억제하거나, 되돌리거나, 지연시킬 수 있다. 필자는 개인적으로 화학물질에 의한 발암과정을 제임스 A. 밀러 교수 지도하에 암 발생에 대한 연구를 진행하였으며, 이때 마이클 스폰과 많은 대화를 나누었으며, 이로 인해 연구과제의 대부분이 암예방에 관한 것들이 많다. 암과의 전쟁에서 이길 수 있는 확실한 방법이지만 제약회사는 임상의사가 암예방제 개발에 관심이 덜하다 보니 확실한 암 예방제 개발은 쉽지가 않다. 나아가 건강한 사람을 대상으로 하다 보니 실제로 암 예방제에 의해 암이 걸리지 않았는지, 건강해서 안 걸린 건지 구별할 수가 없으며, 실험을 한다 하더라도 장기간의 추적 연구를 하여야 하니 누가 이 분야에 쉽게 헌신할 수 있을지 의문이 든다.

참고문헌

1. Jones HW Jr, McKusick VA, Harper PS, Wuu KD : George Otto Gey. (1899-1970). The HeLa cell and a reappraisal of its origin. Obstet Gynecol. 1971 Dec; 38(6):945-9.
2. Hanahan D, Weinberg RA : Hallmarks of cancer: the next generation. Cell. 2011 Mar 4;144(5):646-74. doi: 10.1016/j.cell.2011.02.013.
3. Hanahan D, Weinberg RA : The hallmarks of cancer. Cell. 2000 Jan 7;100(1):57-70. doi: 10.1016/s0092-8674(00)81683-9.
4. Sporn MB : Approaches to prevention of epithelial cancer during the preneoplastic period. Cancer Res. 1976 Jul;36(7 PT 2):2699-702.
5. Jason H Bielas, Keith R Loeb, Brian P Rubin, Lawrence D True, Lawrence A Loeb : Human cancers express a mutator phenotype. Proc Natl Acad Sci USA. 2006 Nov 28;103(48):18238-42. doi: 10.1073/pnas.0607057103.
6. Couzin-Frankel J : Immune therapy steps up the attack. Science. 2010 Oct 22;330(6003):440-3. doi: 10.1126/science.330.6003.440.
7. Croce CM : Oncogenes and cancer. N Engl J Med. 2008 Jan 31;358(5):502-11. doi: 10.1056/NEJMra072367.
8. Dick JE : Stem cell concepts renew cancer research. Blood. 2008 Dec 15;112(13):4793-807. doi: 10.1182/blood-2008-08-077941.
9. Green DR : Means to an End : Apoptosis and Other Cell Death Mechanisms. Cold Spring Harbor Press, 2010
10. Lodish H, Berk A, Kaiser CA, et. al. : Molecular Cell biology. 6th ed. WH Freeman & Co, 2008
11. Mukkerjee S : The Emperor of All Maladies; A biography of Cancer. Scribner, 2010
12. Tannock IF, Hill RP, Willard RG, Harrington L (editors) : The Basic Science of Oncology. 4th ed, McGraw-Hill, 2005

13. Thompson SL, BackHoum SF, Compton DA : Mechanisms of chromosomal instability, Curr Biol 2010; 20(6):R285-95
14. Weinberg R : The Biology of Cancer. Garland Science. 2006
15. "George O. Gey, 71, Cancer Lab Head". The New York Times. 1970-11-09. ISSN 0362-4331. Retrieved 2020-02-26.
16. 박광균 : 경조직 및 구강 생화학-분자생물학. 20장 암 발생기전 pp795-862 및 21장 화학적 암예방. pp863-899. ㈜라이프사이언스. 2013.1.1. ISBN : 9788961541404 93510

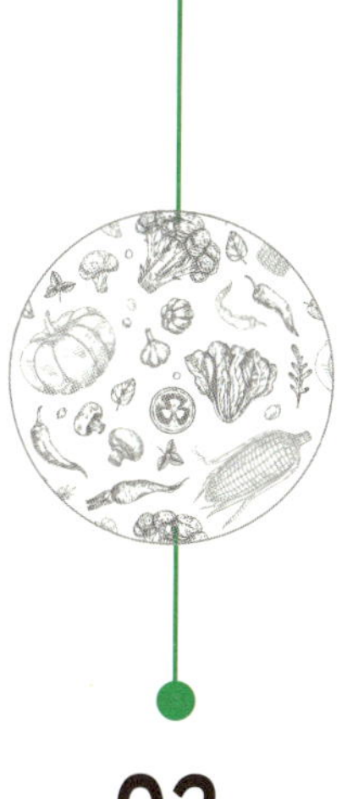

02
GMO 유전자조작 식품은 안전할까?

연구실에 있을 때 형광 빛을 내는 돼지에 대해 들은 적이 있어, 유전자 조작을 통해 만들어진 동물이구나 생각했다. 무르지 않는 토마토, 전갈 유전자가 삽입된 양배추, 2배나 빠르게 성장하는 괴물 연어, 털이 없는 벌거숭이 닭, 사람의 젖을 만드는 젖소, 항암제가 되는 달걀, 빛을 내는 형광 돼지, 이들은 모두 유전자조작으로 창조한 생명체이다. 연구자에게 연구비를 나누어주는 연구재단에 근무할 때 농림부 연구과제 중 유전자조작식품에 대하여 연구비 지원에 대하여 이야기할 기회가 있었다. 당시 유전자조작식품에 대하여는 불문율처럼 언급을 자제하던 시대였다. 유전자조작식품의 위해성에 대하여 다루는 것은 더욱 어려운 때 이었고 우리나라에서도 이제 유전자조작동식물에 대하여 연구비를 지원해야 하며, 유전자조작식품에 대한 유익한 점이나 해로운 점에 대하여도 연구할 수 있도록 연구비가 지원되어야 하는지에 대한 토론이 있었다.

브로콜리(brocoli)와 콜리플라워(califlower)의 차이점은 무엇일까? 품종만 다를 뿐 꽃양배추(*Brassica oleracea*)라는 같은 종에 속한다. "*Brassica oleracea*"를 우리말로 직역하면 "꽃양배추"로 번역되지만 실은 야생 겨자다. 이 야생 겨자에서 파생된 채소는 굉장히 많다. 이 야생 겨자(꽃양배추)에서 줄기를 비대화해 얻은 것이 콜라비(Kohlrabi, 독일어로 kohl은 양배추이고, rabi는 순무이다)이고, 잎을 비대화해 얻은 것이 케일(kale)이며, 꽃눈과 줄기를 비대화한 것이 브로콜리이고, 꽃눈만 비대화한 것이 콜리플라워이며, 소엽의 잎눈을 비대화한 것이 브뤼셀 스프라우트(Brussels sprout, 방울양배추)이며, 지엽의 잎눈을 비대화한 것이 양배추(cabbage)다. 이와 같이 콜라비, 케일, 브로콜리, 콜리플라워, 브뤼셀 스프라우트, 양배추는 모두 같은 종이지만 다른 종처럼 생김새가 전혀 다르다. 이것은 모두 선발 육종 또는 품종개량(breeding)에 의한 결과다.

품종개량과 유전자조작생명체

품종개량(breeding)이란 어떤 목적을 가지고 우리가 원하는 형질이 있는 개체끼리 지속적으로 교배시켜 그 특정한 형질을 극대화하는 것을 말한다. 즉 가축이나 가축의 좋은 품종을 만들어 내는 것이다. 생물이 자연 속에서 조금씩 변하는 성질을 이용하여 식물이나 가축을 생활에 유용하도록 새로운 품종으로 만들어 내는 일이다. 현재 우리나라에서 재배하고 있는 벼나 채소의 품종은 거의 개량된 품종들이다. 브로콜리와 콜리플라워는 이미 수천 년 전에 품종 개량으로 만들어졌지만 오늘날에도 채소들의 품종이 지속적으로 개량되고 있다. 사실 우리가 현재 먹고 있는 거의 전부가 선발 육종(품종 개량)의 결과다. 선발 육종(selection breeding)은 재래 품종에서 실용적으로 가치가 있는 형질을 가려내고 고정하여 경제적 가치가 있는 새 품종을 만들어 내는 일이다.

즉, 우리가 먹는 작물 대부분이 자연적으로는 절대 만들어질 수 없는 모습을 하고 있다. 선발 육종은 생물이 가지고 있는 많은 유전자를 변형시키는 행위다. 오랜 기간에 걸친 품종 개량은 수천 년 전의 조상 생물 종과 비교해 상당한 차이를 보인다. 이렇게 조상들이 수천 년간 해 왔던 품종 개량 방식과 현대 유전자조작생명체(genetically modified organisms, GMO ; 우리말로 해석할 경우 유전적으로 변형된 생명체라는 의미로 해석할 수 있기 때문에 GMO를 반대하는 사람들은 'modified' 대신 'manipulated'란 용어를 사용하여야 한다고 주장한다. '변형된' 단어보다 '조작된'이란 단어를 써 부정적인 의미를 강조하고 싶기 때문이다)와의 차이는 무엇일까? 기존의 품종개량을 위한 교배 방식은 자연발생적으로 생성되는 경향이 있다. 반면 유전자조작은 이러한 자연발생의 요소를 크게 낮추었다. 열매를 더욱 크게 한다거나 병충해에 잘 견디도록 유전공학적인 방법을 이용하여 원하는 형질을 마음대로 부여할 수 있게 되었다. 그런데 선발 육종으로는 원하는 유전자를 정밀하게 조정하지 못하기 때문에 유전자의 많은 부분을 바꾸게 된다. 이에 비해 유전자조작생명체(GMO)는 매우 적은 수의 유전자를 변형시키는 행위다. 품종 개량 기술이 좀 더 정밀해진 것이다. 품종 개량에 있어서 달콤한 과실을 얻기 위해서 과실의 색이 변하거나, 작물이 병충해에 약해진다든지 하는 수많은 시행착오를 병행하면서 목표하는 형질을 얻어냈지만, GMO는 병충해면 병충해, 과실의 크기면 크기, 딱 그 관련 유전자만 건드리는 것이다.

유전자조작식품의 효시 플레이버 세이버 토마토

1973년 미국의 과학자 허버트 보이어(Herbert Boyer)와 스탠리 코헨(Stanley Cohen)이 대장균에 포도상구균(staphylococcus)의 유전자 조합에 성공하였고, 1980년대 유전자 조작에 대한 본격적이 연구가 시작되어 1994년 미국의 칼

진(Calgen)이 최초의 유전자조작생명체(GMO)인 '무르지 않는 토마토(Flavr Savr Tomato, 신선한 맛이 오래가는 토마토)'를 만들었고, 미국 식품의약안전처(FDA)의 승인을 받았다. 후나세 슌스케[Shunsuke Funase(ふなせ·しゅんすけ, 船瀬俊介)]의 'モンスター食品が世界を食いつくす! 遺伝子組み換えテクノロジーがもたらす悪夢(우리가 몰랐던 유전자 조작 식품의 비밀, 먹거리 안전을 위협하는 GMO 식품 충격 보고서)'의 내용을 살펴보자. 채소와 과일은 수확하고 시간이 지나면 점차 신선도가 떨어지는 것이 자연의 섭리이다. 토마토 역시 금방 땄을 때는 단단하고, 향도 좋으며, 윤기가 있지만, 빨리 물러진다. 그런데 이 토마토는 껍질이 비교적 딱딱해 저장기간이 길다는 장점을 가지고 있다. 유전자조작으로 토마토를 무르지 않도록 하였기 때문이다. 즉, 토마토 유전자에 넙치의 유전자를 삽입하여 '무르지 않는 토마토'를 새로 창조한 것이다. 토마토가 무르는 것은 폴리갈락투로나아제[polygalacturonase 또는 pectin depolymerase, 갈락투론산(galacturonic acid) 사이의 α-1,4 글리코시드 결합(α-1,4 glycoside bond)을 가수분해하는 효소이다]라는 효소 작용 때문이다. 토마토가 숙성할 수록 이 효소가 쌓이면서 무르게 됨으로써 신선도를 잃는다. 이 효소의 작용을 멈추면 무르지 않을 것이라 생각한 생물공학자는 이 효소의 유전자를 특정하여 발현하지 않도록 반대 방향의 유전자 삽입에 성공했다. 즉, 토마토를 무르게 만드는 유전자(*PG*)와 결합하여 그 기능을 억제하는 유전자(*Flavr Savr*. 이렇게 이태릭체로 쓰면 유전자를 말한다)를 DNA 재조합 기술을 이용하여 플라스미드에 삽입하였다. 토마토 종자에 재조합 DNA가 삽입되어 *Flavr Savr* 유전자가 함유된 토마토가 만들어 진다. 새로 만들어진 플레이버 세이버(Flavr Savr, 정자로 쓴 경우는 단백질을 의미한다) 토마토는 *PG* 유전자의 형질 발현을 억제하여 이 효소가 없기 때문에 익어도 껍질이 물러지지 않는다. 결과는 예상대로 토마토의 숙성이 멈추면서 시간이 지나도 금방 수확한 것처럼 싱싱했다.

그래서 플레이버 세이버라는 새 이름을 붙였다. '언제까지나 향을 간직한다.'는 뜻이다. 그런데 유전자조작 토마토는 이름과 달리 향이 없으며, 맛도 밋밋하다는 평을 들을 정도로 맛이 없었다. 더욱 심각한 문제는 항생제 가나마이신(Kanamycin)과 네오마이신(Neomycin)에 내성을 가진 유전자가 플레이버 세이버에 존재한다는 것이다. 플레이버 세이버는 실험실에서는 잘 자랐지만, 야외에서는 문제가 많았다. 칼젠사는 이러한 실질적인 문제들을 해결하기 위해 유전공학을 포기할 수밖에 없었다. 플레이버 세이버를 생산하고 마케팅하기 위해 2,500만 달러를 투자했지만, 이 토마토를 대규모로 재배하는 데에는 성공할 수 없었다. 그래서 계속 생산하고 싶어도 팔리지 않아 결국 생산을 중단했다. 결국 1997년 유전자조작 토마토의 생산을 중단하기로 결정했다. GMO가 알려지기 시작한 것은 1996년 미국 몬산토(Monsanto)가 유전자조작 콩을 상품화하여 판매하면서이다. 이밖에도 강한 독성 살충제에도 살아남을 수 있는 콩과 병충해에 내성을 가진 옥수수 같은 많은 작물이 개발되었다. 이들 작물을 형질전환 작물(transgenic crops, TC)이라고도 한다. 2014년 전 세계적으로 9,070만 헥타르(10,000m^2, 274,367.5백만 평)의 유전자변형 콩이 재배되었으며, 이는 전체 콩 재배면적의 82%에 해당한다. 전 세계에서 GMO 작물 재배 면적이 17,530만 헥타르(531,795백만 평)에 이른다. 우리나라 전체 면적의 8배나 되는 크기이다. 현재는 절반 이상의 재배지가 미국이지만, 점차 가난한 나라들로 늘어나 지구촌 50여개 나라에서 1,000만 명이 넘는 농부들이 GMO 작물 농사를 짓고 있다.

전갈 독이 든 양배추

이제 GMO 작물이 첫선을 보인지 25년이 넘었으며, 유전자조작 기술도 많이 진보했다. 슈퍼마켓에는 맛이 좋은 유전자조작 채소가 차례차례 선을 보였다. 포스트 게놈 연구소(Post Genome Institute)의 무라이 후카시(Murai Fukashi)는 "이미 미국 토마토의 70~80%는 유전자조작 토마토다"라고 하였다. 유전자조작작물 중에서도 양배추는 특별하다. 식용 양배추에 맹독을 만드는 전갈 유전자를 삽입했다. 전갈 독이 든 양배추가 식탁에 올라오면 맛을 보고 싶은 사람은 상당히 비위가 좋은 사람이다. 곤충과 식물을 유전자 측면에서 교배한다는 것은 자연계에서는 절대로 일어날 수 없는 현상이다. 그런데 왜 이런 일을 한 것일까? 농약 사용을 억제하기 위해서이다. 전갈의 독이 노리는 것은 양배추 잎을 먹는 작은 쐐기 벌레이다. 쐐기벌레가 양배추 잎을 한입이라도 먹을 경우 전갈 독이 온 몸에 퍼져 즉사한다. 농약을 뿌리는 대신 유전자조작 기술로 농작물 안에 농약을 넣는다는 발상이다. 그러면 사람이 이걸 먹어도 괜찮을지에 대한 질문에 개발자는 아주 침착하게 "사람한테는 무해합니다. 안심하고 드시기 바랍니다."라고 단언한다. 다행히 현 시점까지 전갈 독이 있는 양배추의 재배 판매는 허락을 받지 못하였다. 만약 이 양배추가 널리 재배되었다면 쐐기벌레는 양배추에 함유된 전갈 독에 내성이 생겨 슈퍼 쐐기벌레가 변신해 양배추를 남기지 않고 갉아먹을 것이다.

GMO 옥수수 킹콘

킹콘(king corn)은 평범한 옥수수가 아니다. 킹콘이 몬스터가 되는 이유는 첫째로 벌레가 먹으면 죽도록 유전자조작을 해서 해충이 달려들지 않기 때문이다. 2번째는 몬사토가 독자적으로 개발한 제초제에 내성이 있다. 제초제의 상품명은 "라운드업(Roundup)"으로 주성분인 글리포세이트(glyphosate)에 내성이 생기도록 유전자를 조작했다. 몬산토사의 라운드업 생산 공장의 부근 토양에서 나온 박테리아가 이 제초제를 분해하는 유전자를 가지고 있다는 것을 발견한 후 몬산토는 이 박테리아의 유전자를 옥수수에 넣은 GMO 옥수수를 만들게 되었다. GMO 옥수수를 키우면서 라운드업을 뿌리면 주위의 식물들은 전부 씨가 말라버리고 이 제초제를 분해하는 유전자를 가지고 있는 GMO 옥수수만 무럭무럭 자랄 수 있다. 즉, 이 제초제를 살포하면 모든 잡초는 바로 죽지만, 킹콘은 전혀 영향을 받지 않는다. 이러한 GMO 옥수수를 라운드업 레디(Roundup Ready) 옥수수라 부른다. 라운드업에 대처할 준비가 되었다는 의미이다. 결과적으로 몬산토 회사는 킹콘의 종자를 팔아 돈을 벌고, 제초제를 팔아서 또 돈을 버는 구조를 만들었다. 이중 이익으로 회사는 세력을 확대하여 전 세계 유전자조작 농작물 90% 이상의 생명 특허를 독점했다. 3번째는 놀라운 수확량이다. 100년 전과 비교하여 5배의 수확량을 얻을 수 있다. 4번째는 정말로 맛이 없다. 우리가 먹는 옥수수와는 전혀 맛이 다르다. 5번째 식용이 아니라는 점이다. 절대로 원래 모양대로 소비자의 입에 들어가지 않는다. 이 킹콘의 용도는 사료, 가공, 연료지만 이 독을 가지고 있는 킹콘은 소, 돼지, 닭 등의 육류, 생선, 우유, 계란 또는 가공식품이나 의약품을 통해서 우리 입으로 들어온다. 양식 배합사료에 킹콘과 같은 유전자조작 농작물이 대량으로 들어있기 때문이다. 6번째 킹콘의 대량 증식은 미국 정부의 국책 사업이다. 농민은 킹콘을 심어서 수확하면 할수록 국가 보조금을 더 많이 받을 수 있다. 미국 정부는 왜 이토록 킹콘의 편을 들을까? 몬사토를 지배하는 록펠러 재벌의 로비 압력 때문이다.

스티븐 킹(Stephen King)의 짧은 단편소설을 영화화한 1984년 프리츠 키어쉬(Fritz Kiersch)가 감독하고 피터 호튼(Peter Horn), 린다 헤밀턴(Linda Hamilton), 존 플랭크린(John Franklin), 커트니 게인즈(Courtney Gains)가 주연한 '옥수수 밭의 아이들(Children of The Corn)'은 화학비료와 제초제로 오염된 유전자조작 옥수수를 먹어야 하는 이 땅의 후예들의 반란이다. 이 영화는 몬산토사의 GMO 옥수수를 고발하는 영화이다. 줄거리는 네브라스카주의 평화로운 시골마을 개틀린. 주일예배를 마친 어른들이 카페에 들어가 가벼운 점심을 먹고, 담소를 나누는 걸로 시작된다. 평화로운 일요일 오후.. 수상한 건 주변을 오가는 아이들의 심상치 않은 눈빛이다. 카페에서 커피를 마시던 어른들이 갑자기 피를 토하면서 쓰러지고, 당황하는 사이, 아이들이 낫과 칼 등으로 순식간에 나머지 어른들을 베어버린다. 3년이 지나고.. 시애틀로의 여정 중에 네브라스카 시골길을 지나가는 젊은 두 커플- 버트(피터 호튼)와 비키(린다 해밀턴). 양옆엔 끝없이 펼쳐진 옥수수 밭이 있고, 다정한 두 커플이 도란도란 얘기중인데, 갑자기 옥수수 밭에서 튀어나온 어린아이 한명을 치게 된다. 이미 절명한 아이를 살펴보던 버트(의사-인턴)는 시체를 살펴보다가 목에 선명한 칼자국을 발견하고 경악한다.. 이미 치명상을 입고 있었던 것! 서둘러 살인사건 신고를 위해 인근 마을로 향하는데,, 신기하게도 계속 개틀린 이란 시골 마을 표지판이 나온다. 딴데로 가야되는데, 버트와 비키가 도착한 곳은 유령도시 같이 황폐화된 작은 마을. 인적도 없고, 들어가 본 건물마다 사람이 최근에 산 흔적이 없었다. 전화도 끊겨있고.. 이 낯선 곳을 배회하던 둘은 다시 차를 몰고 마을을 빠져나가다가 외딴 집에서 인기척을 발견하고 들어가 본다. 혼자서 그림을 그리고 있는 어린 소녀를 발견하는데. 비키를 소녀 옆에 남겨놓고, 다시금 사람들을 찾아 나선 버트는 낡은 교회에서 피의 의식을 행하는 어린아이와 청소년 무리를 발견한다. 그들의 이상한 행동과 광기어린 시선을 의식하면서, 필사적으로 탈출을 시도하는데.. 칼과 낫 곡괭이 같은 흉기를 들고 버트를 쫓는 살기어린 아이들.. 비키는 이미 아이들에게 끌려가버렸다. 버트는 어떻게 해야 되는 걸까? 사실 이 마을은 '옥수수밭을 걷는 자(He who Walks behind the Rows)'라는 신을 섬기는 배타적이고 살기어린 아이들이 지키고 있었으며, 낯선 외지인들을 모조리 처단해왔던 것이다. 아이작(Isacc)과 말라기 (Malachi)라는 구약성경 선지자들의 이름을 가진 두 아이가 이들을 지휘하고 있는데, 신의 선지자이며 유일한 대리인임을 자처하는 아이작과 행동대장인 말라기가 3년 전 살인사건을 주도했으며, 지금도 이 마을을 통치하고 있었던 것이다. 자기들의 신에게 제물을 바쳐야 한다며, 비키를 옥수수단으로 만든 십자가에 매달아놓은 아이작. 그런 아이작과 사사건건 대립하는 말라기(사실 이놈이 더 흉폭하다). 둘에게 지휘되는 아이들에게 쫓겨 다니던 버트는 비키을 구하기 위해 일어서는데.. 밤이 오고 있었다. 사소한 말다툼이 아이들 사이에 벌어지고, 아이작을 완력으로 제압한 말라기가 비키 대신 아이작을 매달아놓았다. 잠깐새 벌어진 이 틈을 이용해서 버트가 뛰어들어 아이들을 제압하고, 비키를 구하고는 이들 앞에 새로이 나타난 거대한 악의 화신- 옥수수 밭을 걷는 자(He who walks behind the Rows)에 대항하여 악의 기운을 머금은 옥수수 밭을 휘불유를 사용해 불태워버리고, 악의 기운을 물리친 후에 예의 두 꼬마남매를 데리고 마을을 떠나면서 영화는 막을 내린다. 그 와중에 아이작과 말라기는 모두 숨을 거둔다.

슈퍼 연어(AquaAdvantage)

식물뿐만 아니라 동물 GMO도 있는데 동물 GMO 슈퍼 연어가 예이다. 슈퍼 연어와 자연산 연어의 교배로 새끼를 낳으면 생태계에 어떤 영향을 줄지 모른다. 슈퍼 연어를 개발한 것은 미국 메사추세츠주의 아쿠아바운티테크놀로지(Aquabounty Technologies)이다. 평범한 크기의 애틀랜틱 연어(Atlantic salmon)에 성장이 빠른 등가시치과(Zoarcidae)의 유전자를 삽입하자 일 년 내내 성장호르몬을 분비해서 연어는 급성장하기 시작했다. 이 연어의 이름은 아쿠아어드밴티지(AquaAdvantage)이다. 개발자는 생물특허권을 획득했다. 실제로 국제 특허법에서도 일찍이 생명체의 특허권은 인정하지 않았다. 1978년 세계 특허제도를 뒤흔든 일대 사건이 발생했다. 제네럴 일렉트릭사의 기술자인 아난다 차크라바티(Ananda Chakrabarty)가 원유를 분해하는 유전자조작 미생물을 개발하여 생명체 세계에서 처음으로 특허를 신청했다. 미국특허청은 당연히 '천연물에는 부여하지 않는다'는 이유를 들어 신청을 각하했다. 그래도 그는 끈질기게 상소했고 1980년 6월 16일 결국 판결이 내려졌는데, 재판관들의 심의 결과 한 표 차이(3:2)로 합법이 결정되었다. 이후 생물 특허의 문호가 개방된 결정이다. 이번에는 특허청장 스텐리 다이아몬드(Stanley Diamond)가 항소했으나 연방대법원에서 5:4로 졌다. 주임 대법관 워런 버거(Warren Berger)는 최종 판결문에서 "태양아래 인간이 만든 모든 것이 특허의 대상이다(Anything under sun made by man is patentable)"라는 유명한 말을 남겼다. 원래 종자라는 생명체에 특허권을 주장하는 자체가 자연스럽지 않다. 그러나 판매허가를 해주는 미국 FDA는 평상시와 달리 신중한 태도를 보이고 있다. 지금까지 미국은 유전자조작 농작물의 경우 재배와 판매 허가를 쉽게 내 주었다. 이 회사는 유전자조작 연어의 3가지 장점을 강조한다. 높아지는 연어 수용에 대응할 수 있으며, 천연 연어의 남획을 방지할 수 있고, 양식할 때 병에 걸릴 위험이 적다고 하였다. 그러나 유전자조작 동물의 시장 유통은 최근까지도 허가하지 않았다. 예외적으로 유전자조작 양젖을 이용한 혈전 예방제를 인정한 정도이다. 권위 있는 과학 잡지 사이언스에 "허가를 지나치게 서두르면 유전자조작 동물이 사회에 미치는 위험성을 간과할 가능성이 있다"고 하며 미국과 노르웨이 과학자 공동팀이 발표하였으며, 이들은 유전자조작 동물이 미칠 영향은 아직 연구가 끝나지 않았다고 지적하였다. 최근(2022년 4월 28일자) FDA는 "AquaAdvantage Salmon Fact

Sheet"는 연방 식품의약품 및 화정품법(Federal Food, Drug and Cosmetic Act, FD&C Act)이 요구하는 과학적 근거에 대한 종합적인 분석을 토대로 아쿠아어드밴티지 연어가 FD&C법에 따른 안전성 및 효과성에 대한 법적 요구조건을 충족한다고 판단했다. 연어는 먹기에 안전하고, 도입된 DNA는 물고기 자체에 안전하며, 연어는 더 빠른 성장에 대한 회사의 주장을 충족시킨다고 하였다.

GMO 재배 및 수입

GMO는 어떤 생물의 유전자 중 추위, 병충해, 살충제, 제초제 등에 강한 성질 등 유용한 유전자만을 취하여 다른 생물체에 삽입하여 새로운 품종을 만드는 것이다. 이렇게 개발된 GMO 작물은 현재 세계 종자 시장의 35%를 차지하며, 생산량은 100배 이상 성장했다. 우리나라는 유전자변형작물을 재배하고 있지 않다. 법적으로 명시적으로 금지하고 있는 것은 아니지만 거의 재배하고 있지 않다. 단지 농업진흥청에서 제한된 시설에서 연구용으로 일부 재배하고 있을 뿐이다. GMO 작물에 대한 거부감과 상업용 농작물을 규모 있게 재배하지 않는 것이 가장 큰 이유이다. 오늘날 우리나라에서 소비 중인 수입산 소고기, 돼지고기는 모두 GMO 사료를 먹고 자란 종이며, 수입 중인 옥수수도 모두 GMO이다. 국내에 승인된 식용 GMO는 콩, 옥수수, 면화, 카놀라, 감자, 알팔파, 사탕무 등 7개 작물로 수입 콩의 78%, 옥수수의 50%가 GMO이다. GMO 첨가물(아스파탐, 프락토올리고당, 성장촉진제 등)의 수입도 120여만 톤에 달한다. 2016년 현재 전 세계에서 29작물 385품목의 유전자변형 작물 재배가 승인이 되었고, 28개국에서 재배되고 있다. 미국, 브라질, 아르헨티나, 인도, 캐나다 등 상위 5개국에서 전 세계 GMO 농산물의 90%가 생산되고 있다. Brunch 매거진 '농업의 이해'에서 'GMO 농작물 재배현황'을 인용해 보자. 우리고 입고 있는 면으로 만든 옷감 대부분은 GMO 작물로부터 유래했고, 우리가 먹는 콩기름(대두유)의 상당 부분 역시 GMO 작물에서 유래한다. 두부의 경우 GMO 표시가 없으면 모두 일반 농산물이다. 현재 GMO 표시를 한 두부는 없다. GMO 작물에 대한 부정적인 시선과 우려가 있음에도 불구하고 GMO 작물의 증가추세는 계속 지속될 전망이다. 특히 이러한 증가세는 개발도상국가에 집중될 것이다. 지금까지 상업적으로 이용 가능한 GMO 작물이 제한적이어서 증가 추세는 크지 않지만, 비타민 A를 강화한 쌀(골든 라이스), 마름병에 강한 감자, 저장성이 강화된 바나나, 해충 저항성 동부(cowpea) 등 현재 포장 실험이 진행 중인 작물들이 상용화되면 GMO 작물의 재배면적은 더 크게 될 것이다. 놀라운 사실은 국내에서는 GMO 작물 재배가 금지되어 있는데, 전국 290곳에서 GMO 옥수수가 길가에서 자라나고 있다는 것이다. 꽃가루로 날려서 자생한 것이다. 이러다가 몬산토사로부터 소송을 당할지 모르겠다. 캐나다의 한 카놀라 농민은 GMO 종자의 꽃가루가 자기 땅에 날아와 자생했는데 이를 재배했다고, 특허법 위반으로 피소돼 패소한 경우까지 있다.

일본도 TPP[Trans-Pacific Partnership, 환태평양경제동반자협정 : 미국, 일본, 캐나다, 호주, 뉴질랜드, 싱가포르, 말레이시아, 페루, 브루나이, 칠레, 베트남, 멕시코 등 태평양 연안의 12개국이 참여하는 광역 자유무역협정으로 2015년 10월 6일 타결되었으나, 2017년 1월 도널드 트럼프 대통령의 탈퇴 선언으로 최초 위기를 맞았다. 이후 명칭을 포괄적, 점진적 환태평양경제동반자협정, Comprehensive and Progressive Agreement for TPP(CPTPP)] 등으로 미국의 정책에 끌려가는 경향이 있어 조만간 유전자 조작 식품을 수입하는 주요 시장이 될 것으로 전망된다. 2014년 4월 현재 미국은 일본이 농산물 개방을 하지 않는다면 일본을 TPP에서 제외하겠다고 고압적인 자세를 취하고 있다. 한국도 여기서 자유로울 수 없다. TPP에 가입하기 위해 절실한 노력을 하고 있기 때문이다. 그런데 문제는 미국이 TPP 협정 체결국에게 미국 국내 표준을 밀어붙인다는 데 있다. 그 표준 중에는 '미국 식품 안전 근대화법'이라는 독소 법안이 있어 우리의 식품 안전을 장담할 수 없게 된다. 'S510 식량 안전 법안'이라고 불리는 이 법에는 유전자 조작 식품의 확산을 적극 권장하는 내용이 담겨 있기 때문이다. 한편 2014년 4월, 우리나라 식약처는 유전자 조작 식품의 표시규제를 완화하기로 했다. 미국에서처럼 유전자 조작 식품이라는 사실을 별도로 표시하지 않아도 되는 것이다. 이제 곧 우리도 모르게 유전자 조작 식품이 대형마트에 진열될 날이 올지도 모른다.

GMO에 대한 불안감

GMO 안전성에 대한 불안감이 큰 편이다. 불임이나 알레르기 유발 등에 대한 의혹이 끊임없이 제기되고 있다. 많은 사람들이 유전자가 변형된 작물을 먹으면 그 유전자로 인해 사람에서 질병을 유발하지 않을까라는 막연한 두려움에 기피한다. 그렇지만 우리가 이제껏 먹은 농산물 대부분이 자연적으로 유전자 변형이 일어난 것을 찾아서 품종 개량을 한 농산물이기 때문에 엄밀히 말하면 이 것 역시 유전자 변형 농산물이라 할 수 있다. 이런 와중에도 GMO 옹호론자들은 GMO의 위해성에 대해 과학적으로 근거가 없기 때문에 섭취에 아무런 문제가 없다고 주장하기도 한다. 다만 GMO에 대해 막연히 불안해하는 소비자들을 위해 GMO 식품을 제대로 표기해야 한다고 말한다. 우리가 섭취하는 식품은 대부분 세포로 이루어져 있다. 그 세포 하나하나에는 유전자인 DNA가 존재한다. 식물이니 동물의 유전자뿐만 아니라 숙주의 유전자에 자신의 유전자를 삽입하는 리트로바이러스에 의해 그 동식물에 심어놓은 유전자까지 이미 수천 년부터 우린 이미 유전자가 변형된 동식물을 섭취하였지만,

그로 인해 질병의 직접적인 원인이 되었다는 과학적인 근거는 제시된 바가 없다. 최근에는 외부 유전자를 주입해 만드는 GMO 농산물과 유전자 가위[유전자의 특정 부위를 절단해 유전체 교정을 가능하게 하는 인공 재한 효소이다. 유전자 가위는 돌연변이 유전자가 있는 곳까지 인도해 주는 리보핵산(RNA)과, 문제의 유전자를 잘라내고 교체하는 절단 효소로 구성된다]를 가지고 자체 유전자를 교정한 농산물을 놓고 똑같은 GMO 농산물로 보아야 하는지를 놓고 세계 각 정부는 명확한 선을 긋지 못하고 있다. 한국생명공학연구원 통계에 따르면 2015년 한국의 GMO 수입량은 1,024만 톤으로 세계 2위다. 5년간 업체별 유전자변형농산물 수입현황에 따르면 CJ제일제당의 경우 340만 톤을 수입했다. 대상은 234만 톤을 들여왔다. 이 가운데 식용대두는 4,905,557 톤이나 수입된 것으로 나타났다. 대부분을 CJ제일제당과 사조해표가 수입했다. 그 결과 한국인의 1인당 연간 GMO 소비량은 45㎏에 달한다. 1인당 연간 쌀 소비량은 65㎏이다. GMO 종주국인 미국 다음으로 많다.

GMO 안전성에 대한 논란

그렇다면 GMO에 대한 불신은 어디에서 비롯되었으며, 유전자조작 식품은 정말로 나쁜 것일까? GMO를 둘러싼 역사상 가장 격렬했던 논쟁 중 하나로 2012년 9월 프랑스 캉대학교(Université de Caen Normandie)의 세랄리니(Gilles-Eric Séralini) 연구팀에서 발표한 논문에서 시작되었다. 라운드업이라는 제초제와 라운드업에 견딜 수 있는 GMO 옥수수를 장기간 먹였을 때 어떤 독성이 나타나는지에 대한 연구이다. 이 연구에서 200마리의 쥐를 대상으로 라운드업 제초제와 GMO 옥수수를 먹어서 키웠더니 종양이 생기거나 사망을 포함하여 각종 장기의 손상이 더 많이 더 빨리 발생했다고 보고하여 큰 파문을 일으켰다. 이에 비해 몬산토 측에서 GMO 옥수수가 안전하다는 것을 증명하기 위해 시행했던 동물실험은 3개월 동안 진행되었다. 그 결과 문제가 없다고 보고하였다. 그런데 이 논문이 온라인에서 공개되자마자 몬산토 측의 신속한 대응으로 이 연구결과를 공격하는 내용이 사이언스미디어 센터를 통해 발표되었다. 이와 관련해서는 그해 11월 30일 로이터 통신에서 해당 논문을 게재한 저널이 그 논문의 철회를 요구하는 심각한 압력을 받고 있다고 보도를 했다. 유전자 변형 작물의 위해성을 입증하는 논문이 외부 압력 때문에 철회되었다는 이야기이다. 논문의 철회를 주장하던 이들의 지적처럼 조작이나 부정행위가 연구과정에 있었던 것은 아니었기 때문에 당시에 논문은 철회되지 않았다. 그런데 이 저널에 전직 몬산토 연구원이었던 사람이 이 저널의 편집위원으로 임명되면서 분위기가 급변하게 되었다. 이어서 2014년 11월 저널의 편집위원장은 '논문에 사기나 의도적인 잘못 해석의 증거는 발견하지 못했으나, 이 논문이 제시하는 것과 같은 명확한 결론에 이르기는 미흡하다'는 점을 들어 논문 철회를 결정하게 됐다고 밝혔다. 이러한 논문 철회의 요구는 쉽게 납득하기가 어렵다. 저자들은 이러한 결정에 대해 심각하게 반발을 하였다. 미국 국립보건원 산하의 국립환경보건과학연구소(NIEHS)는 '환경보건 전망(Environ Health Perspect)'이라는 과학저널에서 프랑스 연구팀의 GMO 논문 철회의 사유가 국제적으로 널리 통용되는 '출판윤리위원회'의 가이드라인에서도 벗어난 것이라며 이를 비판하는 사설을 실었다.

슈퍼 잡초, 터미네이터 씨앗 그리고 슈퍼 교잡종

또 다른 부작용으로 GMO 식물이 다른 자연형태의 식물들과 교배되어 예측 불가능한 변종을 낳을 수 있다는 주장이다. 예를 들어 미국 남부와 중남부의 GMO 농장에 제초제에 내성을 가진 돼지풀, 말풀 등 최소 9종의 슈퍼 잡초가 중남부 농장에 타격을 입히고 있다. 슈퍼 잡초란 어떤 제초제를 뿌려도 죽지 않는 저항력이 강한 잡초이다. 2020년 6월 21일 서울신문에 보면 전북 김제시 죽산면 농민들이 요즘 좌불안석인데, 조중식 죽산면장은 "피(벼과에 속하는 1년생 풀로 벼의 생장을 방해하기 때문에 뽑아버린다)같은 경우에는 모내기 후 10일에서 길어야 2주 이내에 방제를 마쳐야 수확에 영향을 미치지 않는데, 몇 년 전부터 아예 농약이 듣지 않는 사례가 발생하고 있다"고 하여 우리나라에서도 슈퍼 잡초가 문제가 되고 있다. 또한 GMO 식물이 다른 자연 상태의 식물들과 교배될 위험성이 크게 늘어나게 될 것이라는 것인데. 의도하지 않은 곳에서 GMO 품종이 발견되거나 다른 식물들에서 GMO 식물의 유전자 흔적이 발견되기도 한다. 그러나 GMO 품종은 야생에서 잘 자라지 않는다. 이에 대한 의견으로는 터미네이터 씨앗인데 1984년 제임스 카메론(James Cameron) 감독의 영화 터미네이터(Terminator)에서 기계인간 터미네이터는 사람을 위협할 가능성을 배제하기 위해 스스로 용광로로 들어가 사라지게 만들어졌다. 마찬가지로 'F1 씨앗'이라고 해서 1대 잡종 씨앗으로만 존재하고 2대는 생산할 수 없게 만든 씨앗을 '터미네이터 씨앗'이라고 한다. 이 기술은 1908년 조지 슐(George Shull)에 의해 개발된 교잡(hybridization)이라는 극히 완곡한 용어로 표현된 이 방법은 서로 먼 친척벌인 식물 종을 교배해서 수확량이 엄청나게 증가한 강력한 교잡종을 만드는 것이다. 이 방법을 써서 얻어지는 씨앗은 자손을 남길 능력이 삭제되어 있기 때문에 수확한 불임 씨앗을 다시 심을 수가 없고 농부들은 매년 새 씨앗을 구매해야 했다. 1900년대 초 씨앗 독점의 꿈을 안은 농업기술자들은 먼 친척 관계의 작물들을 서로 교배해서 슈퍼교잡종(hybrid vigour) 작물을 만들었다. 그리고 마침내 1924년 헨리 월러스(Henry A Wallace)가 최초로 슈퍼 교잡종 작물을 상업화하였다. 그는 슈퍼 교잡종 작물 종자회사 파이오니아 하이브레드(Pioneer Hi-Bred)사를 세워 세계 굴지의 종자회사로 키웠다. 훗날에 이 종자회사는 듀퐁의 자회사가 되었다. 헨리 월러스는 루즈벨트 정부에서 농무부장관을 역임했고, 1941년 미국 부통령자리까지 올랐다. 90년이 지나 종자회사들 중에 가장 규모가 크고 강력한 회사 중 하나인 몬산토는 교잡종의 개발 이래 가장 중요한 종자 독점기술을 통제하기 위해 집중연구를 한 결과 1998년 3월 3일 미국 농무성(USDA)과 델타 엔 파인 랜드(Delta and Pine Land Company)라는 무명 목화 종자회사가 기술보호시스템(Technology Protection System, TPS)이라는 제목이 붙은 특허를 취득하였다. 그리고 시간이 지나 TPS를 터미네이터 기술(Terminator Technology)이라는 이름으로 세계에 알려졌다. 이 기술이 내세운 목표는 생식 능력을 스스로 제거한 자손 즉, 자살 씨앗을 만들어 낼 식물을 널리 보급하는 것이다. 이 종자를 이용한 농부들은 불임 씨앗으로 인해 매년 씨앗을 구매해야 했고, 이에 따른 농부들은 자신들의 손해로 인해 문제를 제기하였고, 그 결과 터미네이터 씨앗의 개발은 중단되었다. GMO 식물은 교배를 위해 동종의 식물이 필요하고 따라서 번식을 위해서는 서로 밀집되어 있어야만 한다. 또한 의도치 않은 유전자의 확산을 막기 위해 외부 환경과 일정한 거리를 두어야 한다. 그렇지만 이 같은 시도에도 GMO 품종이 타 품종과 교배될 수 있는 것은 사실이다. 이는 더 중요한 문제를 의미한다. 종묘회사는 왜 아예 씨앗을 싹조차 틔우지 못하게 만들었을까? 당연히 돈 때문이다. 한 씨앗으로 2세대. 3세대가 나온다면 돈벌이가 안 된다. 자연의 이치가 경제논리, 돈벌이 수단으로 전락한 참극이 바로 종묘산업의 현주소이다. 이대로 가면 앞으로의 농사는 종묘회사에 종속될 수밖에 없다.

안전성 검사 문제점

GMO 기술에서 비롯된 품종들은 기존의 non-GMO 품종들과 정말 서로 다른 품종일까? 이 주제는 GMO 기술의 초창기부터 대두된 매우 흥미로운 주제로 난상토론의 대상이었다. 식품으로 활용될 GMO 품종은 정밀한 안전성 검사가 요구된다. 그럼에도 안전성이 확실하게 검토되지 않은 유전자조작 농작물이 왜 지금도 방목되는지 의문이 들 수 있다. 현재 국제적으로 실시하고 있는 유전자조작 식품의 안전성 심사가 너무 허술하다. 즉, 안전성 검사에는 아직도 해결해야 할 여러 문제점들이 있다. 첫째, 안전성 심사를 개발자가 스스로 한다. 2번째로 안전성 심사를 하지 않아도 되며, 법률에 따른 강제력이 없어 심의를 임의로 한다. 3번째로 허가는 신청자의 제출서류 만으로 진행한다. 그렇기 때문에 신청자가 불리한 데이터는 제출하지 않는다. 4째로 유전자조작 농작물의 섭취실험은 면제되어 있다. 결과적으로 안전성의 증명이 없다. 장기적인 만성 독성 판정은 면제하고 급성 독성 판정만 한다. 이러한 안전성 심사로 안전성을 담보 받을 수 있을지 의문이다. 이에 따라 다양한 전문기관에서 안전성이 분석되었으며 30여년에 걸친 수많은 연구로 신뢰할 만한 결과가 도출되었다고 말한다. 결과적으로 GMO 식품은 기존의 다른 식품들과 차이가 없다고 주장하기도 한다. 하지만 곧이곧대로 믿지는 말아야 한다. 하지만 독성을 띄도록 의도된 GMO의 경우는 어떨까? 대표적인 것이 바실러스 튜닌지엔시스(*Bacillus thuningiensis*, BT) 품종이다. 미국 미네소타 대학교의 연구보고서는 BT 옥수수를 재배한 농부(미국 5개주)들은 BT 옥수수를 재배하지 않는 이웃 농민들보다 40억 달러의 수익을 더 얻었다고 발표하였다. 유해성에 대해 논란이 되고 있는 독성이 포함되어 있는 BT 품종은 특정 곤충의 소화기관을 파괴하는 품종으로 식물 스스로 구충제를 생산함으로써 이 식물을 먹은 곤충은 죽게 된다. 이러한 보고서는 사람에서도 매우 위험성을 줄 것이라 추론할 수 있다. 일반적인 농약은 씻어서 제거할 수 있지만 BT 품종이 생산하는 성분은 그렇게 할 수 없기 때문이다. 그럼에도 불구하고 이러한 BT 독성은 생물의 특성에 따라 다르게 나타날 수 있는데, 어떤 생물에게는 안전한 성분이 다른 생물에게는 위협적일 수도 있다. 예를 들어 커피는 사람에게 무해하지만 곤충에서는 생명을 위협하는 물질이다. 초콜릿도 개가 먹어서는 안 되는 식품이지만 사람에서는 그저 간식에 불과하다. BT 품종이 생산하는 독성물질도 마찬가지이다. 특정 곤충만이 지니는 소화기관에서 그 위력을 발휘할 뿐이고, 사람에선 완전히 무해할 수 있다. BT 단백질은 해충의 장내 강알칼리 조건에서 활성화 되고, 특정 해충에만 그에 대한 수용체가 있어 독성을 나타낼 수 있다. 그럼에도 불구하고 곤충도 죽이는 데 사람에서 많이 축적될 경우 해로울 수도 있지 않을까라는 의문이 들 수밖에 없다. BT 품종의 방식과 반대되는 경우도 있다. 농약에 잘 견딜 수 있는 유전자를 개발하는 것이다. 따라서 농약을 통해 잡초들을 쉽게 제거할 수 있다. 여기서 GMO 식품의 어두운 면도 들어난다 미국의 농업 산업의 규모는 상당히 크다. 미국에서 생산하는 식물의 90%가 글리포세이트에 강한 저항력을 보인다. 따라서 글리포스페이트 기반의 농약 사용량이 크게 증가하였다. 그렇다고 나쁜 것만은 아니다. 글리포세이트 농약은 다른 농약들보다 사람에서 안전하다. 하지만 농부들은 이 한 가지 재배 방식에 크게 의존할 수밖에 없으며, 이미 앞에서 다룬 것처럼 식량 생산의 독점화를 몬산토를 포함한 몇몇 종묘회사가 갖는다는 것을 의미하게 된다. 이는 GMO 식물 반대론자가 주장하는 가장 큰 이슈 중 하나이다.

GMO 작물의 성공 예

방글라데시의 긍정적인 측면을 살펴보자. 방글라데시에서 가지는 중요한 농작물이다. 하지만 종종 병충해에 의해 가지 농가가 큰 피해를 보기도 한다. 그렇기 때문에 농부들은 보다 강력한 농약에 의존할 수밖에 없다. 결국 강력한 농약을 비싸게 사야하기 때문에 생산 비용을 증가시킬 뿐만 아니라 강력한 농약으로 인해 농부들의 건강에도 악영향을 끼친다. 2013년 새로 등장한 GMO 품종은 이 문제들을 해결하였다. 이미 설명했던 BT 품종은 곤충에서는 독성을 나타내지만 사람에서는 영향을 주지 않는다. BT 기술이 도입된 가지는 농약 사용을 80% 감소시켰고, 농부들은 건강해졌으며, 이들의 수익 또한 크게 증가하였다. 때로는 GMO 품종의 도입이 유일한 선택일 수도 있다. 1992년 하와이의 파파야 농업은 새로 등장한 원형반점(Ringspot) 바이러스 감염 때문에 5년 동안 파파야 생산량의 약 40%가 감소되어 몰락의 위기를 겪었다. 이를 방제하기 위하여 이 바이러스에 저항성을 가지는 바이러스 막 단백질 유전자를 식물에 도입함으로써 파파야의 유전자 조작을 통해 바이러스에 면역을 갖도록 만드는 것이 해결책이었다. 만약 유전자 기술의 도입이 없었다면 파파야 농업은 무너졌을 것이다. 우리나라에서도 2010년 블루베리 붉은 원형 반점 바이러스(blueberry red ring spot virus)가 국내 처음으로 평택 블루베리 재배 농가에서 발생되었다. 우리나라에서는 바이러스 병으로 의심되는 나무는 표시해 두었다가 전문가에게 감염 여부를 의뢰하여 감염된 나무는 조속히 뿌리까지 굴취하여 소각처리하고 건전한 묘목으로 재식하도록 하였으며, 하와이의 파파야 피해 대책처럼 유전자조작 방법을 시행하지는 않았다.

GMO의 긍정적 발전 방향

요즘 재배되는 GMO 품종의 99%는 스스로 구충제를 생성한다. 그러나 앞으로도 새로운 GMO 품종 개발 가능성은 훨씬 많다. 인간을 이롭게 하는 다양한 방법들이 시도되고 있으며, 더 많은 또는 다양한 영양분을 함유하는 식품개발

등이 있을 수 있다. 질병 저항력을 더 높여 주는 퍼플 토마토(purple tomato, 항산화 효과를 내는 안토시아닌을 많이 생산하기 위해 만들어진 토마토), 베타카로틴이 추간된 쌀(Golden rice)이 그것이다. 더 넓게 생각해서 미래의 환경 변화에 더 잘 견딘 수 있는 식물도 만들 수 있다. 극한의 환경에서도 쉽게 자라는 식물들은 가뭄이나 홍수와 같은 자연재해에 피해를 입지 않게 만들 수 있다. GMO 품종은 자연 환경에 미치는 악영향을 감소시킬 뿐만 아니라 적극적인 보호방안을 마련해 줄 수도 있다. 과학자들은 공기 중의 질소를 고정하는 식물을 연구하고 있는데, 질소는 훌륭한 비료로 쓰이지만 동시에 토양 오염을 일으키며 환경 변화를 촉진하는 단점이 있다. 질소를 고정하는 식물은 2가지 문제를 동시에 해결한다. 첫째로 선진국의 질소비료의 과도한 사용을 억제하고 개발도상국의 비료 부족현상을 완화시킬 수 있다. 2번째는 미국 밤나무(American chestnut tree)처럼 탄소를 잘 흡수하는 나무를 만들 수 있다. 그럼으로써 지구 온난화를 억제하고 나아가 정상으로 회복시킬 수 있다.

왜 GMO 식품이 사용될까?

유전자변형 농작물의 재배지는 캐나다, 중국, 아르헨티나, 브라질, 미국, 멕시코 등에서 재배되는데 가장 대표적인 작물로는 콩과 옥수수, 면화, 유채, 쌀 등이 있다. 이밖에도 토마토, 꿀, 담배, 치커리, 밀, 사탕무, 카카오, 호박, 파파야, 아마, 감자 등도 유전자변형 농작물에 해당되며 점차 증가하고 있는 추세이다. 유전자조작 식품의 문제점은 인위적인 유전자의 변형으로 인해 돌연변이가 발생하거나 슈퍼 잡초 및 해충이 생길 가능성이 있고, 유해물질의 생성과 알레르기를 유발하며, 동물실험결과 유전자변형 식품을 섭취한 경우 사망률이 6배가 증가한다는 연구결과가 나오기도 했다.

그런데도 왜 GMO 식품을 사용할까? 앞에서 설명했듯이, 식품이 가지고 있는 단점은 줄이거나 없애고, 장점을 극대화하기 위해서이다. 식품의 장점을 극대화하는 것이기는 하지만, 결국에는 생산성을 극대화하여 이윤을 높이려는 목적이 더 큰 듯하다. 작물이 가지고 있는 유전자에서 해충에 약한 부분을 제거하고, 다른 작물에서 해충에 강한 유전자를 가져다가 바꿔치기하는 것이다. 그렇게 되면 해충에 피해를 받지 않고, 손쉽게 작물을 재배하는 것이 가능해진다. 또 다른 이유는 농작물의 생산성을 높여 기아에 허덕이고 있는 사람들에게 제공할 수 있다고 한다. 그런데 여기에 대해서는 전혀 이해를 할 수가 없다. 식량문제는 생산의 문제가 아닌 배급의 문제로 보는데, 어느 나라에서는 음식물 쓰레기가 넘치고, 음식물들을 사료로 사용을 하고 있는 반면, 어느 나라에서는 하루 한 끼를 제대로 먹지 못한다.

GMO 식품의 문제점

GMO 식품의 문제는 없을까? 아직까지는 큰 문제가 없다고 하지만, GMO 식품이 개발된 지 불과 30여 년밖에 되지 않았기 때문에 안정성은 확인할 수가 없다. 일부 연구에서는 GMO 식품을 쥐에게 몇 년간 복용하게 했더니, 종양이 생겼다는 결과가 존재한다. 쥐는 인간보다 한 세대가 짧기 때문에 빨리 나타난 것이다. 반면, 인간은 한 세대가 100년이 넘고, 최근에는 과학이 발달하면서 100세를 넘어 120세까지 바라보고 있으니, GMO로 인한 문제점을 파악하려면 최소 100년은 지나야 알 수 있지 않을까 싶다. GMO 식품은 비단 인간에게만 문제를 야기하는 것은 아니다. 이로 인해 생태계도 교란될 수 있다. 해충에 강한 작물을 만들었기 때문이다. 해충으로 인해 작물을 재배하기 어렵다는 것은 물론 알고 있다. 하지만, 작물을 재배하기 어렵기 때문에 해충에 강한 작물을 인공적으로 개발한다고 한다. 그 순간은 편할지 모르지만, 결국에는 다시 사람에게 더 큰 해를 끼칠 수도 있다. 과도한 항생제 사용으로 인해 슈퍼박테리아가 등장했다는 이야기는 들어보았을 것이다. 해충도 마찬가지다. 해충에 강한 작물을 만들면, 시간이 지나 그 해충에 강한 작물을 뛰어넘는 더 해로운 해충이 등장할 수도 있다. 그렇게 등장한 해충이 다른 식물로 넘어가면서 결과적으로 생태계 교란으로 이어질 수 있다. 특정한 작물을 잘 재배하기 위해서 유전자조작을 했다가 의도치 않게 다른 작물에 큰 피해를 줄 수도 있다는 것이다. 또 다른 문제는 GMO 작물로 인하여 재래종이 멸종될 수 있다는 것이다. GMO 작물이 보편화되면 많은 사람들이 더 쉽게 경작할 수 있는 GMO 작물을 사용할 텐데, 그렇게 되면 재래종은 자연스럽게 멸종될 위기에 처할 것이고, 그로 인해 종의 다양성도 감소하게 될 것이다. 사람에 따라서는 GMO 식품이 알레르기를 유발할 수도 있고, 면역계를 약화시킬 수도 있다. GMO 식품이 인체에 얼마나 해로울지, 어떤 영향을 미칠지는 아직까지 아무도 알 수가 없다. 시간이 지나야 우리는 그 답을 얻을 수있다.

GMO 식품 표시

어느 나라가 가장 많은 GMO 작물을 생산할까? GMO 작물은 미국에서 가장 많이 생산하는데, 전 세계의 GMO 식품의 3/4 이상을 미국에서 수출하고 있다. 현재 미국에서는 옥수수나 밀, 감자뿐만 아니라 호박, 쌀, 사과, 파파야, 포도 등 다양한 농작물들이 GMO 작물로 경작되어 전 세계로 퍼져 나가고 있다. 앞으로도 더 많은 식품들을 더 편하게 생산하기 위해 GMO 작물로 바뀔 가능성이 충분히 있다. GMO 식품에 대한 안정성이 제대로 확보가 되지 않은 상황임에도 불구하고, 현재 우리나라가 전 세계에서 GMO 식품을 가장 많이 수입한다. 우리가 쉽게 섭취하는 옥수수는 99% 이상이 수입이다. 우리가 아침식사 대용으로 먹는 시리얼부터 시작하여, 옥수수기름, 옥수수캔 등 가공된 식품은 거의 다 GMO 식품으로 만들어졌다고 봐도 무방할 정도로 많은 양이 수입되고 있다. 옥수수 외에도 콩, 밀 등도 GMO 식품으로 수입해서 가지고 온다. 문제는 이렇게 수입된 GMO 식품이 제품에 일정 수준 이상 함유되어 있지 않으면 표기를 하지 않아도 된다는 점이다. 3% 이하는 GMO 식품이라고 표기를 안 해도 되며, GMO 식품을 통해 한번 가공된 식품, 예를 들어 GMO 옥수수를 통해 옥수수기름을 생산하면 그 식용유에는 GMO 성분 표시를 하지 않아도 된다. 일단, GMO 식품이 들어갔다면 어떻게 가공을 하던, 그 양이 어떻게 되던 표기를 하는 것이 맞는다고 생각한다. 최근에는 우리나라에서도 자체적으로 다양한 GMO 식품을 연구 개발하고 있다고 하니 얼마나 더 많은 GMO 식품이 나올지는 상상조차 할 수가 없다.

제품을 주로 수출하는 미국은 GMO 표시제를 각 주에 맡겨 주민투표로 결정케 했는데 20여개 주에서 표시제가 통과됐거나 투표대기중이다. 유럽에서는 동물실험결과 부작용이 발견되었기 때문에 GMO 식품표시제도를 시행하고 있다. 유럽연합 국가들은 1% 이상, 일본과 대만은 5% 이상이 GMO 표시기준이다. 우리나라는 2001년 3월 3% 이상에 대해 GMO 표시제를 시행하고 있다. 하지만 식약처가 흐지부지하고 있어 제조 가공된 GMO 식품들과 수입완제품들에 GMO 표시가 되어 있는 품목은 하나도 없다. 퍼센티지(%)는 의미가 없게 됐다. 2015년 초 러시아 의회는 GMO를 재배하거나 반입하거나 거래하는 자를 테러리스트로 처벌하겠다고 입법한 상태다. 헝가리는 600헥타르에

달하는 GMO 옥수수 밭을 불로 태울 정도로 단호한 태도를 취하고 있다. 반면 우리나라는 2013년 홍종학 의원(새정치연합)을 대표발의자로 GMO 관련 식품위생법 일부개정 법률안을 제출했으나 제대로 심의조차 이뤄지지 못하였다. 또 경실련이 2015년 초 식약처를 상대로 GMO 수입업체들의 수입현황을 공개하라는 정보공개 청구소송을 제기했지만 식약처가 항소해 자료도 넘겨받지 못하고 있는 상황이다. 누더기가 된 현행 GMO 표시제 대신 명실상부한 완전표시제가 필요하다고 주장하고 있다. 2021년 비교법연구에 실린 심민석의 “유전자변형식품(GMO)의 규제와 표시제도에 관한 입법방안 연구” 초록을 그대로 옮겼다. GM식품에 대한 표시제도가 실행되고 있지만, 실질적으로 그 표시제도가 국민에게 충분히 전달되고 있지 않거나, 부실한 표시제도로 인하여 국민들이 GM식품에 대한 인식 없이 소비하고 있는 것이다. GMO의 표시제에 있어서 가장 중요한 부분은 소비자의 알권리 보장과 제품에 대한 선택권 보장이다. 일반 GMO가 아닌 제품과 GM식품이 아닌 식품이 소비자의 입장에서 손쉽게 구별될 수 있도록 GMO 표시가 필요하다. 그러기 위해서는 GMO와 GM식품에 대한 완전표시제가 이루어질 필요가 있다. 이는 GMO를 조금이라도 혼합하여 생산한 제품이라면 무조건 GMO 표시를 하도록 해야 한다. 이러한 측면에 앞서 제시한 입법방안은 소비자의 알권리와 제품 선택권 보장 측면에서 효과적일 수 있다. 우선 첫째, 유지류·당류 등도 GMO 표시대상에 포함시켜야 한다. 둘째, 비의도적 혼합치 기준을 폐지할 필요가 있다. 폐지하기가 어렵다면 적어도 유럽연합(EU)의 기준인 0.9%로 규정할 필요가 있다. 셋째, Non-GMO 표시제 폐지하고 GMO를 사용하여 생산한 GM식품 및 가공식품에 대하여 GMO 표시를 해야 한다. 넷째, GMO와 GMO식품에 대한 이력추적제도 신설하여 소비자가 GMO의 자세한 이력사항을 알 수 있도록 해야 한다.

다섯째, 가공보조제 생산에는 GMO을 더 이상 사용하지 못하도록 해야 한다. 이러한 입법방안의 가장 핵심적인 부분은 GMO를 원재료로 하여 생산한 제품인지 아니면 GMO가 아닌 원재료로 생산한 제품인지를 명확히 소비자가 알 수 있도록 GMO 표시제도를 입법하자는 것이다. 그래야 소비자가 그 제품에 대하여 정확히 인지하고 제품을 선택할 수 있기 때문이다.

GMO 식품 섭취 줄이기

GMO 식품 섭취를 줄일 수 있는 방법은 없을까? 일단 가공식품은 무조건 피하는 것이 좋다. 가공식품에 사용되는 옥수수, 콩, 밀 등은 대부분이 GMO 식품으로 만들어졌기 때문이다. 가능하면 천연재료를 이용하는 것이 좋다. 가공식품보다는 가격이 조금 비싸더라도 유기농을 선택하는 것이 바람직하다. 수입산 식품에 GMO 식품이 훨씬 많기 때문에 가급적이면 수입산 보다는 국내산을 사용하는 것이 좋다. 국내산 중에서도 당연히 유기농을 선택한다. 특히 콩, 옥수수에 주의한다. GMO 식품 하면 가장 대표적인 식품이 바로 콩과 옥수수다. 수입산 콩과 옥수수는 대부분이 GMO 식품이기 때문에 피하는 것이 좋다. 다행히도 이들 수입품에 대해 한 달 전까지 국내 수입 GMO 종류를 공고 한다.

우리는 왜 가능한 유전자 식품 섭취를 줄여야 할까? 아직까지 GMO 식품이 인체에 어떤 영향을 미칠지 결론이 없기 때문이다. GMO 동물실험은 90일을 넘기지 않는다. 즉, 검증기간이 너무 짧다는 것이다. 90일 이상 섭취 시 어떤 영향이 있는지 아무도 모른다는 것이다. 사람은 평생 먹을 수도 있어 GMO 식품이 어떤 영향을 주는지도 모르고, 나아가 후손에게 어떤 영향을 줄지 아무도 모른다는 것이다.

유전자조작 작물과 국가 간 이해관계

유전자조작 농작물과 살충제에 대한 국가 간 이해관계에 대한 기사를 살펴보자. 2021년 7월에 미국 카멜라 해리스(Camala Harris) 부통령은 첫 해외순방에서, 미국을 향해 "위험한 여행"을 생각하고 있는 멕시코와 중남미 이주자에게 직설적인 언급을 했다. "오지 말라". 미국 국경에서 가혹한 수단을 통과해야 하는 이주의 물결을 억제하려는 것보다는, 바이든 정부는 사람들이 "고향에서의 희망"이 가능하도록 하는 프로그램에 집중하여 각자의 고국에서 머물 수 있기를 격려한 것이다. 적어도 이론적으로 바이든 정부는 자기의 고향을 어쩔 수 없이 떠나는 위험을 감수할 수밖에 없는 약자에게 억압 보다는, 이주의 근본 원인에 집중해야 한다. 즉, 해외 빈곤에 대한, 특히 식량과 농업과 관련된 미국 정책의 영향을 평가할 필요가 있다. 멕시코는 현재 미국의 가장 큰 농업 교역 파트너이다. 이것은 1994년 나프타(NAFTA, 북미자유무역협정)의 결과이다. 미국, 멕시코와 캐나다 사이에 생산되거나 교역되는 상당수의 수입품에 관세를 없애는 협정이다. 미국 정부가 교역의 장벽을 줄이기 위해 제안하여 만들어졌지만, 결과적으로 멕시코의 농촌 경제를 황폐화시켰다. 멕시코 시장은 정부 보조금을 받은 싼 미국 옥수수로 대체되었고, 국내산 옥수수 가격은 79%나 떨어졌다. 이러한 변화로 인해 2백만 명이 넘는 농장 노동자들이 도시로, 국경을 넘어 미국으로 일자리를 찾아 떠나게 되었다. 2020년 나프타를 대체하여 효력을 발휘한 미국-멕시코-캐나다 협약(USMCA)은 더욱 이들을 고난으로 내몰았다. 2020년 12월 31일 로페즈 오브라도르(López Obrador) 멕시코 대통령은 행정명령에 서명하였다. 이로 인해 멕시코 농민이 그들의 고향에서 생활을 다시 회복할 수 있으리라 기대했다. 이 명령은 아메리카 농업 비즈니스의 두 축을 2024년까지 단계적으로 없애는 것이다. 즉, 글리포세이트[Glyphosate,

다국적기업인 몬산토의 라운드업(Roundup, 원래 베트남 전쟁을 위한 신경가스로 개발되었지만 계획대로 사용되지 못하였다. 대신 미네랄을 침출시키는 특성으로 인해 산업용 배관 청소재로 사용되었다. 우연히 잔디밭에 쏟은 라운드업이 잔디를 죽이는 것이 발견된 후 제초제/살충제로서 새롭게 출시되었다) 제초제의 주성분으로 에스트로겐 수용체를 통해 사람의 유방암세포의 성장을 유발한다]와 유전공학적으로 만든(genetically engineered) 옥수수이다. 옥수수는 멕시코의 주식이다. 이 작물들은 식물을 죽이는 특성을 견딜 수 있게 유전공학적으로 유전자 조작된 식물이다. 2018년에 몬산토는 독일 화학회사인 바이엘에 완전히 흡수되었다. 멕시코 대통령령은 나프타 아래에서 훼손된 자급자족과 식량 주권을 회복하기 위한 명백한 목표를 가지고 행해졌다. 즉, 멕시코가 미국 옥수수에 시장을 개방해야 한다는 요구 때문에 훼손 된 것들을 회복하기 위해서이다. 멕시코는 미국 옥수수 수출량의 25%를 수입한다. 이는 매년 27억 달러 이상으로 매년 1,600만 톤의 옥수수를 수입한다. 수입한 옥수수는 가축용과 산업용으로 사용된다. 대신 사람들은 국내산 옥수수를 소비한다. 그럼에도 불구하고 수입은 멕시코 전체 옥수수 수요의 1/3을 차지한다. 동물 사료용 유전자 조작 옥수수가 궁극적인 금지 대상이 될지 여전히 불확실하다. 단계적 금지는 미국과 멕시코 사이의 수십억 달러에 해당하는 옥수수 교역을 바꿀 수 있다. 그러나 이러한 옥수수 수입을 대체하기 위해서는 멕시코 농민들은 국내 생산율을 거의 60% 늘려야 한다. 이 행정 명령은 유전자조작 옥수수 경작을 허용했던 결정에 저항하는 대중 조직의 십년 이상의 운동 덕분에 만들어 졌다. 여러 대중 운동에 의해 7월 29일 바이엘이 글리포세이트 원료로 만든 라운드업 제초제 판매를 완전히 중단한다고 밝혔다.

GMO 찬성론자의 주장들

우선 GMO를 찬성하는 쪽의 주장부터 살펴보자. 찬성론자들은 첫째로 제초제 내성이나 해충 저항성을 이용하여 식량의 생산량을 높일 수 있고, 또한 유전자 조작을 통해 척박한 환경에서도 잘 자랄 수 있는 곡물이나 곡물의 생산시기를 단축시킴으로써 수확량을 증가시켜 식량문제를 해결해 줄 것으로 기대하고 있다. 2번째 고품질의 농산물을 얻을 수 있다. 생산량을 늘려 식량난을 해소 할 수 있다. 현제 사회는 점점 만성적 식량난에 대해 걱정을 하고 있다. 이미 밑에는 감자 위에는 토마토가 열리는 농작물(pomato)이 나오고 있고, 일본에서는 유전자를 변형하여 세계 최초로 건조, 염분, 저온 등 열악한 환경에서 강한 내성을 갖는 식물을 개발함으로써 식량증산에 결정적으로 도움을 줄 수 있는 가능성도 보여주었다. 옥수수, 밀, 콩 등을 재배할 때 생산량을 늘려 식량난을 해소할 수 있고, 각종 병충해에도 강하고, 소비자들에게 좀 더 어필할 수 있도록 보기에도 좋은 상품으로 나올 수 있다. 3번째, 건강문제 해결이다. β-카로틴을 함유하는 쌀(골든 라이스)로 동남아시아의 비타민 A부족으로 인한 어린아이들의 시력손상을 해결할 수 있고, 약용식물의 제작으로 세균성이나 바이러스성 질병에 대한 백신이나 출혈이나 혈액응고를 방지하는 아프로티닌(aprotinin) 등 의학적으로 유용한 물질을 생산할 수 있다. 그래서 식품의 맛과 영양을 개선하거나 특별한 약용성분을 생산하는 GMO 식품을 사용해 인류의 질병 치유와 가난한 나라에 사는 국민들의 영양 상태를 획기적으로 개선할 수 있다는 것이다. 또한 형질전환을 통해 돼지의 장기를 인간에게 이식 가능하게 하여 장기 부족 문제나 장기 매매 문제를 해결할 수 있을 것이다. 4번째, 환경문제 해결이다. 자연 살충성분인 BT 독소를 생성하는 BT 옥수수, 바이러스 또는 제초제 내성유전자를 갖는 작물 등의 유전자 조작 식물은 농약 사용량과 살포횟수를 줄여주어 그에 따른 비용절감과 환경오염의 감소 효과를 기대할 수 있다. 5번째, 사회적 이익이라 하겠다. 기업에서는 유용한 종자를 개발, 판매함으로서 막대한 수익을 얻을 수 있고, 또한 농가에서는 생산비의 절감과 수확량의 증가와 병충해에 대한 걱정 감소로 농가의 소득을 증가시킬 수 있다. 즉, GMO를 찬성하는 사람들은 GMO가 식량문제를 해결할 수 있으며 인체에 아무런 해를 끼치지 않는다고 주장하고 있다. 지난 21년간 미국에서 발표된 GMO에 관한 데이터를 종합적으로 분석한 결과, GMO는 작물의 수확량을 증가시킬 뿐 아니라 건강에 해로운 독소를 감소시킨 것으로 밝혀졌다. 즉, 2018년 이탈리아 생명과학연구소의 펠레그리노(Pellegrino E) 박사가 이끄는 연구진이 1996~2016년 발표된 GMO 옥수수에 관한 논문 6,006편에 대해 메타분석을 했는데, 메타분석 결과를 요약하면 다음과 같다: ① 유전자변형 옥수수의 수확량은 비유전자변형 옥수수보다 5.6~24.5% 높은 것으로 나타났다. ② 유전자변형 옥수수는 비유전자변형 옥수수보다 미코톡신(mycotoxin, 미코톡신은 식물에 기생하는 진균이 생성하는 독성 대사물로, 인간과 동물에게 독성과 발암성이 있는 것으로 알려져 있다), 푸모니신(fumonisin, 주로 오염된 옥수수, 밀과 쌀 등에서 발생하며, 국제암연구소에서는 사람에서 발암을 유발할 우려가 있는 물질로 분류하였다, 100도로 가열하여도 사라지지 않아 옥수수를 삶는다 해도 그대로 남는다), 트리코티센(thricotecens, 곰팡이 독 중 가장 강력한 독으로, 오염된 옥수수, 밀, 보리, 귀리, 쌀, 호밀 등에서 발견된다)과 같은 독소들의 함유량이 각각 28.8%, 30.6%, 36.5% 낮은 것으로 나타났다. ③ 유전자변형 옥수수와 비유전자변형 옥수수의 품질(예: 단백질, 지질, 섬유소)에는 유의한 차이가 없는 것으로 나타났다. 이번 연구결과는 유전자변형 옥수수의 재배를 지지하며, 주요 근거는 곡물의 품질을 향상시키고 미코톡신에의 노출을 감소시킨다는 것이다"라고 연구진은 말했다. 이 연구에 사용된 데이터에는 미국, 유럽, 남아메리카, 아시아, 아프리카, 호주에서 재배된 유전자변형 옥수수에 관한 데이터들이 포함되어 있으며, 옥수수의 생산과 품질 등에 관한 11,699번의 관찰에 바탕을 두고 있다.

격렬한 GMO 반대운동가에서 지지자로 돌아선 영국 환경운동가 마크 라이너스(Mark Lynas)는 "GMO가 위험한 것이라고 여겼으나 돌연변이를 유발하는 전통 육종보다 더 안전하고 정밀하다. GMO는 단지 일부 유전자만을 움직이지만 전통 육종은 시험적이고 잘못된 방법으로 전체 유전자를 조작한다"는 표현도 서슴지 않았다. "우리는 더 이상 GMO가 안전한지 아닌지 논의할 필요도 없다"고 단언했다. "분명히 말할 수 있는 것은 지난 20년 동안 GMO 성분이 함유된 식사를 2조(兆)번 혹은 3조(兆)번이나 했지만 피해 사례는 전무하다. 아직까지 GMO 식품을 먹고 해를 입었다는 사람은 없다. 오히려 유기농 식품을 먹고 해를 입은 경우가 있다. 그 예로 터프츠(Tuffs A)에 의해 2011년 독일에서 발생한 유기농 콩나물의 병원성 대장균(*E. coli*) 오염이다. 이 대장균으로 31명이 사망했고, 3,000명 이상이 심각한 증상을 겪었다. GMO 식품을 먹고 해를 입을 확률은 소행성에 치어 사고가 날 확률보다 훨씬 적다"고 했다.

GMO 반대론자의 주장들

이에 반해 GMO 반대론자의 연구 결과도 아주 많다. 참여연대 회원게시판 2008년 7월 3일자에 있는 '유전자조작식품(GMO)과 동물성 사료 사육 쇠고기의 인체 위험성'에 실린 글을 많이 참조하였다. 미국에서 1997~1998년에 GMO 콩, 옥수수, 면화를 심었으나 생산량이 늘지 않았다는 연구 결과가 있고, 2000년 5월에 네브라스카 주립대의 연구팀이 2년 동안 연구한 결과를 봐도 GMO 콩의 수확량이 일반 콩 수확량보다 적다는 사실을 알 수 있다. 더 아이러니한 것은 GMO를 생산하는 기업들은 식량부족을 해결한다고 했지만 개발도상국에 GMO 기술을 이전하지 않는다는 것이다. GMO 작물이 인체에 해를 끼치지 않는다는 주장 역시 확신할 수 없다. GMO 식품을 동물에게 실험했을 때 각종 부작용이 보고되었기 때문이다. 유럽의 경우에 유전자 변형 작물에 대해서 비교적 보수적인 입장을 취하고 있다. 1998년 4월 세계 최초로 영국 로웨트 연구소(Rowett Institute)와 두햄(Durham) 생물학대학의 푸스타이(Arpad Pusztai) 연구팀에 의해 3년 동안 GMO가 생체에 미치는 동물 실험연구 결과 내놓으면서 본격적으로 나타났다. 이 실험에서는 잭콩(jackbean)과 아네모네(snow drop)에 존재하는 렉틴(lectin) 유전자를 삽입하여 변형시킨 감자를 실험실에서 쥐에게 계속 먹였더니 먹이지 않은 쥐들에 비하여 면역체계가 손상되었고, 백혈구 세포 활동이 둔화되어 각종 질병에 쉽게 감염되었다. 또한 세포조직의 분화와 체형구조의 변화로 인해 이들 GMO 급여 쥐들에 암 발생 가능성이 현저히 증대하였다. 이 발표는 국제적으로 GMO의 안전성 논란을 불러 일으키는 계기가 되었다(이에 1998년 로웨트 연구소와 1999년 영국 왕립협회는 푸스타이 박사의 연구결과를 검증해 푸스타이 박사의 결론이 잘못 되었다고 발표하였다. 푸스타이 박사가 실험에 사용한 GMO 감자는 학문적인 용도로 개발한 것으로 지금까지 상업화 된 바가 없으며, 또한 삽입된 콩의 렉틴 유전자는 영양소의 작용을 억제하는 항영양소로 그 자체가 사람에게 바람직한 물질이 아닌 것이 알려져 있다. 이 사례는 사람이 섭취하지 않는 GMO를 연구대상으로 하여, 마치 GMO 그 자체가 안전성 문제가 있는 것처럼 주장하는 대표적인 사례이다). 1999년 1월 독일 연구소 GMO 식품 연구결과 유전자 조작식품으로 인하여 항생제 내성을 갖는 슈퍼박테리아가 발생하여 장내에 잔존할 가능성이 존재한다는 컴퓨터 모의실험 결과를 발표하였으며, 5월에는 미국 코넬대학 연구소가 GMO 옥수수의 독성 단백질에 대한 실험 발표로 나비의 유충들이 유전자 변형 옥수수의 꽃가루가 묻은 식물의 잎에 붙어 자란 두 종류의 나비가 75% 감소했고, 이는 유전자변형 작물에서 만들어 내는 독성 단백질이 영향을 주었다고 발표하였다. 같은 해 5월 영국의료협회(BMA)는 GMO 식품 규제를 요구하며 성명서를 발표하였는데, 유전자조작식품 속의 항생제 내성 표시 유전자가 인체 내 항생제 내성을 키움으로써 건강상의 위협이 있기 때문에 규제가 필요하다고 하였다. 1999년 5월 영국왕립조류협회의 GMO 안정성 연구결과에서 GMO 농산물을 재배하는 농장 근처 나비의 모양이 변형된 사례를 발표하여 생태계에 영향을 주고 있음을 입증하였다. 같은 해 5월 스코틀랜드 에버딘대학(University of Aberdeen)에서 GMO 감자 테스트 결과에서 렉틴(lectin)이라는 천연물질의 유전자를 주입해서 병충해에 강하게 만든 특수 감자와 보통 감자를 쥐에게 먹인 결과 특수 감자로 키운 쥐의 심장이 억제되었다는 실험 결과를 발표 하였으며, 1997~1998년 기간에 GMO 콩, 옥수수, 면화를 심었으나 생산량이 늘지도 않았고, 농약 사용량이 줄지도 않았다고 미국 농무성(USDA)에서 발표하였다. 1998년 8월 미국 아리조나 주립대에서 BT 면화에 대해 솜벌레가 내성을 가진다는 연구결과를 발표했으며, 같은 해 9월 30일 영국 정부는 유전자조작 작물의 꽃가루가 4.5km까지 이동할 수 있다 하였으며, 10월 스코틀랜드 에버딘대학의 푸스타이 연구팀은 GMO 감자 독성 단백질 연구결과 발표에서 유전자조작 감자에는 병충해에 대한 저항력을 높여주는 렉틴이라는 단백질이 들어있는데, 바로 이 렉틴이 쥐의 위장과 일부 점막을 손상시킨다는 쥐 실험 결과를 발표하였다. 1999년 1월 미국 뉴욕대학교 연구팀은 BT 옥수수의 BT 독성이 뿌리를 통해 토양 속으로 스며들어감을 발표하였다. 1999년 12월 미국 퍼듀대학교 연구팀은 GMO 물고기 한 마리가 4-세대 내에 물고기 무리 전체를 절멸시키는 결과를 가져온다는 모의 실험결과를 발표하였다. 2000년 5월 독일 연구소가 GMO 유전자가 인간과 동물에게 전이 가능성이 있음을 입증하였는데, 독일 예나대학(Friedrich Schiller University Jena) 연구팀은 유전자조작 유채의 꽃가루를 먹은 벌의 장속에서 유전자 조작된 DNA가 검출됨으로써 GMO 속의 유전자가 이를 섭취한 동물과 사람에게 전이될 가능성을 입증하였다. 같은 해 8월 미국 아리조나 주립대 연구팀은 BT 옥수수의 BT 독성이 제왕나비(Monarch butterfly) 유충에 치명적임을 재확인하였다. 또한 같은 달에 영국 동 앵글리아 대학교(University of East Anglia) 연구팀은 GMO 작물은 새들의 개체 수에 악영향을 미친다는 연구 결과를 보고하였으며, 10월에는 동물사료위원회(the Advisory Committee od Animal Feeding Stuffs)는 GMO 작물의 유전자가 그것을 먹은 동물의 몸속에 전이될 가능성이 있음을 보고하였으며, 2000년 11월 아벤티스(Aventis) 연구결과 GMO 옥수수를 먹인 닭들이 보통 옥수수를 먹인 닭들보다 2배 많이 폐사한다고 보고하였다. 2002년 미국 오하이오 주립대 연구팀은 무 실험을 통해 수퍼 잡초의 위험성이 몇 세대 동안 계속 된다는 사실을 입증하였다. 켐브리지 웰컴/CRC 연구소(Cambridge Wellcome.CRC Institute)는 어린이에게 GMO 식품을 먹이는 것은 어른들이 먹는 것보다 훨씬 위험함을 경고하였다. 2004년 스위스에서는 GMO 옥수수를 급여한 젖소가 사망한 경우, 2005년 영국의 '인디펜던스' 지가 폭로한 미국 몬산토 GMO 식품을 먹인 쥐의 내장과 간의 혈액 질환 현상, 2005년 11월 호주에서 쥐에 실험한 결과 유사한 폐질환 현상, 2006년 러시아 과학원의 과학자들이 갓 태어난 쥐새끼들에 실험 결과 평균 3주 만에 사망, 2007년 오스트리아와 프랑스의 과학자들이 공동으로 몬산토 GMO 옥수수를 인체에 실험했을 때 간, 신장 등에 독성 검출, 2008년 미국과 이태리의 과학자들이 GMO가 면역계통에 미치는 악영향에 대한 의견을 재차 제출, 2009년 프랑스에서의 GMO가 간장과 신장에 끼치는 위해성 보고, 2010년 러시아가 쥐들에게 식용 GMO 콩을 계속 급여했을 때 3대째 절종(絶種), 2010년 2월 중국의 수많은 과학자들의 공동으로 GMO 위해성 선언, 2011년 러시아 과학자들이 재차 GMO 식품이 여성의 자궁내막과 외연의 상관적인 질병 발생률이 상승한다는 보고, 2012년 프랑스 파리대학의 2년간 GMO 식품의 쥐 실험 결과 간의 부종, 내장 위축, 신체 부풀기, 암컷의 조기 사망, 암과 자폐증 유발, 제2대의 불임현상 등 다양한 증상을 종합 보고하였다. 게다가 2015년 9월 20일 MBC TV 서프라이즈에서 방영되어 충격을 안겨줬던 "차코(Chaco)의 눈물"에서 차코주민들의 실상 역시 GMO 작물이 불러일으킨 비극이라고 할 수 있다. 90년대 중반부터 GMO 콩이 심어지고 글리포세이트 성분이 들어간 제초제가 뿌려진 아르헨티나의 산골인 차코주(州)는 GMO 콩 재배의 천국이 되었다. 20년이 지난 요즘 차코의 신생아 30%는 기형아로 태어났고, 주민들은 뇌성마비, 종양, 암 등 각종 이상 질병에 시달리고 있는 게 현실이다. 1996년 도입때에 비해 제초제는 10배 더 사용하고 있다. 이 방송은 10분짜리 방송이지만 CNN, BBC 등 세계적인 방송국들이 이미 르포로 방영한 내용을 편집한 것이다. GMO 옹호론자들은 세랄리니 박사 실험이 실험 개체수 미달 등 기본적인 실험조건을 충족시키지 못했고, 제초제를 함께 먹였다는 이유로 유의미한 결과로 인정하지 않는다. 푸스타이 박사의 연구 역시 실험방법과 재연실패를 이유로 배척되고 연구소에서 해고당했다. 그러나 몬산토사가 이 연구소에 은밀히 14만 파운드를 지원했음이 폭로 보도되고, 2006년 13개국 22명의 과학자들이 푸스타이 박사의 실험을 재연하고 지지하는 공개선언을 하면서 GMO 반대파에 힘을 실어줬다. 또한 1996년 미국에서는 GMO 콩을 개발해 유통하였으나 섭취한 사람들에서 심각한 알레르기 반응이 검출되어 제품 개발을 전면 중단한 사례도 있다. 브라질너트 유전자를 삽입한 콩을 먹은 사람들에서 알레르기가 유발되어 미국 파이오니아 하이브레드사가 제품 개발을 중단하였다. 생태계 파괴라는 GMO 문제점을 뒷받침하는 사례는 1999년부터 있었다. 바로 미국의 얼룩반점 제왕나비의 개체수가 감소한 사건이다. 이 종의 개체수는 75%가 감소되었는데 그 이유가 GMO 식물을 먹은 나비의 유충, 익충이 피해를 입은 것이었다.

2015년 명지사에서 발간한 '한국의 GMO 재앙을 보고 통곡하다'를 펴낸 오로지 돌쇠네(Orogee Dolsenhe) 씨는 한국이 세계 자살률 1위라는 불명예를 얻게 된 원인에는 GMO 작물 제초제에 포함된 '글리포세이트(Glyphosate)' 성분도 연관되었다고 설명했다. 해당 성분이 우울증을 유발한다는 것이다. 2015년 3월 20일 WHO 산하 세계암연구소(IARC)의 11개국 17명의 전문가로 구성된 연구팀이 2A 등급 발암물질로 지정한 이 글리포세이트는 세계 최대의 유전자변형 작물 연구·개발 회사이자 세계 최대 종자회사인 몬산토가 개발한 라운드업 제초제의 성분 중 하나라고 말했다. 그는 글리포세이트가 인체에 들어가면 장에서 몸속의 독소 제거와 면역 시스템 강화와 세로토닌 생성에 도움을 주는 세균들(microbiota, 미생물총)을 죽인다. 결국 행복호르몬으로 불리는 세로토닌의 감소가 한국인의 우울증 발병과 자살률 증가라는 도미노 효과를 일으켰다고 설명했다. 또 골수에 축적되면 면역력을 떨어뜨려 질병 증가로 나타난다는 것이다. 오로지 돌쇠네는 1956년 충북 영동에서 태어나 1973년 가족과 함께 미국 이민을 떠났다. 미국에서 성을 가질 때 오로지 돌쇠로 작명했다. 38년간 미국

생활을 마치고 돌아와 non-GMO 운동가로 활동하고 있다.

트립토판 사건

GMO 식품이 인체에 좋지 않은 영향을 끼친 실제 사례들도 있다. 대표적인 사건으로는 1988년 말부터 1989년 6월에 걸쳐 미국에서 발생한 트립토판 사건이다. 일본의 화학공업 회사 쇼와데코(昭和電工)가 유전자조작 미생물을 이용해 식품첨가물로 필수아미노산인 트립토판을 생성하여 다이어트 식품으로 판매했다. 이 식품을 먹은 사람 중 이상 증상을 호소하는 사람이 속출했다. 혈중 호산구가 이상 증식해서 근육통과 발진 증상이 나타났다. GMO 식품을 먹고 38명의 사망자가 생기고 1,543명 피해자가 후유증을 갖게 된 사건이다. 약 6,000명 정도의 피해자가 더 있을 것으로 추정한다. 피해자 소송은 2,000건에 달했고, 쇼와덴코는 책임을 지고 배상했다. 유전자 조작으로 변이가 된 세균이 맹독 단백질을 생성한 것이 원인이었다. 유전자 조작으로 미지의 생물이 만들어져 미지의 독물을 만든 것이다. 미국 FDA, 일본 후생노동성 등 전문가들이 조사한 결과, 쇼와덴코사에서 트립토판을 제조하는 과정에서 발생한 불순물(1,1 -ethylidenebis [L-tryptophan], EBT)과 정제 과정의 문제 등으로 발생한 사건이었다. 제조상 문제이지 LMO(Living Genetically Modified Organism, GMO와 같은 말) 미생물과는 관련이 없는 것이다. 하지만 이 사건은 아직도 GMO가 위험하다는 증거로 자주 인용된다는 것이 문제이다.

우리나라에서도 유전자조작 미생물을 이용한 제품이 있다. 이뉴스투데이 2016년 10월 12일자 'CJ제일제당, 외국서도 사례 없는 유전자변형작물(GMO)로 만든 설탕 대량 유통'을 인용하고자 한다. 우리나라에서 2020년 7월에 CJ

제일제당이 유전자변형작물(GMO)로 만든 설탕을 시중에 대량 유통한 것으로 드러났다. 특히 CJ제일제당의 설탕대체감미료인 알룰로스(allulose)와 타가토스(tagatose)는 외국에서도 승인 및 식용 현황이 없는 유전자변형 미생물들로 만들어진 것으로 알려져 큰 논란이 예상된다. CJ제일제당이 지난 2010년 8월 9일 유전자변형미생물 FIS001에 대한 안전성 평가를 식약청에 신청했다. 이후 2011년 6월 21일 위해성 심사를 거쳐 국내 제1호 GMO 상용화 품목으로 적합 판정을 받은데 이어, 2011년 신청한 FIS002 상용화를 위한 심사 또한 2015년 2월 17일 적합 판정을 받은 것으로 확인됐다. CJ제일제당이 지난 2004년 개발을 시작한 이래 식품의약품안전청과 식품의약품안전평가원의 안전성 평가 그리고 농촌진흥청, 환경부, 국립수산과학원의 위해성 심사를 완료하고 7년 만에 설탕대체감미료 대량 생산을 위한 효소를 얻기 위한 FIS001을 상용화했다. 또 2011년 신청한 FIS002는 4년 만에 위해성 심사를 통과하였으며, CJ제일제당은 올해에도 3번째 유전자변형미생물 FIS003 심사를 신청했다. CJ제일제당이 오랜 기간 상용화를 추진한 끝에 2가지 GMO 상업화에 성공한 것과 때를 맞춰, 지난해 설탕 제조사인 삼양사와 대상까지 가세해서 과당으로부터 알룰로스를 생산할 수 있는 균주인 유전자조작 미생물에 대한 심사를 2015년 각각 신청해서 적합 판정을 얻은 것으로 확인됐다. CJ제일제당은 2015년부터 설탕 대체감미료 백설 스위트리(Sweetree) 타가토스와 알룰로스(psicose, 싸이코스)를 대량 생산해서 국내외에 판매하고 있다. 현재 CJ제일제당은 2020년까지 알룰로스와 타가토스로 매출 7,000억 원 달성을 추진하고 있다. CJ제일제당은 알룰로스 제품에 단맛을 더하기 위해 인공감미료인 수크랄로스(sucralose)를 첨가해서 안전성 논란을 빚고 있다. 수크랄로스는 같은 중량 설탕의 600배 단맛을 내는 인공감미료인데, 최근 미국 공익과학센터에서 수크랄로스 안전성에 우려를 제기하며 안전성 등급을 낮췄고 식약처 또한 이를 알렸다. 그러나 CJ제일제당, 삼양사 등이 천연물질을 앞세워 성인병 예방과 당뇨병, 다이어트에 좋은 설탕대체 감미료 타가토스와 알룰로스 홍보에 나서면서 이것이 국내 GMO 상용화의 대표적인 사례라는 것을 알고 있는 소비자는 거의 없는 실정이다. CJ제일제당은 언론을 통해 GMO를 개발해서 이용한 사실은 전혀 알리지 않고 타가토스와 알룰로스를 식의약처에서 승인받은 천연감미료인양 홍보하고 있으나, 이들 제품은 실제로 인위적으로 유전자를 조작한 미생물에서 얻은 당화 효소를 이용해 대량 생산한 설탕대체 감미료이다.

GMO 식품 구별은 어떻게 해야 하나?

논란이 많은 GMO 식품 어떻게 구별하고 피해서 먹을 수 있을까? 우선 GMO 표시를 꼭 확인하여야 한다. 그렇지만 마트에서 GMO 식품을 찾기는 쉽지 않다. 우리나라에 GMO 식품이 없기 때문에 찾기가 쉽지 않은 것일까? 그렇지 않다. 앞에서 기술하였듯이 GMO 농작물을 가장 많이 수입하는 나라 중 하나가 우리나라이다. 우리나라 국민 1명이 1년 동안 먹는 GMO는 40kg이 넘는다. 우리나라 식품의 경우 GMO 표시를 의무화하지 않아 마트에서 GMO 식품을 찾기가 어려운 것이다. 이런 와중에는 일부 제품의 경우 '유전자 변형 대두, 옥수수 포함 가능성이 있음'이라든가 '유전자 변형 옥수수 포함 가능성이 있음'이라는 문구가 발견되기도 한다. 그러나 이런 문구가 있는 식품도 대부분 수입제품에서나 볼 수 있고, 우리나라 식품에는 GMO 표시가 거의 없다. 우리나라에 수입되는 콩이나 옥수수는 많은 양이 GMO이지만 식품 제조과정에서 GMO 성분이 희석이 되어 별로 많이 들어가지 않기 때문에 GMO 표시를 하지 않는다는 것이다. 우리나라 식품의 경우 non-GMO 표시를 한 제품들은 그나마 발견할 수 있다(그림 1). GMO 농작물을 반대하는 나라들, 터키, 러시아, 헝가리, 아프리카 짐바브웨, 중국, 타이완 등은 국민의 생명과 환경을 지키기 위해 농산물 수입을 막고 있다. 유럽의 경우 GMO 재료를 아무리 적게 사용하더라도 반드시 GMO 표시를 하도록 하고 있다. 그러니 GMO 식품을 피하기 위해서는 농산물을 포함한 수입산 식품을 최대한 자제하는 것이 좋다.

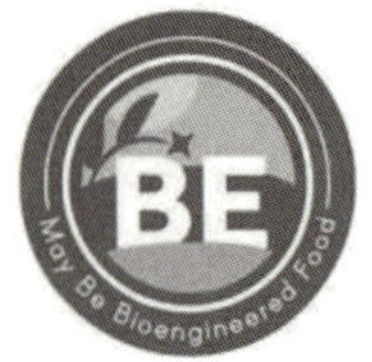

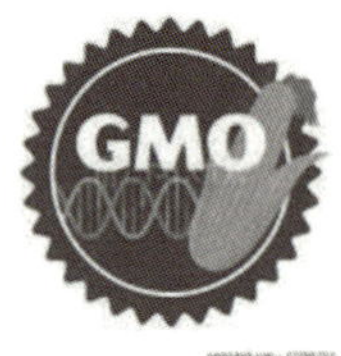

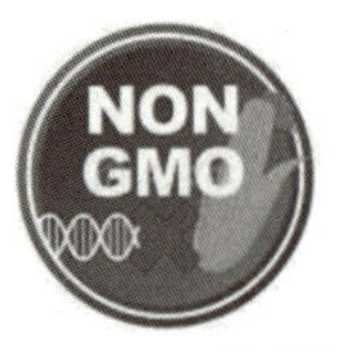

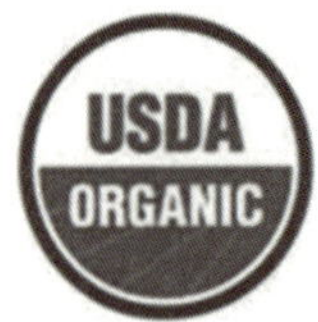

그림 1. GMO, non-GMO 및 유기농 표시의 예. 미국 농무부(USDA)가 2020년부터 유전자변형 농산물(GMO)을 사용한 식품에 대해 그 내용을 포장지에 표기토록 할 방침이다. 농무부는 구체적으로 GMO를 "생명공학기술(Bioengineered skill)을 통해 얻은 물질을 포함하거나, 자연에서 발견할 수 없고, 관행적인 방법으로 육종하지 않은 식물 성분을 포함하는 경우"라고 정의했다. 미국 농부무(USDA)가 정한 유기농 기준을 충족시키려면 기본적으로 식품에 GMO를 사용해선 안 된다. 더불어 농민과 가공업자는 식품에 금지된 물질과의 접촉으로부터 제품을 충분히 보호했음을 증명해야만 유기농 인증마크를 발급 받을 수 있다. 따라서 유기농 인증을 받은 식품은 모두 Non-GMO다. 반면 Non-GMO 식품 가운데엔 유기농 인증을 받은 것도 있고, 아닌 것도 있다. BE는 Bioengineered를 의미한다.

참고문헌

1. Cohen SN, Chang AC, Boyer HW, Helling RB : Construction of biologically functional bacterial plasmids in vitro. Proc Natl Acad Sci U S A. 1973 Nov;70(11):3240-4. doi: 10.1073/pnas.70.11.3240.
2. Gilles-Eric Séralini, Emilie Clair, Robin Mesnage, Steeve Gress, Nicolas Defarge, Manuela Malatesta, Didier Hennequin, Joël Spiroux de Vendômois : Long termtoxicity of a Roundup herbicide and a Roundup-tolerant genetically modified maize. Food Chem Toxicol. 2012 Nov;50(11):4221-31. doi: 10.1016/j.fct.2012.08.005.
3. Berlan JP : Hybrid corn beyond heterosis: reading George Shull's hybrid corn articles (1908-1909). J Genet. 2021;100:72.
4. Ewen SW, Pusztai A : Effect of diets containing genetically modified potatoes expressing Galanthus nivalis lectin on rat small intestine. Lancet. 1999 Oct 16;354(9187):1353-4. doi: 10.1016/S0140-6736(98)05860-7.
5. Pellegrino E, Bedini S, Nuti M, Ercoli L : Impact of genetically engineered maize on agronomic, environmental and toxicological traits: a meta-analysis of 21 years of field data. Sci Rep. 2018 Feb 15;8(1):3113. doi: 10.1038/s41598-018-21284-2.
6. Tuffs A : Bean sprouts are identified as cause of E coli outbreak. BMJ. 2011 Jun 14;342:d3737. doi: 10.1136/

bmj.d3737.

7. Pusztai A, Koninkx J, Hendriks H, Kok W, Hulscher S, Van Damme EJM, Peumans W J, Grant G, Bardocz S : Effect of the insecticidal Galanthus nivalis agglutinin on metabolism and the activities of brush border enzymes in the rat small intestine. J Nutr Biochem 1996, 7(12):677-682. doi:10.1016/S0955-2863(96).
8. Ewen SW, Pusztai A : Effect of diets containing genetically modified potatoes expressing Galanthus nivalis lectin on rat small intestine. Lancet. 1999, 354(9187):1353-4. doi:10.1016/S0140-6736(98)05860-7.
9. Ewen SWB, Pusztai A : GM food debate. Lancet. 1999, 354(9191):1726-1727. doi:10.1016/S0140-6736(05)76708-8. S2CID 54400271.
10. Teferra TF : Should we still worry about the safety of GMO foods? Why and why not? A review. Food Sci Nutr. 2021 Jul 27;9(9):5324-5331. doi: 10.1002/fsn3.2499.
11. Oliver MJ : Why we need GMO crops in agriculture. Mo Med. 2014 Nov-Dec;111(6):492-507.
12. Paparini A, Romano-Spica V : Public health issues related with the consumption of food obtained from genetically modified organisms. Biotechnol Annu Rev. 2004;10:85-122. doi: 10.1016/S1387-2656(04)10004-5.
13. Panchin AY, Tuzhikov AI : Published GMO studies find no evidence of harm when corrected for multiple comparisons. Crit Rev Biotechnol. 2017 Mar;37(2):213-217. doi: 10.3109/07388551.2015.1130684.
14. de Santis B, Stockhofe N, Wal JM, Weesendorp E, Lallès JP, van Dijk J, Kok E, De Giacomo M, Einspanier R, Onori R, Brera C, Bikker P, van der Meulen J, Kleter G : Case studies on genetically modified organisms (GMOs): Potential risk scenarios and associated health indicators. Food Chem Toxicol. 2018 Jul;117:36-65. doi: 10.1016/j.fct.2017.08.033.
15. Belinda Martineau : First fruit : the creation of the Flavr savr tomato and the birth of genetically engineered food. New York McGraw-Hill 2001, ISBN : 0071381198.
16. Pocket K No. 16: Global Status of Commercialized Biotech/GM Crops in 2014". isaaa.org. International Service for the Acquisition of Agri-biotech Applications. Retrieved 23 February 2016.
17. The Columbia Electronic Encyclopedia, 6th ed. Copyright © 2012, Columbia University Press.
18. US Food & Drug : AquaAdvantage Salmon Fact Sheet. 04/28/20022. https://www.fda.gov/animal-veterinary/aquadvantage-salmon/aquadvantage-salmon-fact-sheet.
19. 후나세 슌스케[Shunsuke Funase(ふなせ·しゅんすけ, 船瀬俊介)] :「モンスター食品」が世界を食いつくす! 遺伝子組み換えテクノロジーがもたらす悪夢(우리가 몰랐던 유전자 조작 식품의 비밀, 먹거리 안전을 위협하는 GMO 식품 충격 보고서). 2013/3/16. イースト·プレス , ISBN-13 : 978-4781609539
20. 마틴 티들(Martin Teital), 킴벌리 윌슨(Kimberly A Wilson), 랄프 나다르(Ralph Nadar) : Genetically Engineered Food: Changing the Nature of Nature: What You Need to Know to Protect Yourself, Your Family, and Our Planet(먹지마세요 GMO, 우리 식탁을 점령해버린 조작 식품의모든 것). 2001.04/01 Park Street Press. ISBN 13 : 9780892819485.
21. Bruch : 농업의 이해-GMO 농작물 재배현황. 2016.07/12. https://brunch.co.kr/@ecotown/146.
22. 스포츠서울 : [데스크가 만난 사람['반 GMO 전도사" 김성훈 전 장관에게 GMO의 현주소를 묻다. 2015년 11월 1일. https://n.news.naver.com/mnews/article/468/0000070911?sid=102
23. 오로지 : 한국의 GMO 재앙을 보고 통곡하다. 명지사 2015, ISBN : 9788971251942
24. 식품저널(foodnews) : GMO, 단 한 건의 구체적 부작용 사례 없다. 2018년 4월 23일.
25. http://www.foodnews.co.kr/news/articleView.html?idxno=66475
26. 이뉴스투데이 : CJ제일제당, 외국서도 사례 없는 유전자변형작물(GMO)로 만든 설탕 대량 유통. 2016년 10월 12일. http://www.enewstoday.co.kr/news/articleView.html?idxno=618663
27. 심민석 : 유전자변형식품(GMO)의 규제와 표시제도에 관한 입법연구(A Study on the Lagislative measures of GMOs Regulatory and Labeling System). 비교법연구 2021, 21(1):181-214.

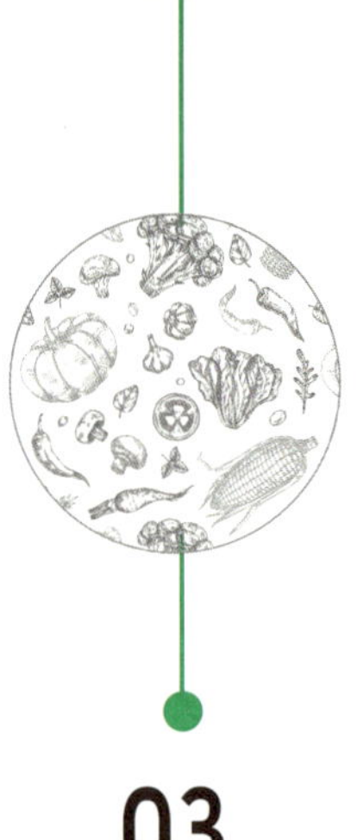

03
초가공식품이란?

중고등학교 시절 초콜릿, 핫도그, 햄버거, 탄산음료, 아이스크림을 먹는 사람을 보면 그것이 먹고 싶어 자동적으로 침이 고이고, 나는 왜 저런 걸 맘대로 먹지 못함을 안타까워했다. 세상에는 정말 보기에도 좋고 먹음직스러운 것이 왜 그리 많을까? 사실 밖에서 유명한 맛집에서 기분 좋고 배부르게 먹고 왔는데도 집에 오면 뭔가 2% 부족한 기분이 든다. 집에서 정성을 들여 만든 음식을 먹고 나면 뭔가 부족하다는 기분이 들지 않는데 왜 그럴까? 이 세상의 거의 모든 생명체는 생존을 위해 영양소가 골고루 들어있는 음식을 찾는 경향이 있고, 특정 영양소가 부족하면, 그 영양소가 충족될 때까지 음식을 계속 먹는 경향이 있다. 근래에 들어 초가공식품이 건강에 좋지 않다는 것을 알고 가급적 먹지 않으려 노력하고 있다.

초가공식품

우리는 아직도 초가공식품(ultra-processed foods, UPFs)이라는 용어에 그리 익숙하지 않다. 가공식품이라는 말은 자주 들어봤지만, 가공식품이 천연식품에 비해 건강에는 좋지 않다는 정도로만 알고 있다. 건강을 위한 식이지침에는 가공식품을 너무 많이 먹으면 건강에 해롭다고 명시되어 있다. 칼로리, 지방, 설탕 함량이 높을 경우 에너지는 넘쳐나지만 우리 몸에 꼭 필요한 필수 영양소들이 부족하기 때문이다. 유발 하라리(Yuval Noah Harari)는 저서 '호모데우스(Homo Deus)'에서 "21세기를 살아가는 사람들은 가뭄, 에볼라, 알카에다의 공격으로 죽기보다 맥도날드에서 폭식으로 죽을 확률이 훨씬 높다"고 경고했다. 가공식품이라 하면 핫도그, 햄버거, 냉동피자, 감자 칩, 컵라면, 달콤한 콜라나 사이다와 같은 탄산음료가 떠오른다. 물론 치즈, 냉동 야채, 빵 역시 가공과정을 거쳐 만들어지는 식품이다. 냉동, 통조림, 말리기와 같은 간단한 식품가공 방법도 있다. 전자레인지에 돌리기만 해도 되는 식품도 있고, 슈퍼마켓에서 판매하는 빵도 있지만, 전문 제빵사가 만든 빵도 있는데 어떤 것이 좋고 어떤 것이 우리 몸에 좋은지 또는 나쁜지 어떻게 판단할 것인가? 그래서 최근에는 초가공식품이라는 용어를 도입하여 공장에서 대량 생산하는 식품을 따로 분류한다. 초가공식품은 영국, 캐나다, 미국과 같은 고소득 국가에서 점차 일반화 되고 있는 식단이다. 최근 BBC 방송에서 쌍둥이 의사인 크리스 반 툴레겐(Chris van Tulleken)이 한 달간 초가공식품을 먹는 실험을 진행했다. 초가공식품에서 열량의 80%를 섭취하는 식단을 직접 실험했다. 한 달이 지나자 수면부족과 소화불량, 나른함, 변비, 치질, 7kg의 체중증가를 겪었다고 말했다. 그는 실험동안 "10살은 더 늙은 것 같다"며 "식단을 중단하기 전까지는 이 모든 것이 음식 때문이라는 사실"을 깨닫지 못했다고 말했다.

NOVA 분류체계

초가공식품이란 무엇일까? 2010년 몬테이로(Monteiro CA) 등 브라질 상파울로(Sao Paulo) 대학교 영양 및 공중보건 교수 의해 개발된 NOVA 분류체계는 식품은 크게 4 그룹으로 나눈다. NOVA는 식품을 구성 영양소가 아닌 가공의 범위와 목적에 따라 카테고리로 분류한다. NOVA는 라틴어 단어 *Novus*의 여성형으로 새로운(new)이라는 의미를 가지고 있다. 식품에서 NOVA는 어떤 의미일까? NOVA는 상업적으로 제조된 모든 식품이 설탕, 소금, 첨가물을 함유하고 있기 때문에 이를 소비하는 소비자에게 영양가가 낮고, 체중 증가 및 만성질환을 촉진한다는 가정에 기본을 두고 있다. NOVA는 영양소가 아닌 식품가공의 범위와 목적에 따라 식품을 분류하는 식품분류이다. 브라질 성인의 비만율이 2002년 7.5%에서 2013년 17.5%로 높아졌을 때 상파울루 대학의 카를로스 몬테이로 교수팀이 그들의 식습관을 연구하였다. 연구결과에서 가공식품의 소비가 사람들로 하여금 더 많이 먹게하고, 비만과 2형 당뇨병의 증가로 이어진다는 사실을 발견했다. 그럼에도 사람들이 설탕과 기름을 덜 사고 있다는 사실에도 불구하고 이러한 일이 일어나고 있었다. 연구팀은 고도로 가공되거나 초가공 된 바로 먹을 수 있고, 설탕이 듬뿍 들어 있는 포장된 식품들의 소비가 증가하고 있다는 사실도 알았다. 이런 결과에 따라 몬테이로 교수와 그 연구팀은 가공에 기초하여 음식을 4개의 그룹으로 분류하는 NOVA 식품분류를 개발하였다. NOVA(new) 식품분류는 영양 및 공중 보건 연구의 유효한 도구로 인정되며, 유엔과 범미 보건 기구(Pan American Health Organization)의 보고서에 사용된다.

1그룹은 비가공 식품(unprocessed foods) 또는 최소 가공식품(minimally processed foods)이다. 즉 식물(씨, 과일, 잎, 줄기, 뿌리) 또는 동물(근육, 계란, 우유)이 식용 부분과 같은 진짜 음식이다. 가공하지 않았거나 최소한으로 가공한 식품을 말한다. 이들 식품은 섬유소, 비타민, 미네랄과 같은 필수 영양소가 풍부하다. 신선한 과일이나 채소, 견과류, 씨앗류, 곡물, 콩류, 계란이나 우유 같은 동물의 천연 생산물이 여기에 속한다. 당근, 감자, 양파, 바나나, 및 곡물[밀, 쌀, 귀리, 보리, 밀, 라기(ragi, 인도의 ragi, 네팔의 코도(kodo)라고도 알려진 *Eleusine coracana* 또는 손가락 기장은 아프리카와 아시아의 건조 및 반 건조 지역에서 곡물 작물로 널리 재배되는 연간 초본 식물이다), 옥수수], 생닭 또는 견과류와 같은 야채와 과일을 포함한다. 최소가공이란 말린 것, 끓인 것, 삶은 것, 식힌 것, 저온 살균한 것, 구운 것, 으깬 것, 갈은 것, 발효시킨 것, 튀긴 것, 얼린 것 등으로 먹는다. 예를 들면 우유를 발효시키면 요구르트가 된다, 요구르트는 공업적으로 가공하지 않고 집에서도 만들어 먹을 수 있다. 이들 식품에는 다른 성분은 추가하지 않는다. 냉동 과일, 냉동 채소, 생선, 저온살균 우유, 100% 과일주스, 무가당 요구르트, 향신료, 말린 허브 등도 여기에 속한다.

2그룹은 가공된 요리재료(processed culinary ingredients)로 오일류, 버터나 라드 같은 지방, 식초, 설탕, 소금, 마늘, 통곡물 가루 등이 속한다. 1그룹의 향미를 높이는 역할을 한다. 이들은 따로 먹는 경우도 없고, 또 한 번에 많은 양을 먹지도 않는 식품이다. 이들 식품은 보통 다른 식품에 곁들여 같이 먹는다. 2그룹 식품은 1그룹으로부터 직접 또는 자연으로부터 압착, 정제, 분쇄, 밀링, 분무 건조 등의 공정에 의해 얻을 수있다.

3그룹은 한두 가지 성분을 하나로 혼합해 만든 가공식품(processed foods)이다. 가공식품은 농산물이나 축산물, 수산물 등의 천연 식품 재료를 보다 맛있고, 먹기 편하고, 오래 저장할 수 있도록 변형시킨 식품이다. 1그룹에서 파생된 것으로, 소금, 기름을 첨가하여 만든다. 훈제하거나, 딱딱하게 만든 육류, 치즈, 신선한 빵, 베이컨, 염장 또는 설탕에 버무린 견과류, 시럽, 맥주 및 포도주, 통조림이 여기에 속한다. 설탕 시럽에 절인 과일(murabba), 소금물이나 기름에 절인 채소(pickles), 우유로 만든 심플 치즈, 통조림 과일이나 채소 등이 속한다. 오일, 설탕, 소금과 같은 재료를 넣어서 강화하거나 변형을 가한 식품이다. 이들 식품을 가공하는 이유는 음식을 장기 보존하거나, 맛을 한층 더 강하게하기 위해서이다. 식품 가공은 내구성을 증가시키거나 맛을 변화시킨다. 인도 과자(Indian sweets)와 마사디(mathadi) 같은 전통적인 소금에 절인 인도 스낵도 여기에 속한다. 맥주와 와인도 이 그룹에 속한다. 이러한 음식은 가공을 거쳤으나 해롭다고 하기는 어렵다.

4그룹은 초가공식품(Ultra-processed food and drink products)으로 일반 가정식 요리로는 얻을 수 없는 성분들이 들어간다. 공장제 혼합물이라 표현해도 무방하다. 초가공식품은 원래 식품의 비율이 거의 또는 전혀 없기 때문에 많은 식품 중에서 가장 건강에 좋지 않다. 이 그룹의 식품은 공장에서 생산되며, 대부분 포장식품 또는 즉석식품으로 판매된다. 즉, 한 가지 식품을 전부 원료로 사용하는 일은 거의 없고, 추출하거나 합성하여 재료를 만든다. 이 성분들은 화학물질, 착색료, 감미료, 및 방부제 등이라서, 이름만 들어서는 잘 알아차리기가 쉽지 않다. 보통 제품 하나에 5~20가지 재료가 들어간다. 고압에서 찌거나, 성형하거나, 갈거나, 라벨에 표시하지 않는 효소나 화학성분으로 처리하는 등 몇 가지 가공과정을 거친다. 모양을 내거나 오감을 자극할 목적으로 첨가한 성분이 많이 들어가며, 맛이 좋고 중독성이 강하여 한 번 먹고 마는 사람은 드물다. 초가공 공정에는 탄산화(carbonating, 식품에 탄산을 부여하는 과정), 소성(firming, 굳히거나 단단하게 하는 과정), 휘핑(whipping, 거품내기), 증제(bulking, 부풀리는 과정), 항증제(anti-bulking) 및 탈포(de-foaming) 등이 포함된다. 카제인 , 유당, 글루텐, 수소화 기름, 가수분해 단백질, 콩 단백질 분리제, 말토덱스트린, 전환당, 고과당옥수수시럽(HFCS)은 초가공식품에서만 발견된다. 초가공식품으로 간주되는 식품으로는 아이스크림, 초콜릿, 사탕, 대량생산된 빵 및 건포도롤빵, 마가린과 스프레드, 분말 또는 포장된 인스턴트 스프, 국수 및 디저트, 페이스트리, 케이크 및 케이크믹스, 아침 대용 시리얼, 쿠키, 에너지바, 에너지드링크, 과일 요구르트, 과일 음료, 코코아음료, 인스턴트소스, 영아용 조제분유, 즉석 식품, 도시락처럼 미리 포장된 식품, 소시지, 냉동 치킨 너겟 등의 가공육, 소스나 드레싱 등 일상 속에서 쉽게 접할 수 있는 수많은 식재료가 초가공식품에 속한다.

빈 칼로리 초가공식품

몇몇 초가공식품은 '건강(healthy)', '유기농(organic)', '저지방(low fat)' 등의 문구를 삽입하고 마케팅 한다. 원래 이런 단어는 원재료에나 사용하는 문구이지, 복잡한 생상과정을 거쳐 만들어진 식품에는 사용할 수 없다. 초가공식품은 왜 문제가 있을까? 초가공식품의 경우 비타민, 미네랄 등의 필수 영양소가 가공과정 중에 소실되어 거의 들어있지 않고, 당질이나 지질 등이 다량 함유되어 있기 때문에, 영양소는 거의 없고 칼로리만 높다. 이를 빈 칼로리(empty calories, 에너지는 공급하지만 다른 영양소는 거의 또는 전혀 공급하지 않는 식품에 적용한다)라 한다. 알코올이 대표적인 빈 칼로리로 영양소는 없고, g당 7kcal만을 제공하기 때문이다. 그렇기 때문에 영양소 결핍이 나타날 수 있다. 또한 초가공식품은 섬유소가 부족하여 섭취 시 혈당을 빠르게 올리기 쉽다. 이로 인해 고혈당,

더 나아가 비만, 고지혈증 등 각종 만성질환을 유발할 수 있다. 2018년 피올렛(Fiolet T) 연구팀은 초가공식품의 섭취와 발암 위험성에 대하여 보고하였으며, 2016년 멘돈카(Mendonca RD) 연구팀은 과체중과 비만에 대하여, 2017년 포티(Poti JM) 연구팀은 초가공식품과 비만과의 관계에 대해, 2017년에는 멘돈카 등이 고혈압 발생율과의 관계에 대해, 2019년 쉬나벨(Schnabel L) 등은 프랑스 중년 성인에서 사망률과의 관계에 대해 보고하였다. 초가공식품에는 합성첨가물이 들어 있어 우리 몸의 호르몬 체계를 교란시킬 수 있기 때문에 우울증 등 정신질환이 발병하기 쉽다. 2015년에 강위시(Gangwisch JE) 연구팀에 의해 발표된 연구에서 정제된 탄수화물 가공식품을 다량 섭취한 폐경기 여성에서 우울증 발병률이 높아졌다. 초가공식품은 먹기가 쉬워 과식하기가 용이하다. 우리의 뇌가 배가 부르다는 것을 인식 하기까지 약 20분 정도 걸리는데(배가 부르면 장은 뇌에 배가 부르다고 전달함으로써 식욕을 감소시키는 호르몬을 분비하는 데, 일반적으로 약 20분 걸린다). 배가 부르다는 것을 인식하기 전에 벌써 식품을 다량 섭취하였기 때문에 배가 부르다는 것을 느꼈을 때는 이미 너무 많이 섭취한 다음이다. 또한 식이 섬유소가 거의 들어 있지 않고, 칼로리만 높기 때문에 체중 증가로 이어진다. 2019년 미국 국립보건원 산하 당뇨병 소화기병 및 신장병연구소의 케빈 홀(Kevin Hall) 연구팀이 20명을 대상으로 한 연구결과 초가공식품을 많이 먹은 사람은 적게 먹은 사람보다 하루 500칼로리 이상의 열량을 더 섭취한다고 하였다. 즉 실험 대상자들은 최소 가공식품(약 2,500칼로리)보다 초가공식품(3,000칼로리)을 먹을 때 하루 500칼로리를 더 섭취했다. 그 결과 14일 동안 체중이 약 900g 증가했다. 이들 경우 배고픔을 유발하는 호르몬은 증가(그렐린, ghrelin, 식욕촉진호르몬)하고, 포만감을 느끼게 하는 호르몬(PYY, 식욕억제호르몬)은 감소하였다. 이로 인해 음식에 탐닉하고, 체중이 증가한다. 초가공식품을 식단에서 제외하는 경우 에너지 섭취는 감소하고 오히려 체중 감소를 초래한다. 초가공식품은 우리가 음식을 먹는 방식에도 영향을 주는데, 초가공식품을 많이 먹은 사람은 최소한으로 가공된 식품을 먹는 사람보다 식사 속도가 훨씬 빠르다. 툴레겐 박사는 초가공식품의 경우 음식을 씹고 삼키기가 매우 용이하기 때문이라 하였다. 일반적으로 천천히 먹을수록 사람들은 더 포만감을 느낀다. 그런데 초가공식품은 빨리 먹기 때문에 포만감을 느낄 시간이 없다.

초가공식품은 왜 맛있을까?

그러면 왜 초가공식품이 맛있다고 느끼는 것일까? BBC News 코리아 2021년 6월 26일자 "초가공식품은 우리 몸에 무슨 짓을 하는 걸까?"에서 영국의 식품 및 영양 과학자 엠마 버킷(Emma Burkitt)은 지방과 탄수화물에 대한 우리의 사랑이 '진화의 부작용'이라 말했다. "자연선택이 우리의 미뢰를 선택할 당시 에너지와 소금 공급원이 귀했다. 우리 조상들에겐 단맛과 감칠맛은 에너지원, 즉 탄수화물 및 단백질을 의미한다. 소금이 식욕을 증진시키는 이유는 소금은 소량만 있으면 되지만 역사상 구하기가 쉽지 않았던 시기가 있었기 때문이다." 그러나 초가공식품의 생산과정도 진화만큼 중요한 요인이다. "초가공식품은 종종 우리의 지복점(bliss point, 소비자의 선호 서열에서 가장 만족도가 높은 '소비점'. 욕망이 충족된 상태를 나타낸다)을 건드리도록 설계가 되었다."라고 버킷 박사는 설명했다. 초가공식품을 먹으면 소금, 지방 혹은 설탕의 완벽한 조화로 '감각-특정적 포만감(sensory specific satiety)'을 얻기 직전까지 도달한다. 감각이 압도돼 더 음식을 원하지 않도록 하는 지점이다. 즉 초가공식품은 우리의 마음을 엉망으로 만드는 것이다. '초가공식품을 먹는 것은 쉽게 말해 내 뇌가 내가 원치도 않는 일을 하도록 시킨 것이다'라고 툴레겐 박사가 말했다. 실제로 그의 뇌 활동 스캔 이미지를 보면 보상을 담당하는 영역이 반복적으로 자동적인 행동을 유도하는 영역과 연결된 것으로 나타난다. 즉 그의 뇌가 초가공식품에 중독된 것이다. 툴레겐 박사는 "정말 맛있는 음식의 부작용은 먹는 것을 멈출 수 없게 하는 것"이라 하였다. 즉 습관을 버리기 어렵다는 문제가 있다. BBC News 코리아 2019년 12월 16일자 "초가공식품: 가난한 국가는 왜 영양실조와 비만 발생률이 동시에 높을까?"에서 영국 의학전문지 랜싯(Lancet)은 초가공식품과 운동부족이 비만과 영양실조율이 함께 기여하고 있다며 현대 음식 시스템의 변화가 필요하다고 하였다. 이 논문에서 전 세계적으로 23억여 명의 어린이와 성인이 과체중에 시달리고 있으며, 1억 5,000만 명의 어린이가 영양부족에 시달리고 있다고 추정했다. 이 연구팀은 특히 저소득층, 중간 소득 국가에서 비만과 영양부족 현상이 심각하다고 설명했다. 이 현상을 겪고 있는 이중부담 국가 국민의 평균 20%가 과체중, 4세 이하 어린이 30%가 성장 억제 상태, 여성의 20%가 저체중인 특징을 나타냈다고 밝혔다.

낙관적 편향

버킷 박사는 초가공식품이 "낙관적 편향(optimistic bias)"이라는 기전을 유발할 수 있다고 하였다. 낙관적 편향이란 부정적인 일이 세상에서 일어나는 것이 삶의 사실인데, 낙관적 편향을 가진 경우 그러한 부정적인 일들이 자신에게 일어날 가능성이 훨씬 적다고 믿는 것이다. 즉 좋은 일이 자신에게 일어날 가능성이 더 높고, 나쁜 일이 자신에게 일어날 가능성이 적다고 믿는 것이다. 낙관주의 편향, 낙관주의 편견 등의 용어로도 쓰인다. 낙관적 편향은 일반적이며 성별, 민족, 국적 및 연령을 초월한다. 쥐나 새와 같은 비인간 동물에서도 보고되고 있다고 한다. 2013년 탈리 샤롯(Tali Sharot)은 "설계된 망각, 살기 위해, 뇌는 낙관주의를 선택한다(The optimism bias : Why WE're Wired to Look on the Bright Side)"이라는 책에서 '인간의 본성은 낙관적이다'라고 하였다. 우리가 그다지 신경 쓰지 않아도 우리의 뇌는 미래에 대해 낙관적으로 생각하고 싶어 한다는 것이다. 뇌 과학자들이 볼 때 인간이 다른 동물과 확실히 구별되는 것이 기억력과 사고력 등을 관장하는 전두엽이 발달되어 있다는 것이다. 이로 인해 인간은 도구제작 능력, 전망 능력, 자각 능력 등이 다른 동물에 현격히 높다. 모든 인간의 약 80%는 주어진 시간에 낙관적 편향을 가지고 있다. 최근 각종 안전사고, 화재사고가 빈번히 발생하며 무고한 목숨을 앗아가는 일이 벌어지고 있고, 폭우에 제방이 무너지며 인재인지 천재인지 논란이 되고 있다. 코로나에 대해서도 "설마 내가" 라는 인식으로 많은 이들을 고통 속으로 몰아넣는 사례들이 나오고 있다. "정크푸드를 먹으면 만족감이 바로 오지만, 부정적인 영향을 나타내는데 시간이 오래 걸린다. 그래서 우리는 '나중에 식습관을 바꾸면 되겠지' 혹은 '어쩔 수 없지'라고 쉽게 생각하게 된다."

초가공식품 섭취정도와 질병

2019년 5월 BBC의 보도자료 "초가공식품은 조기사망과 연관이 있다"에 따르면, 프랑스와 스페인에서 초가공식품이 건강 악화와 수명 단축에 관련이 있다는 연구가 발표되었다. 이 연구에서 10년 이상 가공식품을 매일 4종류 이상 섭취한 사람들은 한 종류 이하로 섭취한 사람들과 비교해 사망 위험이 62% 더 높은 것으로 나타났으며, 초가공식품 섭취량이 증가하면, 사망 위험이 18%까지 증가했다. 파리 제13대학(소르본 파리노르, Sorbonne Paris-Nord)에서 프랑스와 브라질 연구자들은 NutriNet-Santé 코호트 연구라는 인구 기반 연구 데이터를 사용하였다. 2009년부터 104,980명 이상(평균 연령 42.8세)을 추적한 결과,

초가공식품의 섭취량이 많을수록 암에 걸리기 쉽다는 사실을 밝혀냈다. 이 연구에 따르면 초가공식품 소비가 10% 증가할 때마다 전체 암 위험이 12% 증가하고, 유방암 위험이 11% 증가했다. 미국 뉴저지주 로버트 우드 존슨 의과대학(Robert Wood Johnson medical School)의 연구원들은 1,692건의 사례와 803건의 건강한 대조군을 포함하여 889명의 아프리카계 미국 여성을 대상으로 한 연구를 분석하였다. 또한 1,456건의 사례와 755건의 건강한 대조군을 포함한 701명의 유럽계 미국인 여성을 분석하였다. 2014년 찬드란(Chandran U) 연구팀의 논문에서 영양가가 낮은 에너지 밀도 및 패스트푸드를 자주 섭취하면 아프리카계 미국 여성과 유럽계 미국 여성 모두에서 유방암 위험을 증가시킬 수 있음을 발견했다, 폐경 후 유럽계 미국 여성의 유방암 위험은 단 음료의 빈번한 섭취와도 관련이 있다. 미국 질병예방통제센터(CDC, Atlanta)의 장(Zhang Z) 연구팀은 2011~2016년 실시한 국민건강영양조사 데이터를 바탕으로 12~19세 4,532명의 초가공식품 섭취와 심혈관질환 위험도의 관계를 연구했다. 연구팀은 대상자들이 섭취하는 초가공식품의 열량을 조사하고, 미국 심장협회(AHA)에서 발표한 심혈관 건강 유지 가이드라인(Life's Simple 7)을 바탕으로 심혈관 건강 점수를 매겼다. 이 가이드라인은 총 7개인데 육체적 활동, 체중 관리, 혈압 관리, 콜레스테롤 관리, 저혈당, 건강에 좋은 식단, 금연이 포함됐다. 연구 결과, 초가공식품에서 매일 섭취하는 열량이 10% 증가할 때마다 심혈관 건강 점수는 약 0.13점씩 감소했다. 이와 관련해 연구팀은 청소년이 초가공식품을 많이 섭취하면 심혈관질환 발병 위험이 장기적으로 커진다고 설명했다. 2019년 프랑스 파리 소르본 대학 쉬나벨(Schnabel L) 연구팀은 초가공식품 섭취량과 사망률 간의 상관관계를 분석하기 위해 45세 이상 성인 남녀 44,551명을 대상으로 2009~2017년 추적조사를 실시했다. 이 기간 동안 조사대상 성인 중 602명이 사망했다. 219명은 암, 34

명은 심혈관 질환이 원인이었다. 연구 결과, 초가공식품 섭취를 10% 늘릴 때마다 사망 위험이 15% 증가하는 것으로 나타났다. 연구팀은 "식품을 고온으로 처리하고 포장하는 과정에서 발생하는 유해물질이나 인공첨가물은 비만과 고혈압, 암 등을 유발한다."고 밝혔다. 2018년 몬테리오(Monterio CA) 연구팀의 논문에서 영국의 경우 초가공식품이 식사에서 차지하는 비율이 50%가 넘는다. 유럽 19개국 중 영국은 초가공식품을 가장 많이 소비하는 나라이다.

맛있어서 자꾸 찾게 되는 초가공식품이 심혈관계 질환 발병률과 이로 인한 사망률을 높인다는 연구가 나왔다. 2021년 필리파 쥴(Filippa Jull) 연구팀은 초가공식품을 지속적으로 섭취하면 심혈관계 질환으로 인한 사망률이 증가한다고 하였다. 미국 뉴욕대학교 글로벌 공공보건대학의 필리파 쥴 박사 연구팀은 3,003명의 성인을 대상으로 초가공식품과 심혈관계 질환 발생 및 사망률 사이의 연관성을 조사했다. 연구팀은 1991~2008년까지 4년에 한 번씩 식생활, 인체 측정, 사회인구학 및 생활 습관에 대한 데이터를 수집했고, 심혈관계 질환 발생률에 대한 데이터는 2014년까지, 사망률에 대한 데이터는 2017년까지 수집했다. 조사 대상자들은 하루 평균 7.5인분의 초가공식품을 섭취했다. 쥴 박사 연구팀은 데이터 분석을 통해 251건의 중증 심혈관계 질환과 163건의 중증 관상동맥 심장질환 등 총 648건의 심혈관계 질환 사례를 확인했다. 연구팀은 초가공식품으로 인한 중증 심혈관계 질환 위험이 7% 증가한 것과 중증 관상동맥심장 질환 위험이 9% 증가한 것을 관찰했다. 또한 전체 심혈관계 질환의 발병 위험은 5% 증가했고 심혈관계 질환으로 인한 사망률은 9% 증가했다고 밝혔다. 성명을 통해 "초가공식품과 같은 불량식품의 소비는 개선할 수 있는 심장병 위험 요소이기 때문에 예방 노력에 있어 중요한 요인"이라고 밝히며, "이번 연구 결과는 초가공식품을 제한하는 것이 심혈관계를 이롭게 하는 방법

중 하나인 것을 시사한다"고 덧붙였다. 그리스 하로코피오대(Harokopio University of Athens)의 마르티나 코우바리(Martina Kouvari) 연구진은 2021년 8월 27일에서 30일에 개최된 유럽심장학회회의(European Society of Cardiology Congress)에서 심혈관질환이 없는 성인 2,020명을 대상으로 지난 7일 동안 섭취한 음식과 음료의 양과 빈도를 조사했다. 그리고 설문지를 통해 심장 건강에 좋은 것으로 알려진 지중해식 식단(과일, 채소, 통곡물 등 섭취를 늘리고 붉은 육류 섭취를 제한하는 식단)을 얼마나 먹는지 평가했다. 참가자들은 0~55점까지의 점수를 받았으며, 점수가 높을수록 지중해식 식단을 잘 실천했음을 의미한다. 10년 동안 참가자들의 심혈관질환(심장마비, 협심증, 뇌졸중, 심부전, 부정맥 등) 발생을 추적 조사한 결과, 초가공식품을 많이 먹을수록 심혈관질환 발병률이 높아지는 것으로 나타났다. 초가공식품을 주당 평균 7.5회, 13회, 18회 섭취할 때의 발병률은 각각 8.1%, 12.2%, 16.6%였다. 이어 지중해식 식단 실천도에 따라 분석한 결과, 지중해식 식단 점수가 27점 미만이면 초가공식품을 매주 1회씩 추가로 먹을 때마다 10년 내 심혈관질환 발병 가능성이 19% 더 높아지는 것으로 나타났다. 그러나 식단 점수가 27점 이상이면 초가공식품을 매주 1회씩 더 먹을 때마다 10년 내 심혈관질환 발병 가능성이 8% 더 높아졌다. 이 연구의 저자인 마르티나 코우바리 박사는 "초가공식품과 만성질환의 연관성을 나타내는 증거가 쌓이고 있다"며 "이 연관성은 건강하지 않은 식단을 먹는 사람에서 더 뚜렷하게 나타난다"고 말했다.

염증성 장 질환과 초가공식품

전 세계적으로 염증성 장 질환(Inflammatory bowel disease, IBD) 유병률이 급증하는 것은 서구식 식이패턴의 증가와 비슷하다. 임상의사는 초가공식품이 위장관 건강을 손상시킬 수 있다고 오랫동안 추측해왔지만 이 연관성에 대한 증거는 아직 부족했다. 2021년 캐나다 해밀턴에 있는 맥마스터(McMaster) 대학의 나룰라(Neeraj Narula) 연구팀이 연구를 주도한 다국적 연구에서 고도로 가공된 식품과 음료의 정기적 섭취는 염증 및 IBD와 관련이 있다는 증거를 제공하였다. IBD는 중위 소득이 낮은 국가보다 부유한 국가에서 더 많이 발생한다. 또한 초가공식품이 점점 더 많이 보급되고 대중화되는 개발도상국가에서도 증가하는 추세이다. IBD는 크론병과 궤양성 대장염을 포함한다. 일부 연구에서는 유전적 요인을 들고 있지만, 식이패턴과 발병이 관련이 있다. 위장병 전문의인 파라디(Ashkan Farhadi)는 IBD를 '부유한 국가의 질병'으로 설명한다. 스펙터(Specter T) 교수는 세계 어느 나라에 사는 사람들보다 미국 성인들이 고도로 가공된 식품을 더 많이 섭취한다고 주장했다. 스펙터는 미국에서 초가공식품이 섭취하는 열량의 60% 이상을 차지한다고 말했다. 나룰라 연구팀은 35~70세 성인 116,087명 이상의 의료 데이터를 분석하였다. 참가자들은 북미, 남미, 유럽, 아프리카, 동남아시아 및 중국 전역의 21개 저소득, 중간 및 고소득 국가이다. 참가자들은 2003~2016년까지 적어도 3년마다 음식 빈도 설문지를 작성했다. 참가자들은 식품첨가물, 인공향료, 색소 또는 기타 화학 성분이 포함된 모든 유형의 포장 및 공식화 식품 및 음료를 소비했다. 북미, 남미, 유럽 참가자들은 다른 지역에 비해 초가공식품의 소비가 더 높았고, IBD 발생도 더 많았다. 나룰라 연구팀은 초가공식품과 음료의 섭취가 많을수록 IBD 발병 가능성이 높아진다고 결론을 내렸다. 그럼에도 불구하고 이 연구에서 초가공식품과 IBD 발병 사이의 인과관계를 확인할 수는 없었다. 초가공식품을 많이 섭취하면 IBD 발병률이 높아지지만 가공되지 않은 형태로 동일한 식품을 섭취할 경우 동일한 위험이 발생하지 않았다. 그렇기 때문에 연구자들은 IBD의 위험이 식품가공과 관련이 있다고 결론을 내렸다. 나아가 연구자들은 결과에 영향을 줄 수 있는 몇 가지 한계점을 언급했다. 식품 설문지가 절대 섭취량을 평가하지 않을 수 있음을 인정하였으며(그럼에도 불구하고 상대적인 섭취량을 포착할 수 있다는 점에 주목하였다), 35세 이상에서 얻은 결론을 IBD가 발생하는 어린이나 젊은 성인에 적용할 수 있는지 불확실하고(참가자의 연령이 크론병 위험요소를 결정하는 능력에 제한이 있을 수 있기 때문에), 시간경과에 따른 식이 수정을 설명하지 않았다는 점이다. 스펙터에 의하면 "대부분 임상의사와 위장병 전문의는 식단의 질이 건강에 정말 중요하다고 믿는다."며 "저질 식품의 섭취가 장내 미생물을 교란하고 면역 체계를 약화시키며, 많은 일반적인 질병 뒤에 있는 염증성 과잉반응을 유발할거라 생각한다"고 하였다.

초가공식품과 사회적 불평등

2021년 2월 11일자 The Guardian은 '과도하게 가공된 식품이 조기 사망과 연관된 연구'에서 영국 케임브리지대학 전염병학부의 니타 포로히(Nita Gandhi Forouhi) 교수가 "초가공식품 소비는 사회적 불평등을 반영한다. 그들은 소득이 낮거나 교육 수준이 낮은 개인이나 혼자 사는 사람들에 의해 균형을 맞추지 못하고 더 소비한다"고 말했다. 이 연구가 초가공식품의 건강 해악에 대한 증거의 증대에 중요성을 더하면서, 고도로 가공된 식품에 대한 사례가 증가하고 있다. "이런 음식들은 가격이 싼 경향이 있고, 설탕, 소금, 포화지방 함량이 높기 때문에 매우 입맛에 좋기 때문에 매력적이다. 이러한 불평등을 해결하기 위해서는 더 많은 조치가 취해져야 한다"고 말을 이었다. 이 연구 결과에 대해 일부 과학자들은 초가공식품과 조기 사망의 연관성을 증명한 것으로 확신할 수 없다고 지적하였다. 하지만 이들도 이번 연구가 정크푸드 섭취가 건강에 좋지 않다는 점을 보여주는 추가 증거라는 점에는 동의한다고 밝혔다.

초가공식품이 간식 시장에서 차지하는 비중은 매년 증가하고 있으며, 우리가 섭취하는 에너지의 20~30%가 초가공식품이다. 그런데 건강에 해로운 초가공식품이 왜 존재할까? 호주 정부가 발행한 "건강한 식생활에 대한 지침서"에 따르면 이들 음식은 '자유재량 음식'이라 불린다. 버킷(Burkitt E) 박사는 초가공식품이 "필수가 아니라 선택이기 때문"이라 설명했다. 선택의 여지가 있는 사람은 잊지 말아야 할 것이 있다고 지적했다. "모든 사람이 건강을 고려해 무엇을 먹을지 선택할 수 있는 상황은 아니다. 초가공식품은 보존기간이 길고, 유통이 쉽고, 조리가 거의 또는 전혀 필요하지가 않다. 시간과 돈이 부족할 경우 초가공식품은 좋은 선택이라 느낄 수 있다." 그럼에도 불구하고 가장 큰 문제점은 사람들이 건강한 음식 대신 초가공식품을 선택하도록 유도하는 힘이다. "만성적 스트레스는 우리의 입맛을 바꿔 달콤하고 기름진 음식과 짠 음식에 끌리게 한다. 스트레스는 또한 우리가 더 건강한 선택을 위해 쓰라는 시간과 에너지에 영향을 준다." 그렇다고 모든 초가공식품이 몸에 좋지 않은 정크푸드는 아니다. 야채 통조림, 파스타, 쌀, 빵, 그리고 섬유질이 함유된 아침 식사용 시리얼도 건강에 유익한 가공식품에 포함된다.

식품 라벨과 초가공식품

런던의 킹스컬리지(King's college) 유전역학 교수이자 건강과학 신생기업(ZOE) 맞춤 영양 프로그램의 공동 설립자인 팀 스펙터(Tim Spector)가 저술한 "지금 먹는 음식에 엉터리 과학이 숨겨져 있습니다(Spoon-Fed, Why Almost Everything We've Been Told About Food Is Wrong)"라는 책의 내용을 살펴보자. 식품 라벨을 읽으면 건강한 식품을 찾는데 도움이 된다고 생각한다. 그렇지만 식품 라벨을 제대로 읽을 수 있는 사람은 미국의 경우 3명중 1명, 영국의 경우 4명중 1명만 라벨을 제대로 읽을 수 있다. 식품에 라벨을 붙이는 관행은 1970년대에 시작되었다. 특정 식단을 섭취할 경우 이상 증상이 나타나는 사람들을 위해 열량이나 소듐 함량 등을 표기했다. 이 당시에는 보통 대부분 사람들이 기본적인 재료를 사다가 집에서 요리를 하고 밥을 먹었다. 즉, 식품의 영양 정보를 굳이 알 필요가 없었다. 그러나 오늘날은 식품 정보를 필요로 한다. 미국의 경우 미국인의 40%가 패스트푸드를 먹으며, 이들 중 5명중 1명이 차안에서 식사를 한다. 영국의 경우 선택하는 식품의 반 이상이 초가공식품이다. 이러한 인스턴트식품에 대한 의존성이 식단과 건강에 관한 관심과 맞물리면서 영양정보를 표기하는 관행을 낳았다. 2015년에 전 세계 3만 명을 대상으로 설문조사를 한 결과 88%는 기능성식품, GMO-free 식품, 유기농식품과 같은 건강에 좋은 식품을 원하고, 더 많은 돈을 지불할 용의가 있다고 하였다. 그러나 많은 식품업체들은 과학과 영양학을 교묘하게 조작하여 초가공식품이 건강에 좋다고 광고하며 판매한다. 팀 스펙터는 재료와 원산지를 더 투명하게 표기한 식품 라벨이 필요하다고 주장한다. 그렇지만 2005년 카우번(Cowburn G)과 스톡리(Stockley L)는 종설논문에서 여러 독립연구에서 현제 식품 라벨에 표기하는 정보가 너무 많아 오히려 소비자를 혼란스럽게 한다는 결과를 내놓았다. 식품업계는 사람들이 영양에 계속 관심을 기울여야 한다고 주장하고 있으며, '포화지방을 획기적으로 줄인 제품'과 같은 애매모호한 표현이 식품 라벨과 광고에 나타났다. 시판되는 제품에 '유기농' 혹은 '슈퍼 푸드'라고 자칭하는 식품이 차고 넘친다. 유기농이나 슈퍼 푸드에 대한 명확한 정의나 규정이 없고, 광고효과가 높기 때문에 이런 용어들을 표시하거나 광고한다. 유기농 슈퍼 푸드라 표시하고 일반 상품보다 보통 몇 배 이상 비싸게 판다. 켈로그(Kellog)의 경우 미국 국립암연구소와 손을 잡은 뒤 1984년 상품 포장지에 콘플레이크가

'암을 예방하는 섬유질 함량이 높은 제품'이라는 문구를 삽입하였다. 1998년 가이거(Geiger GJ)는 미국 FDA가 켈로그 광고에 간섭을 하지 않자 전 세계 여러 회사가 이런 전철을 밟았다고 하였다. 지금은 규제가 예전보다 더 엄격해졌지만, 소비자가 현혹당하는 상황은 크게 달라지지 않았다. 국가나 지방자치단체가 세금을 많이 내는 기업을 대상으로 철저하게 규제에 나서기란 쉽지 않다. 미국에서 대기업 돈에 팔린 학자가 '비만을 부르는 것은 설탕이 아니라 지방이다'라는 설을 퍼뜨리고 있으며, 지금도 이것이 사실이라 믿는 사람이 전 세계에 퍼져있다. 탄수화물을 섭취함으로써 혈중 포도당이 과잉이 되면 중성지방으로 형태가 바뀌어 지방세포 등에 축적된다. 이러한 사실은 생화학을 배운 사람들은 쉽게 이해가 되지만 일반인이 이해하기 어려운 부분이다. 차라리 '지방을 먹었기 때문에 몸에 지방에 쌓이는 것이다'라고 말하는 편이 더 쉽게 이해가 될 것이다. 그렇지만 사람의 몸은 그리 단순하지가 않아 음식으로 먹은 지방이 그대로 몸에 축적되지 않는다. 오히려 지방은 변으로 배출되는 비율이 높다. 지방은 과식할 경우 변으로 배출되어 의외로 몸 속애 남지 않는다. 반면에 탄수화물은 100% 몸속에 흡수된다. 포도당이 우리가 살아가는 데 있어 필수성분이기 때문에 그런 시스템이 만들어 졌을 것이다. 오늘날도 대부분 시리얼 바를 만드는 회사는 웬만한 제품에 '고섬유소' 문구를 삽입하여 판매할 수 있다. 섬유질의 하루 권장 섭취량은 미국의 경우 30g인데. 중량 20g 기준으로 섬유소가 1.2g만 들어가도 이런 문구를 쓸 수 있다. 빵의 경우 샤워도우(sour dough)가 1%도 안 들어 간 경우라도 '건강한 샤워도우 빵'이라 할 수 있으며, 단백질 함유량이 20%만 넘으면 설탕으로 범벅을 한 초콜릿 바도 '고단백질'로 표기할 수 있다. 지침이 엄격하지 않아 식품 업계는 사람들에게 좋은 성분을 아주 적은 양만 넣고도 돈을 벌수가 있다. 또 다른 속임수로 '칼슘의 보고'와 같은 문구를 삽입하여 몇 가지 영양성분을 강조하는 후광효과이다. 즉 포화지방이나 설탕, 소금이 많이 들어 있더라도 칼슘이 많이 들어 있다는 문구에 속아 해당식품이 몸에 좋다고 받아들이도록 유도하는 전략인 셈이다.

많은 소비자가 식품 라벨을 읽으며 첨가물이나 코드번호가 'E'로 시작하는 위험한 화학물질이 들어 있는지 확인한다. 그렇지만 제조업체는 인식이 좋지 않은 식품첨가물을 넣는 경우에도 당근 농축물 또는 로즈메리 추출물과 같은 자연스러운 명칭으로 표시한다. 코드번호가 E로 시작한다고 해서 경계할 필요는 없다. 700가지가 넘는 식품 첨가물을 규제하고 분류하는 시스템의 일부일 뿐이다. 유럽식품 표준에 따라 안전성을 검증받고, 일상에서 흔히 섭취하는 음식에도 코드번호 E로 시작하는 식품이 들어 있다. 한 예로 E160c는 파프리카이며, E100은 강황이다. 천연 전분의 결점을 보완하기 위하여 가열, 화학물질 첨가 등의 방법으로 점성, 열 안정성 등을 개선한 변성전분(modified food starch)은 별로 위험하게 들리지 않는다. 웬만한 가공식품에 대부분 들어가 있다. 그렇지만 변성전분은 구조가 복잡할 뿐만 아니라 여러 가지 식품을 섞기 위한 용도로 사용된다. 더군다나 산과 설탕에 몹시 복잡한 화학처리를 하여 생산한다. 과학계의 견해가 바뀌었음에도 불구하고 미국 FDA의 경우 식품 라벨에 대한 규정이 30년째 바뀌지 않았다. FDA는 열량 함량을 더 굵고 선명하게 표기하는 새로운 식품 라벨을 제안하였다. 이렇게 한다고 해서 소비자에게 더 많은 도움을 줄 수 있다는 근거는 부족하다. 또한 2019년 두브로프(DuBroff R)와 로즈릴(Lorgeril M)의 종설논문에서 지금도 콜레스테롤이 심혈관 질환의 주범이라 생각하여 계속 식품 라벨에 콜레스테롤 함량을 표기하고 있는데, 현재식이 콜레스테롤이 건강에 미치는 영향은 거의 없다는 주장이 정설임에도 불구하고 바꾸지 않고 있다하였다.

미국의 경우 식품 라벨은 하루 권장섭취량인 2,000kcal를 기준으로 한다. 그렇지만 미국인은 권장섭취량의 거의 2배인 3,600kcal를 섭취 한다. 현실하고는 거리가 멀다. 국가마다 식품 라벨 표시는 달라 전 세계적으로 통일이 되어있지 않다. 유럽의 경우 라벨은 교통 신호등처럼 빨간색, 노란색, 녹색으로 나타내며, 제품의 지방 함량이 높으며 빨간색, 평범하면 노란색, 낮으면 녹색이다. 호주의 전면에 있는 식품 라벨은 몸에 좋은 정도를 별점으로 매기는 체제로 0.5개부터 5개까지 별을 주는 체제이다. 5가지 색으로 표시하는 프랑스의 간단한 방식도 있지만 단순한 체제 역시 소비자에게 혼란을 줄 수 있다. 2016년 칠레 정부는 정크푸드를 규제하는 간단명료한 체제를 도입했다. 모든 초가공식품, 건강에 해로운 음식, 설탕이 많은 제품의 포장지에 검은색 경고판을 상품 전면에 집어넣었다. 소비자가 건강한 먹거리와 그렇지 않은 먹거리를 쉽게 구별할 수 있는 제도이다. 검은색 경고판이 있는 식품은 학교에서 팔거나 교내에서 홍보할 수 없으며, 14세 미만 아동을 대상으로 한 광고도 금지다. 도입 초기부터 부모들이 자녀의 입에 들어갈 음식을 고를 때 이러한 제품을 피했다는 점에서 성공이라 할 수 있다. 그렇지만 식품 업계는 이러한 주장에 반발하며, 제품 얼굴과도 같은 전면에 경고판을 박아 넣는 행위는 가혹한 수준을 넘어 소비자의 자유를 침해하는 처사라고 주장하였다. 그러나 2018년 액톤(Acton RB)과 함몬드(Hammond D)가 16~32살인 1,000명의 응답자 조사결과 88%의 소비자가 제품 전면의 경고판이 제품을 현명하게 고르는 데 도움이 된다고 응답하였으며, 93%는 이 경고판이 보다 통제되거나 통제력이 떨어지지도 않고 더 강하지도 않은 기분을 느꼈다고 하였다. 2014년 블라이히(Bleich SN) 연구팀은 미국인 23,000명을 대상으로 한 연구에서 과체중이나 비만인 사람이 저열량 다이어트 음료를 적정 체중인 사람보다 많이 마실 뿐만 아니라 음식 역시 많이 섭취한다고 보고하였다. 아마도 다이어트 음료를 마시면서 섭취하는 열량이 줄었으니 그만큼 더 먹어도 된다고 판단했기 때문으로 보인다.

가공식품 중에도 좋은 것들이 있다

과일이나 채소 통조림에 대한 사람들의 부정적인 이유는 가열 과정에서 비타민 C가 감소하기 때문이다. 보통 1/3 정도 감소하지만 항산화제인 폴리페놀은 오히려 늘어나며, 오랜 기간이 지나도 남아 있다. 우리가 자주 먹는 구운 콩(Baked Beans) 통조림 역시 건강에 좋지 않을 거라는 인식이 있다. 그렇지만 이 제품은 가공식품 중에는 꽤 몸에 좋은 편이며, 콩은 원래 영양가가 높다. 반 캔 속에는 단백질 7g, 섬유소 8g이 들어있으며, 이는 통밀빵 4조각이나 콘플레이크 6그릇에 해당한다. 구운 콩 통조림은 예전에는 설탕을 많이 넣어서 만들었지만, 요즘에는 설탕 함량을 티스푼 2개 반 정도로 줄였고, 저당제품도 나온다. 가공식품의 이미지가 저렴해지면서, 냉동처리를 하거나 통조림으로 만든 과일과 채소를 무척 싸게 구입할 수 있다. 냉동딸기 경우 신선제품의 1/3 가격으로 구할 수 있다. 과일이나 채소의 경우 얼려도 미량원소가 파괴되지 않는다. 채소의 대부분과 일부 과일 경우 냉동하기 전 몇 분 정도 뜨거운 물에 데친다. 그 안에 들어 있는 효소를 불활성 시켜야 색, 향, 맛이 불쾌하거나 변하거나 영양 가치가 떨어지지 않기 때문이다. 2015년 부자리(Bouzari A) 등은 콩의 경우 급속 냉동을 할 경우 신선식품보다 더 많은 비타민 C를 얻을 수 있다고 하였다. 동결건조방식을 사용할 경우 다른 건조방식과 달리 형태와 색을 망가뜨리지 않고 고품질 제품을 만들 수 있다. 표고버섯과 구기자 등은 동결건조 방식으로 가공한다.

초가공식품 구별하기

초가공식품을 구별하는 방법은 ① 항상 라벨을 확인한다. 성분 목록, 특히 공장에서 생산되는 식품에만 사용하는 성분이 포함되어 있다면 초가공식품일 수 있다. 스페인에서 진행된 연구에 참여했던 스페인 나바라대학(University of Navarra) 예방의학 마이라 베스-라스트롤로(Maira Bes-Rastrollo) 교수는 5가지 이상의 인공적 성분이 함유된 식품이 해당될 수 있다고 말했다. 2009년 로페즈(Lopez CN) 연구팀의 베스-라스트롤는 지중해식 식단은 건강에 도움이 되는 반면 비용이 들기 때문에 식사요법으로서 지속하기에는 어려움이 있다고 발표하였다. ② 알아볼 수 없는 성분이 들어갈 수 있다. 이 경우 대부분 안전하겠지만, 일부는 부정적인 영향이 나타난 사례도 있는 만큼 주의를 기울여야 한다. ③ 제품에 포화지방, 설탕 및 소금 등이 들어 있는지를 보여주는 '신호등 라벨'을 찾는다. 빨강색은 이들 성분의 비중이 높다는 뜻이고, 중간은 노랑색, 낮은 경우는 녹색이다. ④ 보존기간이 긴 '신선식품'은 방부제가 들었다는 뜻일 수 있다. 베이컨(소금과 질산염) 같은 식품은 방부제가 들어 있지만, 초가공식품은 아니다. 하지만 초가공식품으로 분류되는 살라미(이탈리아식 말린 소시지, 살라미 종류로 페페로니가 있다)를 대체할 만한 좋은 대안은 아니다. 성분도 더 많이 들어가 있고, 공장에서 더 많은 공정을 거치기 때문이다. 오래 먹을 수 있게 처리한 우유는 저온살균을 거쳤지만. 방부제가 들어가지 않아 최소가공식품으로 분류된다. 라벨을 살필 때는 소듐 벤조산(sodium benzoic acid), 질산염(nitrate) 및 아황산염(sulfurous acid), BHA(butylated hydroxyanisole), BHT(butylated hydroxytoluene)와 같은 방부제가 들어가 있는지 확인하여야 한다. ⑤ 공격적인 마케팅이나 브렌딩(동일 조성의 분말을 혼합하는 것)을 조심해야 한다. 스페인 나발대학의 마리아 베스-라스트롤(Maria bes-Rastrollo)로 교수는 "사과나 배를 가지고 화려하게 마케팅 하는 것을 본적이 있느냐?"라고 말했다. 즉 가공된 식품이 천연의 것보다 더 나은 점이 거의 없지만, 돈이 되니 마케팅을 한다는 것이다. 오늘날 많은 정크 푸드(junk food)가 이미지 세탁을 하여 판매하는데, 이들 식품이 건강에 좋다고 광고하는 사례가 많다. 가장 좋은 예로 과일 요구르트이다. 과일 요구르트는 30년 만에 매출이 엄청 늘어난 제품인데 설탕, 인공감미료, 과일 맛 합성 착향료가 가득 들어 있다. 요구르트를 건강한 제품으로 만들기 위해 제조사는 지방을 제거하고 대신 설탕이나 인공감미료를 넣고, 저지방식품으로 광고한다. 당연히 건강에 좋지 않다. 아이들이 좋아하는 오레오나 다이제스티브 역시 100여 년 전 처음 출시했을 때와는 달리 지금은 초가공식품이다. 소금, 전화당시럽(사탕수수설탕에서 얻는다), 팜유를 포함하여 10가지 이상의 첨가물이 들어가기 때문이다. 우리는 음식을 고를 때 신중할 필요가 있다. 싸다고 해서 반드시 몸에 해롭지는 않다. 당연히 신선하고 가공하지 않은 과일이나 채소, 통곡물, 콩, 생선, 고기를 먹으면 건강에 좋다. 좀 더 마음을 개방적으로 하여 구운 콩 통조림이나, 냉동 콩으로도 훌륭하게 균형 잡힌 식단을 구성할 수 있다는 사실을 받아들여야 한다. 가공식품과 초가공식품은 엄연히 다르다. 식품을 명확하게 정의하고 많이 알아야 초가공식품이 범람하는 세상에서 현명하게 식품을 선택할 수 있다. 식품을 구입할 때 원산지와 재료를 자세히 살펴보아야 한다. 가공식품에 들어간 재료의 원산지를 알 수 없거나, 원재료가 무엇인지 전혀 감이 잡히지 않을 경우 먹지 않는 것이 현명한 방법이다.

2008~2012년까지 미국에서 판매된 8,000만 여개의 식품과 음료 제품에 적힌 영양에 관한 광고를 보면 판매된 식품과 음료의 각각 13%와 35% 가량이 포장지에 '함량을 낮췄다'라는 문구가 적혀있다. 저지방, 저당 문구가 가장 많

다. 그런데도 제품 대다수는 그런 문구가 없는 제품과 비교하여 영양 구성의 질이 낮다. 오히려 그런 문구가 식품의 전체적인 영양에 대한 오해를 불러올 수 있다. 사람들이 기대하는 수준의 식품이 아니다. '무가당', '무지방'. '트랜스지방 무첨가' 등이 흔히 볼 수 있는 문구이다. '무가당'은 설탕을 첨가하지 않았다는 뜻이지 식품 자체에 원래 들어 있던 설탕이 안 들어 있다는 말이 아니다. 대다수 무가당 제품은 인공감미료로 만든다. 칼로리 섭취를 낮추는 데 도움이 되지 않으며, 혈당 수치를 높였다가 급격히 떨어지면서 탄수화물을 더 찾게 만든다. 무가당 식품 중에는 화학적 변형을 거친 설탕이 들어가는 경우도 있다. 옥수수에서 추출하는 말토덱스트린은 효소분해 과정을 거쳐 만들었고, 잘 소화되어 체내 인슐린 수치를 치솟게 할 수 있다. 통곡물 시리얼 제품은 통곡물로만 만들었다는 뜻이 아니다. 100% 통곡물이 아니다. '섬유소 함유'는 기능성 섬유소가 들어있는 것으로 자연 식품 속에 들어 있는 섬유소와는 다르다. 섬유소는 자연식품으로 섭취해야 한다. '생과일 제품'은 생과일로만 만든 것이 아니다. 가공 처리된 과일 농축액만 들어가는 경우도 있다. '무지방 제품'은 지방은 없지만 당분이 첨가된다. 결과적으로 칼로리가 높을 수도 있다. 지방을 제거할 때 설탕 같은 탄수화물이나 지방과 같은 맛이 나도록 가공 처리한 단백질이 첨가되어 뱃살에 치명적일 수 있다. 저지방과 무지방 식품은 정제당이나 당분이 잔뜩 들어가기 때문이다.

우리나라에서 가공식품 섭취

2019년 11월 19일자 헬스조선의 "조기 사망 위험 높이는 '초가공식품' ... 피할 수 없다면 이렇게 드세요"의 내용을 보자. 단국대 식품영양학과 김우경 교수 연구팀은 제 6기 국민건강영양조사 자료를 활용해 성인 15,760명을 대상으로 24시간 회상법으로 식사 자료를 분석, 가공식품 섭취 비율을 파악했다. 가공식품의 정의는 식품의약품안전처 분류에 따라 ① 식품 원료에 식품 첨가물을 가하거나 ② 식품의 원형을 알아볼 수 없을 정도로 변형(분쇄, 절단 등)시키거나 ③ 식품을 변형시킨 것을 서로 혼합 또는 식품 첨가물을 사용해 제조, 가공, 포장한 식품이다. 그 결과, 총 식품 섭취량 중 원재료식품은 31.9%(495g), 가공식품은 68.1%(1,054.5g)로 가공식품 섭취량이 2배 이상 많았다. 가공식품 섭취량은 음료 및 주류군이 가장 많았고, 채소군, 곡류군, 과일군, 유류군, 육류군, 조미료군, 감자류군, 두류군, 어패류군 순이었다. 김우경 교수는 "채소와 과일을 세척 후 절단, 포장, 냉장한 신선편의식품이나 포장 어패류까지 광범위하게 가공식품으로 분류했다"고 말했다. 영양소도 가공식품을 통해 얻는 비율이 높았다. 총 섭취 열량 대비 단백질 섭취 비율은 2배, 지질 섭취 비율은 3배 이상 가공식품에서 높았다. 소듐의 경우 가공식품에서 섭취한 비율이 96.3%로 원재료에서 섭취한 소듐(3.7%)보다 훨씬 많았다. 김우경 교수는 "한국인은 가공식품으로부터 더 많은 열량과 영양소를 공급받고 있다"며 "건강을 위해 가공이 많이 된 식품보다 가공이 덜 된 식품 선택의 중요성을 알려주는 영양교육이 필요하다"고 말했다. 가공식품을 완전히 먹지 않을 수는 없겠지만 가급적이면 가공이 덜 된 식품을 집에서 조리해서 먹는 것이 좋다. 가공식품을 먹을 때도 조금만 신경 쓰면 덜 해롭게 먹을 수 있다. 라면은 처음 면을 끓인 물은 버리고, 스프만 끓여 온도가 높은 물에 면을 넣고 끓여 먹는 것이 좋다. 용인대 식품영양학과 심선아 교수는 "이때도 스프를 절반만 넣는 것이 좋다"고 말했다. 어묵 역시 조리하기 전에 뜨거운 물에 살짝 데친 후 헹궈서 조리한다. 단무지는 조리 전 찬물에 5분 이상 담가 섭취하는 것이 좋다. 참치 캔은 기름에도 식품첨가물이 있기 때문에 기름은 버리고 요리한다. 식빵은 팬이나 오븐에 살짝 구워 먹고, 두부는 먹기 전 찬물에 여러 번 헹궈 요리하면 식품첨가물을 줄일 수 있다. 심선아 교수는 "식품첨가물 흡수를 줄이려면 채소 등 식이섬유소를 충분히 같이 먹어라"라고 말했다. 그러니 초가공식품은 제외하고 현명하게 가공식품을 선택하여 건강을 지키는 것이 중요하다.

참고문헌

1. Monteiro CA, Levy RB, Claro RM, de Castro IRR, Cannon G : A new classification of foods based on the extent and purpose of their processing. Cad Saude Publica. 2010 Nov, 26(11):2039-49. doi: 10.1590/s0102-311x2010001100005.
2. Gangwisch JE, Hale L, Garcia L, Malaspina D, Opler MG, Payne ME, Rossom RC, Lane D : High glycemic index diet as a risk factor for depression: analyses from the Women's Health Initiative. Am J Clin Nutr. 2015 Aug, 102(2):454-63. doi: 10.3945/ajcn.114.103846.
3. Hall KD, Ayuketah A, Brychta R, Cai H, Cassimatis T, Chen KY, Chung ST, Costa E, Courville A, Darcey V, Fletcher LA, Forde CG, Gharib AM, Guo J, Howard R, Joseph PV, McGehee S, Ouwerkerk R, Raisinger K, Rozga I, Stagliano M, Walter M, Walter PJ, Yang S, Zhou M : Ultra-Processed Diets Cause Excess Calorie Intake and Weight Gain: An Inpatient Randomized Controlled Trial of Ad Libitum Food Intake. Cell Metab. 2019 Jul, 2;30(1):67-77.e3. doi: 10.1016/j.cmet.2019.05.008.
4. Fiolet T, Srour B, Sellem L, Kesse-Guyot E, Alles B, Mejean C, Deschasaux M, Fassier P, Latino-Martel P, Beslay M, Hercberg S, Lavelette C, Monteiro CA, Julia C, Touvier M : Consumption of ultra-processed foods and cancer risk: Results from NutriNet-Sante prospective cohort. BMJ 2018, 360:k322. doi: 10.1136/bmj.k322
5. Mendonca RD, Pimenta AM, Gea A, de la Fuente-Arrillaga C, Martinez-Gonzalez MA, Lopes AC, Bes-Rastrollo M : Ultraprocessed food consumption and risk of overweight and obesity: The University of Navarra Follow-Up (SUN) cohort study. Am J Clin Nutr 2016, 104:1433-1440. doi: 10.3945/ajcn.116.135004.
6. Mendonca RD, Lopes AC, Pimenta AM, Gea A, Martinez-Gonzalez MA, Bes-Rastrollo M : Ultra-processed food consumption and the incidence of hypertension in a Mediterranean cohort: The Seguimiento Universidad de Navarra project. Am J Hypertens 2017, 30:358-366. doi: 10.1093/ajh/hpw137.
8. Schnabel L, Kesse-Guyot E, Alles B, Touvier M, Srour B, Hercberg S, Buscail C, Julia C : Association between ultraprocessed food consumption and risk of mortality among middle-aged adults in France. JAMA Intern Med 2019, 179:490-498. doi: 10.1001/jamainternmed.2018.7289.
9. Poti JM, Braga B, Qin B : Ultra-processed food intake and obesity: What really matters for health-processing or nutrient content? Curr Obes Rep 2017, 6:420-431. doi: 10.1007/s13679-017-0285-4.
10. Chandran U, McCann SE, Zirpoli G, Gong Z, Lin Y, Hong C-C, Ciupak G, Pawlish K, Ambrosone CB, Bandera EV : Intake of energy-dense foods, fast foods, sugary drinks, and breast cancer risk in African American and European American women. Nutr Cancer. 2014, 66(7):1187-99. doi: 10.1080/01635581.2014.951737.
11. Zhang Z, Jackson SL, Martinez E, Gillespie C, Yang Q : Association between ultraprocessed food intake and cardiovascular health in US adults: a cross-sectional analysis of the NHANES 2011-2016. Am J Clin Nutr 2021 Feb 2,113(2):428-436. doi: 10.1093/ajcn/nqaa276.
12. Monteiro CA, Moubarac J-C, Levy RB, Canella DS, da Costa Louzada ML, Cannon G : Household availability of ultra-processed foods and obesity in nineteen European countries. Public Health Nutr. 2018 Jan;21(1):18-26. doi: 10.1017/S1368980017001379.
13. Juul F, Vaidean G, Lin Y, Deierlein AL, Parekh N : Ultra-Processed Foods and Incident Cardiovascular Disease in the Framingham Offspring Study. J Am Coll Cardiol. 2021 Mar 30;77(12):1520-1531. doi: 10.1016/j.jacc.2021.01.047.
14. Narula N, Wong ECL, Dehghan M, Mente A, Rangarajan S, Lanas F, Lopez-Jaramillo P, Rohatgi P, Lakshmi PVM, Varma RP, Orlandini A, Avezum A, Wielgosz A, Poirier P, Almadi MA, Altuntas Y, Ng KK, Chifamba J,

Yeates K, Puoane T, Khatib R, Yusuf R, Boström KB, Zatonska K, Iqbal R, Weida L, Yibing Z, Sidong L, Dans A, Yusufali A, Mohammadifard N, Marshall JK, Moayyedi P, Reinisch W, Yusuf S : Association of ultra-processed food intake with risk of inflammatory bowel disease: prospective cohort study. BMJ 2021; 374 doi: https://doi.org/10.1136/bmj.n1554

15. Cowburn G, Stockley L : Consumer understanding and use of nutrition labelling: a systematic review. Public Health Nutr 2005, 8:21-28. DOI: https://doi.org/10.1079/PHN2004666
16. Geiger CJ : Health claims history, current regulatory status, and cosummerresearch.J Am Dietetic Assoc 1998, 98(1):1312-1314.
17. DuBroff R, de Lorgeril M : Fat or fiction: the diet-heart hypothesis. BMJ Evid Based Med 2021 Feb, 26(1):3-7. doi: 10.1136/bmjebm-2019-111180.
18. Acton RB, Hammond D : Do Consumers Think Front-of-Package "High in" Warnings are Harsh or Reduce their Control? A Test of Food Industry Concerns. Obesity(Silver Spring). 2018 Nov;26(11):1687-1691. doi: 10.1002/oby.22311.
19. Bleich SN, Wolfson JA, Vine S, Wang YC : Diet-beverage consumption and caloric intake among US adults, overall and by body weight. Am J Public Health. 2014 Mar;104(3):e72-8. doi: 10.2105/AJPH.2013.301556.
20. Bouzari A, Holstege D, Barrett DM : Vitamin retention in eight fruits and vegetables: a comparison of refrigerated and frozen storage. J Agric Food Chem. 2015 Jan 28;63(3):957-62. doi: 10.1021/jf5058793.
21. Lopez CN, Martinez-Gonzalez MA, Sanchez-Villegas A, Alonso A, Pimenta AM, Bes-Rastrollo M : Costs of Mediterranean and western dietary patterns in a Spanish cohort and their relationship with prospective weight change. J Epidemiol Community Health. 2009 Nov;63(11):920-7. doi: 10.1136/jech.2008.081208.
22. 하애화, 김우경 : 한국 성인의 가공식품으로부터의 식품 및 영양소 섭취량 평가 : 제6기(2013~2015) 국민건강영양조사를 바탕으로. Nutr Health 2019 Oct 52(5):422-434. https://doi.org/10.4163/jnh.2019.52.5.422.
23. Tali Sharot : The optimism bias: A tour of the irrationally positive brain. Random House LLC, 2011.
24. Yuval Noah Harari : Homo Deus, A Brief Histroy of Tomorrow. Vintage, 2017.
25. Tim Specter : Spoon-Fed, Why Almost Everything We've Been Told About Food Is Wrong. Jonathan Cape, 2020. ISBN-13 : 978-1787332294
26. https://www.bbc.co.uk/food/articles/van_tulleken (What happened when I ate ultraprocessed food for a month by Dr Chris van Tulleken).
27. https://www.bbc.com/korean/international-57603063 (BBC News 코리아, 2021년 6월 26일자, 초가공식품은 우리 몸에 무슨 짓을 하는 걸까?)
28. https://www.bbc.co.uk/food/articles/what_is_ultra-processed_food (What is ultra-processed food?)
29. https://www.bbc.com/news/health-48446924 (Ultra=processed food linked to early death)
30. https://www.theguardian.com/society/2019/feb/11/study-links-heavily-processed-foods-to-risk-of-earlier-death [The Guardian 2019 2월 11일자 (Study links heavily processed foods to risk of earler death)]
31. http://www,fao,org/faostat/en/#data/FBS
32. https://health.chosun.com/site/data/html_dir/2019/11/18/2019111803272.html (헬스조선 : 조기 사망 위험 높이는'초가공식품'...피할 수 없다면 이렇게 드세요. 2019년 11월 19일자)
33. https://www.bbc.com/korean/news-50806272 (BBC News 코리아 2019년 12월 16일자, 초가공식품: 가난한 국가는 왜 영양실조와 비만 발생률이 동싱 높을까?)
34. Tali Shalot : Optimism Bias : Why We're Wired to Look on the Bright Side. Robinson Publishing. 2012 Nov, ISBN-10 : 9781780332635, ISBN-13 : 978-1780332635

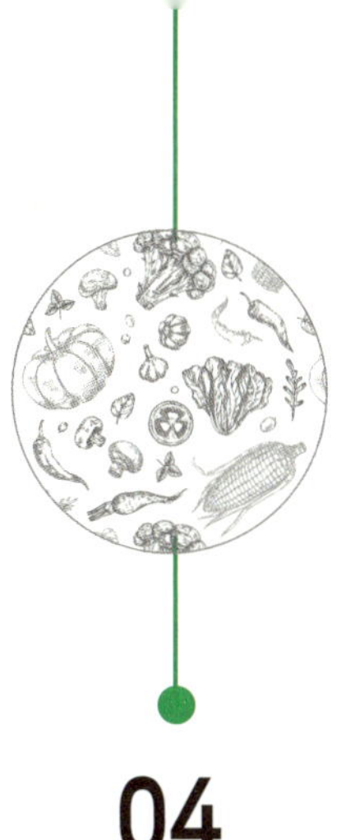

04

대부분 체중 감량 다이어트는 왜 실패할까

한 때는 몸무게가 53kg일 때가 있었다. 결혼을 하고 수련을 시작할 때 갑자기 병무청으로부터 입영통지서가 날아왔다. 기초학 하는 사람이 왜 킴스 TO(의대 치대 한의대 등에서 인턴 레지던트 수련을 받고 나서 군대로 가 대위로 임관하는 숫자로 학교별로 정해진다)로 수련과정에 있는지 모르겠다며 영장을 내 보낸 것이다. 기초학의 경우 임상과처럼 인턴 과정이나 레지던트 과정이 없고 조교로 근무하기 때문에 인턴도 아닌데 왜 수련을 받는다고 군대를 연기하느냐는 것이다. 힘없는 나는 아무런 저항도 못하고 대구 군의학교로 가 입교 신체검사를 하는데, 아는 선배가 수련의로 남았다고 들었는데 왜 여기에 왔냐는 것이다. 간단히 설명하니 이번에는 다행히 지병이 있으니 내보내 줄 테이니 수련 잘 받으라 하였다. 수련과정을 일 년 마칠 때쯤 다시 영장이 나와 어쩔 수 없이 군대를 가게 되었다. 군의학교 훈련 중 스트레스 때문인지, 아니면 짬밥이 맞아서 인지 몸은 마구 불기 시작했다. 군의학교 교육 중 면회가 허용된 날 처가 면회를

와 처음에 나를 알아보지 못할 정도로 살이 붙어 있었다. 한 번 붙은 살은 군대를 마치고 학교로 다시 복귀하여 교수생활을 하는 내내 나의 몸은 내가 생각해도 너무하다할 정도로 살이 쪄 88kg까지 나가니 비만이었다. 정년 3년 전쯤 몇 가지 은퇴 준비를 하였는데 그중에 하나가 블랙야크에서 하는 100명산에 도전하는 것이었고 1년 반 만에 도전에 성공하고 어느 정도 살이 빠지기 시작했다. 트레킹을 계속하며 저탄고지를 실천하니 지금의 68kg까지 뺏으니 나름 성공했다할 수 있다.

주위에 많은 친구들이 살을 빼고 싶어 하지만 성공하는 경우를 별로 볼 수가 없었다. 살 빼는 것이 왜 이리 힘들까? 비만은 지금 전쟁보다 더 많은 사람들을 죽이고 있다. 수많은 다이어트 책과 식품이 나오고 유행하는 체중 감량법도 수십 년 동안 유행하고 있다. 많은 사람들이 다양한 방법으로 도전하지만 약간의 체중 변화만 있고, 오히려 체중이 다시 늘어나는 요요현상으로 체중은 더 증가한다. 미국인의 경우 평생 5번의 다이어트를 시도한다. 여성의 경우는 보통 7번이다. 케토 다이어트나 황제 다이어트는 탄수화물을 끊으면 더 많이 먹어도 살을 뺄 수 있다고 한다. 구석기 다이어트에서는 곡물을 먹었다는 근거도 있다. 혈액 맞춤 다이어트(DNA 또는 혈액검사 결과에 따른 다이어트 조언을 한다. 특정 음식에 대한 각 개인의 반응 차이를 허용하며, 한 가지가 모든 식사 규칙에 맞는 것은 아니다) 역시 과학적인 근거가 없다. 디톡스 다이어트(해독 주스 다이어트), 과학계는 우리 몸이 알아서 독소를 제거하도록 진화했기 때문에 오랫동안 독소 제거를 반대 했다. 이처럼 수많은 체중감량 다이어트가 나왔지만 모든 사람이 체중 감량에 성공하지는 못하는 것 같다.

이하의 내용은 대부분 마이클 파워(Michael I Power)와 제이 슐킨(Jay Schulkin)의 비만의 진화(The Evolution of Obesity)와 앤드류 젠킨슨(Andrew jemkinson)의 우리 몸을 지배하는 식욕에 대한 모든 것 : 식욕의 과학(Why We Eat Too Much) 내용을 인용하였으며 필요에 따라 수정하고 내용을 추가하였다.

1770년 3월 13일 영국 레스타(Leicester)에서 동물 사육자인 대니얼 램버트(Daniel Lambert)가 태어났다. 그는 유명인이었지만 39세에 세상을 떠났으니 그의 삶은 그리 길지 않았다. 그가 이렇게 유명해진 이유는 무엇일까? 그가 사망한 1809년 6월 21일 그의 체중은 무려 350kg이 넘었다[인류 역사상 가장 체중이 나간 사람은 미국인 존 브로워 미노치(Jon Brower Minnoch)로 635kg으로 체중 측정 2년 뒤 216kg이었으니 419kg 감량에 성공했다. 가장 가벼운 사람은 멕시코인 루시아 사라테(Lucia Xarate)로 20세에 5.9kg이었다] 계간의학저널(Quarterly Journal of Medicine)에 그의 초상화가 실리기도 했다. 그의 키는 180cm, 허리둘레 285cm, 종아리 둘레 94cm, 체중 335kg이다. 영어 'portly'는 옛날 사전에는 위풍당당한, 인상적인 이라는 뜻으로 정의 되어 '뚱뚱한 신사(portly gentleman)'는 인생에서 성공한 부유한 신사로 통했다. 비만이 흔치않던 시절에 'portly'는 칭찬으로 통하는 단어였다. 그렇지만 요즘 사전에서 'portly'는 비대한, 뚱뚱한 이라는 뜻으로 정의한다. 요즘에는 'portly'가 전혀 칭찬으로 들리지 않는다. 2만 년 전에도 비만이 있었다. 1909년 오스트리아 강가의 빌렌도르프 고고학 유적지에서 발견된 세계 최초 여신 조각상으로 다산과 풍요를 상징하는 빌렌도르프의 비너스(Venus of Willendorf)는 기원전 2만 년 혹은 그보다 앞서 만들어진 것이다. 이 조각은 대단히 구체적이고 사실적이어서 조각가가 매우 비만한 여성을 본적이 있었음을 시사한다.

지방을 몸에 축적하는 것은 환경에 적응하는 데 유리하다. 지방은 생존에 필수불가결하기 때문이다. 인류는 지방을 잘 저장할 수 있도록 진화해 왔다. 지방은 인류의 진화에서 중요한 역할을 하였는데, 1998년 쿠자와(Kuzawa CW)의 연구에서 사람의 아기는 모든 포유류 중에서도 가장 뚱뚱하다고 하였다. 신생아가 이렇게 뚱뚱한 것은 인간이라는 종이 생존하는 데 핵심요소이다. 갓 태어난 아기가 너무 마르면 질병의 이환율과 사망률이 높아지기 때문이다. 여분의 체중이 있으면 질병으로부터 보호받을 수 있다는 것은 상식이다. 2007년 프레갈(Fiegal KM) 연구팀의 역학조사에서 이러한 상식이 근거가 있다는 것을 밝혔다. 특정 질병의 경우 과체중이 사망률을 낮추는 효과가 있었기 때문이다. 이와는 반대로 2006년 아담스(Adams KF) 등과 2007년 프레갈(Flegal KM) 연구팀에서 과체중은 다른 이유로 사망 위험을 높인다고 하였다. 과거에는 외부 환경의 영향 때문에 대부분 사람들이 삶이 고되고 음식이 부족했기 때문에 지방 축적에 한계가 있었다. 2006년 스터브스(Stubbs RJ)와 톨캠프(Tolkamp BJ)는 생태학적 관점에서 동물은 먹이 섭취를 극대화하려는 존재라고 하였다. 동물이 음식을 섭취하는 데 제약을 가하는 요인은 대개 동물을 둘러싼 외부적인 환경에서 온다고 보았다. 오늘날 인류의 환경이 과거 선조들과는 전혀 다르다. 오늘날은 음식이 넘쳐나고, 시간이나 노력은 별로 들이지 않아도 쉽게 음식을 구할 수 있다.

비만과 지방 저장

비만의 유행은 과도한 체중이 문제가 아니라, 과도한 지방이 문제다. 지방이 우리 몸에서 하는 역할이 무엇이며, 지방이 지나치게 많을 때 일어나는 대사 문제가 무엇인지에 대한 연구는 많이 진척되었다. 대부분 지방은 지방조직에 저장된다. 한 번에 과도하게 섭취된 여분의 에너지를 지방조직에 지방으로 저장했다가 나중에 음식 공급이 충분하지 않을 때 꺼내 사용할 수 있는 매우 편리한 시스템이다. 해상 포유류에서 피하 지방은 단열 기구로서 매우 중요하다. 물은 대단히 뛰어난 열 전도체라서 공기보다 25배나 빨리 물체로부터 열을 빼앗아 간다. 즉 해양 포유동물에서 지방은 단열효과를 통해 몸에 에너지를 보존하는 기능을 수행한다. 기존의 개념은 지방의 축적은 몸의 에너지 균형이 플러스(소비한 칼로리가 섭취한 칼로리보다 적을 때)일 때 생기는 결과로 여겼고, 본질적으로 대단히 정적인 역할을 한다고 생각했다. 즉 지방조직은 신체의 대사적인 측면에서 그다지 활성이 없다고 보았다. 그러나 지금은 지방조직이 단순히 에너지 균형이 플러스일 때 생기는 수동적 결과물이 아니라 생리적 기전과 대사과정을 조절하는 주체임을 알게 되었다. 2004년 커쇼(Kershaw EE)와 플리어(Flier JS)는 지방조직이 내분비기관이라 하였다. 2006년 파인(Fain JN) 연구팀이 지방조직이 다양한 펩티드 호르몬과 스테로이드는 물론이고, 면역 기능 분자까지도 생산하고 대사한다고 하였다. 비만 때문에 발생하는 많은 건강상 문제는 이 내분비기관 겸 면역기관인 지방의 크기가 과도하게 커져서 생기는 경우가 대부분이다. 지방이 비대해지면 몸의 생리적 기능이 교란되기 때문이다. 일정 기간 동안 소비하는 칼로리보다 섭취한 칼로리가 많으면 뚱뚱해진다. 그렇지만 이렇게 단순한 진리 속에는 엄청난 복잡성이 숨겨져 있다. 지방을 축적하려면 에너지 소비량보다 음식 섭취량이 더 많아야 하지만, 이런 일이 일어나는 경우는 한두 가지가 아니다.

1963년 닐(Neel JV)은 과거에는 식량 불안정 상태가 흔히 발생했기 때문에 인류가 식량 부족에 대비해 적응하도록 진화했다고 하였다. 이러한 개념을 담기 위해 '절약 유전자형(thrifty genotype)'과 '절약 표현형(thrifty phenotype)'이라는 용어가 사용되었다. 절약 유전자형의 원래 개념은 인슐린 저항을 적응의 관점에서 고려한데서 유래했다. 계절적 요인 등과 같은 예측 가능한 또는 예측 불가능한 식량 공급 감소는 지방의 저장을 통해 유기체를 기아의 영향으로부터 완충하려는 대사적 적응을 촉진할 수 있다. 2006년 스코트(Scott EM)와 그랜트(Grant PJ)는 놀랍게도 겨울이 오기 전에 에너지 저장을 늘리는 동물의 대사 변화는 2형 당뇨병에 의해 유발되는 변화와 아주 유사하다고 하였다. 인슐린 저항은 지방산의 이동(합성)이 지방조직을 향하도록 만들기 때문에 결과적으로 지방이 축적된다.

항상성(Homeostasis)

항상성(homeostasis)이라는 개념은 신체의 조절을 다루는 생리학에서 가장 중요한 핵심 원리이다. 비만은 '체중의 항상성' 유지에 실패한 결과로 생각할 수 있다. 비만은 플러스 에너지 균형이 지속된 결과이기 때문에 '신체 총에너지의 항상성' 유지에 실패했다고 하는 것이 더 정확한 표현이다. 비만을 '체중 항상성 이론(weight homeostasis theory)'으로 접근하는 관점에서 체내에 축적되는 에너지의 양을 중요시 한다. 체내 에너지는 지방 조직에 의해 지방의 형태로 저장되므로 '체중 항상성 이론'은 '지방 항상성 이론(lipostatic theory)'이라 할 수 있다. 체중 항상성 이론은 식욕과 에너지 소비에 영향을 미치는 생리적 또는 행동적인 여러 요인들을 잘 조절함으로써 신체 내부의 에너지 총량을 일정하게 유지하는 것이 중요하다고 보는 것이다. 지방 항상성 이론은 항상성 패러다임 안에서는 잘 맞지만, 진화적 관점에서 바라보면 좀 이치에 맞지 않는 부분이 생긴다. 대부분 야생동물은 체중의 변동, 특히 지방량의 변동을 일상적으로 경험하기 때문이다. 야생동물이 체중의 항상성을 유지하는 경우는 무척 드물다. 2004년 윙필드(Wingfield JC)는 오히려 야생동물은 환경의 도전에 적응하기 위해 자신의 체중을 끊임없이 변화시킨다고 하였다. 계절의 변화처럼 주변 여건이 바뀌면 그런 조건에 살아 남기위해 자신의 신체도 조절하는 것이다. 이 처럼 동물이 자신의 생리 상태를 주변 상황에 맞춰 조절하는 것을 신항상성(allostasis)이라 한다. 신항상성의 핵심 개념은 동물이 생존 능력을 얻을 목적으로 자신의 생리적 기전을 조절한다는 것이다. 생리적 조절은 항상성 유지가 아니라 진화적 적합성(evolutionary fitness)을 강화시키기 위해 작동한다. 즉 신항상성은 신체 내부 상태의 변화를 통해 생존 능력을 얻는데 반해, 항상성은 변화에 저항함으로써 생존 능력을 얻는 조절방식이다. 아주 좁은 범위 안에서 유지되어야 동물이 생존할 수 있는 핵심 매개변수의 경우는 항상성 패러다임이 잘 맞는다. 그렇지만 대부분의 영양소는 이런 모델과 잘 합치가 되지 않는다. 생리적인 과정과 신진대사 과정 가운데는 지방 축적을 조장하는 것도 있고, 그것에 저항하는 것도 있다. 이들은 환경에 적응하는 데 어떤 것이 더 적합하냐에 따라 결정된다. 인간이 진화해온 대부분 기간 동안 이 2가지 적응 방식, 즉 지방 축적을 조장하는 것과 저항하는 것 사이에는 비대칭이 있어 왔다. 지방 축적을 조장하는 적응 방식이 저항하는 방식보다 훨씬 우세했을 것으로 본다. 일반적으로 인간의 진화과정에서 지방을 축적하는 것은 단점보다 장점이 훨씬 많았다. 비만과 관련된 병리는 부분적으로 과도한 지방조직으로 인한 신진대사의 불균형 때문에 발생한다. 2000년 맥위언(McEwen BS)은 신항상성 부하(allostatic load)라는 개념을 정리하면 생리적인 시스템은 적절한 한도 안에서 가능하기 때문에 만약 환경에 적응하기 위해 그 한도를 넘어서다

보면 결국 시스템 전체를 약화시킬 수 있다는 것이라 하였다. 적응을 위한 신체의 생리적인 반응이 적정선을 넘어 과도해지면 병리 현상으로 발전할 수 있다. 비만과 관련된 신항상성 부하로는 염증 치료나 호르몬 불균형을 들 수 있다. 지방이 과도하게 늘어나게 되면 지방조직은 정상으로 작동하더라도 지방조직과 다른 기관들 사이의 균형이 무너짐으로써 대사 조절에 장애가 일어난다. 지방조직은 내분비기관으로 타고난 기능 때문에 크기가 엄청나게 커지거나 작아질 수 있다. 지방 조직은 원래부터 변동이 큰 신체 기관인 것이다. 그럼에도 오늘날처럼 지방의 축적량이 엄청나게 되면 지방조직이 감당할 수 있는 범위를 넘어섬으로써 내분비 기능과 면역 기능에 차질이 생길 수 있다.

체질량지수(BMI)

미국에서 비만 및 과체중과 관련된 국가자료의 1차 공급원은 미국보건영양조사(National Health and Nutrition Examination Survey, NHANES)이다. 전국적으로 자료를 수집하기 위해 연간 3,000만 달러 정도의 비용을 투입한다. NHANES에서는 2~3시간가량 소요되는 대규모 설문조사와 이동식 검진센터를 통해 신체검사를 함께 시행한다. 이 조사의 핵심적인 특징은 키와 몸무게의 표준화된 측정이 가능하다는 것이다. 이 결과로 kg 체중을 m 키의 제곱으로 나눈 값(kg/m^2)으로 정의되는 BMI(body mass index, 체질량지수)의 계산이 가능하다. 지금까지 조사된 모든 인종과 민족 그룹에서 BMI는 체내 지방의 비율과 상관관계가 가장 크다. 그렇기 때문에 BMI는 과체중과 비만을 평가할 때 가장 선호되는 지표가 되었다. BMI는 건강의 위험도를 평가하는 데 여전히 유용한 도구다. 일반적으로 백인 인구집단의 경우 18.5~25kg/m^2 범위를 정상 체중으로 분류한다. 18.5kg/m^2 이하는 저체중, 25kg/m^2 이상은 과체중으로 분류한다. 과체중

중에서도 30kg/m^2 이상인 경우 비만으로 정의하고, 40kg/m^2 이상을 병적 비만으로 정의한다.

비만은 유행인가?

유행성 질환(epidemic)이라는 단어를 들으면 건강했던 수많은 사람들이 갑자기 심각한 질병에 걸리는 장면을 떠올리게 된다. 유행성 질환이라 하면 전염병이 연상되기 때문이다. epidemic의 사전적 정의는 전염성 질환의 급속한 확산이다. 비만은 분명 이 정의에 해당되지 않는다. 그렇지만 epidemic에는 급속한 확산, 성장, 전개라는 뜻도 있다. 비만 연구가인 캐서린 프레갈(Flegal KM)은 2006년 epidemic에 관한 여러 정의를 꼼꼼히 검토한 후 비만 유병률에서 일어난 최근의 변화가 실제로 유행성 질환의 특성을 갖고 있다고 결론지었다. epidemic의 역학적 정의는 일반적인 예상 이상으로 자주 나타나는 건강 관련 사건을 의미한다. 이에 반해 폴 캄포스(Paul Campos) 등은 체중 증가에 대한 과장된 우려로 인해 기득권을 누리는 경제적 이익 단체들(다이어트 산업, 건강식품 산업 등)이 많다고 경고했다. 선진국에서 전반적으로 비만이 유행하고 있는데, 개발도상국가에도 급속하게 퍼지고 있다. WHO에서 BMI를 기준으로 추정할 경우 현재 전 세계적으로 과체중이거나 비만인 사람의 숫자는 10억 명으로 영양결핍으로 고통 받는 8억 명 보다 훨씬 많다. 2002년 아라네타(Araneta MRG) 등의 연구에서 아시아인 혈통의 사람들은 성장한 지역에 상관없이 같은 BMI라도 지방량, 특히 내장 지방의 양이 더욱 많다는 연구 결과가 일관되게 나온다. 미국에서 BMI가 40kg/m^2 이상인 사람은 1,200만 명을 넘어섰으며, 이중 대략 절반 정도는 BMI가 50kg/m^2 이상이고, 대략 100만 명 정도는 BMI가 70kg/m^{2}이다. 2004년 헤드리(Hedley AA) 연구와 무어(Moore TR) 연구에서 1999~2000

년까지만 20세 이상 미국 여성 중 과체중이 62%이고 33%는 비만이다. 만 12~19세 여자 청소년 중 15%가 과체중이다. 그러나 비만율이 가장 높은 나라는 미국이 아니다. 태평양의 섬나라 나우루(Nauru)에서는 주민 중 70% 이상이 비만으로 분류되고, 40%는 2형 당뇨병을 앓고 있다. 1988년 브레이(Bray GA)와 그레이(Gray D)는 비만 유병률의 증가는 많은 비전염성 질환의 유병률 증가와 관련이 있다고 하였다. 가장 심각한 것은 심혈관질환과 당뇨병이다. 또한 2008년 르네한(Renehan AG) 등은 많은 암이 비만과 관련되어 있다고 하였다. BMI가 높거나 낮은 경우 모두 사망 위험이 높아진다.

미국인들의 몸집이 커지는 현상은 건강 이외의 분야에도 영향을 미친다. 어쩔 수 없이 사용하는 물건들의 크기도 커진다. 회전문의 폭은 182cm가 표준이었으나 현재는 244cm이다. 승객의 평균 체중 증가로 비행기 운항에 소요되는 연료량도 영향을 받는다. 2004년 단넨버그(Dannenberg AL) 등의 연구에서 2000년에만 2억 5,000달러 정도의 연료비가 추가 발생한 것으로 추산된다. 주사바늘이 두터운 지방층을 뚫고 근육에 도달하려면 더 긴 바늘이 필요하고, 침대에서 움직이지 못하는 비만 환자를 뒤집는 일도 여러 간호사가 달려들어야 하는 힘든 일이 되었다. 표준적인 의료 영상 촬영 장비로는 비만 환자에서 나타나는 두터운 지방층 때문에 이미지를 뚜렷하게 얻기가 용이하지 않다.

1997년 사마라스(Samaras K) 등, 1999년 라이스(Rice T) 등, 200년 슈(Hsu F-C) 등에 의해 BMI와 체지방 분포에는 유전적인 요소가 있음을 알게 되었다. 2008년 리드(Reed DR) 등의 연구에 의하면 유전자를 제거한 생쥐(gene knockout mice) 모델에서 유전자를 녹아웃(konckout) 했을 때 Jackson Laboratory Mouse

Database를 이용하여 성장에 미치는 영향을 조사한 결과 진화는 지방 축적에 대한 감수성을 저해하지 않는 방향으로 진행되었을 가능성이 커서 비만과 연관된 유전자 다형성(genetic polymorphism, DNA가 복제될 때 유전자의 일부가 제대로 만들어지지 않거나 너무 많이 만들어져서 유전자의 양이 차이가 나는 현상을 말한다)은 많은 반면, 마른 체형을 유지하는 성향과 관련된 유전적 다형성은 그보다 훨씬 적을 것이라는 예측을 지지하는 결과가 나왔다. 한 유전자를 제거해도 다른 경로의 대사 기전이 있는 경우가 많기 때문에 상당수의 생쥐는 살 수 있다. 살아남아 조사를 받은 유전자를 제거한 생쥐 중 약 34% 정도가 야생형 생쥐와 비교해 성장에 변화가 있었으며, 31%는 체중이 줄었고, 3%는 체중이 증가했다. 이러한 변화로 인해 몸의 크기로 반영되었다. 이 결과를 통해 추정해 보면 성장 과정, 그리고 어른 생쥐의 최종 크기에 영향을 미치는 유전자의 수는 대략 4,000개 정도로 볼 수 있다. 야생형의 크기 표현형과 다르게 나타난 유전자를 제거한 생쥐는 10마리당 9마리 정도가 몸 크기가 작았다.

현대인을 비만에 취약하게 만든 유전, 생리적 기전, 행동 등의 여러 측면이 과거에는 인류가 환경에 성공적으로 적응하는 데 필수적인 요소였다는 가설이 많다. 그러므로 비만이 유행하게 된 것은 현대의 환경과 지금에 와서는 부적절해진 과거의 진화적인 적응이 상호작용한 결과이다. 인간의 생물학과 현대의 생활방식은 체중 항상성 유지라는 측면에서는 더 이상 호응하지 않게 되었다. 비만이 생긴 원인은 에너지 소비는 많고 음식 섭취는 불안정했던 과거의 환경에 맞추어 인간이 진화해 왔기 때문일 수 있다. 과거와 확연히 달라진 중요한 변화는 음식을 획득하는 일이 육체적 노력과 분리되기에 이르렀다는 점이다. 2003년 이튼(S Boyd Eaton)과 이튼(Stanley B Eaton)은 사람은 열심히 노동을 해야 음식을 얻을 수 있는 종으로 진화해 왔다고 했다. 음식을 통해 에너지를 섭취하기 위해서 먼저 음식을 얻기 위해 상당량의 에너지를 소비해야만 했다. 그러나 지금은 전화 한 통이면 필요한 음식이 집 앞에 배달된다. 이제는 음식을 획득하기 위해 에너지를 많이 소비할 필요가 없어졌다. 오늘날 대부분 사람의 경우 소비하는 에너지양은 기초대사율 정도에 불과하고, 소화가 잘 되고, 에너지 밀도도 높고 맛도 좋은 음식은 언제 어디서나 손쉽게 구할 수 있게 되었다. 진화를 통해 물려받은 해부적, 생리적, 대사적 도구들은 오래 전에는 섭식 행위와 음식 찾기 행위 전략에 알맞은 훌륭한 적응 방식이었지만, 오늘날의 섭식 및 음식 찾기 환경에는 부적절한 것이 되고 말았다.

현재 진행 중인 비만의 유행이 자기지속적인(self-sustaining) 현상으로 자리 잡을 가능성이 있다. 소아 비만과 나중에 성인이 되었을 때 비만이 될 위험은 모두 자궁 내 환경에 크게 영향을 받는 것으로 보인다. 그리고 성인 비만과 관련된 성인병들은 적어도 부분적으로는 생리와 대사 과정의 자궁 내 프로그래밍(*in utero* programming)에서 비롯된다. 이 개념에 대한 초기 연구는 저체중 출생아에 주로 초점을 맞추었기 때문에 결국 '절약 유전형', '절약 표현형'이라는 개념을 제안하기에 이르렀다. 즉 비만의 경향은 결핍에 적응해 나타난 표현형과 출생 후에 만난 풍족한 성장 환경 사이의 불일치 때문에 생긴다는 것이다. 재태기간(gestational age, 임상적으로 최종 월경의 1일째부터 출산에 이르기까지 태아가 자궁 내 환경에서 발달하는 기간)에 비해 적거나 큰 아기는 모두 비만의 위험이 커진다는 것이다. 그렇기 때문에 자궁 내에서 풍족함을 경험한 경우에도 비만의 성향이 높아지는 것으로 보인다.

건강에 좋지 않은 식습관은 어릴 때부터 시작된다. 미국 아동이 섭취하는 채소 중 거의 절반은 감자튀김이 차지한다. 1997~1978년과 2001년~2002년을 비교해 보면 미국 아동의 채소 섭취량은 43% 감소했다. 반면 같은 기간 동안 피자 소비량은 425%라는 놀라운 증가를 보였다. 1998년 수바(Subar AF) 등의 조사에 따르면 아이들의 최대 탄수화물 공급원은 빵이며, 2번째 탄수화물 공급원은 청량음료다. 2005년 이스가나이티스(Isganaitis E)와 루스틱(Lustig RH)의 연구에서 아이들이 마시는 우유의 양은 38% 감소하였고, 탄산음료 섭취량은 70% 증가했다. 음식만 문제가 되는 것은 아니다. 사람들은 점점 몸을 쓰는 일이 줄어들고 기껏해야 기초대사율을 조금 넘는 정도의 에너지만 소비하는 사람이 많다. 오늘날에는 신체활동을 거의 하지 않는 사람이 많아졌으며, 선조들과 비교해 거의 움직이지 않는 정도이다. 많은 사람들은 걷기보다는 차를 모는 것을 더 좋아하고, 계단을 오르느니 엘리베이터를 탄다. BMW(Bus, Metropolitan, walking; 버스, 지하철, 걷기) 족이 별로 많지 않다. 건물에 들어서면 엘리베이터는 눈에 쉽게 띄지만, 계단은 찾기가 용이하지 않다. 현대의 생활환경에서도 모든 사람이 체중이 늘지는 않는다. 다시 말해 우리의 비만 취약성에 영향을 미치는 요인들이 있다는 것이다. 이 요인 가운데 일부는 문화적, 행동적일 것 일수도 있고, 개인의 선택도 중요한 역할을 한다. 그렇지만 유전적, 대사적, 생리적 요인도 빼 놓을 수 없다. 앞에서 이야기 했듯 유전적 요소가 있는 것이 밝혀졌다. 인류가 진화하면서 유전적 다양성도 유례가 없을 정도로 풍부해졌다. 어느 시기에나 비만인 사람과 마른 사람은 항상 있었다. 앞으로도 분명 그럴 것이다. 현대의 생활환경이 비만에 취약하게 만든 것이 사실이지만, 그런 환경 변화에 내성이 있는 사람도 분명히 있다.

식욕

비만연구 전문가이자 20년간 3,000명의 비만을 책임져온 앤드류 젠킨슨(Andrew Jenkinson)의 저서 "식욕의 과학[Why We Eat (Too Much)]"에서 비만은 의지의 문제가 아니며, 거의 대부분 유전 문제이며 현대인의 식생활 중 포화지방에 대한 오해가 있다고 말한다. 비만은 인구의 1/3~1/4이 겪는 문제로 75%가 유전이다. '살을 뺄 수가 없어요. 선생님. 그렇다고 완전히 포기할 수도 없고요. 신진대사가 느린 것 같습니다. 유전적인 것 같아요. 허기가 더 져요' 환자가 이렇게 말할 때, 만약 환자의 말이 옳고 의학계가 틀렸다면 비만은 하나의 질병으로 보아야 하지 않을까?

대사학의 첫 번째 규칙을 살펴보자. (들어온 에너지) - (나간 에너지) = (저장되는 에너지). 우리는 이 규칙에 따라 비만을 이해한다. 과학자들은 지방 1kg이 몸에 저장되려면 7,000kcal를 추가로 섭취해야한다. 빅맥 6개, 프렌치프라이 6개, 콜라 6잔에 해당하는 양이다. 일상생활에 필요한 열량에 이만큼의 열량을 추가로 공급하면 즉 월요일부터 토요일까지 6일 동안 기본 식사에 빅맥 세트를 추가해서 먹으면 체중 1kg이 늘어난다는 뜻이다. 식탐이 많아지고 몸은 너무 게을러서 살이 찌기 쉬운 사화가 되었다는 시각이 보편적이다. 결국 우리 잘못이라는 결론이 내려져 대사학의 첫 번째 규칙으로만 비만을 해석하면 이 결론은 틀림없는 사실로 받아들여진다. 비만 인구의 비율은 1980년대 초부터 증가했고 이 시기는 미국인의 섭취 열량이 늘어나는 때와 일치한다. 실제로 통계를 보면 식품으로 섭취한 열량의 증가 추세와 비만율 증가 추세가 정확하게 일치한다. 1980년에 미국 남성이 하루 평균 섭취한 열량은 2,200kcal이었고, 2000년에는 2,700kcal이였다. 1990년에 82kg이었던 미국 남성의 평균 체중은 12년 뒤 88kg으로 늘어났다. 이러한 데이터는 전통적인 이론 즉 들어온 에너지에서 나간 에너지를 뺀 만큼 저장된다는 단순한 공식을 뒷받침하는 것 같다. 언뜻 보면 섭취 열량이 비만의 원인인 것처럼 보인다. 여기에서 수치를 좀 더 자세히 들여다보자. 좀 이상하지 않은가? 1980년부터 2000년까지 하루에 500kcal를 더 먹었다는 소리 아닌가? 1년이면 500kcal×365일=182,500kcal를 추가로 섭취했다는 계산이 나온다. 미국 평균 남성 1명이 1년 동안 칼로리를 이만큼 더 섭취했다면 대사학 첫 번째 규칙을 적용할 경우 체중은 얼마 늘어나야 할까? 신체 활동아 더 늘어났다는 증거는 없기 때문에 신체활동량은 그대로라고 가정하고 첫 번째 규칙을 적용하면 다음과 같다.

- 1년간 매일 500kcal를 더 섭취하면
- 추가로 들어 온 에너지-추가로 빠져나간 에너지=저장되는 에너지
- 182,500kcal-0kcal=182,500kcal
- 지방 1kg=추가 섭취 열량 7,000kcal
- 따라서 1년 동안 늘어나는 체중=182,500kcal/7,000kcal =26kg

1년에 체중이 26kg 늘어난다는 결과가 나온다. 이런 일이 12년 동안 이어졌다면 남성의 평균 체중은 312kg이 증가했어야한다 하지만 실제 수치를 보면 이 기간 동안 6kg이 늘어났다. 1년에 26kg이 아니라 0.5kg이 늘어난 셈이다. 대사학의 첫 번째 규칙을 이용했는데 왜 실제와 다른 결과가 나왔을까? 미국 인구군 전체를 기준으로 할 때 매일 500kcal를 더 먹고도 실제로 늘어난 체중은 1년에 겨우 0.5kg이다. 1년 동안 추가로 지방으로 저장된 열량이 3,500kcal이고, 이를 거꾸로 계산하면 하루에 섭취한 열량이 고작 11kcal라는 소리이다.

하루 동안 필요한 열량 외에 더 먹은 열량이 감자칩 한 봉지도 아니고 달랑 한 개에 불과하다는 소리이다. 그러므로 미국인은 평균적으로 필요한 양보다 에너지를 훨씬 더 많이 섭취하지만 인체 에너지 균형은 0.4% 안팎으로 조절되는 것을 알 수 있다. 2004년 스피커만(Speakerman J)이 별도로 진행된 검증 연구에서 1년간 소비한 에너지와 증가한 체중을 보다 정확하게 측정했는데 섭취한 전체 에너지 중에서 지방으로 저장된 양은 0.2%에 불과했다. 매일 500kcal를 더 먹었는데도 저장된 열량은 11kcal라면 나머지 489kcal는 어디로 사라졌을까? 이를 설명하려면 대부분 간과하는 다른 한 가지 규칙인 음성 피드백(negative feedback)으로 돌아가야 한다. 음성 피드백은 건강에 해로운 변화가 발생할 경우 그 변화와 정반대로 가는 과정을 활성화시켜 인체를 보호하는 시스템이다. 체온과 수분조절이 이 기전을 이용한다. 동물이 생존하려면 에너지를 조절하고 저장하는 기능이 꼭 필요하다. 훗날 필요할 경우를 대비해서 에너지를 저장해 두는 것이지만 그렇다고 무한정 비축할 수는 없다. 그러므로 인체에 저장되는 에너지의 양 역시 수분과 마찬가지로 음성 피드백 기전을 통해 조절되는 것은 지극히 자연스러운 일이다. 인체의 에너지 소비량을 다시 살펴보자.

에너지 소비량 = 능동적 에너지 소비(헬스장 등)
+ 수동적 에너지 소비(걷기, 일상적인 움직임)
+ 기초대사율(허흡, 심장박동, 체온조절)

남는 에너지는 이 중 어디에 쓰일까? 일부 과학자들은 많이 먹으면 몸을 가만두지 못하고 더 많이 움직이게 되므로 여분의 에너지가 수동적 에너지 소비로 쓰인다고 주장한다. 그렇지만 1.6km를 걸어도 100kcal를 채 소비하지 못한다는 사실을 감안하면 매일 500kcal에 가까운 추가 에너지가 그저 몸을 가만두지 못하는 정도로 소비하기는 어렵다는 것을 알 수 있다. 결국 기초대사율이 정답일까? 에너지가 과도하게 비축되지 않도록 기초대사율을 끌어 올리는 것일까?

버몬트 주립교도소 비만 연구

1965년 이선 심스(Ethan Allen Sims)가 이끈 미국 연구팀은 버몬트(Vermont)주 벌링톤(Burlington)에 위치한 주립교도소(Vermont State Prison)에서 연구실을 꾸리고 비만을 연구하기 위해 계획적으로 과식을 해서 3개월간 체중이 25%까지 늘어나면 어떤 일이 일어나는지 조사하고 분석하였다. 그러기 위해서는 일정 기간 동안 과식을 해야 했고 그 과정을 감독할 필요가 있었다. 처음에는 학생들을 대상으로 연구를 시작했으나 학업에 바쁜 학생들은 관리감독을 받으면서 장기간 과식할 시간 여유가 없었고, 결국 연구도 중단되었다. 그러나 교도소 수감자들은 이러한 방식의 연구에 훨씬 적합하였다. 특별히 하는 일이 없었고, 연구진은 수감자가 금지된 신체운동을 하는지 관찰할 수도 있다. 이에 연구진은 수감자가 연구 목표에 맞게 체중이 증가하면 출소 날짜를 앞당겨 주기로 협상하고 교도소에서 연구를 진행하였다. 연구진은 수감자들에게 식사를 제공할 전용 요리사를 채용했고, 식기도 철제 그릇에서 도자기로 업그레이드 했다. 아침 식사는 달걀, 해시브라운, 베이컨, 토스트로 구성된 정통 미국식 메뉴였다. 점심에는 샌드위치를 먹고 싶은 만큼 먹을 수 있었고, 저녁에는 스테이크나 치킨 요리에 감자와 채소가 곁들여 졌다. 그리고 잠들기 전에 한 번 더 정통 미국식 아침 식사가 푸짐하게 나왔다. 수감자들이 섭취하는 열량은 2,200kcal에서 4,000kcal로 늘어났다. 연구진은 체중이 꾸준히 늘어나는 과정을 지켜보았다. 그런데 이상한 결과가 나왔다. 계속해서 매일 4,000kcal를 먹음에도 불구하고 체중 증가세가 멈춘 것이다. 체중은 더 이상 증가하지 않았고 연구 목표인 25% 증가는 요원하였다. 그래서 연구진은 섭취 열량을 더욱 늘렸다. 체중이 더 증가하도록 하루에 8,000~10,000kcal를 섭취하게 하였다. 이 양은 연구진이 체중 증가에 필요한 수준으로 처음 계산한 열량의 4배에 달하는 양이다. 그런데도 놀랍게도 일부 수감자는 매일 10,000kcal를 먹어도 체중이 증가하지 않았다. 어떻게 체중이 더 늘지 않을 수 있었을까? 연구진은 많이 먹고 과체중이 된 수감자들의 대사율을 측정한 후에야 의문이 풀렸다. 모든 수감자들의 기초대사율이 크게 높아진 상태였다. 체중이 폭발적으로 늘어나지 않도록 인체가 스스로를 보호하기 위해서 과식 환경에 맞춰 에너지를 더 많이 연소하는 적응이 일어난 것이다.

1995년 뉴욕의 록펠러 대학병원의 라이벨(Leibel RL) 연구팀은 환자를 2 그룹으로 나누고, 체중이 10% 증가하면 어떤 영향이 나타나는지 조사를 했다. 연구를 시작할 때 한쪽 그룹은 정상 체중이었고, 다른 그룹은 비만이었다. 그런데 체중을 늘리기 전, 연구 시작 시점에서 안정 상태일 때 비만 그룹의 기초대사율이 정상 체중 그룹보다 더 높다는 흥미로운 사실이 확인되었다. 이 연구에서는 체중을 늘리기 위해 단백질과 지방, 탄수화물이 함유된 고열량 음료를 사용하였다. 연구진이 섭취열량을 보다 정확하게 계산할 수 있는 방법이다. 체중이 10% 증가했을 때 2 그룹의 에너지 소비량은 어떻게 변했을까? 버몬트교도소와 마찬가지로 록펠러연구소에서도 모든 참가자의 기초대사율이 증가했다. 정상 체중 그룹은 에너지 소비량이 일일 600kcal 이상으로 늘어났고, 비만 그룹은 그보다 많은 일일 800kcal로 늘어났다. 2006년 미네소타주 로체스터의 메이요 클리닉의 레바인(Levine JA) 연구팀은 자체 연구를 포함하여 과거에 실시된 과식 연구 21건의 결과를 모아 분석한 결과 과식을 하면 그에 대한 반응으로 기초대사율이 평균 10%

정도 증가하는 것으로 나타났다. 과식을 할 경우 체내로 유입된 에너지가 늘어날수록 인체는 남는 열량을 더 많이 태워서 체중 증가를 막는다.

미네소타 굶주림 연구

이와는 반대로 굶주림연구에 대하여 살펴보자. 1944년 미네소타 대학교에서는 당시 영양학계의 전도유망한 젊은 과학자로 유명한 안셀 키스(Ancel Benjamin Keys)가 이끄는 연구팀이 인체 대사에 끼치는 영향을 조사하였다. 실험기간은 약 1년으로 19944년 11월 29일부터 1945년 12월 20일까지 56주간 이루어졌다. 제2차 세계대전이 막바지에 이르던 이 시기에 미국은 유럽 인구 수백만 명이 기근에 시달릴 것이라 전망하였다. 이에 따라 생존에 가장 효과적인 식생활을 찾는 것이 연구의 목표였다. '미네소타 굶주림 연구(Minnesota Starvation Experiment)'라는 명칭으로 알려진 이 연구에서 남성 36명이 지원하였다. 신앙과 종교로 인해 입대하지 않고 이 실험에 참여한 젊은이들이 열정으로 실험을 시작하였다. 모두 양심적 병역 거부자 이었지만 전시 상황에 보탬이 되고 평화를 지키기 위해 동참했던 사람들이다. 실험 전에 젊은이들은 조직에서 신체적, 정신적으로 건강한 테스트를 받았으며, 어려운 환경에서 다른 사람들과 어울릴 수 있었다. 이들은 군사명령에 서명하였는데, "나는 식량 위기를 극복하기 위해 굶어 죽는 것을 선택한다"에 서명하였다. 이들은 미네소타대학교 축구 경기장에 마련된 생활공간에서 외부와 격리되어 지내면서 1년간 연구진의 관찰 대상이 되었다. 연구팀은 먼저 12주간 일반적인 식생활을 유지할 때의 상태를 관찰했다. 이 단계에서 하루 섭취열량은 3,200kcal이었다. 조금 많다고 생각할 수 있지만, 연구 참여자들이 생활공간에서 육체적 노동을 했다는 것을 고려해 필요한 열량이다. 이어 24주간 일일 섭취열량을 1,560kcal로 제한하고 육체노동은 지속하게 하면서, 참여자들의 체중과 기분, 대사율 변화를 조사하였다. 다음 12주는 4그룹으로 나누어 각각 다른 칼로리와 보충제로 식사를 했고, 다음 8주는 재활기간이었다. 최악의 그룹은 첫 12주를 제외하고 총 44주간 1,560 kcal로 식이 제한을 한 그룹이다. 모든 그룹에서 실험기간 내내 나타나는 변화도 관찰하였다. 이 결과 섭취 열량을 제한한 24주 동안 예상한대로 참여자들은 체중이 약 25% 감소하였다. 동시에 기초대사율도 급감하였다. 연구팀은 기초대사율의 감소폭이 몸의 크기가 줄어든 것으로 설명할 수 있는 수준을 넘는다는 사실을 알았다. 이 기간에 참여자들의 기초대사율은 연구 시작할 때와 비교할 경우 무려 50%가 감소하였다. 덩치가 작아지면 기초대사율도 감소하지만, 감소된 기초대사율의 절반인 25%는 신체 크기 변화로 설명할 수가 없었다. 인체가 굶주림에 적응하기 위해 에너지 소비량을 가능한 최저 수준으로 내린 것으로 설명할 수밖에 없다. 실제로 심장박동과 호흡이 느려지고 체온도 낮아졌다. 다시 정상 식생활이 재개되자 체중은 신체 크기를 기준으로 예상했던 속도보다 훨씬 더 빠르게 늘어났다. 연구팀은 섭취 열량을 제한했을 때 인체 대사가 떨어졌던 것이 이 같은 급속한 체중 증가를 일으킨다고 생각했다. 참여자 전원이 연구 시작 때보다 체중이 늘고 덩치가 더 커진 상태로 연구를 마쳤다. 체중 분포도 변화했다. 사라진 근육 질량은 다시 회복되지 않았다. 감소되었다 다시 늘어난 체중은 전부 지방의 무게였다. 실제 섭취 열량을 제한하자 우울증과 불안을 겪었고, 집중력도 떨어졌다. 뿐만 아니라 건강염려증의 징후도 나타났다. 이 실험의 동기는 크게 2가지로 첫째는 기근을 시뮬레이션(simulation)하여 인간의 굶주림을 연구하는 것이고, 두 번째는 이 결과를 2차 대전 끝물의 굶주리고 있는 세계에 적용하는 것이다. 실험 참가자들은 오전 8시 30분과 오후 5시에 하루 2끼의 식사를 했다. 전 쟁 중인 유럽에서 기아에 시달리는 사람들과 비슷한 음식이 제공되었다. 메뉴로는 빵, 감자, 무, 배추였다. 식사를 제한한 것뿐만 아니라 부실한 식단에 노동캠프에서 강도 높은 운동을 하였다. 매주 15시간 동안 실험실, 세탁장, 숙소 등에서 일하기도 하였으며, 일주에 35km를 걷고 또 실내에서 1시간 반 동안 러닝머신 위에서 뛰어야만 했다. 처음에 연구팀은 커피와 껌을 무제한으로 제공하였지만, 몇몇 사람이 하루 15잔 이상의 커피와 40통 이상의 껌을 씹는 바람에 이 역시 커피는 9잔, 껌은 2통으로 제한하였다. 이러한 고통이 계속되자 36명 중 4명은 중도 탈락하였다. 이들은 식료품 창고에서 과자와 팝콘, 잘 익은 바나나 2개를 먹고 토한 사람과 순무와 사탕을 훔친 사람 등 이었다. 참가자 중 일기를 쓴 사람은 연필에서 심을 빼고 남은 나무를 씹어 먹었다고 썼으며, '나는 내 머리 속에 사람을 잡아먹는 다는 생각을 지우기 위해 애를 썼지만 소용이 없었다"고 적었다. 이들이 겪었던 고통들은 오늘날 거식증 환자들이 겪고 있는 증상과 유사하다. 키스는 실험이 끝나고 4년 후에 인간 「기아 생물학(Biology of Human Starvation)」이라는 책을 펴냈는데 대략 1,400페이지에 걸친 무서운 이야기이다. 실험 참가자들은 1990년까지 정기적으로 만나며 그때의 고통을 회상했다고 한다.

체중을 조절하는 음성 피드백 기전

레이벨(Leibel RI) 연구팀은 뉴욕 록펠러대학교에서 콜로비아대학교 인체영양연구소로 옮긴 뒤 1980년 대 중반부터 다이어트와 과식이 대사율에 주는 영향을 조사하여 1995년 논문을 발표하였다. 이 연구팀이 이룬 중대한 성과 중 하나는 학생들을 모집해서 짧게는 3개월, 길게는 2년간 병원에서 지내도록 한 연구였다. 레이벨 교수는 인체 대사를 정확하게 측정하는 새로운 기술을 이용하여 과식으로 체중이 10% 증가한 경우와 다이어트로 체중 10%가 감소된 경우, 체중의 20%가 감소될 때까지 다이어트를 계속 실시한 경우 대사율에 나타나는 변화를 매우 세밀하게 조사하였다. 이 결과 과식으로 체중이 10% 더 증가한 경우 인체대사가 하루 500kcal 증가한다는 사실을 확인했다. 다이어트로 체중이 10% 감소된 경우 기초대사율이 15%까지 감소하는 것으로 나타났다. 하루 약 250kcal 감소한 것으로, 체중 감소에 따른 결과라고는 설명할 수 없는 수준이었다. 이 결과 역시 섭취 열량을 제한하면 인체가 에너지 소비를 줄이는 방식으로 대응한다는 것을 보여준다. 체중이 20%까지 감소한 경우 하루 기초대사율이 300kcal 정도로 조금 더 감소되었다. 이 결과로 몸을 보호하는 음성 피드백 스위치는 체중이 10% 감소할 경우 활성화되는 것으로 추정된다.

체중을 조절하는 음성 피드백 기전의 2가지 스위치 중 대사 스위치에 대해서만 설명하였다. 2번째 스위치는 실험 대상자가 교도소 수감자나 양심적 병역 거부자, 절박한 사정이 있어 연구에 참여하기로 동의한 연구생들로 국한된 연구에서 나타났다. 이 스위치는 너무 강력해서 통제하기 힘들고, 연구 참여자가 스위치에 휘둘리지 않도록 하려면 반드시 한정된 공간에서 사실상 감금 상태에서 연구를 진행해야 하는 문제가 있다. 미네소타 굶주림연구에서 확인된 가장 충격적인 결과 중 하나는 참여자들이 체중이 감소하고 허기에 사로잡힌 후 겪는 심리변화로, 주변 상황에 시들해지고, 음식에만 집착을 하는 것이다. 틈만 나면 요리책을 뚫어져라 바라보거나 공상에 사로잡힌다. 얼마 되지 않는 음식이 조금이라도 늦게 도착하면 불안해하고 초조해졌다. 체중이 줄어들 때 인체는 몸을 보호하려고 애쓴다. 이때 굶주림 스위치는 대사 스위치보다 훨씬 강력한 영향을 발휘하는 것으로 보인다. 굶주림 스위치는 뇌에서 체중을 조절하는 시상하부 부위에 존재한다. 극심한 갈증, 무섭게 먹어치우는 식욕 등 강력한 기본 욕구를 조절하는 스위치가 바로 이곳에 있다.

지방을 조절하는 호르몬

렙틴(leptin)은 지방세포에서 분비된다. 특별한 외부 신호에 의해 분비되는 것이 아니라 그냥 분비된다. 그렇기 때문에 지방이 많을수록 혈액에 분비된 렙틴의 양도 증가한다. 렙틴은 인체에 지방을 얼마나 축적해야 하는지 시상하부에 알리는 신호로 작용한다. 렙틴은 지금 남은 연료로 자동차가 얼마나 갈 수 있고, 연료통에 연료가 얼마나 남았는지 알려주는 자동차의 연료 게이지와 같다. 렙틴이 지방에서 생성되어 메시지를 전달한다는 사실이 발견되자 에너지를 조절하는 음성 피드백 시스템이 수분 조절 기전과 놀랍도록 비슷하다는 사실이 밝혀졌다. 지방에서 렙틴을 통해 신호를 전달하면 허기와 대사를 조절하는 2개의 스위치가 시상하부에서 들어오는 에너지와 나가는 에너지를 조절한다. 일정기간 과식하면 지방이 증가하고, 결과적으로 렙틴이 만들어져 혈류로 유입이 되고 뇌의 체중 조절 센터인 시상하부는 렙틴의 메시지를 전해 받고, 지금 에너지가 충분히 축적되었으니 더 이상 저장할 필요가 없다고 받아들인다. 이에 따라 들어오는 에너지를 줄이기 위해 식욕은 감소하고, 동시에 포만감은 증가한다. 에너지를 연소시키기 위해 인체 대사율을 증가시킨다. 이런 과정을 통해 체중은 정해진 범위 내에서 유지된다. 즉 체중의 기본 설정값을 유지하게 된다. 렙틴은 체중 감소 역시 강하게 막는다. 다이어트나 기근, 질병으로 체중이 감소하면 인체가 사용할 수 있는 지방이 줄어든다. 결과적으로 혈류의 렙틴도 줄어들게 되고, 시상하부가 감소된 렙틴을 감지하면 에너지가 더 손실되지 않도록 들어오는 에너지는 늘리고, 나가는 에너지는 감소시킨다.

수년간 혹은 수십 년간 다이어트를 하거나 칼로리를 일일이 계산하며 먹지 않아도 체중이 완벽하게 조절하는 것처럼 보이는 사람이 많은 데, 그 이유도 이것으로 설명이 가능하다. 그러나 이것으로 왜 비만이 되는지 설명할 수 없는 단점이 있다. 렙틴 시스템이 잘 작동한다면 비만이 발생하지 않아야 한다. 1980년 이후 미국인의 체중 증가를 통해 이 조절 시스템이 거의 완벽에 가까워 오차는 0.2%에 불과함을 알고 있다. 즉 전체 인구를 기준으로 할 때 늘어난 섭취 열량이 쓰이지 않고 몸에 저장되는 양은 늘어난 열량의 평균 0.2% 정도다. 음성 피드백 시스템이 대사율을 25% 높이거나 낮출 수 있는 만큼 강력하고, 식욕을 조절해서 음식을 많이 먹거나 적게 먹게 할 수 있다면, 왜 늘 100% 효율로 작동하지 않을까? 이에 비해 수분 조절 시스템은 평생 동안 우리 몸의 수분 균형을 완벽하게 조절하는데, 이와는 어떤 차이가 있을까?

뇌는 지방을 얼마나 저장할지 계산해서 에너지를 비축할까?

에너지 조절 시스템은 100% 효율로 완벽하게 작동하지만 환경에서 유입된 데이터를 토대로 뇌가 지방을 더 저장하기로 결정할 수 있다. 즉 뇌는 과거와 현재의 상황뿐만 아니라 심지어 이전 세대로부터 물려받은 유전적 데이터도 반영할 수 있다. 뇌는 이를 바탕으로 앞으로 필요한 에너지의 양을 예측을 한다. 뇌는 미래에 음식이 부족할 수 있다고 예상하기 때문이다. 기근이나 혹독한 겨울이 다가온다고 감지할 경우 이런 판단을 내릴 수 있다. 과거에 음식이 크게 부족했던 경험이 신호로 작용할 수도 있다. 과거에는 실제 기근이었겠지만 오늘날에는 저열량 다이어트 가능성이 더 높다. 이러한 경험은 뇌에 기록되고 안전을 선호하는 뇌는 나중에 음식이 그때보다 더 부족해질 것에 대비하여 지방을 조금 더 넉넉하게 저장해둘 필요가 있다고 판단할 수 있다. 곰이 환경을 감지하고 자동으로 식욕을 폭발시켜 단 몇 주 만에 몸무게를 30% 늘린 후 동면에 들어가는 원리와 유사한 원리이다. 우리가 먹는 음식의 양은 의식적으로 조절되는 것처럼 보여도 실제로는 허기와 식욕은 무의식적으로 조절된다. 뇌가 인체에 더 많은 에너지가 필요하다고 판단하면 허기 신호가 켜지고 ,대사로 낭비되는 에너지는 줄임으로서 체중이 증가한다.

체중 설정값

뇌가 생존을 위해 반드시 필요하다고 판단해 에너지, 즉 지방 저장량이 체중 설정값으로 정해진다. 체중 설정값은 대사학의 2가지 기본 규칙을 모두 좌우하는 핵심이다. 아프거나 다이어트를 해서 체중이 설정값보다 감소하면 대사학의 2번째 규칙인 음성 피드백에 따라 음식을 더 많이 먹으라고 메시지를 내고 인체 대사는 중단된다. 이어 대사학의 1번째 기본 규칙인 열역학 공식에 따라 체중을 원상태로 되돌리기 위해 들어오는 에너지는 증가시키고, 빠져나가는 에너지는 감소시킨다. 그럼에도 체중 설정값이 항상 건강한 체중과 일치하지는 않는다. 비만의 원인이 여기에 있을 수 있다. 그래서 먹는 음식을 질적으로 바꾸지 않고 그저 덜 먹고 더 운동만 하는 전통적인 방식으로는 아무리 열심히 체중감량을 하려 해도 강력한 음성 피드백 기전에 따라 결국 원래 체중으로 복귀한다. 이 과정에서 특정 체중까지 살을 빼겠다는 의식적 욕구와 뇌가 적정 몸무게라 설정한 값으로 되돌아가려는 무의식적 작용이 부딪힌다. 이 싸움의 승자는 늘 생명활동 기능이다. 일주일이나 한 달, 길게 1년 심지어 몇 년이 걸릴 때도 있지만, 체중은 무의식적인 작용을 통해 뇌가 적정하다고인식한 체중 설정값으로 반드시 되돌아온다. 체중 설정값은 살아가는 환경과 유전자 특성이 좌우한다.

소를 키우는 축산 농민이 되었다고 가정할 경우 이윤을 최대한 늘리고 싶을 경우 이웃 농장보다 가축을 더 잘 키워 몸무게가 나가도록 하여야 한다. 더 비싼 값에 소를 팔기 위해서 소를 더 살찌우려면 어떻게 해야 할까? 야생 소보다 가축 소를 더 살찌우게 위해 축산 농장에서 주로 활용하는 전략은 2가지이다. 첫 번째 전략은 원래 소가 먹는 먹이, 즉 수백 년 전부터 여러 세대에 걸쳐 먹어온 풀을 먹이로 주지 않는 것이다. 풀 대신 곡류와 식물성 기름이 혼합된 사료를 주면 덩치가 커져서 훨씬 더 비싼 값을 받을 수 있다. 소가 옥수수, 대두와 같은 곡류에 팜유 같은 기름이 섞인 사료를 먹이면 초원에서 풀을 뜯어 먹고 사는 소들보다 몸무게가 빠르게 늘어난다. 먹이가 달라진다고 소가 몸집이 커지는 것은 아니다. 설치류 경우 일반적인 먹이만 줘서는 안 된다는 사실이 밝혀졌다. 먹이의 양뿐만 아니라 질적인 특성도 바꾸어야 한다. 1989년 레빈(Levin BE) 연구팀은 설치류에게 고열량, 고지방 먹이를 공급하면 체중 설정값이 높아진다는 것을 보고하였다. 2번째 전략은 축산 농가에서 소마다의 다른 특성을 활용하여 근육 사이사이에 지방이 축적되어 고기 맛이 좋은 마블링이 가득한 소를 선택하여, 이런 특징이 나타나는 소들을 선별해서 성체가 되면 서로 교배시켜서 다음 세대를 얻는다, 이러한 비자연적인 선택이 여러 세대에 걸쳐서 이뤄지면 열 세대가 지나기 전에 농장의 소 전체는 특별한 전략을 쓰지 않고 그저 소를 돌보고, 먹이를 주는 일에만 집중해온 다른 농장에 비해 덩치가 훨씬 커지고 성장속도도 훨씬 빠른 소를 키워 더 많은 이익을 남길 수 있다.

비만은 유전자가 75% 관여

인구집단의 1/10이 체중 미달, 8/10이 정상체중, 1/10이 과체중인 집단을 가정해 보자. 식품 환경의 변화가 모든 인구집단에 동일한 영향을 줄 경우 가공식품이 모든 사람에서 모두 체중이 동일하게 늘어난다는 추정을 하면 이론적으로 1/10이 정상체중, 8/10이 과체중, 1/10이 비만이 된다. 그러나 2008년 발표된 와들(Wardle J)과 보니페이스(Boniface D)의 연구결과는 실제 분포는 이와 다르다는 것을 보고하였다. 실제 분포를 보면 1/3은 여전히 정상 체중이다. 환경은 바뀌었지만 일부 사람들은 큰 영향을 받지 않은 것으로 보인다. 다른 1/3은 정상체중에서 과체중이 되어 환경 변화에 어느 정도 영향을 받았다. 그런데 또 다른 1/3은 정상 체중에서 비만이 되었다. 이 결과에 따르면 비만에 저항성이 있는 사람은 지금도 정상 체중이며, 현재 체중을 쉽게 유지할 수 있다. 비만에 취약한 사람은 현재 정상 체중이거나 과체중이다. 가공식품을 과도하게 섭취하거나 규칙적인 운동을 하지 않으면 체중이 증가한다. 비만에 매우 민감한 사람은 현재 과체중이거나 비만이다. 먹는 음식의 열량을 신경 쓰고 운동을 해도 체중 문제로 고생한다. 그러면 개개인의 비만 민감도와 저항성에 영향을 주는 요소는 무엇일까? 즉 무엇이 체중 설정값을 높일까? 많은 과학자들이 지지하는 것처럼 비만은 개인의 선택 때문일까? 혹은 가정환경이나 양육방식으로 일어난 결과일까? 가족력이 있는 유전일까? 앤드류 젠킨슨이 수업 중 의대생들의 이 주제를 가지고 이야기한 결과 영향력이 큰 것부터 차례로 다음과 같았다. ① 자유의지/성격 ② 가정환경/부모의 영향 ③ 유전적 소인/유전적 특성. 2012년 로이터통신(Reuters)/Iposs가 미국 성인 1,148명에게 비만의 원인이 무엇인지 생각하는 순위에 대하여 조사한 결과 응답자의 61%는 식생활과 운동 등 개인의 선택이 비만을 유행시켰다고 답하였다. 의대생들의 응답과 비슷한 결과로 비만은 자유의지로 조절할 수 있고, 따라서 비만이 된 사람은 의지가 약한 것이 분명하다고들 생각한다. 유니버시티 칼리지 런던의 역학자인 제인 워들(Jane Wardle)은 태어나자마자 각기 다른 집으로 입양된 여러 일란성 쌍둥이들을 조사 연구하였다. 2,000쌍이 넘는 쌍둥이를 대상으로 체질량지수(BMI)를 비교하였다. 일란성 쌍둥이는 유전정보가 동일하다. 그래서 눈 색깔, 모발 색깔, 피부색이 같고 키도 거의 같다. 일란성 쌍둥이로 태어나서 한 명은 식생활이나 놀이 환경이 건강에 좋지 않은 집에서 자라서 집 에 가공된 편의식품이 가득하고 밖에 나가서 놀 기회가 별로 없는 반면, 다른 한 명은 건강한 환경에서 자랐다면 어떤 차이가 있을까? 평생 다른 곳에서 따로 살아온 일란성 쌍둥이는 성인이 되었을 때 BMI가 약 75% 일치했다. 가정환경이 BMI 일치도에 미치는 영향은 10%에 불과했다. 이러한 결과는 정상 체중이나 과체중 또는 비만이 된 주요 요소가 자유의지나 양육 방식이 아니라 스스로 바꿀 수 없는 것으로 유전자와 관련이 있다는 것을 보여준다.

절약 유전자 가설

최근에 집계된 비만율 순위를 살펴보자. 태평양 섬 지역에 있는 나우루섬은 전체 주민의 94%가 과체중이고, 71%가 비만이다. 정상체중은 겨우 6%이다. 페르시아만 연안국가인 카타르와 사우디아라비아의 경우 성인 여성 인구의 비만율이 거의 50%에 이른다. 미국 루이지애나 주의 비만율은 36%이며, 다른 주들도 근소한 차이로 그 뒤를 따른다. 유럽 인구의 55%가 과체중이며, 25%가 비만이다. 태평양 섬 지역은 어쩌다 이렇게 비만에 시달리게 되었을까? 태평양 지역 주민들은 대부분 대만과 필리핀에 뿌리를 둔다. 인류가 마지막으로 발을 들인 땅이고, 대략 기원전 1000년쯤으로 추정한다. 이 거리를 이동한 거리는 수천 km로 오랜 시간 걸리는 고된 일인 대다 상황을 예측할 수 없는 요소들로 마구 휘둘린다. 태평양 섬까지 안전하게 도착하기까지 얼마나 큰 고

난과 위험을 겪었을지 상상이 간다. 장기간의 이동에 굶주림을 참고 견딜 만큼 충분히 강한 사람만이 살아남아 섬에 발을 디뎠을 것이다. 이동하기 전부터 몸에 지방이 충분히 축적된 사람이나 굶어야 하는 상황에서 대사율을 줄일 수 있는 사람만이 생존할 확률이 높다. 육지에 발을 들인 사람들은 이 고립된 작은 섬에서 극심한 기근에 시달렸다. 이 단계에서 지방이 충분한 사람이 계속 살아남는 선택과정이 또 한 번 일어났다. 유전학자 제임스 닐(James Neel)은 1962년 기근과 굶주림에 시달릴 때 크게 활성화 된 유전자를 처음 발견했다. 절약유전자 가설(thrifty gene theory)로 불리게 된 이 현상은 동일한 환경에서도 왜 특정 민족이 다른 민족보다 더 취약한 지에 관한 인상적인 설명을 제시한다. 이 가설은 먹을 것을 구하기 힘들었던 과거의 인류가 에너지 영양소를 지방으로 변환해 저장하는 능력을 키웠다는 가설이다. 절약 유전자 가설의 바탕은 기근이 발생하면 대사 효율이 우수하거나 몸에 저장된 지방이 많은 사람이 그렇지 않은 사람보다 더 잘 생존한다는 이론이다. 식량 부족으로 생식력이 변화하고, 그 결과 절약 유전자가 발달했을 가능성이 크다. 절약 기능이 더 우수한 유전자를 보유한 여성은 지방을 더 많이 축적할 수 있고, 식량이 부족한 상황에서도 생식 기능을 훨씬 더 오래 유지할 수 있다. 즉 절약 유전자는 기근 후에도 살아남은 사람을 통해 후대로 전달되는 것이 아니라 힘든 시기에도 대사가 효율적으로 이루어지고 그만큼 생식력이 더 우수한 사람을 통해 다음 세대로 전달된다. 이를 생식 적합성 가설이라 한다.

인디언 피마족의 교훈

북미 원주민 피마족(Pima ethnic)을 살펴보자. 피마족은 기나긴 세월동안 여러 세대에 걸쳐 매우 우수한 절약 유전자가 발달한 사람들이다. 피마족의 많은 수가 멕시코에서 야외활동을 즐기고 농사를 짓거나 물고기를 잡으면서 건강하게 살고 있다. 즉 절약 유전자를 갖고 있지만 비만을 일으키는 환경에는 노출되지 않았다. 그런데 피마족 대다수는 멕시코가 아닌 미국 애리조나주 길라강 원주민 공동체에 산다. 원주민 보존지역이지만 전통적인 생활방식은 대부분 사라지고 전형적인 미국식 생활방식으로 대체되었다. 이들의 절약 유전자가 과거의 유산을 그대로 이어간 결과 이곳에 사는 피마족은 미국에서 가장 뚱뚱하고 건강이 나쁜 민족이 되었다. 결과적으로 이들의 체중 설정값이 높아진 것이다. 피마족 비만율은 67%로 전 세계 모든 민족을 통틀어 2번째로 높다. 당뇨 환자비율도 50%로 미국 평균치와 비교하면 8배나 높다. 왜 이렇게 되었을까? 피마 인디안 부족은 처음 발을 드려놓은 천박한 땅에서 살아남기 위해 먹을 것이 필요했고 남자들은 말을 타거나 뛰어다니면서 사냥을 했고 여자들은 옥수수, 콩 등 농작물을 재배하며 힘들게 살았다. 그 후 이들은 오랜동안 이 고장의 토착민으로 살아 왔는데 17세기 경 부터 이곳으로 유럽인들이 몰려들기 시작 했고 얼마 후 미국 정부에서는 자국민의 거주지 확보를 위해 1859년부터 인디언들을 사막 부근에 있는 길라강 유역에 인디안 보호 구역을 만들고 피마 인디언들을 강제로 그곳에 거주하도록 만들었다. 그동안 사막의 주인으로 행세하던 인디언들은 이렇게 집단생활을 하게 되었는데 식생활이나 주거 환경은 크게 달라진 게 없는 상태로 생활 할 수밖에 없었다. 그 후 1950년대부터 피마 인디언들에게는 극적인 변화가 일어났다. 미국 정부의 새로운 인디안 보호 정책에 따라 대규모 식량 지원을 비롯해 주거 환경 개선 등 많은 혜택을 주었다. 이제 인디언 들은 힘들게 일하지 않고도 의식주 걱정을 덜게 된 것이다. 사냥감을 얻기 위해 뛰어다닐 필요도 없게 되고 농작물 재배를 위해 중노동할 필요도 없게 된 것이다. 그런데 그로부터 40년이 지난 후 그들의 건강상태에 큰 변화가 일어났다. 1990년 무렵 45세 이상의 인디언 중 70%가 비만형으로 바뀌었고, 남자 63%, 여자 70%가 당뇨병에 걸려 있다는 보고서가 발표 되었다. 그 무렵 같은 DNA를 물려받았지만 멕시코 땅에 그대로 살고 있는 피마 인디언들에 대한 조사도 하게 되었는데, 미국에서처럼 정부 혜택을 받지 못하는 그들은 여전히 궁핍한 생활 속에서 뛰어 다니면서 사냥 등 힘든 일을 계속 하고 있었는데 당뇨병 환자는 7%에 불과 했다. 전문가들 말에 따르면 전에는 옥수수, 콩, 호박 등을 먹으며 궁핍하게 생활 하던 미국 땅의 인디언들이 정부의 보호정책에 따라 일반 미국인처럼 소파에 앉아 TV 를 보면서 각종 청량음료를 비롯해서 햄버거, 프렌치프라이 등 높은 칼로리의 음식을 섭취하는 반면 운동량이 훨씬 줄었기 때문이라고 한다. 또 영양 부족 등 궁핍한 생활에 적응해 있던 몸속의 DNA가 갑작스러운 영양과다 섭취로 크게 영향을 받을 수 있다는 견해도 있다.

아프리카계 미국인의 교훈

아프리카에서 배에 실어진 노예들도 자연 선택에 따라 인구가 갈라졌다. 긴 굶주림을 견디지 못했거나 이질 등 신체 에너지를 소모하는 질환을 이겨내지 못한 사람들은 대서양을 무사히 건너지 못했다. 이들도 폴리네시아 뱃사람들과 마찬가지로 이 바닷길도 대사 기능이 충분히 튼튼한 사람이나 지방이 충분히 축적된 사람에게 유리했다. 이렇게 미국 땅을 밟고 아프리카 출신 미국인이 된 사람들이 여러 세대를 지나 전형적인 미국식, 서구식 식생활에 노출되자 비만이 증가했다. 2007년 왕(Wang Y)과 베이도운(Beydoun M), 2012년 CDC 보고에 의하면 미국 성인 인구의 전체 35%가 비만이고, 흑인이 48%, 라틴 아메리카인 43%, 백인 33%, 흑인 여성 57%이다. 미국에 사는 아프리카계 미국인들은 설탕 무역의 변화가 불러온 비만과 당뇨와의 전쟁을 벌이고 있다. 대사기능이 우수했던 조상들이 물려준 절약 유전자라는 유산으로 인해 또 다시 고투를 벌이는 서글픈 역설이다. 아랍에미리트의 조상들도 기근에 시달렸고 극심한 고난으로 인해 뚱뚱해지는 유전자를 보유한 사람이 훨씬 더 생존했을지도 모른다. 즉 다른 민족보다 절약 유전자를 더 많이 보유했을 것이다. 그런데 이제 석유로 인해 먹고 사는 것이 풍부해졌는데 그 결과로 비만이 증가했을지도 모른다.

절약 표현형 가설

그렇지만 절약 유전자 가설은 유전자가 당뇨를 유발한다는 단서를 제공하지 못하여 가설로만 남았다. 그 이후에 나온 가설이 데이비드 바커(David Barker)에 의한 절약 표현형 가설(thrifty phenotype theory)이다. 2014년 8월 세계적인 학술지 사이언스(Science)는 당시 여러 나라에서 유행하던 산모들의 임신 중 식이요법이나 다이어트의 위험성에 대한 경종을 울리며 '육아' 및 '태아프로그래밍'에 대한 특집호를 발간했다. "작게 낳아 크게 키우자"는 주변에서 하는 말처럼 자연출산을 조금 쉽게 하기 위한 임산부들의 다이어트와 임신 중 불어나는 체중으로 인한 산모의 스트레스가 장차 태어날 아이들이 성장하는 과정에 어떤 영향을 미칠 수 있을까 등에 관한 분석들이 포함됐는데, 임신 중 다이어트가 저체중아를 불러오고 출생 후 비만과 당뇨, 심장질환의 확률이 정상체중으로 태어난 아이들에 비해 높다는 결과 등이 '태아 프로그래밍' 이론을 중심으로 발표돼 주목을 받았다. 태아가 태반을 통해 영양을 충분히 공급받지 못하면 태내에서 절약 표현형으로 자리 잡힌다는 가설이다. 태아가 어머니의 몸안에 있을 때 어머니로부터 충분한 영양을 공급받지 못하면 출생 후의 환경이 먹을 것이 부족하다고 판단하여 그에 대비해 영양분을 지방으로 잘 바꾸는 형태로 프로그래밍(태아 프로그래밍)하게 되는데, 실제로 태어나 보면 먹을 것이 과다하기 때문에 당뇨와 비만이 잘 생긴다는 가설이다. 당뇨와 비만뿐만 아니라 심장병, 심근경색, 골다공증 등의 성인병 등의 유병률도 설명하는 이론이다. 이후 후속 연구도 계속 나오고 있어 이 가설은 현재 정설로 받아들여지고 있다. 태아 프로그래밍 이론의 효시가 됐든 데이비드 바커의 가설을 좀 더 살펴보자. 20세기 초 2차례의 세계대전 중의 임산모와 출생아 약 13,000명 이상을 대상으로 다양한 실험과 추적 조사를 바탕으로 진행된 매우 획기적이며 광범위한 데이터 분석의 결과로서 제시됐다. 바커 연구팀은 계속되는 전쟁으로 혹독한 경제난을 겪고 있던 1930년대 초, 영국 내에서도 가장 빈곤한 지역인 웨일스에서 심장병 발병률이 가장 높게 나타난 것을 발견하게 된다. 당시 심장질환은 비만과 운동 부족이 주요 원인으로 알려져 있었기 때문에 가장 식량공급이 열악한 지역에서 발병률이 높다는 사실은 매우 설명하기 힘들고 흥미로운 사실이었다. 이 기간 동안 출산을 한 임신부와 출생아들에 대한 실증적 자료 분석과 추적 조사를 진행한 바커는 다음과 같은 제안을 한다. “작게 태어났다는 것은 임신한 여성의 상태가 좋지 않다는 것이다. 그렇다면 우리는 심장 질환의 원인을 임산부의 자궁 속에서 찾아야 할지도 모른다.” 이는 바커 가설(Barker Hypothesis)로 불리게 되며, 이후에 이뤄진 다양한 연구에서 비슷한 결과가 도출되며 ’태아 프로그래밍’ 이론으로 발전하게 된다. 이 이론은 산모의 건강과 영양 상태, 그리고 겪게 되는 다양한 경험과 그로 인한 스트레스 등이 출산 후 아이의 건강은 물론, 당뇨, 고혈압, 고지혈증, 뇌졸중 등의 질환을 미리 프로그래밍 하게 되고, 일생에 걸쳐 영향을 준다는 것이다. 심지어는 태아의 뱃속 환경이 불우했다면 태어난 이후의 세상도 힘들 것이라고 예측하여 그에 맞게 뇌와 신체 발달을 적응 시킨다는 것이다. 제2차 세계대전이 막바지였던 1944년 겨울동안에 독일군은 당시 네덜란드로 들어가는 모든 식량 공급을 철저히 차단했는데, '배고픈 겨울'이라 불린 이 기간 동안 무려 수만 명의 사람들이 굶어 죽는 대참사가 일어났었다. 테사 로즈붐(Tessa J. Roseboom) 박사는 '배고픈 겨울' 시기에 태어난 아이들에 대한 종단적 추적 조사를 실시했고, 그 결과 이 시기에 태어난 아이들은 출생 당시 체중이 상대적으로 적었고, 임신 기간 동안 충분히 영양 공급을 받지 못하고 배고픔을 경험한 태아는 출산 후에도 굶주릴 것이라고 염려해서 열량을 지방세포에 계속 축적하게 만들어 성장하면서 비만, 고혈압, 당뇨, 심장 질환 등의 성인병 질병에 걸린 확률이 더 높음을 발견하게 된다.

국내 질병통계 자료에 따르면 우리나라에서 당뇨병이 폭발적으로 증가한 시기는 1980년~1990년대로 보고됐는데, 이런 당뇨병 환자의 대부분이 1940년대 해방이후 그리고 1950년대 6.25 전쟁으로 인해 매우 경제적으로 어려웠던 시기에 출생한 사람들이라는 것이다. 2017년 캐나다 맥길 대학교 수잔 킹(Suzanne King) 박사는 재난 상황(Ice Storm Project)에 태어난 아기들의 스트레스가 일생의 건강에 미치는 영향을 분석했는데, 1998년 1월 캐나다에 닥친 얼음 폭풍 시기에 임신한 여성들과 태어난 아이들을 15년에 걸쳐 추적 조사했다. 이 연구를 통해 임신 중 여성이 받은 스트레스가 클수록 아기의 출생 시 체중에도 영향을 미치며, 엄마가 스트레스를 많이 받았을수록 그 아이가 5세가 되었을 때 체질량 지수와 비만 위험도가 커졌다고 밝혔다. 또한 엄마가 스트레스를 많이 받았던 태아는 건강상의 문제뿐만 아니라 또래에 비해 평균적인 지능지수 또한 떨어지는 것으로 드러났다. 더 놀라운 사실은 DNA 유전자의 변화에 있다. PTSD(post-traumatic stress disorder, 외상 후 스트레스 장애)를 겪고 있는 산모에게서 태어난 아이들은 PTSD에 걸릴 확률이 더 높게 나타났는데, 여기서 중요한 것은 PTSD를 앓고 있는 아버지에게 태어난 아이들은 그렇지 않았다는 것이다. 즉, PTSD는 부모 둘 중 한 사람으로부터 유전 되는 것이 아니라, 임신 중, 자궁 속 환경에서 산모가 스트레스를 받으면 아기에게도 그대로 전달, PTSD에 걸릴 확률이 높은 아이로 태어나는 것으로 밝혀진 것이다.

네덜란드 기근 연구

미래 환경이 예상과 다를 때 발생하는 후생적 결과를 살펴보자. 1975년에 발표된 네덜란드 기근 연구(Dutch famine study)의 제목은 '1994년-1945년 네덜란드 기근과 생식과정'이다. 네덜란드에서 발생한 기근과 엄마 배 속에서 기근을 겪고 태어난 아이들이 이로 인해 받을 영향을 조사한 연구이다. 2차 세계대전이 막바지로 향하던 추운 겨울, 독일군이 네덜란드를 지나 퇴각하던 시기에 일어났다. 공격과 반격이 무수히 반복되고 극심한 변동도 잦았다. 전투로 인해 네덜란드의 여러 지역이 몇 개월씩 고립되었다. 오지까지 식량을 운반하던 운하가 혹독한 추위로 얼어버려 상황은 더욱 악화되었다. 식량은 매일 일정량만 엄격하게 배급되었고, 사람들은 하루 종일 겨우 500kcal밖에 먹지 못했다. 이 기근은 6개월간 이어졌다. 임신 중인 젊은 여성도 있었다. 네덜란드 기근 연구는 기근이 지나고 30년 후에 실시되었다. 연구팀은 당시 굶주림에 시달렸던 여성들이 낳은 아이들을 찾아가 기근이 덮치기 전이나 사태가 다 끝난 후에 태어나 형제자매들과 비교하였다. 연구가 실시된 시점에 성인이 된 아이들의 건강을 분석한 결과 놀라운 사실이 드러났다. 예상대로 출생 당시에는 몸 크기가 정상 수준보다 한참 작았지만 성인이 되자 그 시기를 피해서 태어난 형제자매들보다 비만이 된 경우가 훨씬 더 많았다. 특히 허벅지나 엉덩이보다 복부 주변에 지방이 축적되는 비만이었다. 남성에서 발생하는 이러한 비만은 당뇨와 고혈압 위험성을 더 높인다.

후생유전학

어떻게 엄마 배 속에서 굶주린 아기가 태어나 성인이 되었을 때 비만과 당뇨를 겪을 위험성이 높아지는 것일까? 배 속의 아기가 유전자는 이미 정해져 있으므로 유전자 변화 없이 행동 방식을 바꾸는 영리한 길을 택했다. 자궁에서 감지한 환경처럼 태어나 자라는 동안에도 기근이 들거나 식량이 부족하다면 왕성한 식욕과 적극적인 음식 구하기, 낮아진 대사율은 모두 생존에 중요한 이점이 될 것이다. 이것이 유전자가 힘든 미래를 예측하고 후생적으로 대비하는 전형적인 모습이다. 그런데 이 경우 예측이 틀렸다. 예측과 달리 미래에 먹을 것이 충분했고, 결과적으로 후생적인 변화가 건강과 생존에 유리하게 작용하는 대신 비만과 당뇨를 낳았다. 1967~1970까지 비아프리카 전쟁으로 불리는 나이지리아 내전 시기에도 극심한 기근이 발생했다. 2010년 마틴 훌트(Hult M) 연구팀은 전쟁 전(1965-1967)과 전시(1968-1970년 1월)에 그리고 전쟁 이후(1971-1973)에 태어난 아기 1,339명을 조사한 결과 전쟁 중에 태어난 아이들은 네덜란드 연구에서와 같이 40년 뒤에 복부 비만과 당뇨, 고혈압에 시달리는 비율이 더 높았다. 후생적 형질 중에는 최대 4세대까지 꾸준히 남아서 전해지는 것도 있다. 후생 유전학 연구를 통해 유전자가 환경에 반응하여 바뀔 수 있다는 사실이 밝혀졌다. 이를 후생 유전학[epigenetics, DNA의 염기서열이 변화하지 않는 상태에서 이루어지는 유전자 발현의 조절인 후생유전적 유전자 발현 조절을 연구하는 유전학의 하위 학문이다. 일반적으로 CpG 염기서열 가운데 사이토신(cytosine) 염기에 특이적으로 일어나는

DNA 메틸화와 히스톤 단백질의 변형에 의해 조절되는 크로마틴 구조의 변화에 두 가지의 메커니즘이 주요한 역할을 하는 것으로 알려져 있다]이라 한다. 후생 돌연변이가 진화에 영향을 주고 전화의 동력이 될 수 있다는 증거들이 제시되고 있다. 실제로 유전자는 유전자 동화라는 과정을 통해 영구적으로 바뀔 수 있다. 프랑스의 자연학자인 장바티스트 라마르크(Jean-Bantiste Lamark)는 다윈보다 50년 앞서 진화이론을 제시하였다. 다윈과는 달리 동물이 자연선택의 영향이 아니라 환경에 직접 반응하여 진화한다고 주장하였다. 기린의 목이 길게 진화한 것은 직계 후손들이 전 생애 중에 상당히 긴 시간 키가 큰 나무의 잎과 열매를 먹으려고 목을 길게 뻗은 결과라는 설명이다. 당시 가톨릭교에서는 그가 천지창조설을 의심하는 반응을 부렸다며 거침없이 혹독한 비난을 쏟아냈다.

임신기간에 영양분이 과도하게 공급되어도 아이에게 비만 유발성 형질이 발달할 수 있다는 새로운 사실이 밝혀졌다. 2008년 사무엘슨(Samuelson A) 연구팀은 쥐 실험을 통해 임신한 쥐에세 급식 형태의 먹이를 과잉 공급하면 태어나 자손은 먹이를 정상 수준으로 먹은 어미 쥐에서 태어나 자손에 비해 왕성한 식욕과 공격적인 먹이 탐색을 보이고, 비만이 되는 것을 보고하였다. 사람의 경우에도 임신기에 혈당 수치가 높으면 태어난 아기가 아동기에 비만이 될 확률이 훨씬 더 높다(Kubo A 등, 2014). 임신 기간에 비만이면 아이가 4살이 되었을 때 비만이 될 확률이 2~3배 더 높아진다(Sharma A 등, 2005). 위 우회술 등 비만 대사 수술로 비만을 치료한 엄마에게서 태어난 아이는 엄마가 비만이었을 때 자궁에 있었던 형제자매와 달리 비만 형질의 후생적인 전달 징후가 나타나지 않는다(Guenard F 등, 2013).

다이어트 후 체중 설정값 상향

미국 NBC에서 진행하는 리얼리티 쇼 '비기스트 루저(The biggest losers)'는 극심한 비만에 시달리는 사람들을 선정해서 30주간 집중적으로 식단을 조절하고 운동을 하는 체중 조절 프로그램이다. 시간이 흐르고 쇼가 끝날 즈음에는 모두가 고생한 보람을 충분히 느낄 정도의 체중 감량이 있다. 이 리얼리티 쇼의 추구하는 목표는 무엇일까? 아마도 노력하고 실천하면 체중을 엄청나게 줄일 수 있다는 것이 이들이 전하려는 결론일 것이다. 그런데 비기스트 루저는 참가자들이 장기적으로 겪는 변화는 보여주지 않는다. 시청자는 참가자들이 쇼에 출연한 덕분에 영원히 새로운 삶을 살 것이라 생각한다. 미국 메릴래드주 베데스다 국립보건원에서 물리학자 케빈 홀(Kevin Hall) 박사는 인체 대사에 나타나는 불규칙성에 흥미를 느끼고 동료 연구자들과 비기스트 루저(Biggest Loser) 경연대회에 출연했던 14명을 추적 조사했다. 방송에 나오고 6년이 지났을 때 체중과 대사에 어떤 변화가 일어났는지 분석했다, 14명의 참가자들은 평균 58kg을 감량했다. 그런데 6년 후 이들의 체중은 평균 41kg 다시 증가하였다. 프로그램이 종료되었을 때 참가자들의 대사율은 감량을 처음 시작했을 때보다 610kcal가 낮아진 상태였다. 6년이 지나고 다시 확인해 보니 대사율은 이보다 더 감소해서 프로그램에 처음 출연했을 때보다 700kcal가 넘게 감소하였다. 대사율이 심각할 정도로 감소한 것이다. 즉 하루 세 끼 식사를 모두 줄이거나, 매일 10km씩 달리기를 해야 인체 대사율이 다이어트 이전과 비슷해지고 빠진 체중이 유지된다는 뜻이다. 결과적으로 참가자들의 체중 설정값은 다이어트전과 달라지지 않았고, 음성 피드백 시스템은 체중이 다시 늘어나도록 전력을 다한 것으로 보인다(Fothergill E 등, 2016). 단기적으로 체중을 줄일 수 있지만 시간이 지나면 결국 반드시 돌아온다는 것이다. 우리나라에서 실시된 아주대학교 유현정(Yoo HJ) 연구팀 연구에서 자주 다이어트를 하는 사람이 체중이 줄었다 다시 늘어나는 변화를 겪지 않은 사람보다 지방은 덜 줄고 근육은 더 많이 빠지는 것으로 나타났다.

2014년 노르웨이 베르겐대학교 단켈(Dankel SN) 연구팀은 C57BL/6J 마우스에게 각각 다른 3가지 먹이를 공급하는 흥미로운 실험을 하였다. 즉 저지방식단을 공급하는 그룹, 고열량 식단을 공급하는 그룹, 3번째 그룹은 10일간 고열량 식단을 제공한 뒤 4일간 고열량 식단보다 열량이 70% 낮은 다이어트식단을 제공하였다. 연구팀은 80일 동안4번에 걸쳐 이와 같이 식단을 조절했다. 그 결과 다이어트 기간에는 체중이 줄고 평소대로 먹으면 다시 찌는 전형적인 주기가 나타났다. 흥미롭게 이 영향은 갈수록 커졌는데, 체중이 줄었다 늘어나는 일이 반복될 때마다 체중이 이전보다 더 많이 증가한다는 것이다. 연구 종료 시점에 열량을 간헐적으로 제한한 그룹의 체중은 고열량 식단을 계속 제공받은 생쥐보다 더 높았다, 참고로 다이어트를 반복한 생쥐와 계속해서 고열량 식단을 제공받은 생쥐가 연구기간 동안 섭취한 총 열량은 같다. 다이어트를 한 생쥐에서 대사 효율이 증가하고, 에너지를 더 절약하는 기전이 발달한 것으로 추정된다. 먹이가 부족한 상황이 반복되면서 체중 설정값이 상향 조정된 것으로 보인다. 실제로 수년 동안 다이어트를 지속한 환자에게 체중 그래프를 그려보라고 하면, 다이어트를 반복할 때마다 체중은 이전보다 더 늘어난 것을 확인할 수 있다. 굶주림이든 다이어트든 과거에 적은 열량으로 견뎌야 했던 경험이 많을수록 뇌가 무의식적으로 체중 설정값을 높게 조절한다.

식욕과 포만감을 조절하는 호르몬

대학시절에 우리는 식욕과 포만감이 온오프 스위치처럼 단순하게 몸에 유입되는 에너지를 조절한다고 배웠다. 혈당이 낮아지면 음식이 먹고 싶고, 배가 부르면 뇌에 음식을 고만 먹으라는 메시지가 전달되는 것으로 배웠다. 식욕과 포만감을 조절하는 호르몬은 위와 장 그리고 에너지 저장량을 감지하는 지방 조직에서 만들어진다. 위장관과 지방은 피드백 루프에 따라 체계적으로 관리되어서 분비된 호르몬은 뇌로 전달되어 과식을 하지 않도록 하거나 먹는 양이 부족하지 않도록 한다. 이 피드백 루프를 각각 위장-뇌 경로와 지방-뇌 경로라 한다. 위장-뇌 신호전달 경로는 시간 또는 하루 단위의 단기 식욕과 포만감을 조절한다. 지방-뇌 경로는 수개월, 수년의 장기간의 에너지 유입과 소비를 관장한다.

1990년대에 위장관에서 그렐린(ghrelin)과 펩티드 YY(peptide YY, PYY)라는 호르몬이 발견되었다. 식욕을 촉진하는 그렐린은 위의 상부에서 분비된다. 먹는 양이 부족하면 체내 그렐린 농도가 증가한다. 그렐린의 영향으로 매일 최소한 3번은 식사를 하도록 한다. 음식을 섭취하면 혈중 그렐린 농도는 감소한다. 펩티드 YY는 소장 내부에 음식이 들어오면 그에 반응하여 소장세포에서 분비된다. 음식물이 위에서 장으로 이동하는 것이 감지되면 혈류로 펩티드 YY가 방출되고, 뇌는 포만감을 느낀다. 2002년 워싱턴대학교 커밍스(Cummings D) 연구팀은 비만인 사람들을 대상으로 저열량 다이어트를 시작하기 전과후의 그렐린 수치를 조사했다. 참가자들은 6개월간 다이어트를 했고, 평균 체중이 17% 감소하였다. 그렐린의 하루변화를 측정한 결과 예상대로 아침, 점심, 저녁 식사 직전에 농도가 가장 높았고, 식사 후에는 농도가 감소했다. 이러한 패턴은 다이어트이후에도 이어졌다. 그러나 전체적인 그렐린 수치는 다이어트 전 보다 24% 증가했다. 다이어트 이후에는 그렐린이 하루 종일 높은 상태로 유지되었다. 다이어트 후 그렐린 농도가 가장 낮은 오후 시간대 수치는 다이어트 전 점심식사 이전에 농도가 가장 높을 때와 비슷하다. 즉 다이어트를 하면 하루 종일 식사 후에도 배가 고프다는 의미이다. 2011년 수미트란(Sumithran P) 연구팀은 10주간 다이어트를 실시한 후와 그로부터 1년이 지난 후 환자의 체내 그렐린과 펩티드 YY의 수치를 조사했다. 그 결과 섭취열량을 줄여 체중 감량을 해 본 사람은 크게 실망할 결과를 보였는데 다이어트 후에는 그렐린 농도가 증가해 식욕이 증가했으며, 펩티드 YY 호르몬을 통해 뇌로 전달되는 포만감 신호는 크게 약화 되었다. 즉 다이어트를 하면 다이어트 전보다 더 배가 고파지고 배는 덜 부르다는 의미이다. 문제는 다이어트가 끝나고 1년이 지나자 감량한 체중은 원상 복귀되고, 그렐린 수치는 여전히 높아서 식욕이 왕성했고, 펩티드 YY 수치 역시 낮아진 상태로 유지되어 포만감을 덜 느낀다는 것이다. 다이어트가 장기적으로 별 효과가 없다는 사실은 많이들 알고 있지만 다이어트가 오히려 역효과를 낼 수 있고, 장기적으로 체중 증가를 촉진할 가능성도 있다.

지방세포는 렙틴(leptin)이라는 호르몬을 메신저로 뇌의 무의식과 직접 소통한다. 렙틴은 인체 에너지의 장기보존을 관리한다. 위장의 호르몬처럼 몇 시간, 며칠 단위가 아닌 몇 주, 몇 개월씩 작용한다. 장기적인 식욕, 포만감(들어오는 에너지)과 더불어 대사율(나가는 에너지)도 조절한다. 지방세포에서 분비된 렙틴의 혈중 농도에 따라 인체가 사용할 수 있는 에너지인 지방의 양이 좌우된다. 렙틴은 뇌의 체중 조절센터에 현재 영양 상태를 알린다. 렙틴 농도는 몸에 지방이 많으면 증가하고, 적으면 감소한다. 저장된 지방이 줄어들면 렙틴은 뇌에 지금 배가 고프니 음식을 먹어야 한다는 신호를 보낸다. 에너지를 얻어 보존하기 위해서다. 반대로 지방이 충분하면 렙틴은 허기가 사라지게 하고 인체에서 생식, 성장, 수선과 같은 일을 하도록 지시한다. 즉 렙틴은 저장된 지방의 양애 따라 뇌에 현재 상태를 알리는 기능을 한다. 렙틴은 몸에 들어오는 에너지와 나가는 에너지를 모두 조절함으로써 장기적으로 에너지 저장량을 관리한다. 렙틴 농도가 높으면 뇌는 음식을 뺀 다른 것들을 마음껏 떠올리며 계획을 세우게 된다. 렙틴은 교감신경계를 자극하여 대사율을 높인다. 따로 신경써서 노력하지 않아도, 심지어 의자에 가만히 앉아 있어도 여분의 에너지가 연소된다. 이 기능이 발휘되면 뇌가 무의식적으로 원하는 지점인 체중 설정값까지 체중이 감소한다. 체중이 설정값보다 낮아지면 체지방이 줄어든 만큼 렙틴 수치가 감소한다. 그래서 대사율이 떨어지고 식욕이 엄청나게 증가한다. 렙틴을 주사하면 비만이 치유될 것이라 생각해 비만인 사람에게 렙틴을 주사해도 체중은 줄어들지 않았다. 체내 렙틴 수치는 증가했지만 식욕과 대사를 조절하는 뇌의 조절센터까지 신호가 도달하지 못하는 것 같다(Heymsfield S 등, 1999). 연구팀은 실험 참가자들의 렙틴 특성을 조사했고, 현재 비만인 만큼 렙틴 수치가 이미 높다는 사실을 확인했다. 그러면 왜 렙틴 농도가 높은데 비만이 되는가? 렙틴 농도가 몸에 쌓인 지방만큼 높을 가능성이 있다. 체내 렙틴의 농도가 낮을 경우 주사로 렙틴을 공급하면 기능을 발휘하지만, 이미 농도가 높은 경우 추가로 공급해도 소용이 없다. 과학계는 렙틴 농도가 높아지면 뇌로 메시지가 전달되는 과정에 문제가 생긴다고 결론지었다. 렙틴 농도가 이와 같은 역치(threshold level)에 도달하면 렙틴 저항성이란 상태가 된다. 오히려 정반대로 렙틴의 농도가 실제보다 훨씬 더 낮고 지금 무척 굶주린 상태라고 해석한다. 이에 따라 극심한 허기를 느끼고, 허기를 달래기 위해 식욕이 왕성해진다. 체중은 더욱 늘어나고 지방에서 만들어지는 렙틴도 그만큼 더 증가하여 렙틴 저항성은 더욱 심각해진다. 그럼에도 불구하고 임신기와 청소년기에는 생존하기 위해 렙틴 저항성이 적당히 발생해야 한다. 성장과 번식이 이루어지지 않으면 인류가 멸종하기 때문이다. 렙틴은 시상하부의 특수한 세포 수용체와 결합하여 기능을 발휘한다. 시상하부로 전달되는 렙틴의 신호는 인슐린의 작용으로 약화될 수 있다. 렙틴과 인슐린은 시상하부의 동일한 세포로 신호를 보낸다. 문제는 어느 한 쪽의 메시지가 전달되면 세포 전체의 신호전달 경로가 겹친다는 것이다. 즉 세포는 인슐린과 렙틴이 보낸 메시지를 동시에 읽지 못한다. 인슐린이 신호를 보내면 렙틴이 보낸 메시지는 읽히지 않는다. 결과적으로 시상하부는 실제와 다르게 몸에 저장된 지방이 적다고 생각해서 식욕을 촉진하고, 대사로 소비되는 에너지의 양을 줄인다. 인슐린이 렙틴 저항성에 지대한 영향을 준다는 것은 인슐린도 체중 설정값 조절에 중요한 기능을 한다는 것을 의미한다. 인슐린 농도가 높아질수록 펩틴 저항성이 커지고, 렙틴 저항성이 클수록 체중 설정값이 높아진다.

종양괴사인자(tumor necrosis factor, TNF)-α

인체에서 감염이나 부상을 막는 경찰관 역할을 하는 대식세포에서 문제를 포착하면 TNF-α를 분비한다. 일단 TNF-α가 분비되면 연달아 특정 반응이 촉발되고, 그 결과로 염증이 발생한다. 대식세포는 부풀어 오른 지방세포를 보고 몸에 손상이 일어났다고 판단하고, 이를 고치기 위해 TNF-α를 분비한다. 대식세포가 지방방울로 인해 부풀어 오른 지방세포에 만성적으로 반응하면 정상 수준보다 염증이 늘 많아진다. 염증의 반응이 시상하부에도 직접 영향을 주고, 렙틴 신호를 토대로 체중 설정값을 계산하는 체중 조절센터에 염증이 생겨 렙틴 저항성의 원인이 된다. 지방조직에서 현재 체내 렙틴 농도가 높다고 신호를 보내도 이를 감지하지 못하고 에너지 과잉 상태인데도 굶주리고 있다고 판단한다. 진화 관점에서 아프거나 크게 다쳐서 염증 반응이 일어날 경우 렙틴 저항성도 함께 발생하는 것이 자연스럽다. 다친 곳이 나으려면 에너지가 필요하기 때문에 평소보다 더 많은 에너지를 쓰게 된다. 이를 위해 렙틴의 작용이 차단되고 허기가 강해지면서 더 많은 에너지가 유입되기 때문이다. 비만으로 인한 염증이 TNF-α를 증가시키고, 인슐린 기능도 약화되어, 이를 보상하기 위해 인슐린 분비가 증가되고, 이는 다시 렙틴 저항성을 유발하는 악순환이 일어난다. 동물실험을 통해 렙틴 저항성을 인위적으로 되돌릴 수 있다는 사실이 확인됐다. 쥐에게 산업화된 식단처럼 지방 함량이 높은 먹이를 제공하자 인슐린 저항성이 생겼고, 이어서 렙틴 저항성과 체중 증가로 이어졌다. 그러나 다시 정상 식단을 제공하면 렙틴 저항성과 인슐린 농도가 정상으로 회복된다.

오메가-3 지방산과 오메가-6 지방산

1980년대부터 지금까지 과학자들과 정부는 포화지방은 줄이고, 식물성 유지에 함유되 다가불포화지방산은 늘리는 방향으로 지방섭취량을 권고해왔다. 식물성 유지에는 오메가-6 지방산이 다량 함유되어 있으므로 안정적이고 쉽게 산화되지 않는다. 유통기한이 길어야만 하는 식품에서 첨가하기 딱 좋은 특징이다. 지난 30년간 해바라기씨, 유채씨, 대두 등 씨앗으로 만든 기름의 소비량이 3배 증가하였다. 그 결과 식생활에서 오메가-6 지방산 섭취가 크게 늘어나고, 이는 인체 세포벽의 지방 구성에 직접적인 영향을 주었다. 섭취하는 지방의 종류와 양이 달라지자 체내 오메가-3 지방산 대비 오메가-6 지방산 비율이 증가했다 원래 4:1이었던 이 비율이 현재 최대 50:1이 되었다. 세포의 오메가-6 지방산 비율이 높아지면 염증 반응이 증가한다. TNF-α를 통해 염증이 증가하면 인슐린 기능이 떨어지고, 렙틴의 영향도 둔화된다. 이 모든 영향으로 체중 설정값은 상향 조정되고, 결국 체중 증가라는 피할 수 없는 결과가 초래된다. 겨울잠을 자는 동물의 경우 겨울이 오기 전에 먹는 먹이로 체중이 빠르게 증가한다는 근거가 일부 확인되었다. 이 신호는 가을과 겨울에 견과와 곡물(오메가-6)을 먹고 새순과 식물의 잎(오메가-3)을 구하기 어려워지면서 나타난다. 이에 따라 동물의 세포 속 오메가-6 지방산과 오메가-3 지방산의 비율도 바뀌어 체중이 증가한다.

체중을 똑같이 10kg 줄인 2사람이 있다. 한 명은 저열량 다이어트로, 또 다른 한 명은 생활방식을 바꾸고 제중 설정값을 줄여서 같은 결과를 얻었다면 2사람은 전혀 다른 특징을 보이게 된다. 저열량 다이어트를 한 경우 생활방식을 바꾼 경우보다 목표 체중에 다 빠르게 도달할 수 있지만, 체중 설정값은 바뀌지 않는다. 시간이 지날수록 빠진 체중을 유지하는 것이 점점 힘들어 진다. 반면에 생활방식을 바꾼 경우 체중을 줄이기까지 꽤 오랜 시간이 걸리지만 체중 감량 상태가 유지된다. 시간이 갈수록 체형이 잡히고 대사율이 증가해서 체중 조절은 더욱 수월해진다. 이 경우 체중과 체중 설정값이 일치한다. 불안한 미래의 기근에 대비하여 지방을 축적하는데 우리는 오늘날 오메가-6 지방산을 많이 섭취하고 오메가-3 지방산을 덜 섭취하는 시대에 살고 있어, 오메가-6 지방산이 우리 몸에 더욱 축적되고, 이로 인해 염증이 유발되고, TNF-α가 유도되며, 인슐린 저항성과 렙틴 저항성으로 이어져 비만의 시대에 살고 있는 것은 아닐까? 오메가-3 지방산 섭취를 늘려야 비만에서 벗어나리라 생각된다. 여기에 생활 습관을 바꾼다면 체중 관리가 보다 용이해지리라 생각한다.

참고문헌

1. Kuzawa CW : Adipose tissue in human infancy and childhood; an evolutionary perspective. Yrbk Phys Anthropol 1998;41:177-209.
2. Flegal KM : Commentary: the epidemic of obesity-what's in a name? Int J Epidemiol 2006;35:72-74.
3. Stubbs RJ, Tolkman BJ : Control of energy balance in relation to energy intake and energy expenditure in animals and amn: an ecological perspective. Br J Nutr 2006, 95:657-676.
4. Adams KF, Schatzkin A, Harris TB, Kipnis V, Mouw T, Ballard-Barbash R, Hollenbeck A, Leitzmann MF : Overweight, obesity, and mortality in a large prospective cohort of persons 50 to 71 years old. N Engl J Med. 2006 Aug 24;355(8):763-78. doi: 10.1056/NEJMoa055643.
5. Kershaw EE, Flier JS : Adipose tissue as endocrine organ. JCEM 2004; 89:2548-2556.
6. Fain JN : Release of interleukins and other inflammatory cytokines by human adipose tissue is enhanced in obesity and primarily due to the nonfat cells. Vitamins and Hormones 2006; 74:443-477.
7. Scott EM, Grant PJ : Neel revisited:the adipocyte, seasonality and type 2 diabetes. Diabetologia. 2006 Jul;49(7):1462-6. doi: 10.1007/s00125-006-0280-x.
8. Wingfield JC : Allostatic load and life cycles: implication for neuroendocrine control mechanisms. In Allostasis, Homeostasis, and the Costs of Adaptations. Schulkin J(ed.), pp302-342. Cambridge University Press. 2004.
9. McEwen BS : Allostasis and allostatic load : implication for neuropsychopharmacology. Neuropsychopharmacology 2000;22:108-124.
10. Flegal KM : Commentary: the epidemic of obesity-what's in a name? Int J Epidemiol 2006;35:72-74.
11. Campos P, Saguy A, Ernsberger P, Oliver E, Gaesser G : The epidemiology of overweight and obesity:public health crisis or moral panic? In J Epidemiol 2006;35:55-59.
12. Araneta MRG, Wingard DL. Barrett-Conner E : Type 2 diabetes and metabolic syndrome in Filipina-American woman ; a high-risk nonobese population. Diabetes Care 2002;25:494-499.
13. Moore TR : Adolescent and adult obesity in women:a tidal wave just beginning. Clin Obstet Gynecol 2004;47:884-889.
14. Hedley AA, Ogden CL, Johnson CL, Carrol MD, Curtin LR, Flegal KM :Prevalence of overweight and obesity among US children, Adolescents, and Adults, 1999~2002. JAMA 2004;291:2847-50.
15. Bray GA, Gray D : Obesity. Part 1 . Pathogenesis. West J Med 1998; 149:420-441.
16. Renehan AG, Tyson M, Egger M, Heller RF, Zwahlen M : Body-mass index and incidence of cancer: a systematic review and meta-analysisof prospective observational studies. Lancet 2008; 371:569-578.
17. Dannenberg AL Burton DC, Jackson RJ : Economic and environmental costs of obesity: the impact on airline. Am J Prev Med 2004;27:264.
18. Samaras K, Spector TD, Nguten TW, Baan K, Campbell LV, Kelly PJ : Genetic factors determine the amount and distribution of fat in women after the menopause. J Clin Epidemiol Metab 1997; 82:781-785.
19. Rice T, Perusse L, Bouchard C, Rao DC : familial aggregation of body mass index and subcutaneous fat measures in the longitudinal Quebec family study. Gene Epidemiol 1995; 16:316-334.
20. Hsu F-C, Lenchik L, Nicklas BJ, Lohman K, Regisster TC, Mychaleckyj J, Langefeld CD, Freedman B, Bowden DW, Carr JJ : Heritability of body composition measured by DXA in the Diabetes Heart Study. Obesity Res 2005;13:312-319.
21. Reed DR, Lawier MP, Tordoff MG : Reduced body weight is a common effect of gene knockout in mice. BMC Genetics 2008;9:4
22. Eaton SB, Eaton SB : An evolutionary perspective on human physical activity: implications for health. Comp Biochem Physiol Pt A.Mol Integr Physiol 2003;136:153-159.
23. Subar AF, Krebs-Smoth SM, CookA, Kahle LL : ietary sources of nutrients among US children, 1989~1991. Pediatrics 1998;102(4 Pt 1):913-923.
24. Isganaitis B, Lustig RH : Fast food, central nervous system insulin resistance and obesity. Arterioscler Thromb Vasc Biol2005; 25:2451-2462.
25. Campos P, Saguy A, Ernsberger P, Oliver E, Gaesser G : The epidemiology of overweight and obesity:public health crisis or moral panic? In J Epidemiol 2006;35:55-59.

26. Araneta MRG, Wingard DL. Barrett-Conner E : Type 2 diabetes and metabolic syndrome in Filipina-American woman ; a high-risk nonobese population. Diabetes Care 2002;25:494-499.
27. Moore TR : Adolescent and adult obesity in women: a tidal wave just beginning. Clin Obstet Gynecol 2004;47:884-889.
28. Hedley AA, Ogden CL, Johnson CL, Carrol MD, Curtin LR, Flegal KM :Prevalence of overweight and obesity among US children, Adolescents, and Adults, 1999~2002. JAMA 2004;291:2847-50.
29. Baily R : Evaluating calorie intake for population statistical estimates(ESLPSE) Project, February, Office for National Statistics, Data Science Campus. 2018
30. Miller P : The United States food supply is not consistent with dietary guidance evidence from an evaluation using the health`y eating index-2010. J Acad Nutr Diet 2015 Jan 115(1):95-100.
31. Speakerman J : The functional significance of individual variatiojn in basal metabolic rate. Physiol Biochem Zool 2004, 77(6):900-915.
32. Sims E, Horton E : Endocrine and metabolic adaptation to obesity and starvation. Am J Clin Nutr 1968 June, 21(12):1455-70.
33. Rosenbaum M, Hirsch J, Murphy E, Leibel RL : Effects of changes in body weight on carbohydrate metabolism, catecholamine excretion, and thyroid function. Am J Clin Nutr. 2000 Jun;71(6):1421-32. doi: 10.1093/ajcn/71.6.1421.
34. Harris AM, Jensen MD, Levine JA : Weekly changes in basal metabolic rate with eight weeks of overfeeding. Obesity (Silver Spring). 2006 Apr;14(4):690-5. doi: 10.1038/oby.2006.78.
35. Leibel RL, Rosenbaum M, Hirsch J : Changes in energy expenditure resulting from altered body weight. N Engl J Med. 1995 Mar 9;332(10):621-8. doi: 10.1056/NEJM199503093321001.
36. Levin BE, Hogan S, Sullivan AC : Initiation and perpetuation of obesity and obesity resistance in rats. Am J Physiol. 1989 Mar;256(3 Pt 2):R766-71. doi: 10.1152/ajpregu.1989.256.3.R766.
37. Wardle J, Boniface D : Changes in the distributions of body mass index and waist circumference in English adults, 1993/1994 to 2002/2003. Int J Obes (Lond). 2008 Mar;32(3):527-32. doi: 10.1038/sj.ijo.0803740.
38. Ancel Keys, Josef Brozek, Austin Henschel, Olaf Mickelsen, and Henry Longstreet Taylor : The Biology of Human Starvation. Vol.1 Minneapolis, University of Minnesota Press. 1950.
39. Haworth CMA, Plomin R, Carnell S, Wardle J : Childhood obesity: genetic and environmental overlap with normal-range BMI. Obesity (Silver Spring). 2008 Jul;16(7):1585-90. doi: 10.1038/oby.2008.240.
40. Neel JV : Diabetes mellitus: a "thrifty" genotype rendered detrimental by "progress"? Am J Hum Genet. 1962 Dec;14(4):353-62.
41. Wang Y, Beydoun MA : The obesity epidemic in the United States--gender, age, socioeconomic, racial/ethnic, and geographic characteristics: a systematic review and meta-regression analysis. Epidemiol Rev. 2007;29:6-28. doi: 10.1093/epirev/mxm007.
42. Centers for Disease Control and Prevention(CDC) : National Health and Nutrition Examination Survey, NHANES 2011-2012 Overview, 2012, National center for Health Statistics.
43. Duchesne A, Liu A, Jones SL, Laplante DP, King S : Childhood body mass index at 5.5 years mediates the effect of prenatal maternal stress on daughters' age at menarche: Project Ice Storm. J Developmenatl Origins of Health and Disease 2017 Apr, 8(2):168-177. doi: https://doi.org/10.1017/S2040174416000726.
44. Roseboom T, de Rooji S, Painter R : The Dutch famine and its long-term consequences for adult health. Early Hum Dev. 2006 Aug;82(8):485-91. doi: 10.1016/j.earlhumdev.2006.07.001.
45. Hales CN, Barker DJP : Type 2(non-insulin-dependent) diabetes mellitus: the thrifty phenotype hypothesis. Int J Epidemiol 2013 Oct, 42(5):1215-1222. doi:10.1093/ije/dyt133.
46. Stein Z, Susser M : The Dutch famine, 1944-1945, and the reproductive process. I. Effects on six indices at birth. Pediatr Res. 1975 Feb;9(2):70-6. doi: 10.1203/00006450-197502000-00003.
47. Hult M, Tornhammar P, Ueda P, Chima C, Bonamy A-KE, Ozumba B, Norman M : Hypertension, diabetes and overweight: looming legacies of the Biafran famine. PLoS One. 2010 Oct 22;5(10):e13582. doi: 10.1371/journal.pone.0013582.
48. Kubo A, Ferrara A, Windham GC, Greenspan LC, Deardorff J, Hiatt RA, Quesenberry CP Jr, Laurent C, Mirabedi AS, Kushi LH : Maternal hyperglycemia during pregnancy predicts adiposity of the offspring. Diabetes Care. 2014 Nov;37(11):2996-3002. doi: 10.2337/dc14-1438.

49. Sharma A et al : The association between pregnancy weight gain and childhood overweight is modified by mother's pre-pregnancy BMI. Peditr Res 58:1038
50. Guénard F, Deshaies Y, Cianflone K, Kral JG, Marceau P, Vohl M-C : Differential methylation in glucoregulatory genes of offspring born before vs. after maternal gastrointestinal bypass surgery. Proc Natl Acad Sci U S A. 2013 Jul 9;110(28):11439-44.
51. Fothergill E, Guo J, Howard L, Kerns JC, Knuth ND, Brychta R, Chen KY, Skarulis MC, Walter M, Walter PJ, Hall KD : Persistent metabolic adaptation 6 years after "The Biggest Loser" competition. Obesity(Silver Spring). 2016 Aug;24(8):1612-9. doi: 10.1002/oby.21538.
52. Yoo HJ, Kim BT, Park YW, Park KH, Kim CW, Joo NS : Difference of body compositional changes according to the presence of weight cycling in a community-based weight control program. J Korean Med Sci. 2010 Jan;25(1):49-53. doi: 10.3346/jkms.2010.25.1.49.
53. Dankel SN, Degerud EM, Borkowski K, Fjære E, Midtbø LK, Haugen C, Solsvik MH, Lavigne AM, Liaset B, Sagen JV, Kristiansen K, Mellgren G, Madsen L : Weight cycling promotes fat gain and altered clock gene expression in adipose tissue in C57BL/6J mice. Am J Physiol Endocrinol Metab. 2014 Jan 15;306(2):E210-24. doi: 10.1152/ajpendo.00188.2013.
54. Cummings DE, Weigle DS, Frayo RS, Breen PA, Ma MK, Dellinger EP, Purnell JQ : Plasma ghrelin levels after diet-induced weight loss or gastric bypass surgery. N Engl J Med. 2002 May 23;346(21):1623-30. doi: 10.1056/NEJMoa012908.
55. Sumithran P, Prendergast LA, Delbridge E, Purcell K, Shulkes A, Kriketos A, Proietto J : Long-term persistence of hormonal adaptations to weight loss. N Engl J Med. 2011 Oct 27;365(17):1597-604. doi: 10.1056/NEJMoa1105816.
56. Heymsfield SB, Greenberg AS, Fujioka K, Dixon RM, Kushner R, Hunt T, Lubina JA, Patane J, Self B, Hunt P, McCamish M : Recombinant leptin for weight loss in obese and lean adults: a randomized, controlled, dose-escalation trial. JAMA. 1999 Oct 27;282(16):1568-75. doi: 10.1001/jama.282.16.1568.
57. https://my.clevelandclinic.org/health/articles/14400-improving-your-health-with-fiber
58. Reuters/Iposs : Iposs online poll of 1,143 adults. 7~10 May, 2012. Reuters
59. Andrew Jenkinson : Why We Eat Too Much. Generic, 2020년 1월 1일, ISBN-10 : 024140052X, ISBN-13 : 978-0241400524.
60. Michael L Power, Jay Schulkin : The Evolution of Obesity. Johns Hopkins University Press, 2009년 6월 15일, ISBN-10 : 0801892627, ISBN-13 : 978-0801892622

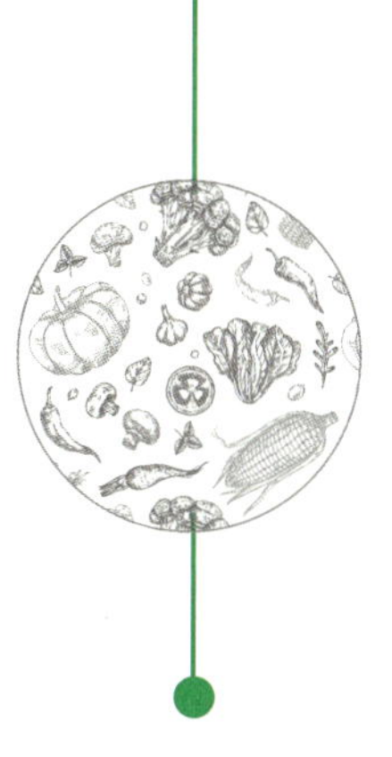

05

코로나 후유증과 영양보충제 및 면역력 향상

코로나19(corona virus disease 19, COVID-19)가 시작되어 2년이 넘었는데 아직도 진행 중이다. 우리나라 코로나 누적 확진자는 2022년 5월 23일 현재 17,967,672명이고, 누적 사망자도 23,987명이나 된다. 필자의 죽마고우 2명뿐만 아니라 가까운 친척 1명도 코로나로 인해 생을 달리하였으니, 한 다리만 건너도 주위에 환자는 당연히 있을 것이고, 생을 달리한 사람도 있을 것이다. 미국의 통계질병예방센터[CDC, Centers for Disease Control and Prevention]가 2021년 사망 잠정 데이터를 공개하였는데, 2020년 미국의 사망자 숫자는 2019년보다 대략 50만 명 정도 증가한 3,358,814명이다. 2021년엔 약간 더 증가하여 3.458.697명으로, 미국에서 코로나19는 모든 사망 원인 중 3위를 기록하였는데, 심장질환, 암 다음으로 많아 심각한 정도이다. 그만큼 직간접적으로 우리의 삶에 영향을 줄 뿐만 아니라 안타까움이 가까이 있어 두려움마저 들기도 한다. 많은 사람이 오미크론(omicrone) 증상에 대해 그냥 감기 정도로 치부하곤 한다. 하지만 아직도 어딘 가에서는 꾸준히 사망자가 나오고 있으며, 중증 질환으로 번지고 있어 증상 정도는 정확히 알고 있는 것이 좋겠다. 현재 미국의 연구 결과를 보면 코로나 확진자 중 1/3 이상이 완치 판정 후 후유증에 시달리고 있다.

코로나 후유증 증상

코로나에 걸려도 많은 사람의 경우 몇 주 이내에 완쾌되기도 하지만 일부 환자의 경우 감염 일로부터 4주가 넘어도 다양한 증상이 계속 나타나기도 한다. 중증을 앓고 난 후에 발생하는 다른 후유증과는 달리, 경증을 경험한 사람이나 무증상을 경험한 사람 중에서도 후유증이 보고되고 있는 것이 특징이다. 지금까지 많이 보고된 증상으로는 호흡 곤란, 만성 피로, 숨이 가쁜 증상, 신체적 및 정신적 활동 후에 정서적인 우울감의 악화, 사고력 저하, 집중력 저하, 기침, 가슴 통증, 복부 통증, 두통, 심장 이상 박동, 관절통, 근육통, 저림증, 설사, 수면 장애, 발열, 현기증, 감정 기복, 후각 및 미각의 변화, 생리주기 변화 등등이 나타난다. 중증을 경험한 사람 중 일부에서는 코로나 증상이 나타난 이후 몇 주 또는 몇 달 동안 심장이나 폐, 신장, 뇌, 피부 등 다기관 증후군 및 자가면역 질환을 경험하기도 한다. 일부 소아의 경우 감염 기간 또는 그 바로 직후 다기관 염증 증후군을 경험하기도 한다.

요즘 오미크론의 증상으로 대표적인 것으로 충분한 휴식과 숙면을 하여도 계속 졸리며 근육통이 나타나며, 아침에 일어나도 계속해서 힘들게 느껴지는 등의 만성 피로이다. 일상생활에 지장을 받을 정도의 피로감과 무기력감을 느끼기도 하고, 갑자기 컨디션이 급속하게 떨어지기도 한다. 코로나 환자 중 약 20% 정도가 불안감과 우울감으로 정신과 치료를 받고 있다. 한 연구 결과를 보면 완치자 10명 중 1명이 우울증 및 외상 후 스트레스 장애가 발생한다. 원인을 보면 확진으로 인해 사회적 격리에 따른 불안감을 호소하며, 이와는 별개로 아무런 이유 없이 우울증이 시작되어 심리적으로 불안한 상태가 지속되기도 한다. 갑자기 사물 및 사람의 이름 또는 단어 등이 생각나지 않는 등의 인지장애는 완치자 중 25%가 겪는다. 독일의 한 연구 결과에서 뇌와 혈관 사이에 존재하는 세포벽을 통해 뇌 속으로 바이러스와 독성 물질이 침투하지 못하게 하는 뇌혈관 장벽(blood brain barrier, BBB)이 손상되어 발생한다고 보고하였다. 오미크론 후유증으로 후각 및 미각 변화(상실)는 의외로 많다. 완전하게 상실하는 것이 아니고, 냄새를 맡는 게 이전과는 다르게 느껴진다. 홍콩의 대학교에서 남성 생식기능 저하에 대해 발표하였으며, 오미크론 후유증으로 테스토스테론이 감소해 남성 생식기능이 저하될 수 있다 하였다. 가장 많은 환자가 호소하는 후유증은 기침과 가래다. 특히 완치 판정을 받았음에도 목이 불편하고 가래가 계속되는 경우가 많다.

코로나19 종식에 대하여

다음은 필자의 생화학과 1년 선배이자 신약 개발의 대가인 배진건 박사의 히트뉴스(http://www.hitnews.co.kr)에 있는 페이스북 내용이다. 배진건 박사는 코로나19가 한국에 상륙하고 얼마 지나지 않은 2020년 2월 14일부터 메디게이트뉴스에 코로나19에 대한 컬럼을 연재해왔다. 배진건 박사는 코로나19 상황이 어떻게 전개될지 미국 미네소타 대학교 감염병 연구정책센터(Center for Infectious Disease Research and Policy, CIDRAP)가 내놓은 정점과 계곡, 가을 정점,

점진적 도화선의 3가지 시나리오를 소개했다. 지난 2년 5개월간의 '코로나19 팬데믹' 상황하에 우리가 배운 것은 작은 결정이 바로 중요한 결정이라는 것이다. 국가는 어떤 결정을 해야 하고, 보건당국의 역할이 무엇이며, 급속히 변화하는 상황에 따라 개인들은 어떤 결정을 내리고 어떤 행동을 해야 하는가에 대해 배웠다. 아주 간단한 결정, 마스크를 착용해야 할지, 사람들이 많이 모이는 모임이나 식사 장소에 참석해야 할지, 집합 금지 명령을 어기고 여러 그룹으로 나누어서 모여야 할지 하는 등의 작은 개인적 결정이 우리 서로에게 즉 공동체에 영향을 미치는 것을 절실히 배웠다. 국가의 결정과 국민의 결정이 한 방향으로 향하지 않으면 새로운 감염병 위험에 실수를 반복할 것이다. 배진건 박사는 얼마 전 '코로나19에서 사람을 살리는 BASIC STORY'라는 책을 발간 한 후 페이스북에 자주 코로나에 대한 글을 올렸으며, 다음 역시 그중 하나이다. 지난주 Real World 답이 나왔다. 2022년 5월 2일~ 5월 8일 주간 확진자가 총 268,945명이다. 그래프를 그릴 때 예측한 전주 대비 40%보다 많은 70%이다. 역시 완화가 큰 영향이다. 내려가지만 꼬리가 점점 길어진 것 같다(표 1). 5월 29일보다 두 달 더 늦어지는 7월 31알 주간이 되어야 하루에 700명 확진자가 되겠다(그림 1). 그러니 아직도 코로나19는 쉽게 사라질 것 같지 않다.

표 1. 주간 확진자 예측 factor와 Real World 지난 주간 대비

일자	예측치 발병인	예측 factor	실제 발병인	실제 factor
4월 10일	1,600,000	0.8	1,459,239	0.71
4월 17일	1,120,000	0.7	973,380	0.67
4월 24일	672,000	0.6	597,665	0.61
5월 1일	336,000	0.5	380,607	0.64
5월 8일	134,400	0.4	268,945	0.71
5월 15일	40,320	0.3	237,831	0.88
5월 22일	8,064	0.2	175,730	0.74
5월 29일	806	0.1		

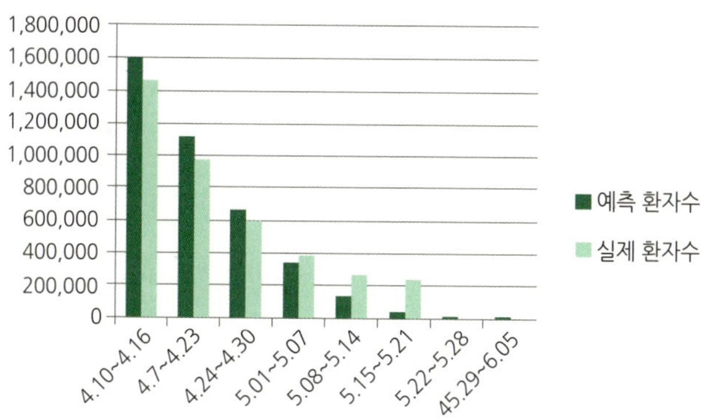

그림 1. 예측치에 비해 실제 환자 수가 많아 코로나19는 7월 말까지 갈 것으로 예측된다.

우리나라 코로나19 유입에 대하여

계속해서 배진건 박사의 페이스북 글을 인용한다. 아직도 코로나19 초기에 문 정부가 나라의 문빗장을 단단히 잠그지 않았다고 비난하는 분들이 계시다. 과연 그럴까? 현재 시진핑의 중국은 '제로 코로나'를 선언하며 코로나에 끝장 보겠단다. 상하이를 봉쇄하고 곧 베이징까지 문빗장을 잠글 모양새이다. 여기에 북한에서도 코로나19 환자가 나와 사망자가 있음을 공식 발표하고 중국처럼 단단히 빗장을 채울 모양이다. 그러나 끝판왕 오미크론은 올 2~4월에 대한민국에서 폭발한 것처럼 중국에서도 수억 명의 환자가 폭발해야 지구의 코로나19가 끝날 것 같다. 코로나19가 시작된 원죄 때문에 중국은 '제로 코로나'가 지도부에 팽배하고 있지만, 결코 오미크론은 가둘 수가 없다. 단지 조금은 지체시킬 수는 있겠지만 말이다.

2020년 1월 19일 낮 12시 30분 인천공항에서 중국 우한(武漢)발 입국자를 대상으로 특별검역을 진행하던 이승화 검역관이 날카롭게 중국인 여성 A씨를 '1

번 확진자'로 발굴했다. 공식적인 대한민국 코로나 시작이다. 지난 2020년 2월 19일 경북 청도 대남병원에서 국내 첫 코로나19 감염 사망이 발생했다. 왜 열흘 만에 그곳에서 사망자가 나왔을까? 청도는 신천지 교주 이만희 총회장의 고향이기에 신천지 성지로 알려진 곳이다. 2020년 청도 대남병원에서는 이만희 총회장 형의 장례식이 진행되었다. 대구 신천지교회 및 청도 대남병원의 집단 감염의 미스터리는 형님의 장례식이 연결고리다. 또한 형님은 사망하기 직전인 1월 27~31일까지 대남병원 응급실에 입원해서 치료받았다. 이런 악연 때문에 서로 연결된 대남병원과 노인병원에 입원했다 돌아가신 많은 환자는 정말 어처구니없는 코로나 폭탄을 맞은 첫 '구경꾼(Bystander)'이다.

'1번 확진자'보다 주목해야 할 사람이 있다. 우한에서 들어온 한 분은 입국이 1월 8일이었고, 또 신천지 예배에 참석한 명단에는 실은 없었다. 이 사람은 누구일까? 그 한 분의 출입국 기록은 코로나19가 우한에서 급속히 퍼지던 1월 8일 한국에 입국했다가 우한 공항이 폐쇄되기 바로 전날인 1월 22일 우한으로 돌아갔다. 그는 당시 신천지 우한 지역 책임자이며 중국 동포인 최OO씨이다.

왜 최 씨가 코로나19의 발원지인 우한에서 1월 8일 한국에 들어왔을까? 먼저 최 씨의 출입국 기록을 보면 2019년 1월 11일 우한에서 입국해 나흘 뒤인 15일 우한으로 출국했다. 물론 그사이인 13일 일요일에 '신천지 정기총회'가 열렸다. 이처럼 해마다 연초 둘째 일요일에 열리는 '신천지 정기총회'에 중국에 있는 각 지역 신천지 담임들이 참석한다는 것이다. 실제로 2020년 1월 12일 과천 본당에서 열린 '신천지 2020 정기총회'와 최 씨의 국내 체류 일정은 정확히 일치한다. 그러기에 코로나19의 시작은 중국인 관광객보다는 신천지 중국 책임자들 때문이다. 문 정부가 중국인들에게 나라의 문빗장을 단단히 잠그지 않았다는 비난은 정치적이지 결코 과학적은 아니다.

에피데믹, 엔데믹, 팬데믹에 대하여

에피데믹(epidemic)은 팬데믹(pandemic)처럼 대륙을 넘나드는 넓은 영역에 걸친 것은 아니지만, 비교적 넓은 영역에 퍼지는 감염병을 가리킨다. 팬데믹이 전 세계로 확산되는 데 비해 특정 지역에 한정되는 경우를 말하며, 감염 속도가 2주 이하로 매우 빠르다는 특징이 있다. 또 엔데믹(endemic)은 넓은 지역에서 강력한 피해를 유발하는 팬데믹이나 에피데믹과 달리, 특정 지역의 주민들 사이에서 주기적으로 발생하는 풍토병을 가리킨다. 엔데믹은 한정된 지역에서 주기적으로 발생하는 감염병이기 때문에 감염자 수가 어느 정도 예측이 가능하다. 예컨대 동남아시아, 남미, 아프리카 등에서 많이 발생하는 말라리아나 뎅기열 등이 이에 속한다. 역사적으로 가장 악명 높았던 팬데믹은 중세 유럽 인구 1/3의 생명을 앗아간 흑사병과 16세기 남미 원주민의 90%를 사망하게 했던 유럽 유입의 천연두바이러스이다. 눈에 보이지 않는 세균과 바이러스가 얼마나 쉽게 인류와 한 문명을 재앙으로 몰아넣고 파괴하는지 보여준다. 인류 최초의 감염병으로 불리는 천연두는 1519년 스페인의 에르난 코르테스(Hernán Cortés)가 600명 정도의 인원으로 멕시코의 아즈텍 제국(Aztec Empire)을 무너뜨리는 데 결정적인 원인으로 작용했으며, 남미 페루의 잉카제국(Inka Empire)도 당시 확산된 천연두 바이러스로 몰락했다고 알려져 있다.

전염병 경보단계

팬데믹(pandemic)은 세계적으로 전염병이 대유행하는 상태를 의미하는 말로,

세계보건기구(WHO)의 전염병 경보단계 중 최고 위험 등급에 해당된다. WHO는 전염병의 위험도에 따라 전염병 경보단계를 1단계에서 6단계까지 나누는데, 최고 경고 등급인 6단계를 '팬데믹(pandemic; 전염병의 대유행)'이라 한다. 그리스어로 'pan'은 '모두', 'demic'은 '사람'이라는 뜻으로, 전염병이 세계적으로 전파되어 모든 사람이 감염된다는 의미를 지니고 있다. 전염병 경보단계 중 1단계는 동물 사이에 한정된 전염으로 사람에게는 안전한 상태, 2단계는 동물 사이에서 전염되다가 소수의 사람에게도 전염된 상태, 3단계는 사람들 사이의 전염이 증가한 상태이다. 4단계는 사람들 사이의 전염이 급속히 퍼지기 시작하여 세계적 유행병이 발생할 수 있는 초기 상태이며, 5단계는 전염이 널리 퍼져 세계 동일 권역(대륙)의 최소 2개국에서 병이 유행하는 상태로 전염병의 대유행이 임박하였다는 의미이다. 6단계는 제5단계를 넘어 다른 권역의 국가에서도 추가로 전염이 발생한 상태로 이 단계에 이르렀다는 것은 '전염병의 대유행' 즉 세계적으로 확산되었다는 의미이다. 전염병 경보 1~3단계에서는 주로 대비책을 준비하고, 4단계부터는 각국에서 여행자제 조치 등의 구체적 전염병 확산 방지 지침을 내리고 철저한 예방사업에 돌입하게 된다.

세계 역사의 한 획을 그은 전염병

아테네 역병(Plague of Athens)은 기원전 430년에 발생하였다. 펠로폰네소스(Peloponnesos) 전쟁(기원전 430년) 2년 차에 아테네의 승리가 눈앞에 있을 때 아테네 국가 자체를 황폐화시켰던 전염병이다. 이 전염병으로 인해 약 75,000명에서 100,000명이 사망했다. 이 전염병은 아테네 주요 항구이자 유일한 식량 공급원인 피레우스(Piraeus)를 통해서 아테네의 주요 도시로 퍼진 것으로 추정된다. 많은 동부 지중해의 지역에서 동일 질병이 발생했지만, 아테네만큼 큰 영향을 끼치지는 않았다. 이 전염병은 아테네 사회에 심각한 영향을 끼쳤고, 법치주의의 약화와 종교적인 신념의 약화를 가져왔다. 또한 아테네의 지도자인 페리클레스(Pericles)는 전염병으로 사망했다. 기원전 429년과 기원전 427~426년 두 차례에 걸쳐 전염병이 더 발생했다. 약 30개의 병원체가 아테네 역병의 원인으로 추정되었다. 장티푸스로 인해 아테네 군인의 1/4, 그리고 그리스 인구의 1/4이 죽었다. 이 질병은 치명적으로 아테네의 통치력을 약화시켰지만, 질병의 높은 사망률이 전염을 방해하여 넓은 확산을 방해했다. 즉, 치사율과 전염도는 반비례하는 양상을 보인다는 것을 보여준 대표적 사례이다. 이 전염병의 원인에 대해서는 수천 년 동안 밝혀지지 않았다. 그러던 도중 2006년 1월, 아테네 대학교에서 공동묘지의 시체의 치아를 통해 장티푸스균이 확인되었다.

안토니우스 역병(The Antonine Plague)은 165년에서 180년 사이에 발생하였다. 갈렌의 전염병(Plague of Galen)이라고도 부르는데, 로마 제국에 거주하던 그리스 의사이자 작가인 갈렌(Aelius Galenus)이 이를 기술했기 때문이다. 로마 군대가 로마-파르티아 전쟁(Trajan's Parthian War) 중에 로마 전역에 복귀한 군인들로 인해 로마 전역에 전염병이 퍼지게 되었다. 학자들은 천연두 혹은 홍역으로 생각하고 있지만, 실제 원인은 완전하게 규명되지 않았다. 안토니누스 역병은 로마 황제인 마르쿠스 아우렐리우스 안토니누스(Marcus Aurelius Antoninus)의 이름에서 유래되었다. 안토니누스는 루키우스 베루스(Lucius Aurelius Verus)와 공동 황제로 있었는데, 루키우스 베루스가 전염병 주의보를 내렸다가, 169년 사망하였다. 대표적인 황제인 안토니누스의 이름을 따서 안토니누스 역병이라고 하게 되었다. 로마 역사가 디오 카시우스(Cassius Dio Cocceianus, 155-235)에 의하면, 이 병은 9년 후에 다시 감염이 진행되었다. 로마에서만 하루에 2,000명이 사망했으며, 이는 확진자의 4분의 1(25%)에 해당하는 수치이다. 총사망자는 5백만 명으로 추산되었다. 일부 지역에서는 인구 3분의 1이 사망했으며, 로마 군대를 황폐화시켰다. 오스트레일리아의 중국 고대 역사 학자인 라프 데 크리스피니(Rafe de Crespigny)는 166년 전 중국 동부 기록에서 전염병에 대한 기록 때문에 전염병이 한족 동부에서 발생했을 것으로 추정하고 있다. 이 전염병은 로마 문화와 문학에 영향을 미쳤으며 인도양의 인도-로마 무역 관계에 심각한 영향을 미쳤을 것으로 추정한다.

키프로스 역병(Plague of Cyprian)은 서기 250년에서 270년까지 로마 제국을 괴롭힌 전염병이다. 에티오피아에서 최초 발병했다고 알려져 있다. 키프로스 역병은 에티오피아에서 그리스를 거쳐 시리아를 지나 로마 제국에서 크게 발병했다. 에티오피아에서 최초 발병했다고 알려져 있다. 카르타고(Carthage)의 주교였던 키프리안(Cyprian)은 이 역병에 대하여 역사책에 최초로 기술하였다. 그의 이름을 따서 키프로스 역병이라고 이름을 지었다. 키프로스 역병의 급속한 확산과 역병 관련 사망자가 많이 발생한 이유는, 여러 민족이 여러 경로로 로마를 공격했기 때문이다. 게르만은 갈리아를 공격했고, 파르티아는 메소포타미아를 공격했다. 로마는 여러 경로의 공격을 막느라 역병의 창궐에 대응하지 못하고 속수무책으로 당하고 말았다. 키프로스 역병은 농부들에게도 심각하게 퍼져 식량 생산 부족을 야기하였다. 군인들에게 퍼진 키프로스 역병은 로마 군대에 대한 광범위한 인력 부족을 일으켜 3세기 시대의 로마 제국의 국력을 심각하게 약화시켰다. 사망자가 많이 발생한 날은 5,000명이 사상자로 기록되기도 했다. 역사가 카일 하퍼(Kyle Harper)에 따르면, 키프로스 역병으로 인한 증상은 천연두가 아닌 에볼라와 같은 출혈열(Ebola hemorrhagic fever)을 일으키는 바이러스성 질병과 더 잘 일치한다고 한다. 그리고 에볼라의 발원지인 아프리카에서 질병이 온 것도 이런 추측의 이유이기도 하다. 키프로스 역병으로 인해 정치적, 군사적, 경제적, 종교적 격변이 일어났다. 호스틸리아누스(Hostilianus) 황제는 251년에 사망했고, 클라우디우스 고디쿠스(Claudius Gothicus) 황제는 270년 사망했다. 이 기간에 경쟁자들의 지속적인 황제 쟁탈전에 정치는 갈수록 불안해졌다. 로마 군단의 지도력 부족과 병사 고갈은 로마의 외부 공격 방어 능력을 약화시키고, 제국의 상태를 악화 시켰다. 질병의 광범위한 발병은 시골 인구를 도시로 이주시켰고, 남아 있는 농부들은 속수무책으로 당하면서, 로마 제국의 농업 생산은 붕괴되었다.

유스티니아누스 역병(Plague of Justinian)은 541년에서 에티오피아에서 최초 발병했다고 알려져 있다. 542년까지 비잔티움 제국, 사산(Sāsānian) 제국, 그리고 지중해 연안 전역에 걸쳐 발생한 페스트 범유행이다. 재유행은 750년까지 진행되었다. 역사상 가장 끔찍한 페스트 범유행 중 하나였다. 유스티니아누스 자신도 이 병에 걸리지만, 살아남았다고 한다. 6세기 동로마제국의 황제였던 유스티니아누스 1세 재위 기간인 541년, 당시 동로마제국 영토였던 이집트의 펠루시움(Pelusium) 항에서 처음 유행이 보고된 이 역병은 불과 2년 사이에 당시 세계 인구의 절반에 가까운 3천만~5천만 명의 목숨을 앗아갔다. 아시아, 북아프리카, 아라비아, 유럽 등 당시 세계 인구 대다수가 몰려 있던 지역을 휩쓸었기 때문이다. 훗날 역사가들은 이 역병을 당시 가장 큰 제국이었고 가장 큰 피해를 입은 동로마제국을 다스리던 황제의 이름을 붙여 유스티니아누스 역병이라고 불렀다. 이 역병은 처음 유행이 지나간 뒤에도 수십 년 간격으로 반복해 나타나 피해를 주다가 750년 유행을 마지막으로 완전히 사라졌다. 그리고 600여 년이 지난 1347년 흑사병이 대유행했다. 진화유전학자인 캐나다 맥마스터대(McMaster University) 헨드릭 포이너(Hendrik Poinar) 교수팀을 비롯한 국제 공동 연구팀은 학술지 '랜싯 전염병' 최근호에 유스티니아누스 역병을 일으킨 병원균의 게놈을 해독한 논문을 실었다. 연구자들은 독일 바바리아에서 당시 역병으로 죽어 묻힌 유골 2구를 발굴한 뒤 이를 채취했다. 이에는 각종 세균이 묻어 있어 오래된 DNA를 찾는 데 중요한 시료다. 천연두는 영국의 에드워드 제너(Edward Jenner)가 1796년 우두접종법(종두법)을 발견하기 전까지 최대 치사율이 90%에 달했고, 간신히 살아남게 되더라도 실명, 지체부자유, 곰보 등 심각한 후유증을 남겼다. 그러나 천연두는 백신 접종이 이뤄지면서 서서히 줄어들었고, 1977년 소말리아에서의 마지막 환자를 끝으로 더 이상 발생하지 않았다. 이에 1980년 5월 세계보건기구(WHO)는 천연두가 지구상에서 완전히 사라졌다고 공식 발표했고, 이로써 천연두는 지구상에서 사라진 첫 바이러스 감염병이 됐다.

페스트균(*Yersinia pestis*)에 의해 발생하는 급성 열성 감염병으로, 감염 후 살이 썩어 검게 되기 때문에 흑사병(黑死病, Pest)으로도 불린다. 1300년대 초 중앙아시아의 건조한 평원지대에서 시작된 페스트는 실크로드를 통해 1340년대 말 유럽에 상륙했다. 유럽에 확산된 페스트는 1351년까지 유럽 전체 인구의 30~40%를 몰살시키면서 중세 유럽을 초토화시켰다. 유럽의 인구는 2세기가 지난 16세기가 돼서야 페스트 창궐 이전 수준으로 회복된 것으로 알려질 만큼 페스트는 당시 유럽에 엄청난 영향을 미쳤다. 페스트는 19세기 말 파스퇴르(Louis Pasteur)가 발병 원인과 치료법을 개발하면서 역사 속으로 사라지는 듯했으나, 현재도 아프리카, 아시아 일부 지역에서 발생 사례가 나오고 있다.

콜레라는 비브리오 콜레라균(*Vibrio Cholerae*)에 의해 일어나는 수인성 감염병으로, 본래 인도의 벵골(Bengal) 지방에서 유행하던 풍토병이었으나 1817년 인도를 침략한 영국군을 통해 캘커타로 옮겨진 뒤 전 세계로 확산되기 시작했다. 콜레라는 이후 7번의 대유행을 거치면서 남극 대륙을 제외한 전 대륙으로 퍼져 나갔고, 이에 수백만 명이 콜레라로 죽음을 맞았다. 콜레라는 초기에는 나쁜 공기가 원인으로 지목받았으나 추후 오염된 물과 음식을 통한 감염경로가 알려지면서, 런던, 뉴욕 등 세계 주요 도시의 상하수도 시스템이 정비되는 계기가 되었다.

결핵은 기원전 7,000년경 석기 시대의 화석에서 그 흔적이 발견된 이래 인류 역사상 가장 많은 생명을 앗아간 감염 질환이다. 특히 19세기의 대표적인 유행병인 결핵은 1800년대 초반까지 유럽 인구 4분의 1을 희생시켰는데, 그 원인이 결핵균이라는 사실은 1882년 독일의 세균학자 로버트 코흐로 인해 알려졌다. 우리나라의 경우 1950년 6·25전쟁 이후 연간 수백만 명에 이르는 결핵 발병국가였으며, 1962년부터 세계보건기구(WHO)의 지침에 따라 BCG 접종을 실시하였다. 하지만 우리나라의 결핵 발생률과 사망률은 여전히 경제협력개발기구(OECD) 국가 중에서 가장 높다. 결핵 퇴치를 위해 크리스마스실(Christmas Seal)이 탄생되었다.

20세기에는 1918년 스페인독감(사망자 약 2,000~5,000만 명 추정), 1957년 아시아 독감(사망자 약 100만 명 추정), 1968년 홍콩 독감(사망자 약 80만 명 추정)을 팬데믹으로 볼 수 있다. 세계보건기구는 2009년 6월 신종플루로 불린 인플루엔자 A(H1N1)와 2020년 3월 코로나바이러스감염증-19에 대해 팬데믹을 선언한 바 있다.

배진건 박사의 글을 좀 더 인용하였으며, 필요에 따라 내용을 추가하였다. 제1차 세계대전이 한창이던 1918년 전 세계에서 5,000만 명의 목숨을 앗아간 것으로 추정되는 스페인 독감 바이러스(바이러스의 이름에 스페인이 붙은 것은 알폰소 스페인 국왕이 감염으로 사망해서 전 세계에 큰 충격을 주어 언론들이 사용하면서부터였으며, 실제로 바이러스가 미국 캔자스주에서 시작되었다는 설과 중국에서 시작되었다는 설이 뒤섞여 있어 그 시작은 알기 어렵다)를 과학자들이 2005년 재생하는 데 성공했다. 미국 알래스카에 있던 한 여성 스페인독감 희생자의 폐 조직을 채취한 뒤 여기서 이 바이러스의 8개 유전자 배열을 재구성하는 데 성공했다. 이렇게 부활한 스페인 독감 바이러스의 구조는 전염성이 강한 H5N1으로 확인되었다. 1918년 봄 제1차 유행과 그해 가을 대규모 제2차 유행을 통해서 그 해에만 약 5,000만 명의 사망자를 발생시켰다. 이는 당시 벌어지고 있던 제 1차 세계대전 사망자 수인 2,000만 명을 훨씬 뛰어넘는 숫자로, 제1차 세계대전이 서둘러 종전하게 된 원인 중 하나가 될 정도였다. 스페인독감은 이듬해인 1919년이 되어서야 종식되었는데, 당시 전 세계 인구 중 약 1/3인 5억 명이 감염된 것으로 추정되었다. 우리나라의 경우 1918년 일제 강점 하에 있던 9월부터 크게 번졌다. “악성 유행병, 몹시 아픈 감기”라는 매일신보 기사는 ‘9월 23일부터 평북 강계군에 유행성 감기로 300명의 환자가 발생했고, 특징은 머리와 밑 관절 등이 몹시 아프다더라’라고 했다. 경성(서울)에서도 9월에 이미 환자가 나왔고, 11월엔 평양 인구 절반이 감기로 고생한다는 기사도 있다. 경성에선 개도 돌림감기로 전염돼 죽으니 조심하라고 했다. 심지어는 백범 김구 선생도 1919년 20일간 스페인 독감으로 고생했다. 백범일지에는 “병원이란 곳에는 혹을 떼러 재중원에 1개월, 상해에 온 후 서반아 감기로 20일 동안 치료한 것 뿐이다”고 기록되어 있다.

한반도에서 스페인독감으로 몇 명이나 죽었을까 1918년 조선총독부 통계연감은 총인구 1,759만 명의 조선 인구 중에 760만 환자가 발생해 14만명이 사망했다고 집계했다(메일신보 1919년 1월 30일자). 1919년 기미년 3.1 운동 직전의 상황은 매일신보에 따르면 각 급 학교는 일제히 임시 휴교(13일부터 23일)하고 회사는 휴업했다. 농촌에서는 들녘의 익은 벼를 해가 지나도 거두지 못할 정도로 상여 행렬이 끊이질 않아 조선 팔도의 민심이 흉흉했다고 보도했다. 매일신보 1918년 11월 28일 ‘서산의 참화(瑞山의 慘禍)’ 기사는 악성 유행 감기로 사망자가 극히 많아 지금껏 추수를 못하였다고 썼다.

1957년 아시아 독감으로 불리는 A형 인플루엔자(H2N2)가 대유행했을 때는 약 100~400만 명의 사망자가 발생했다. 신종 인플루엔자는 1957년 2월 말에 중국 구이저우성(貴州省)에서 최초 발생한 후 중국과 인도 등에서 대규모 사망자가 나왔으며, 같은 해 바로 백신이 개발되며 그 확장세를 억제했으나, 이후 산발적인 소규모 유행을 거치며 약 10년이 지난 1968년에야 종식되었다. 1968년 홍콩 독감으로 불리는 A형 인플루엔자(H3N2)가 발생하여, 홍콩인구의 15%인 50만 명이 감염되었고, 그중 33,800명이 사망했다. 호흡기 증상과 오한, 발열, 근육통, 무기력증 등을 동반한 감염병이다. 이 독감이 지속된 6개월여 동안 홍콩은 물론 베트남, 인도, 필리핀 등 주변 아시아 국가를 넘어 호주, 아프리카, 남미, 유럽으로 확산되면서 전 세계에서 100만 명 이상이 사망했다. 역시 백신이 개발되면서 확산세를 늦추었으나, 이후 끝없이 변종 진화하면서 아직도 완전한 종식을 이루지 못하고 있다. 신종플루(H1N1의 새로운 형태)는 2009년 봄 멕시코에서 시작돼 이후 미국을 넘어 전 세계로 확산된 감염병이다. 초기에는 A형 인플루엔자 바이러스에 감염된 돼지를 통해 발생했기 때문에 '돼지독감'으로 불렸다. 당시 신종플루는 214개국에서 발병해 전 세계적으로 18,500명이 사망했는데, 우리나라에서도 75만 명이 감염돼 250여 명이 사망한 바 있다. WHO는 2009년 4월 신종플루 확산세가 급증하자 최초로 국제적 공중보건 비상사태를 선포한 데 이어 6월 11일에는 감염병 경보 중 최고 단계인 팬데믹을 선포하기도 했다. 당시 대한민국 정부는 1조 원의 예산을 만들어 전 국민에게 무상으로 백신을 투여하였다. 그러나 신종플루는 항바이러스제인 타미플루가 치료제로 사용되면서 현재는 신종플루가 아닌 A형 독감으로 불리고 있다.

1976년 8월 자이르(Zaire, 현 콩고민주공화국)의 얌부쿠(Yambuku)에서 처음 발견된 에볼라 출혈열(Ebola Hemorrhagic Fever)은 아프리카를 덮친 죽음의 바이러스다. 에볼라는 2014년 기니, 시에라리온, 라이베리아 등 서아프리카 지역에서 발병해 1만 1,310명이 사망했으며, 특히 유럽, 미국에까지 감염자가 발생하면서 공포를 일으켰다. 이후 2016년 3월 세계보건기구(WHO)가 에볼라 바이러스 종식을 공식 선언했지만 2017년 5월 다시 발생했으며, 현재까지 예방백신이 없어 발병 때마다 엄청난 피해가 이어지고 있다.

에이즈(AIDS)는 에이즈바이러스(HIV, Human Immunodeficiency Virus)에 감염돼 면역 기능이 저하되는 질환으로, 1981년 미국에서 처음 발견되었다. 그러다

1983년 프랑스의 프랑수아즈 바레시누시(Françoise Barré-Sinoussi)와 뤼크 몽타니에(Luc Montagnier) 박사가 HIV를 세계 최초로 혈액에서 분리하는 데 성공하면서 정체불명의 존재였던 에이즈의 실체가 드러나게 되었다. 에이즈는 처음 발견된 이래 전 세계에서 3,600만 명이 사망하는 등 오랜 기간 불치병으로 여겨졌다. 현재도 약 3,500만 명이 에이즈 바이러스를 보유한 채 살아가고 있지만 1996년 레트로바이러스 증식을 억제하는 항레트로바이러스 약물들이 개발되고, 이들 약물을 섞어 쓰는 칵테일 요법이 정착되면서 불치병의 범주에서 점차 벗어나고 있다. HIV(인간 면역 결핍 바이러스)는 1969년 미국에서 시작하여 전 세계로 퍼져나갔다. 에이즈의 원인인 HIV는, 남부와 동부 아프리카에서 감염률이 25%나 되는 전 세계적 유행병이다. 2006년 남아프리카 공화국에서 임신한 여성들 사이의 에이즈 전염률은 29.1%이다. 안전한 성행위에 관한 효과적인 교육과 혈액 감염에 대한 주의 교육은 국가적인 후원 프로그램으로 여러 아프리카 국가에서 감염률을 낮추는 효과를 보였다. 감염 속도는 아시아와 미국에서 다시 증가하고 있다. UN의 인구 연구자는, 에이즈는 2025년까지 인도에서 31만 명, 중국에서 1,800만 명이 사망할 것으로 예측하였다. 에이즈는 아프리카에서 2025년까지 9,000만 명에서 1억 명이 사망할 것으로 예상했다.

우리나라에서 코로나바이러스에 대하여

가장 최근 우리나라가 경험한 바이러스 대유행은 사스, 메르스 및 코로나19이며, 모두 코로나바이러스이다. 코로나바이러스는 말 그대로 왕관(corona)모양을 하고 있으며, 사스와 코로나19는 ACE(angiotesin converting enzyme, 안지오텐신 전환효소) 단백질 수용체를, 메르스는 DPP4(Diabetes, dipeptidyl peptidase 4, 당뇨병 디펩티드 펩티드절단효소 4) 수용체를 통해 인체에 침투한다. 인플루엔자 바이러스와 마찬가지로 한 가닥의 염기서열인 RNA 바이러스로, 두 가닥의 염기서열인 DNA 바이러스보다 변이가 빨라서 백신 개발과 치료제 개발의 어려움이 있다.

2003년 중증급성호흡기증후군[사스, SARS, severe acute respiratory syndrome : SARS-associated coronavirus(SARS-CoV)]은 8,099명 이상을 감염시키고 774명의 생명을 앗아 갔다. 반면에 국내 감염자는 3명에 불과했다. 사스는 2002년 겨울 중국에서 처음 발병해 2003년 7월까지 약 7개월간 발생하였다. 평균 잠복기는 4~6일이며, 대부분 성인에서 발병하였으며, 주요 증상으로 발열, 근육통, 두통, 오한으로 현재 유행하는 코로나바이러스와 전반적으로 비슷하다. SARS-CoV는 주로 점막이 감염된 비말과 직접 또는 간접적으로 접촉함으로써 전파된다. 2002년 12월에 등장한 SARS는 처음엔 어떤 병인지 몰라 괴질로 불렸다. 중국 광동에서 사스 환자를 치료하다 감염된 한 명의 중국인 의사가 홍콩에 투숙하며 빠른 속도로 전염병을 확산시킨 것이 결정적 원인이었다. 사스는 중국이 초반에 정보를 공개하지 않으면서 초기 대응에 실패했고, 그 결과 전세계 확산으로 이어졌다는 비판이 높았다.

우리나라의 코로나19에 대한 발 빠른 대처

그로부터 12년 뒤인 2015년 중동 호흡기증후군(메르스, MERS, Middle East respiratory syndrome : MERS-CoV)은 국내에서만 38명을 사망에 이르게 할 정도로 치명적이었다. 2012년 9월 사우디에서 감염자가 처음 발견된 이후 현재까지 총 23개국 1,142명의 환자가 감염된 것으로 알려졌으며, 이 중 465명이 사망해 치사율이 40%에 이른다. 업무 출장으로 쿠웨이트에 다녀온 사업가가 2015년 8

월 16일 국내 첫 확진자로 신고된 이후 병원을 중심으로 바이러스가 확산되면서 같은 해 12월 23일 상황종료가 선언될 때까지 186명이 감염되고, 그중 38명이 사망하여 높은 치사율을 보였다. MERS-CoV도 사람 간에 주로 비말에 의한 전파가 가능하나, SARS-CoV보다 사람 간 전염성이 잦을 것으로 간주 된다. 이처럼 사스, 메르스, 코로나19는 모두 코로나바이러스가 원인체이다. 코로나바이러스에 변이가 일어난 결과이다. 코로나바이러스는 보통 감기(common cold)의 원인이기도 하다.

2020년 1월, 외신으로 전해지는 코로나바이러스 소식이 아무래도 심상치 않음을 느꼈으며, 2월 들어서는 국내 환자가 늘기 시작했고 우한에서의 감염력과 치사율을 보니 쉽게 지나갈 상황이 아니라 판단한 기초과학연구원 RNA 연구단장인 김빛내리 교수는 기초과학연구원(IBS)이 기획한 코로나 팬데믹 시리즈 3 "코로나 사이언스" 책에서 다음과 같이 글로 썼다.

아무리 연구자라 해도 위험천만한 신종 바이러스를 다루는 일이 쉬울 리는 없다. 주저함도 있었고 두려움도 있었다. 하지만 우리 연구단이 잘 할 수 있는 일을 통해 적게나마 사회에 도움이 되어 보자는 의견이 하나로 모여졌다. 우선 바이러스 시료를 빨리 확보해야 했다 동분서주하던 중에 필자도 근무했던 한국연구재단 노정해 이사장과 정은경 질병관리청장이 결정적 도움을 주었다. 2월 말에 시료를 받아 분석을 시작할 때는 이미 대구에서 폭발적으로 환자가 늘고 있었다. 모든 실험을 한 치의 실수도 없이 진행하여야 하는 급박한 상황이었다. 첫 실험은 시료가 도착한 직후, 2월 21일 금요일 저녁 7시에 시작됐다. 김빛내리 교수는 실험을 맡은 김동완 연구원이 긴장된 표정으로 바이러스

RNA를 추출하는 것을 지켜보며 실험을 도와주었다. 그 후 모든 팀원이 주말도 잊고 실험과 분석에 매진해서 3월 중순에 논문을 제출할 수 있었다. 세계적 학술지인 셀(Cell)에서 신속하게 심사와 수정 과정을 마쳐 주어서 4월 초에 논문이 발표되었다. 이렇게 연구자의 신속한 연구와 희생 속에서 우리는 코로나19에 대해 신속하게 알게 되었고 대처할 수 있게 되었다.

코로나바이러스를 위한 영양보충제

다음은 전문의인 김경섭, 김해영의 '바이러스를 이기는 영양제'에서 발취하여 인용하였다. 신종 코로나바이러스와 싸워 이기려면 면역력을 잘 유지하거나 높여야 한다고 각종 정보매체에서 조언한다. 실제로 젊고 면역력이 정상인 코로나19 환자들은 대부분 가벼운 감기 증상을 보였으며, 대중적인 감기 치료제로도 원만하게 치료됐다. 반면 면역력이 약한 노인이나 기저질환이 있는 환자들은 적극적 치료 받았음에도 폐렴이 악화되어 사망에 이르는 사례가 많았다. 우리 생활에서 흡연, 과음, 중증 스트레스, 피로, 극한 환경작업 등은 면역력을 감소시키는 주요인이다. 이들을 피하고 충분한 안정과 영양 섭취, 그리고 실외 가벼운 운동으로 면역력을 유지하는 것이 일상생활에서 코로나19를 이기는 가장 효율적인 방법이다.

'바이러스를 이기는 영양제'에 소개된 근거 중심 영양 권고를 살펴보자. 호흡기 점막을 강화시키는 비타민 A의 경우 호흡기 점막의 발달 및 항체 형성에 도움을 주어 항바이러스 기능을 갖는다. 비타민 B 복합체는 NK 세포를 활성화시키며, 비타민 C는 선천성 및 후천성 면역세포를 증식시키고, 강력한 항산화 효과를 가지며, 비타민 D는 대식세포 활성화와 T세포 및 B 세포를 활성화시키며, 비타민 E는 강력한 항산화 효과로 폐 손상 감소, 아연은 NF-κB 신호를 활성화하여 TNF-α가 유도하는 염증반응을 억제하고, 글루타티온(glutathione)은 산화 스트레스로부터 세포를 보호하며, 면역세포 증가, 호흡기 점막의 개선을 통한 중증 합병증을 예방한다. 인디언의 허브인 에키나시아(Echinacea)는 세포 방어 및 복구 작동 방식을 유리하게 조절하고, 바이러스가 유발하는 병리학적 세포 염증 과정을 조절한다. 자연에서 찾을 수 있는 가장 강력한 항산화제인 아스타잔틴(astaxanthin)은 폐, 심장 등의 장기를 보호하며, 사이토카인 대량 방출을 방지한다. 벌꿀에서 얻는 천연 항생제인 프로폴리스(Bee Propolis)는 플라보노이드의 항균 작용 이외의 명확한 항바이러스 작용은 없다. 대한민국 대표 건강기능식품인 홍삼은 T세포 및 NK 세포 활성화와 면역 조절제로 작용한다. 마늘에 풍부하게 들어 있는 알리신(allicin) 역시 T 세포와 NK 세포 활성화와 면역조절제로 작용한다. 양파에 풍부한 퀘르세틴(quercetine)은 TNF-α 등 사이토카인을 분출하여 바이러스를 사멸하며 바이러스의 단백질 효소를 억제하여 증식을 막는다. 카레에 풍부한 커큐민(curcumin)은 바이러스 증식에 꼭 필요한 생체 경로를 차단함으로써 항바이러스 효과를 나타낸다. 남성호르몬인 테스토스테론은 호흡기 근육을 강화시킨다. 일상의 만성 피로를 날려주는 부신 강화제는 스트레스로 인해 저하된 부신 기능을 회복시킨다.

JY 메디컨텐츠 편저 '코로나 후유증 증상 치료 사례집'을 인용해 보자. 비타민 D 부족과 신형 코로나바이러스 감염증 중증화 관계성을 보여준 연구논문이 이스라엘 바르일란(Bar-Ilan) 대학과 갈라리안 의료센터(Galarian Medical Center) 연구팀(Dror AA 등, PLoS One, 2022)에 의해 발표되었다. 2020년 4월~2021년 2월 사이에 갈라리안 의료센터에서 실시한 PCR 검사로 양성이 된 입원환자

1,176명의 혈중 비타민 D 농도에 주목하였는데, 농도는 입원 전 정기 혈액 검사 또는 비타민 D 결핍 의심에 따른 검사 결과에 근거하고 있고, 검사 결과는 양성 판정 14일~730일 전에 판명되었다. 비타민 D 농도가 20ng/mL 미만인 결핍증 환자는 40ng/mL 이상의 사람보다 신형 코로나바이러스 감염이 중증화될 가능성이 14배나 높아졌다. 비타민 D 농도가 충분했던 환자의 사망률은 2.3%였지만, 비타민 D 결핍증 환자의 사망률은 25.6%였다. 코로나 바이러스에 대해서는 제대로 입증된 직접적인 증거는 적었지만 면역 강화에 도움이 된다고 생각하여 의사들은 환자에게 비타민 D 섭취를 추천해 왔다.

코로나19에 대한 면역력 증진

의학의 아버지라 부르는 히포크라테스는 "면역이 최고의 의사이자 치료법"이라고 했다. 실제로 신종 바이러스가 창궐할 때 치료제와 백신이 개발되기 전 우리를 지켜 주는 것은 개인위생과 면역시스템이다. 면역은 외부의 바이러스나 세균 혹은 내부의 암세포 등으로부터 자신의 몸을 방어할 수 있는 모든 시스템을 아우르는 말이다. 면역 체계는 유전적 요인에 영향을 받거나 혹은 체질적으로 타고나지만, 매일 어떤 음식을 먹고 영양을 섭취하여 어떤 습관을 갖는지에 따라 좋아지기도 하고 나빠지기도 한다. 탄수화물, 지방과 단백질 등 에너지원이 되는 주 영양소와 미량 영양소인 비타민과 미네랄 등의 미량 영양소는 면역세포의 구성, 미토콘드리아에서의 에너지 생성, 호르몬의 합성, 간의 해독, 효소의 합성 등 각종 대사에 관여한다.

일반 영양소와 달리 특별히 간 건강, 갱년기 건강, 관절 건강, 기억력 개선, 면역력 개선 등의 목적으로 개발되는 건강식품들의 경우 비록 의약품은 아니지만, 어느 정도 효능이 인정될 때 식약처에서 허가해준다. 식약처에서는 면역세포나 사이토카인 등의 증감을 보는 기초실험과 동물실험 및 최소한의 인체실험 등을 통해 어느 정도의 근거를 가진 건강 기능 식품을 허가 관리하고 있는데, 그중 면역력 증진에 도움이 되는 건강기능식품 원료 총 12 종류(표고버섯 균사체는 2종류가 있어 13종으로 볼 수 있다)를 표 2와 같이 허가하고 있다.

표 2. 식약처에서 허가한 면역력 증진에 도움을 주는 기능성 원료(2016년 기준)

번호	원료명	인정등급	기능(지표)성분	일일섭취량	섭취시 주의 사항
1	당귀 화합물 추출물	생리활성 기능 2등급	노다케닌 패오니플로린 클로로제닉산	당귀 혼합 추출물로서 20~40 g일	임산부, 수유부, 월경불순이나 출혈성 질환이 있는 경우 의사와 상담 천궁, 백작약은 섭취 시 발열 및 알레르기를 유발할 수 있으므로 주의
2	엔테로코쿠스 피칼리스 가열처리 건조분말	생리활성 기능 3등급	엔테로코쿠스 파칼리스 FK-23 사균체 Cis-박섹산		
3	L-글루타민	생리활성 기능 2등급	L-글루타민	L-글루타민으로서 3~5 g/일	메토트렉세이트, 항경련, 락툴로즈의 효과를 경감시킬 우려가 있음 MSG에 민감한 사람 섭취 주의 시낭 및 간 질환이 있는 환자 섭취 주의 임산부, 수유부는 의사 처방 없이는 섭취 삼가
4	게르마늄 효모	생리활성 기능 3등급	게르마늄	게란티바이오 -Ge 효모로서 1.2 g/일	임산부, 수유부 및/2세 이하 어린이는 섭취에 주의
5	금사 상황버섯	생리활성 기능 2등급	베타글루칸	금사 상황버섯 추출물로서 3.3 g/일	
6	표교버섯 균사체	생리활성 기능 3등급	α-1,4-글루칸	표고버섯 균사체로서 1.8~3.6 g/일	
		생리활성 2등급	α-글루칸		
7	스피루리나	생리활성 3등급	총 엽록소	스피루리나로서 67~72 mg/일	
8	클로렐라 (고사된 원료로 전환)	생리활성 2등급	총 엽록소	총 엽록소로서 125 mg/일	

9	청국장국 배양 정제물	생리활성 2등급	폴리감마글루탐산칼륨	폴리감마글루탐산칼륨으로서 1000 mg/일	어린이, 임산부, 수유부는 섭취에 주의
10	동충하초 주정 추출물	생리활성 2등급	코르디세핀		
11	효모 베타글루칸	생리활성 2등급	베타글루칸		
12	인삼 다당체 추출물	생리활성 2 등급	칼락토오스와 아라비노오스의 합, 진세노사이드 Rg1과 Rb1의 합, 인삼성분 확인	인삼다당체 추출물로서 6g/일	특이체질 또는 알레르기 체질인 경우에는 성분을 확인 후 섭취 의약품(당뇨치료제, 혈액 항응고제) 복용 시 섭취에 주의

김경철, 김혜영 지음 "전문의가 처방하는 바이러스를 이기는 영양제"에서 인용

약사공론 2020년 2월 3일 자 "면역 관련 기능성 원료 어떤게 있나?" 기사에 보면 신종 코로나바이러스 감염증 우려로 면역 관련 건강기능식품 기능성 원료에 대한 관심도 높다. 전통적으로 관심이 높은 인삼을 비롯해 동충하초와 버섯균사체 등 관련 원료와 제품을 찾는 경우가 늘고 있다. 일부에서는 인증받지 않은 기능성을 강조하며 허위, 과대광고에 대한 걱정의 목소리도 나오고 있다. SNS 등을 통해 면역 관련 기능성에 대한 검증되지 않은 내용이 전달되는 경우도 적지 않기 때문이다. 현재까지 면역기능 관련 기능성을 식약처로부터 인정받은 건강기능식품 원료는 12개 정도다. 표고버섯균사체를 비롯해, 헤모힘 당귀 등 혼합추출물, 청국장균 배양정제물, 인삼다당체추출물, 효모베타글루칸, 바이오게르마늄효모, 스피루리나, 동충하초 주정추출물 등이다. 대부분 '면역기능 증진에 도움을 줄 수 있다'는 기능성을 인정받은 원료다. 또, 헤모힘 당귀 등 혼합추출물은 '면역기능 개선에 도움을 줄 수 있다'는 기능성을 갖춘 개별인정형 원료이며, 스피루리나는 '면역조절에 도움을 줄 수 있으나 인체 확인이 필요하다'는 기능성을 갖고 있다. 건강기능식품업계 관계자는 "신종 코로나바이러스 감염증 확산 우려로 '면역력'이 하나의 이슈로 자리 잡

고 있다"며 "관련 제품에 대한 관심도 당분간 계속 이어질 것으로 예상된다"라고 말했다. 이어 "다만 기능성을 공식적으로 인정받은 원료뿐만 아니라 그렇지 않은 경우도 마케팅을 확대하는 경우가 적지 않다"며 사전에 확인이 필요하다고 설명했다. 한편, 면역 관련 건강기능식품 원료 가운데는 임산부나 수유여성, 어린이 등의 섭취에 주의가 필요한 경우도 있기 때문에 반드시 주의사항과 일일섭취량 등을 확인할 필요가 있다.

코로나19 왜 면역력을 높여야 할까?

면역에 좋다고 잘 알려진 영양소나 기능성 식품이 구체적으로 인플루엔자나 코로나바이러스 같은 호흡기 질환을 예방하거나 치료에 효과가 있다는 임상적 근거는 부족한 편이다. 오랫동안 면역항암제와 자가면역질환을 연구해온 항암 및 면역학 분야 글로벌 전문가인 지현배 박사의 영양섭취와 면역시스템에 관한 페이스북 글(https://blog.naver.com/dooani21/221965820549) "코로나19의 면역반응과 약물들"을 인용한다. 영양섭취는 면역 체계의 발달 및 기능과 관련된 과정을 포함한 모든 생리적 과정에 영향을 미친다. 우리가 먹는 음식의 구성과 양은 영양소 가용성을 조절함으로써 직접적으로 형성한다, 또한 영양 섭취는 장내 미생물군의 구성과 기능을 조절하여 간접적으로 면역 체계에 영향을 미치며, 이는 우리의 면역시스템에 추가적인 영향을 미친다. 현재까지 산업화된 국가에서 영양 섭취와 우리의 면역 체계가 연결되어 있다는 아이디어를 뒷받침하는 다양한 증거와 새로운 개념들이 제시되어왔다. 이것은 식이 섭취를 일시적으로 줄이면 비정상적인 염증 반응을 조절하면서 보호 면역을 향상시킬 수 있음을 보여주는 연구 결과들을 통해 제안되고 있다. 영양 섭취에 변화를 주고 섭취한 양을 감소시키는 것은 우리의 영양 상태를 진화 역사의 과정으로 돌려 최적의 면역 반응을 형성하는 생리학적 상태를 복원할 수 있는 하나의 접근법이 될 수 있다. 심각한 영양 스트레스의 상황, 즉 음식의 섭취를 일시적으로 감소시킨 조건에서 특정 면역 기능이 강화되어 생존에 가장 중요한 과정과 조직 부위를 강화한다. 전체적으로 이러한 예는 영양 섭취가 면역 체계에 미치는 중요한 역할을 강조하고 두 요소간의 관계를 연구하는 것은 궁극적으로 질병을 예방하고 치료하는 새로운 치료 접근법과 약물 개발로 이어질 수 있는 기반을 마련할 것으로 전망된다.

"지금까지 알려진 COVID-19 감염으로 인한 면역 반응은 적절하면 바이러스의 감염을 효율적으로 대처하는 보호 작용을 갖지만 부족하거나 지나치면 치명적인 상태로 발전하는 양날을 가진 검과 같다. 이러한 COVID-19 면역 반응에 대한 이해는 면역 치료 약물과 백신을 개발하는데 중요한 단서를 제공하고 있다."

COVID-19의 심각한 증세는 바이러스 감염의 확산과 이로 인한 면역 과잉 반응으로 인해 발생되는 것으로 알려져 있다. 심각한 COVID-19 환자들은 증세가 나타난 후 8-9 일 사이에 호흡 곤란과 혈중 산소가 부족한 현상으로 특징지어지는 급성호흡곤란증후군(acute respiratory distress syndrome, ARDS)으로 발전한다. 결과적으로 일부 환자들은 박테리아나 곰팡이균으로 인한 2차 감염에 취약하게 된다. ARDS는 COVID-19에 의한 사망 원인의 70%를 차지하는 호흡부전(respiratory failure)의 직접적인 원인으로 알려져 있다. 바이러스 감염과 같은 2차 감염으로 인한 과잉 면역 반응은 사이토카인 폭풍(Cytokine release syndrome, CRS)과 패혈증 증세로 나타나고 COVID-19으로 인한 사망의 28%를 차지하는 것으로 알려져 있다. 이 경우 조절되지 않은 염증반응은 다양한 기관들에 손상을 주고 심장, 간과 신장 시스템의 장애로 이어진다.

이와는 반대로 COVID-19 감염자들 중 약 80%는 회복되고 이 과정에서 면역시스템은 매우 중요한 바이러스 제거의 역할을 수행하는 것으로 알려져 있다. 결국 COVID-19 감염에서 면역시스템은 핵심적인 보호작용을 하지만 과잉된 면역반응은 사망의 직접적인 원인이 되고 있다. 그렇다면 COVID-19 감염으로 인한 면역시스템의 보호 작용과 과잉된 면역 반응은 어떻게 유도되는 것일까?

COVID-19이 안지오텐신 전환효소 2[angiotensin-converting enzyme 2(ACE2)]와 MPRSS2(숙주 세포막에 존재하는 세린 단백질 분해효소)와의 상호작용을 통해 세포에 감염되면 바이러스는 빠르게 증식하여 감염을 확산시킨다. 이 과정에서 감염된 세포는 방어적 기작이 작동되어 다양하고 강력한 면역 활성화 물질들을 분비하고 결국 사멸된다. 이런 현상을 '파이롭토시스(pyroptosis, 열에 의한 암세포 사멸)'라 명칭한다. 이런 면역 활성화 물질들이 주위에 있는 상피세포, 혈관과 같은 내피세포와 폐포 대식세포에 의해 인지되면 이들 세포들은 염증을 유발시키는 인토류킨-6(IL-6)와 같은 사이토카인과 면역 세포들을 호출하는 다양한 케모카인[IP-10(interferon-γ inducible protein 10으로 CXCL 10, C-X-C-motif chemokine 10이라고도 한다), macrophage inflammatory protein 1α (MIP1α), MIP1β와 MCP1(monocyte chemoattractant protein-1)]으로 불리는 면역 물질들을 분비한다. 이러한 물질들은 단핵구(monocytes), 대식세포(macrophages)와 T 세포와 같은 면역 세포들을 감염 장소로 호출하여 활성화시킴으로 염증 현상을 더욱 악화시키는 피드백 고리를 형성한다.

사망으로 이어지는 경우 면역 반응이 조절되지 않아 면역세포들이 폐에서 더욱 축적되고 염증성 사이토카인들이 과다 분비되어 궁극적으로 폐의 구조와 기능에 치명적인 손상을 주게 된다. 이렇게 과다분비된 사이토카인들은 혈액을 통해 전신에 퍼지게되고 다른 기관들을 손상시킨다. 또한 바이러스 중화 기능이 없는 항체는 항체 의존성 면역 증강[antibody-dependent enhancement(ADE)]이라 불리는 과정을 통해 COVID-19의 감염을 확산시키고 기관의 손상을 가속화 한다.

감염된 환자들이 회복되는 경우 그 면역 반응의 양상은 다르다. 즉 초기 염증 반응은 바이러스를 인지하는 T 세포들을 감염 장소로 호출하여 바이러스가 확산되기 전에 감염된 세포들을 제거한다. 또한 중화항체들이 잘 형성되어 바이러스의 감염을 차단하고 폐포 대식세포들은 중화된 바이러스와 사멸된 세포들을 인지하고 처리한다. 이렇게 하여 바이러스는 말끔히 제거되고 폐의 손상은 최소화되어 감염자들은 회복되는 것이다.

코로나19와 프로바이오틱스

현대의학의 아버지 히포크라테스는 모든 질병의 시작은 장에서 기인한다고 했다. 우리 몸의 조절 면역세포의 70%는 장에 있고, 장 건강은 면역에 직접 영향을 준다. 의학이 계속 발전하면서 장과 면역의 상관관계에 주목하게 되는데, 2,000년 전에 이 점을 내다보았다는 것만 보아도 히포크라테스는 정말 현대의학의 아버지라고 불릴 만하다.

그러면 장은 어떻게 면역 기능을 담당할까? 쉽게 말해 장은 입과 항문을 연결하는 속이 비어 있는 기다란 튜브이다. 이 튜브를 통해 음식물만 몸속으로 들어오는 게 아니라 박테리아, 바이러스, 독소들도 같이 들어온다. 이때 장벽이 음식물을 흡수하고, 바이러스와 같은 외부 침입자들을 막아낸다. 즉 장은 우리 몸의 첫 번째 방어벽으로 작용한다. 장벽은 세포들이 가지는 신호전달 체계를 통해 면역을 유지한다. 장벽은 두께가 머리카락보다 얇은데, 여러 겹으로 된 것이 아니라 상피세포 한 층으로만 이루어져 있다. 그런데 이렇게 얇은 상피세포가 대단한 기능을 가진다. 장벽의 상피세포는 세균이나 외부 독소 또는 단백질들도 통과하지 못할 정도로 치밀하게 구성된다. 이 단단하고 치밀한 장벽 결합을 통해 장내 완전성 유지가 중요한데, 이를 위해 장 상피세포는 방어 체계의 일종인 항미생물 펩티드(antimicrobial peptides, AMPs)와 장벽 보호를 위한 점액질층을 끊임없이 형성한다.

어떤 이유로 이런 장벽의 치밀 결합이 무너지면 장벽의 투과성이 커지고 장누수증후군(Leaked gut syndrome, LGS, 새는 증후군)과 같은 다양한 증상을 일으키는 장벽 결합이 발생한다. 치밀 결합이 부서져 구멍이 생긴 장 틈새로 지질 다당류(lipopolysaccharide, LPS)라는 내독소가 침입한다. 즉 방어벽을 쉽게 뚫고 독소들이 몸 안으로 들어온다. 이 독소들이 전신으로 들어가 영향을 주어 내독소는 인슐린 저항성에 영향을 주고 염증을 유발하여 우울증에도 영향을 준다. 장벽이 무너지면 외부 독소나 미생물이 쉽게 인체 내부로 들어와 인체 내부를 공격하면 만성 염증을 일으키거나 질병을 유발한다. 장내 미생물은 장벽 바로 아래의 장 관련 림프조직에서 장 면역세포들과 끊임없이 소통한다. 태아는 엄마의 배 속에서 무균상태이지만, 출생 후 엄마의 산도와 음식, 환경 등을 통해 미생물을 접하게 된다. 자라면서 많은 소통을 통해 어떤 미생물이 유익하고 어떤 미생물이 유해하여 배척해야 하는지 계속해서 배우고 습득하며 성장한다. 건강한 장의 면역세포들은 외부의 적이라고 판단되는 미생물을 공격해 계속 거주하지 못하게 한다. 유익하다고 판단되는 미생물은 장내에서 군락을 형성해 살 수 있도록 구별한다. 장벽은 음식을 소화하면서 영양소를 흡수하는 기본적인 소화기관의 기능을 수행하면서 동시에 음식에 포함된 미생물 중 아군과 적군을 잘 구분해내는 중요한 임무도 수행한다.

코로나19와 프리바이오틱스에 대하여

우리가 음식을 먹으면 장내 미생물은 그중에서도 소화되지 않는 식이섬유소를 먹이로 해 짧은사슬지방산(short chain fatty acid, SCFA)과 같은 2차 대사산물을 만들어 내다. 이러한 짧은사슬지방산[butyric acid(낙산), acetic acid(초산), propionic acid(프로피온산)]은 장 점막을 회복시키고, 조절 T 세포의 기능을 원활하게 하며 장 세포를 자극하여 면역에 도움을 준다. 더불어 염증을 줄이며 암세포의 성장을 억제한다. 2018년 스탠퍼드 대학교의 연구 결과(Litvak Y, Baumler AJ : PLoS Pathog 15, 2019)에 따르면 주요 장내 세균 중 하나인 박테로이드(Bacteroid) 속의 미생물이 짧은사슬지방산인 프로피온산을 생성하여 살모넬라균의 성장을 억제한다. 미시간대학교 연구(Desai MS 등, 2016)에 따르면 동물실험에서 식이섬유소를 부족하게 먹은 경우 미생물[아커만시아 뮤니시필라(*Akkermansia muciniphila*) 또는 박테로이데스 카카에(*Bacteroides caccae*)]이 증식해서 장벽의 점액을 먹어 버려 장벽을 얇아지고, 병원균이 쉽게 침입하며, 대장염이 발생하는 것을 관찰했다. 반대로 식이섬유소를 충분히 섭취하면 미생물이 만들어 내는 짧은사슬지방산이 골수에까지 면역세포들을 생성해 호흡기 감염으로부터 인체를 보호하는 것으로 알려졌다. 특히 폐의 면역 관련 손상을 줄였다. 이런 반응은 "장-골-폐 축(Gut-Brain-Lung Axis)"을 통해 이루어졌다. 즉, 장내 미생물의 먹이가 되는 섬유소가 풍부한 홀푸드(whole food)를 잘 챙겨 먹는 것이 감염을 이겨 낼 수 있는 여러 방법 중 하나이다.

평소 항생제를 자주 사용하여 장내 미생물 생태계의 균형이 무너진 상태라면 짧은사슬지방산이 충분히 생성되지 않으며, 코로나바이러스와 같은 호흡기 바이러스 감염에 걸렸을 때 취약할 수 있다. 일반적으로 고령은 감염과 합병증에 더 취약하다. 인체가 노화하면 장내 미생물 다양성이 감소하고, 염증성 미생물의 비율이 높아지는 것과 관련이 있다. 그럼에도 불구하고 좋은 식습관과 생활 습관을 통해 장내 미생물의 균형을 잘 유지하는 사람들도 있는데, 이들의 장내 미생물은 젊은 사람들보다 더 다양하고 균형을 이루어 젊을 때 못지않은 조화로운 면역 기능을 유지하기도 한다.

장-면역 축을 회복시켜 면역을 지키는 방법으로 다음 몇 가지 실천 가이드를 소개한다. 세균을 없애는 항생제는 적절히 사용하면 요긴한 치료제로 작용하지만, 과도한 사용은 장내 미생물의 균형을 단기간에 파괴할 수 있다. 그러므로 꼭 필요하지 않은 항생제 사용을 줄인다. 장내 미생물에 충분한 먹이를 줘야 미생물이 2차 대사산물을 잘 만들어 내어 장벽도 튼튼히 하고 면역력도 지킬 수 있다. 섬유소가 풍부한 음식물 섭취를 충분히 한다. 적당한 운동은 면역력을 회복시키므로 규칙적으로 운동한다. 사회적 거리 두기로 미생물 다양성이 감소하므로 자연에 노출되는 것을 통해 미생물 다양성을 회복하고, 면역 기능을 올릴 수 있다. 스트레스는 만병의 근원으로 면역력을 저하시키고, 장벽의 회복 능력을 감소시키므로 스트레스를 관리한다. 하루 7시간 이상 충분한 수면을 취하여 장내 미생물의 다양성을 유지한다. 식습관과 생활 습관을 조절하는 것이 중요하지만 특정 균주가 호흡기 바이러스 감염 예방에 도움이 될 수 있으니 프로바이오틱스를 복용하는 것이 좋다. 미생물의 먹이가 되는 통곡(whole food) 식이를 다양하게 섭취하기 어렵고, 2차 대사산물인 짧은사슬지방산의 일종인 부티르산(butyric acid)을 생성하는 미생물이 부족하다면 단기적으로 부티르산 섭취를 고려할 수 있다.

체중 70kg을 기준으로 사람의 세포 수는 30조 개인데, 장내 미생물 개체 수는 38조 개나 된다. 크기도 매우 작고, 무게도 작지만 사람 세포 수보다 훨씬 많으며 온몸에 퍼져 있다. 장내 미생물의 유전자 수는 330만 개로 인체 유전자 수의 150배에 달한다. 장내 미생물의 유전자는 인간 유전자와 달리 쉽게 변할 수 있다. 이렇게 차지하는 부피는 작지만, 유전자는 훨씬 다양하게 가지고 있으니 우리가 소화시킬 수 없는 다양한 음식물을 미생물이 소화하여 우리 몸에 유익함을 줄 수가 있다. 즉 다양한 세균을 가질수록 우리 몸은 다양한 2차 대사산물을 형성해 우리 몸의 건강을 유지해 준다. 장내 미생물은 단순히 장내에만 국한되어 장염이나 설사와 연관된 장 관련 질환에만 영향을 주는 존재가 아니다. 장내 미생물은 전신에 영향을 주어 직접 특정 질병의 원인이 되기도 하며, 간접적으로 영향을 주기도 한다. 그렇기 때문에 장내 미생물은 일종의 형체가 없는 장기로 인식한다.

코로나19 사망자를 기록으로 보면 2020년 1월 20일 시작부터 2022년 1월 2일까지 누적 사망자는 5,694명이다. 코로나19 초기의 ~2% 사망률보다는 낮아졌지만 사망률은 0.89%를 보이고 있다. 오미크론 변이가 시작된 올 1월 한 달간의 사망자 수는1,061명, 2월 1,303명, 3월 8,172명, 4월이 6,564명으로 4개월간의 누적 사망자 수는 24,158명으로. 총사망자 중에 오미크론 변이로 인한 사망자가 70.7%를 차지한다. 그러나 적어도 오미크론이 출현하기 전까지 100명 이하를 훨씬 밑돌던 1일 사망자 수가 코로나19 확진자 중 오미크론 확진자가 60%를 차지하는 3월 첫 주를 기점으로 100명을 넘어서며 꾸준히 증가하여 3월 24일 하루 사망자 수가 469명에 달하였다. 오미크론이 우세종이 되면서 사망자 수는 하루 200~300명 대를 기록했다. 이후 확진자 수가 감소함에 따라 사망자 수도 감소세를 보이고 있다. 아무리 오미크론이 전파력이 강해지고 사망률은 낮아졌지만, 워낙 많은 사람이 감염되다 보니 이런 기록이 남는다. 문제는 미국이다. 미국의 코로나19 신규 확진자가 약 3개월 만에 다시 10만 명을 넘어섰다. 스텔스 오미크론 하위변위인 BA.2.12.1 등의 미국 내 전파가 재확산을 이끄는 것으로 분석되었다. 그러기에 미국발 스텔스 오미크론 하위 변이인 BA2.12.1가 앞으로 90일 이내에 대한민국에 어떤 상황을 일으킬지 우리는 아직 모른다. 지난 5월 2일부터 실외에서 마스크 착용 의무가 해제되었다. 정말 마스크를 벗어도 되는지 우려가 크다. 미국의 여름 방학이 시작외어 교포들과 자녀들이 지낭 2년간 답답함에서 벗어나고자 고국에 들어오는 등 해외유입이 늘어날 것이다. 오미크론 하위변이에 대해 준비를 철저히 하여야 할 것이다. 코로나시대 자기 몸을 잘 지키기 위해 임상 검증이 된 영양보충제로 영양 관리를 잘하며, 도움이 되는 영양소 역시 잘 챙겨 먹으며, 면역력을 올릴 수 있는 기능성 식품뿐만 아니라 장내 미생물을 통한 면역력 향상을 위해 프로바이오틱스뿐만 아니라 섬유소와 같은 프리바이오틱스, 나아가 신바이틱스나 포스트바이오틱스를 잘 챙기는 것이 오랜 기간의 코로나19에 건강을 유지하는 데 중요하다.

참고문헌 및 서적 등

1. https://www.thelancet.com/journals/lancet/article/PIIS0140-6736(20)30211-7/fulltext
2. https://www.medrxiv.org/content/10.1101/2020.02.26.20028191v1
3. https://www.nature.com/articles/s41577-020-0311-
4. https://science.sciencemag.org/content/367/6483/1260
5. https://www.thelancet.com/journals/lancet/article/PIIS0140-6736(20)30566-3/fulltext
6. https://clinicaltrials.gov/ct2/show/NCT04273581
7. https://clinicaltrials.gov/ct2/show/NCT04273529
8. https://www.sciencedirect.com/science/article/pii/S0042682207004801?via%3Dihu
9. https://jvi.asm.org/content/84/3/1289.long
10. https://jvi.asm.org/content/84/18/9318.long
11. htps://www.ncbi/nlm.nih.gov/pmc/articles/PMC5454963/
12. https:// www.jci.org/articles/view/88990
13. https:// www.ncbi.nlm.nih.gov.pubmed/18325648
14. https://pubmed.ncbi/nlm.nih.gov/11675140/
15. Livak Y, Baumler AJ : The founder hypothesis : A basis for microbiota resistance, diversity in taxa carriage, and colonization resistance against pathogens. PLos Pathog 15, 2019
16. Chang R et al : Lactoferrin as potentialprevemtative and treatment for COVID-19. ResearchGate, 2020
17. Desai MS et al : Dietary fiber-deprived gut microbiota degrades the colonic mucus barrier and enhance pathogen susceptibility. Cell 167:1339-1353, e21, 2016
18. Dror AA, Morozov N, Daoud A, Namir Y, Yakir O, Shachar Y, et al. Pre-infection 25-hydroxyvitamin D3 levels and association with severity of COVID-19 illness. PLoS ONE 17(2): e0263069. (2022); https://doi.org/10.1371/journal.pone.0263069
19. 김경철, 김혜영 : 전문의가 처방하는 바이러스를 이기는 영양제. 열린책들. 2020
20. 기초과학연구원(IBS) 기획 : 코로나사이언스. 동아시아. 2020
21. JY 메디칸텐츠 편저 : 코로나 후유증 증상 치료 사례집. 조윤컴뮤니케이션, 2022
22. 배진건 : 코로나19에서 사람을 살리는 BASIC STORY. 안지현 편집, 메디게이트뉴스 출간. 2019
27. https://m.facebook.com/story.php?story_fbid=5058985874123923&9id=1000003768 3270 (지현배 박사 페이스북)
28. http://www.hitnews.co.kr/news/articleView.html?idxno=39388
29. 배진건. 스텔스 오미크론의 변종 BA2.12.1가 온다. 히트뉴스. 2022, 05.24.
29. https://m.facebook.com/story_fbid=5413456245333389&id=100000072022759
29. https://m.facebook.com/story.php?stroy_fbid=5352118608133820&id=10000072022 75911. 코로나19 예방 : 면역력 높이는 영양제는? : 비즈니스코리아, 2020.3.23.
30. 약방의 감초 영양소, 아연 : 조선일보 2017. 6.15
31. 메르스 사태로 인해 주목받는 셀레늄 : 병원신문 2015. 6.12
32. 프로폴리스 소문만큼 정말 좋을까? 헬스조선 2016. 12. 28
33. 마늘의 효능 이렇게 먹으면 더 높아진다. 헬스조선 2015. 5. 13
34. 슈퍼푸드 양파, 껍질까지 먹어야 효능 백배. 서울경제, 2017. 6.15

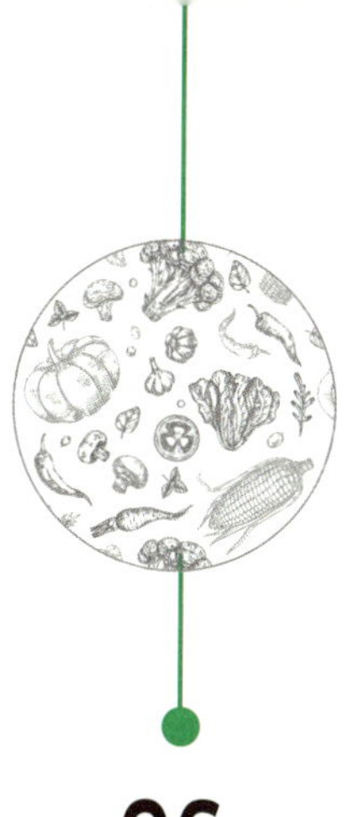

06
걸어야 건강해진다

은퇴를 준비하며 건강을 챙기기 위해 하루 10,000보 이상 걸은 지도 벌써 8년이 되었다. 그동안 하루도 빼먹지 않고 걸으며 습관이 되도록 하였다. 가능하면 구부리지 않거나 너무 뒤로 처지지 않도록 정자세로 눈을 약간 위쪽을 향해 두며 걸었다. 운동 중에 가장 쉬우며 꼭 필요한 숨쉬기운동 말고는 걷는 것처럼 좋은 운동도 없는 것 같다. 더군다나 따로 준비물이 필요하지도 않고 다른 운동처럼 격에 맞는 옷을 사지 않아도 되니 마음 편히 할 수 있는 운동이다. 걷기와 달리기는 어떤 준비운동도, 특별한 준비도 필요하지 않으며, 가장 보편화된 운동이다. 누워있는 환자를 제외하고는 모두가 걸을 수 있으며 부작용이 없다. 직립 보행, 즉 두발로 걷는 것이 인간의 가장 큰 특징이라고 하지만, 직립 보행이 얼마나 중요한지는 잘 모르는 것 같다. 걷기는 인류 진화과정에서 얻어낸 놀라운 성과다. 우리 부모님 세대만 해도 하루 5~10km는 충분히 걸었다. 운동하기 위해서가 아니라 일상생활 속에서이다. 그런데 오늘날은 바로 앞 근거리에 있는 슈퍼마켓을 가면서도 자동차를 이용하는 사람이 많다. 조깅과 같은 가벼운 달리기도 점차적인 훈련이 필요하다. 달리기는 1~2분 정도 걷기를 한 다음에 시작하는 것이 좋다. 달리기와 걷기를 번갈아 하면 자신이 느끼는 정도에 따라 운동의 강도를 조절할 수 있다. 걷기는 부작용이 없다는 의미에서 매우 훌륭한 운동이다.

근육

아래 내용은 다나카 나오키(田中尚喜, Naoki Tanaka)의 '나는 당신이 오래 걸었으면 좋겠습니다 : 수천 명의 환자를 일으킨 재활치료사의 기적의 걷기 수업(百歳まで歩く 正しく歩けば壽命は延びる!)'의 내용을 인용하고 첨가하였다. 근육 중에는 자신의 의지로 움직일 수 없는 근육이 있는데 불수의근(involuntary muscle)이라 하며, 내장근(visceral muscle)과 심근(cardiac muscle)이 이에 속한다. 이들 근육은 호르몬이 제어하기 때문에 의지적으로 움직이려 해도 움직일 수가 없다. 이동하거나 자세를 바로 잡기 위해 우리의 의사대로 동작을 취해 자유롭게 조절할 수 있는 근육은 골격근(skeletal muscle)뿐이다. 그러므로 근육이나 근력이라 할 때는 내장근과 심근은 포함되지 않고 자유롭게 조절할 수 있는 골격근을 말한다. 우리 몸에는 골격근이라 불리는 근육이 약 400개 있다(대부분 자료에는 인체에는 650개가 넘는 골격근이 존재하다고 한다. 800개라고 하는 경우도 있는데, 근육도 뼈처럼 명칭이 하나하나 정해져 있으나 그 개수가 같아야 하지만, 근육의 개수는 어떻게 세느냐에 따라 달리질 수 있다. 추골과 추골 사이를 잇는 근육에는 일일이 명칭이 붙어 있지 않기 때문이다, 손에서도 여러 개의 근육을 하나의 이름으로 부르는 경우가 많다). 전체 근육이 400개나 되기 때문에 체중에서 차지하는 비율도 높아서 남성은 체중의 반 정도가 근육이고, 여성은 1/3 정도가 근육이다. 이에 비해 뼈의 무게는 체중의 약 1/5이다. 남성의 근육

은 여성의 근육보다 굵다. 이는 남성 호르몬이 만들어내는 테스토스테론이 단백질을 근육으로 변화시키는 단백질 동화작용 때문이다. 이에 비해 여성의 경우 여성호르몬인 난포호르몬이 지방을 만들기 때문에 근육보다는 지방이 늘어나기 쉽다. 그래서 남성의 몸에서는 굵은 근육이 몸의 표면에 자리 잡고, 그 속에 지방이 만들어진다. 여성의 몸에는 표면에 지방이 자리 잡고, 근육은 지방보다 안쪽에 붙는다. 근육은 지구력과 순발력이라는 2가지 특징에 따라 분류한다. 순발력이 있는 근육을 속근(速筋, fast muscle 또는 twitch muscle, 포유류에서는 극히 소수를 제외한 근육 대부분이 속근이다)이라 하고, 지구력이 있는 근육을 지근(遲筋, slow muscle)이라 한다. 근육을 염색하면 하얗게 염색되는 것이 속근이고, 빨갛게 염색되는 것이 지근이다, 그래서 속근을 백색근, 지근을 적색근 이라고도 한다. 속근은 매우 빨리 수축하는 순발력이 있지만, 두껍고 크기 때문에 쉽게 지친다. 속근은 내부에 당질을 포함하고 있어 산소가 공급되지 않아도 당질을 분해하여 수축하는 등근육 반사운동을 할 수 있다. 결과적으로 혐기성 당분해작용(또는 해당작용, anaerobic glycolysis)의 결과 젖산(lactic acid)이 쌓이기 쉬워 빨리 피곤해지며, 근육통을 일으키기 쉽다. 속근은 운동을 통해 발달하며 커지기도 한다. 이에 비해 지근은 천천히 수축하는 작은 근육이다. 그래서 쉽게 근육통이 생기거나 피곤해지지 않는다. 지근 역시 순발력이 전혀 없는 것이 아니라 속근보다 좀 떨어질 뿐이다. 앉기, 서기, 걷기와 같은 일상생활 동작에서는 속근보다 지근이 중심이 되기 때문에 일상적이 동작으로 금세 지치지 않는다. 지근은 크기가 작기 때문에 이를 보충하려고 근육을 구성하는 근섬유가 특수한 모양을 한다. 속근보다 더 많은 근섬유를 가지고 있어 유연성이 뛰어나다. 그렇기 때문에 지근을 주로 사용하는 트레이닝이나 스포츠에서는 부상도 덜 발생한다. 중년층이나 노년층도 속근이 아닌 지근을 중심으로 움직여야 한다.

그런데 중년이 되어 스포츠센터에서 근력 트레이닝을 시작한 사람들이 무릎을 다치거나 허리가 나빠지는 등 부상을 자주 당한다. 이는 머신을 이용한 트레이닝을 통해 속근 만을 집중적으로 단련했기 때문이다. 속근이 아닌 지근을 중심으로 움직이면 걷기와 서기를 포함하여 일상적인 움직임을 매끄럽게 할 수 있다. 근육을 속근과 지근으로 나눈다 해서 근육이 속근만 또는 지근만으로 이루어진 것은 아니다. 근육을 구성하는 근섬유가 속근이냐 아니면 지근이야 하는 의미이다. 근섬유는 근육을 구성하는 단위이며, 섬유처럼 가늘고 긴 모양의 세포이다. 근섬유 하나가 속근 또는 지근이다. 그러므로 모든 근육에는 속근과 지근이 섞여 있다. 다만 속근이 주가 되는 근육과 지근이 주가 되는 근육이 있어서, 등과 다리에는 지근이 많으며, 배와 팔에는 속근이 많다. 피부가까이 있는 근육들은 속근의 비율이 높고, 몸의 안쪽에는 지근의 비율이 높다. 노년 이후에는 지근을 중심으로 단련을 해야 한다. 피부 쪽에 있는 근육이 아니라 몸 안쪽에 있는 근육을 움직여야 한다. 즉 보디빌더처럼 근육이 울뚝불뚝한 근육을 만들 필요는 없다.

움직이지 않으면 몸이 구부정해진다

근육에는 구부리거나 수축하거나 힘을 모으는 등 몇 가지 기능이 있다. 근육은 수축할 수 있어도 처음부터 이완할 수는 없다. 일반적으로 근육이 이완된 상태로 있는 시간이 많다고들 생각한다. 몸을 웅크리고 있는 것보다 편안한 자세로 있는 시간이 더 많으니 그렇게 생각을 한다. 몸을 끊임없이 움직여주지 않으면 이완 능력이 저하되어 점차 구부정해진다. 근섬유는 근원섬유로 만들어지며, 근원섬유는 액틴(actin)과 미오신(myosin)이라는 마이크로 단백질의 근필라멘트(myofilamnets)로 구성되어 있다. 몸을 움직일 일이 있으면 대뇌피

질의 운동영역이 몸을 움직이게 하는 지극을 받아 흥분하면 수축 명령이 되어 근육에 전달된다. 수축 명령에 의해 근원섬유를 둘러싸고 있는 근소포체(sarcoplasmic reticulum)라는 조직에서 칼슘이 유리되고, 이 칼슘이 근원섬유의 액틴과 미오신에 뿌려지면 액틴과 미오신이 슬라이드작용을 통해 근육이 수축한다. 우리의 모든 신체 동작에서 액틴과 미오신의 슬라이드작용이 일어난다. 슬라이드작용을 통해 수축된 근육은 운동신경의 다음 명령이 없으면 원래 위치로 돌아간다. 수축했던 근육이 원래 위치로 돌아가는 것이다. 즉 근육은 스스로는 줄어들지도 않고 늘어나지도 않는다. 근육은 정반대로 움직이는 2개가 쌍으로 구성된다. 동작을 하는 근육이 주동근(agonistic muscle)이고, 그와 반대로 움직이는 근육이 길항근(antogonistic muscle, 또는 대항근)이다. 이들의 상호관계에 따라 근육은 수축된 채로 있지 않고 이완과 수축을 반복한다. 몸을 앞으로 구부릴 때는 복근이 주동근이고, 등쪽의 배근이 길항근이 된다. 근육이 수축할 때는 한쪽 근육이 늘어난다. 근육에는 강한 점성이 있기 때문에 근육 안에 있는 세포인 근섬유가 서로 붙어버린다. 이럴 경우 근육이 원래 자리로 돌아가기가 어려워진다. 즉 이완작용이 더뎌지는 것이다. 그러므로 운동량이 부족한 사람은 몸이 굳는 것이다. 걷지 않으면 다리 근육이 약해지는 이유이다. 사람에게는 위험한 상황에 처하면 몸을 수축시키는 도피반사(withdrawal reflex, 두 팔과 두 다리의 피부가 강한 자극을 받았을 때 몸을 향하여 오므리는 것으로 척추반사의 일종이며 방어반사이다)라는 것이 있다. 몸을 빨리 수축시킬 수 있도록 안쪽 근육의 강도가 강해지는 것을 말한다. 그렇기 때문에 나이가 들면 근육이 오징어를 구울 때 안쪽으로 오므라지는 것과 마찬가지로 안쪽으로 굽어지는 경향을 보인다. 그래서 중년층이나 노년층이 되면 등이 굽기 시작하며, 고령자들의 경우 몸이 앞으로 굽는 자세가 된다.

나이 증가에 따른 근력 감소

나이가 들어감에 따라 일에 차이거나 점차 게을러져 어느 때부턴가 운동을 그만두면 근육은 유지되지 않는다. 사람들은 흔히 "나이가 나인지라 근력이 부쩍 떨어 졌어"라고 말하는 사람이 많다. 그런데 근력이 떨어진 것은 나이가 들어 근육의 수가 줄었기 때문이 아니다. 근육의 구성단위인 근섬유는 태어나서 죽을 때까지 숫자가 크게 변동하지 않는다. 근육은 면역세포나 뇌세포와 달리 나이에 따라 그 숫자가 변하지 않아 영향을 받지 않는다. 나이가 들어 근력이 눈에 띄게 떨어지는 것은 운동량이 줄어들어 근섬유가 가늘어졌기 때문이다. 근육이 가지는 힘은 두께에 비례한다. 자주 사용하는 근육은 근섬유가 두꺼워져 힘이 강하고, 사용하지 않는 근육은 근섬유가 가늘어져 힘이 떨어진다. 며칠 동안 몸져누우면 근력이 하루에 5%씩 저하된다. 그런데 왜 체조를 시작하면 팔이 가늘어지고, 복근 트레이닝을 하면 배가 날씬해지는 것일까? 이는 움직이는 정도에 따라 달라지는데, 어느 정도의 저항을 사용해서 운동하면 탄력이 살아나고 가늘어지며, 저항의 정도가 한도를 크게 넘으면 두꺼워 진다. 적당한 수준일 때는 근육 주변에 붙어있던 지방조직이 없어져 날씬해지며, 강도가 세지면 근육이 두꺼워지므로 팔도 두꺼워진다. 근력은 저축이 되지 않는다. 젊었을 때 체력만 믿고 운동을 등한 시 한 사람들은 체형이 망가지고 체력이 떨어지기 쉽다.

오키나와(沖縄)의 위기

도쿄의과대학을 졸업하고 오사카대학 제2내과에 근무하는 나가오 가츠히로(長尾和宏 Kazuhiro Nagao)의 "아프지 않고 100세까지 사는 하루 1시간 걷기의 힘 : 병의 90%는 걷기만 해도 낫는다(病氣の9割は歩くだけで治る! 簡單, 無料で醫者いら

ず 歩行が人生を變える29の理由)에서 인용하여 옮긴다. 오키나와 현은 한때 일본 제일의 장수촌으로 명성이 자자했다. 실제로 1985년에는 남녀 모두의 평균 수명이 일본 전국 1위를 차지할 만큼 명실상부한 일등 장수 현이었다. 그러나 2000년이 되자 남성의 평균 수명이 전국 47개 행정구역 중 26위로 곤두박질쳤다. 2010년 조사에서는 30위까지 전락했다. 반대로 65세 미만의 사망률은 최고치를 기록했다. 한편 오키나와 현 여성의 평균 수명은 2005년까지 전국 1위를 유지했고, 2010년 조사에서도 3위를 기록하며 여전히 상위권을 유지했다. 자세히 들여다보면 장수 할머니들이 평균 수명을 끌어올린 결과일 뿐이다. 남성과 마찬가지로 65세 미만 사망률 역시 전국에서 가장 높은 결과를 나타냈다. 오키나와에 사는 65세 미만 인구의 사망률이 전국에서 가장 높은 이유는 무엇일까? 우선 식생활을 원인으로 꼽을 수 있다. 예부터 오키나와에서는 식이 섬유소가 풍부한 삶은 고구마를 주식으로 삼았는데 제2차 세계대전 패배 후 미군의 통치를 받는 동안 서구의 고지방, 고에너지 식사가 일상생활이 되었다. 도쿄 긴자에 위치한 맥도날드 1호점보다 10년이나 앞서 패스트푸드 점포가 진출했고, 아주 빠르게 패스트푸드 천국이 되었다. 그 결과 대사증후군[만성적인 대사 장애로 인하여 내당능 장애(당뇨의 전 단계, 공복 혈당이 100mg/100mL보다 높은 상태, 적절한 식사요법과 운동요법에 의해 정상으로 회복될 수 있는 상태), 고혈압, 고지혈증, 비만, 심혈관계 죽상동맥 경화증 등의 여러 가지 질환이 한 개인에게서 한꺼번에 나타나는 것을 대사 증후군이라고 한다] 환자가 급증했다. 오키나와의 장수 순위가 추락한 또 하나의 주요 원인은 승용차 의존율이 높은 자동차 중심 사회로 변화하면서 사람들이 점차 걷지 않게 된 것이다. 오키나와는 아주 더운데다가 택시비가 저렴하기 때문에 어릴 적부터 걷는 대신 택시를 이용하는 사람이 많다. 결국은 식사와 운동이 문제인 것이다. 그렇다면 식사와 운동 중 어느 쪽이 더 문제일까? 둘 다 중요하지만 몸

을 움직이지 않으면 배가 고프질 않고, 아무리 균형 잡힌 식사를 해도 에너지를 소비하지 않으면 영양 과다로 비만이 될 수 있다. 그러니 우선 몸을 움직이고 걸어야 한다. 약 400년 전에 에도시대(江戸時代, 도쿠가와 이에야스가 세이이 다이쇼군에 임명되어 막부를 개설한 1603년부터 15대 쇼군 요시노부가 정권을 조정에 반환한 1867년까지의 봉건시대)의 서민은 대략 30,000보 걸었다고 한다. 그 당시에는 자동차도 없고, 컴퓨터 앞에 앉아서 일하는 사무직도 없었으니 우선 걸어야만 했을 것이다. 그러니 현대인보다 6배나 더 많이 걸었다. 그러나 대중교통이 확충되고, 자전거, 오토바이, 자동차 등 편리한 교통수단이 보급된 뒤로는 일부러 걷지 않는 이상 걷지 않게 되었다. 오늘날 꽤 많이 걷는다고 자부하는 사람이라도 30,000보에는 당연히 미치지 못하고 기껏해야 6,000~7,000보 정도가 나올 것이다. 회시원은 직급이 오를수록 덜 걷는다는 연구결과도 있다. 이 조사에서 과장 및 차장급은 하루 평균 7,000보, 부장급은 하루 평균 5,000보, 승용차를 제공받는 임원급은 하루 평균 3,000보를 걷는다. 그러니 나가와 가즈히로는 지난 반세기는 걷기를 잃은 시대라고 하였다.

고혈압, 당뇨병, 고지혈증은 생활습관병이라 한다. 생활습관병이기 때문에 생활방식을 바로 잡아야 치료가 가능하다. 생활을 이루는 요소는 음식만이 아니라 식사 이상으로 중요한 것이 걷기다. 생활습관병 치료에는 식사보다 걷기가 중요하다. 몸을 움직이지 않는 생활에 변화가 없다면 식사량을 줄이라는 조언을 따르고 싶어도 실천하기가 쉽지 않다. 비만 체형이면서 혈압, 혈당, 콜레스테롤 등이 높은 사람은 체중만 조절해도 관련 수치가 눈에 띄게 낮아진다. 그러나 근육 손실 없이 체중 감량하기란 쉽지 않아서 급격하게 체중을 감량하면 요요현상을 겪기 쉽다.

걷기 운동의 효과

걷는데 무슨 스트레스가 해소 되냐고 할 수 있지만 걷기는 스트레스를 해소시켜 주기도 한다. 스트레스 호르몬인 코르티솔의 수치를 떨어뜨려 준다. 운동의 효과는 심리적으로 갇혀있는 감정을 자연스럽게 해소시키고, 불안정한 감정을 잠재우는 효과가 있다. 그 무엇보다 운동으로 인한 규칙적인 활동이 뇌의 혈류량을 증가시켜 산소 공급을 증가시키기 때문에 규칙적인 신경 안정제와 같은 효과를 준다. 근육을 이완시키고, 적절한 피로감을 느끼게 해 깊은 수면을 유도하고 안락감을 느낄 수 있다. 유산소 운동은 산소를 많이 사용해야 하는 활발한 활동으로 심혈관 기관에 좋은 운동이다. 적절한 유산소 운동은 20분 이상 지속해 주는 것이 좋다. 적당한 운동은 에피네프린과 노르에피네프린의 수치를 낮추며, 더 쉽게 잠이 들도록 하여 편안한 잠을 자도록 한다. 그렇지만 무리한 운동을 하면, 운동에 대한 압박감을 느끼며 또 다른 스트레스를 유발할 수 있다. 스스로 즐거워할 수 있을 정도의 운동을 하는 것이 좋다.

걷기 운동은 올바른 자세를 유지하는데 필요한 대요근(psoas major muscle)을 발달시켜준다. 장요근(iliopsoas muscle)은 아주 굵고 튼튼해서 한번 단축이 되어버리면 잘 풀리지도 않으며, 골반을 뒤틀리게 만들 수 있는 힘을 가진 근육이다. 장요근은 엉덩이와 골반 허리를 이어주는 근육으로 상체와 하체를 연결해 다리를 오렸다 내렸다 움직일 때 수축과 이완을 하며 움직임을 도와주는 근육이다. 장요근은 대요근, 장골근(iliacus muscle), 소요근(psoas minor muscle) 3가지 근육이 합쳐져 있다. 대요근은 골반 내강에 있는 방추형의 근육 대퇴부를 앞으로 들어 올리는 작용을 한다. 대요근은 다른 근육에 비해 안쪽에 있는 근육이기 때문에 발달시키기 힘든 근육이다. 걷기 운동을 하면 대요근이 강화되어 척추건강을 유지하는 데 도움이 된다. 걷기 운동을 하면 대요근을 올바르게 펴게 도와주며 살을 뺄 때 걷기가 가장 좋은 효과가 있다. 장요근은 골반뼈와 대퇴골의 안쪽 돌기로 이어진 근육으로 다리의 굽힘작용을 담당한다. 소요근이 없는 사람은 전체 인구의 40%로, 대요근에 붙어서 역할이 같다. 아마도 소요근은 점차 퇴화하는 조직이라 생각할 수 있다. 시대가 발전하면서 버스나 전철을 타거나 자가용을 이용하여 출퇴근을 한다. 그 결과 비만율이 높아지고 있다. 장골근은 버스나 전철을 타고 목적지 이전 한 정거장만 먼저 내려 걷기를 매일 출퇴근으로 걷는다면 한 달이면 놀라운 효과를 볼 수 있다. 걷기 운동을 하면 우리 몸은 섭취한 음식을 복부 지방에 저장하지 않고 에너지원으로 사용하기 때문이다. 30분 정도 걸으면 지방이 분해되어 에너지원으로 쓰이게 되는데 이로 인해 적정 체중과 인슐린 및 포도당 조절 기능을 유지하게 되면서 다이어트 효과가 있다.

작곡가나 소설가 등이 걸을 때 영감이 생긴다는 말을 자주 듣는다. 세계적인 부자들은 아침에 꼭 조깅 또는 걷기를 한다. 새벽이 되면 숙면 중에 얻은 면역력과 맑은 정신력으로 새로운 것을 발견할 수 있다. 이러한 발견은 저녁보다 아침에 더 많은 효과가 나타나므로 현재까지 부자들이나 천재적인 두뇌를 가진 사람들은 저녁보다 아침에 걷거나 조깅을 하면서 생각을 전환하는 시간으로 가진다. 연구에 따르면 일상 속에서 활동량이 많을수록 창의적인 것으로 나타났다. 무언가 새로운 아이디어가 필요한데 가만히 앉아 머리를 쥐어짜도 마땅한 해결책이 떠오르지 않을 때가 있다. 이럴 때는 걷기를 통한 신체활동이 도움이 될 수 있다. 연구에 따르면, 앉아있는 사람과 걷는 사람을 대상으로 한 창의력 테스트에서 걷고 있는 사람들이 더 나은 점수를 얻었다.

걷기 운동은 관절염에서 비롯한 통증을 줄여준다. 특히 무릎과 엉덩이 관절을 보호해준다 꾸준히 걷기 운동을 해주면 관절염을 예방해주는 효과가 있다. 걷기 운동을 하면 하체 근육이 발달한다. 관절에 통증이 있을 땐 무리한 운동을 하면 안 되지만 가벼운 걷기 운동은 관절의 가동성을 향상시키고 해당 부위의 혈류의 흐름을 개선하며 관절 주위의 근육을 강화해 관절 통증을 줄이는데 오히려 도움이 된다. 단, 과도한 운동은 역효과가 일어날 수 있으므로 주치의와 상의해 적당한 걷기 운동의 강도와 시간을 정하도록 한다.

걷기는 혈당 수치를 떨어뜨려 당뇨 위험률을 감소시킨다. 규칙적인 운동은 혈압 수치를 낮춰 뇌졸중 위험을 20~40% 감소시킨다는 연구 결과도 있다. 연구에 따르면, 걷기 운동을 규칙적으로 하는 사람들이 그렇지 않은 사람들보다 심혈관계 질환 위험률이 30% 낮은 것으로 나타났다. 걷기는 칼로리 소모와 근육 손실 예방 등을 통해 체중 조절을 돕고 비만을 막는데도 도움이 된다.

감정 소모가 큰 하루를 보냈다면 맛있는 음식을 먹으며 기분 전환을 할 수도 있을 것이다. 그런데 이러한 칼로리 섭취 없이도 기분을 개선할 수 있는 좋은 방법이 바로 걷기 운동이다. 규칙적인 걷기 운동은 신경계 활동에 영향을 미쳐 분노나 적개심 같은 감정을 누그러뜨리는 데 도움이 된다는 연구 결과가 있다. 특히 햇빛이 좋은 맑은 날이나 나무가 우거진 녹색공간을 걸을 때 이런 효과가 나타난다.

나이가 들수록 정맥의 탄력이 줄어 하지에 있는 정맥의 혈류가 역류하는 하지정맥류가 나타날 위험이 커진다. 그런데 걷기 운동을 하면 정맥류 발생을 예방하거나 그 시작 시점을 연기할 수 있다. 종아리와 발에 있는 정맥, 근육, 판막들로 형성된 정맥계는 혈액을 심장과 폐로 밀어 올리는데, 걷기 운동이 건강한 혈류의 흐름을 돕는다. 하지정맥류는 유전적 요인의 영향을 받기 때문에 선천적으로 하지정맥류에 이를 확률이 높은 사람들이 있다. 이러한 사람들은 매일 걷기 운동으로 그 시기를 늦추는 효과를 얻을 수 있다.

규칙적인 걷기 운동은 배변 활동을 개선하는 효과도 있다. 걷는 동안 복근을 비롯한 코어를 이용하면서 소화기관의 움직임을 자극하기 때문이다. 매일 아침 커피를 마시는 등의 습관을 통해서도 배변 활동이 개선되지 않는다면 걷기 운동을 규칙적으로 시행해보도록 한다.

걷기 운동을 하면 체온이 올라가는 것을 자주 느낄 수 있다, 체온이 상승하면 혈액 순환이 잘되게 된다. 계단 오르기, 걷기 운동은 10분 이상 해주면 체온이 올라가는데 주기적으로 해주면 혈액 순환이 잘되는 체질로 변한다.

맨발로 걷기

3년 전 프랑스 샤모니 몽블랑을 트레킹 할 때 일행 중 여러 분이 맨발로 걷는 것을 보았다. 그 전에도 우리나라에서 등산을 할 때도 맨발로 산행을 하는 사람을 자주 보게 되었다. 그들에게 왜 맨발로 트레킹을 하고 등산을 하느냐고 물어보면 그들이 오래 전 암 등 지병이 있었는데 우연히 맨발로 걸으면 암에 좋다고 들어 시행한 후 암이 없어졌다는 말을 하는 경우들을 봤다. 그 말을 듣고 어떻게 병을 완치 했을까 궁금하여 나름의 이론을 생각해 보았다. 어떤 이유로든 그들의 장내 세균에 디스바이오시스(dysbiosis, 장내 미생물 불균형, 유익세균보다 유해세균이 균형이 깨져 유해세균에게 더 유리한 상황)가 일어나 장내 미생물의 다양성이 떨어져 암이 발생 했을 수 있고, 그들이 맨발로 땅을 밟고 걷는 사이에 다양한 세균을 안고 있는 흙이 맨발의 피부를 통해 장내 세균에서 암을 유발했던 유해세균을 없앨 수 있는 유익세균이 들어와 그 유해세균을 몰아내 그러지 않을까 하는 생각을 했다. 실제로 프로바이오틱스를 이용해 암을 치료하는 연구들이 많이 진행되고 있으며, 주변에서 암 덩어리가 너무 커 수술할 수 없으니 마음을 정리하고 편하게 사시라는 말을 듣고 농어촌이나 산촌으로 옮겨가 흙과 지내다 보니 어느 날 건강을 회복하여 다시 검진한 결과 암이 사라진 경우들을 가끔 볼 수 있다. 흙 1g 속에는 10억 미생물이 살고 있다. 여기에 10억 흙 세균 종이 있으며 이중 30,000 종만 확인되었다. 흙 속에는 5백만 종의 곰팡이가 있다. 이중 일부만 확인 되었다. 지구상에는 1조 종의 미생물이 있다. 이들 중 많은 미생물이 흙속에서 발견된다.

토양에 기반한 프로바이오틱스는 100가지가 넘는 종류가 있다. 이들은 모두 땅 속에서 발견되며, 대장에 있는 세균이 하는 일과 같은 역할을 한다. 즉, 섬유소를 분해하고, 비타민을 생성하며, 유해 세균이나 곰팡이와 같은 병원균과 싸운다. 사람이 이들 세균과 함께 진화했기 때문에 토양 기반 프로바이오틱스는 장내 마이크로바이옴과 전반적인 건강에 중요한 역할을 할 수 있다, 일부 전문가들은 토양 기반 프로바이오틱스가 다음과 같은 일을 할 수 있다는 것을 보여주는 연구들을 강조한다. 즉, 면역계 균형, 장내 마이크로비옴 조절, 소화 개선 등이다. 그럼에도 토양 기반 프로바이오틱스를 반대하는 사람들은 이러한 회복력에 의문을 갖는다. 오히려 내장 환경을 과밀하게 하고, 우리에게 친화적인 세균 중 일부를 밀어낼 수 있다고 말한다. 마이크로바이옴에서 가장 중요한 것은 다양성이다. 어떤 지나치게 밀어 붙이는 세균은 다른 세균보다 더 다양성을 받아들이기도 하고 감소시킬 가능성도 있다. 건강한 사람일수록 장내에 다른 종류의 세균과 다른 미생물을 가지고 있다. 생활방식이 서구적일수록 마이크로바이옴의 다양성은 떨어진다. 토양에서 기반한 프로바이틱스의 일부의 변종은 잘 연구되었으며, 적어도 일부 사람에서 상당한 건강상 이점을 주고 있다. 토양 기반 프로바이오틱스인 *Bacillus coagulans*는 젖산을 생성하여 장 건강에 도움을 준다. 바실러스 코아귤런스(Bacillus coagulans)는 1915년 헴머(BW Hammer)가 미국 ICWA 농업시험장의 응고된 우유에서 발견했는데 유산균이 아니면서 젖산(Lactic acid)을 생산하는 특성이 있는 것으로 알려져 있다. 국내에서는 식품으로 등재되어 있으나, 건강기능식품의 프로바이오틱스로 고시된 균주는 아니다. GBI-30, 6086(Staimune™)은 IBS 증상을 감소시키며, 면역기능을 향상시키고 장 마이크로바이옴을 이롭게 조절한다(Jäger R 등, 2018; Jensen GS 등, 2017). 바실러스 코아귤런스 Unique IS-2는 세균성 질염과 IBS(irritable bowel syndrome, 과민성 대장 증후군) 증상을 개선하며(Madempudi RS 등, 2019; Sudha MR 등, 2012), 암세포 증식을 억제한다. MTCC 5856은 IBS 환자에서 가스 차오름이나 복통, 우울증을 많이 개선해 준다(Majeed M 등, 2018). 건초바실러스(hay bacillus)또는 풀 바실러스(grass bacillus)라 불리는 *Bacillus subtilis*는 소의 위장관에서 발견된다. DE111은 체지방 분획을 감소시키며, 염증의 혈중 지표이며, 장운동의 불규칙성을 개선한다(Toohey JC 등, 2020). CU1은 면역기능을 개선하며(Lefevre M 등, 2015), R0179는 위장관을 통과할 경우 통로에서 살아남으며(Hanifi A 등, 2015; Ghelardi E 등, 2015), IP5832는 살모넬라 위장염을 잘 극복하도록 한다(Vuković Mira, 2001). *Bacillus clausii*는 흙에 있는 질산염(nitrate)을 아질산염(nitrite)으로 환원시킨다(Mukherjee K 등, 2018). OC, NR, SIN 및 T는 알레르기에 이점이 있으며(Ciprandi G 등, 2005), 코막힘(nasal congestion)과 항히스타민의 필요성을 감소시키며, 소장에서 세균의 과증식을 감소시킨다. *Bacillus indicus*는 뚜렷한 노랑-오렌지색 색소 침착을 유발하는데, 이 균을 단독으로 연구한 것이 없다(Erdem Ö 등, 2014). *Bacillus lichenoformis*는 새 날개에서 발견이 되는데, 특히 흉부와 등 깃털에 많다. 이 역시 단독으로 연구되지 않았다(de Boer AS 등, 1994). 병원균으로 작용할 가능성이 있으나 증거는 없다. *Enterococcus faecium*은 사람과 동물에서도 공생하지만 신생아 뇌막염이나 심내막염을 일으킬 수 있다(Dahl A 및 Bruun NE, 2014). L3는 시디프(급성 장염, 치료가 어려웠지만, 대변 이식으로 치료가 된다)을 감소시키며, IS27526은 저체중인 학령 전 아이의 체중을 증가시킨다. *Clostridium butyricum*은 아시아에서 프로바이오틱스로 넓게 사용된다. MIYAIRI 588는 *Escherichia coli* O157:H7 감염과 *Helicobacter pyroli* 소멸 치료에서 부작용을 줄여준다(Takahashi M 등, 2004; Shimbo I 등, 2005). 소장에서 세균 과성장(small intestinal bacterial overgrowth, ISBO)의 치료에 토양 기반 프로바이오틱스가 이점을 준다. 여기에는 수 없이 많은 토양 기반 프로바이틱스가 연구되고 있다. 토양 기반 프로바이오틱스와 기타 프로바이틱스의 차이점은 무엇일까? 크게 2가지로 토양 기반 프로바이오틱스는 저장기간이 길며 안정해서 실온에 보관해도 되며, 위와 소장을 통과하는 도중에 전통적인 프로바이틱스에 비해 더 잘 살아 남는다는 특징이 있다.

어떻게 걸어야 할까?

미국의 대체 건강식품 옹호자이자 피트니스 애호가인 폴 브래그(Paul Chappius Bragg)가 조언하듯이 걷기를 하려면 '다리가 허리에서 시작하는 것처럼' 걸어야 한다. 그리고 '어깨에서부터 시작해서' 손을 자유자재로 움직여주어야 한다. 모델들이 워킹을 하는 모습을 상상해보라! 스칸디나비아반도 사람들은 걷기 운동을 하는 동안 스키용 폴을 사용하는 것을 생각해내었다. 이렇게 하면 그냥 걷는 것보다 40% 더 에너지를 소비하게 된다. 걸을 때는 힘 있게 하지만 몸을 뒤뚱거리지 않게 하여야 한다. 그리고 하루에 30분 이상 걸어야 한다. 건강에 좋은 걷기 중 가장 짧은 거리는 약 500m 정도이고, 중간은 1000m, 좀 길게 잡으면 3,000m이다. 장거리를 걸을 때에는 속도를 내어서 피로하게 만들면 안 된다. 만약 어떤 거리를 가장 경제적으로 걸어가기를 원한다면, 즉 가장 적은 칼로리를 소모하면서 걷기를 원한다면 시속 3.5~4km의 속도로 걸으면 될 것이다. 하지만 건강한 사람들은 일반적으로 시속 5km 정도의 속도로 걷는다. 이렇게 되면 에너지 소비량은 많지만 조금 더 빨리 원하는 목적지를 갈 수 있기 때문이다.

일상에서 걷기 : 아무리 운동을 안 하는 사람이라도 하루에 최소한 회사를 출퇴근한다거나 강아지를 산책시키는 정도의 걸음은 걷게 된다. 연구에 따르면, 일주일에서 5일 이상 30분씩 산책을 하듯 걸으면 1년 이상의 수명이 연장된다. 걷기를 할 때는 심장과 폐에 충분한 산소가 공급될 수 있도록 열심히 호흡을 하면서 활기차게 걷는 것이 좋다.

빨리 걷기 : 걷기 운동에 대한 부담이 줄어든다면 걷기의 속도 역시 한 단계 높이는 것이 좋다. 심장 박동수(심박수)가 늘어나면 혈액순환이 개선되고 포도당을 제어하는 능력이 향상되며 심장질환 발병률은 낮아진다. 연구에 따르면, 주 5회 30분씩 빠른 걸음을 걷는 사람들은 그렇지 않은 사람들보다 행복감과

자신감 역시 크고, 보다 생기 있는 일상을 유지할 수도 있다.

트레드밀 걷기 : 집 근처에 산책할 장소가 마땅치 않다면 집이나 체육관에서 트레드밀 걷기를 할 수도 있다. 날씨에 구애 받지 않고 언제든지 편하게 할 수 있다는 장점이 있다. 트레드밀의 가장 큰 장점은 걷기 속도가 떨어지지 않는다는 점에 있다. 야외에서 걷다 보면 자신도 모르는 사이에 걸음 속도가 점점 느려진다. 하지만 트레드밀은 세팅해 놓은 속도에 맞춰 걷지 않으면 바닥으로 떨어지기 때문에 일정 속도를 유지할 수밖에 없다. 단, 같은 속도로 계속 걸어서는 안 되고 정기적으로 속도를 높여주어야 한다. 우리 몸은 동일한 강도의 운동을 6~8주 정도 하면 이에 적응이 돼 운동 효과가 떨어지게 된다. 걷기의 속도를 점진적으로 늘리거나 걷기와 달리기를 섞어 하면서 운동 강도를 조절하면 된다.

언덕에서 걷기 : 걷기 효과를 또 한 단계 높이려면 언덕을 걷는 방법이 있다. 말 그대로 언덕을 올라도 되고 계단을 오르거나 등산을 하는 방법도 있다. 언덕 오르기는 평지를 걸을 때와는 다른 근육과 관절을 사용하게 돼 신체를 단련하는데 큰 도움이 된다. 또 등산을 할 때에는 다리와 척추에 많은 부담이 가므로 바닥을 짚을 수 있는 폴을 이용해 걷는 것이 좋다.

운동을 한다면 확실한 효과를 거둬야 한다. 어설프게 미적거리며 하는 운동은 시간만 허비할 수 있다. 달리기가 부담스럽다면 걷기운동을 하면 된다. 걷기도 무작정 하는 것보단 효율을 높일 수 있는 방식을 택하는 것이 좋다. 걷기 운동을 하려면 걷는 속도를 조율하는 것이 중요하다. 걷는 속도를 시속 0.8㎞

높일수록 칼로리 소모량은 25% 증가한다. 하지만 계속 빨리 걷기는 힘들기 때문에 속도를 늦췄다 높이기를 반복하는 요령이 필요하다. 그렇다면 걷는 요령의 핵심은 무엇일까. 미국 건강잡지 예방(Prevention)에 따르면 걷기 운동은 20분, 45분, 60분 등 총 3가지 코스로 나눌 수 있다. 주 5회 이상 3가지 코스를 번갈아가며 하면 식단을 굳이 바꾸지 않아도 한 달에 1.5㎏ 감량되는 효과를 기대할 수 있다.

20분 걷기운동 : 준비운동과 마무리운동은 각각 1분씩 시속 4㎞ 정도의 속도로 걷는다. 이 속도는 윈도우 쇼핑을 할 때 걷는 속도를 생각하면 된다. 준비운동이 끝난 뒤에는 2분씩 가볍게 걷기, 활기차게 걷기, 힘차게 걷기, 맹렬하게 걷기, 빨리 걷기를 실시한다. 그리고 다시 맹렬하게 걷기부터 가볍게 걷기를 2분씩 진행한 뒤 마무리 걷기를 한다. 가볍게 걷기는 4.8㎞의 속도로 걷는 운동으로 노래를 부르면서도 충분히 걸을 수 있는 수준의 속도다. 활기차게 걷기는 시속 5.6㎞로 노래하기는 어렵지만 대화는 나눌 수 있는 수준이다. 힘차게 걷기는 시속 6.4㎞로 가볍게 숨이 차는 수준이고, 맹렬하게 걷기는 시속 7.2㎞의 속도로 낱말 한두 개로 구성된 간략한 대화가 가능하다. 빨기 걷기는 8㎞의 속도로 대화를 나눌 틈이 없다.

45분 걷기운동 : 45분 걷기 운동에는 중간 중간 2분짜리의 근육운동이 배치된다. 근력과 신진대사를 향상시켜 운동효과가 좀 더 오래 지속되도록 하는 방법이다. 북아일랜드의 한 연구에 따르면 30~40대 여성이 일주일에 두 차례씩 45분 걷기 운동을 하면 수축기 혈압이 8주 사이에 5포인트 떨어지는 효과가 나타난다. 또 이로 인해 뇌졸중과 심장마비의 위험률도 떨어진다. 4시간 준비운동을 한 뒤 3분간 맹렬하게 걷기를 하고, 다시 2분간 워킹런지(walking lunge) 동작을 취한다. 이런 방식으로 맹렬하게 걷기와 근력운동을 반복한다. 이때 최대로 늘어난 엉덩이 근육은 최대의 수축을, 근력운동은 트리시트(tree seats), 바벨(barbell) 운동, 팔굽혀펴기(Push-Up) 등을 수행하면 되고, 마지막 마무리 걷기는 3분간 진행한다. 워킹런지는 똑바로 선 상태에서 한쪽 발씩 앞으로 내밀며 걷는 동작으로 앞에 놓은 다리가 90도로 구부러지도록 내려야 한다. 반대쪽 다리는 무릎이 바닥에 닿기 직전까지 내린다. 다시 일어선 다음 반대 다리를 똑같이 옮기면서 앞으로 나아가면 된다. 트리시트 동작은 나무에 등을 기댄 상태에서 의자에 앉은 자세를 취하는 동작이다. 나무가 없더라도 벽처럼 등을 기댈 수 있는 곳만 있으면 된다. 무릎이 90도로 굽혀질 때까지 몸을 내리고, 이 상태에서 20초간 버틴 다음 다시 몸을 일으킨다. 몸통을 내리고 올리는 동작을 반복하면 된다.

60분 걷기운동 : 2분간 준비운동을 한 뒤 5분간 활기차게 걷기를 한다. 그 다음 빨리 걷기나 PT 체조라고 불리는 점핑잭(jumping jack) 동작을 취한다. 점핑잭은 흔히 '팔 벌려 높이뛰기'라고 부르는 자세를 말한다. 제자리에서 팔과 다리를 일정한 간격으로 점프하며 벌렸다가 돌아오는 것을 반복하는 동작으로 단순하면서도 효과적인 운동법이다. 가볍게 걷기 1분과 맹렬하게 걷기 5분을 하고 그 사이마다 점핑잭 동작을 2분~5분씩 점점 시간을 늘려가며 한다. 2분간 가볍게 걸으며 운동을 마무리한다.

미국 국립암연구소와 테네시대학교 등 연구팀은 40세 이상 미국인 4,840명을 대상으로 걷기 운동 패턴과 사망률 간의 상관관계를 조사했다(Saint-Maurice

PF 등, 2020). 연구팀은 평균 나이 57세의 연구 참가자들에게 3년간 움직임을 측정할 수 있는 기기를 착용한 채 생활하게 했고, 이후 이들을 10년 간 추적 관찰했다. 연구 결과, 하루 평균 8,000보를 걷는 이들은 하루 4,000보를 걷는 이들보다 사망할 확률이 낮았다. 암이나 심장 질환 등 다른 사망 원인 모두를 적용해도 결과는 같았다. 반면 걸음의 속도는 결과에 이렇다 할 영향을 미치지 않았다. 하루 8000보를 걸었던 이들 중 분당 걸음 수가 많았던 사람, 즉 빨리 걸은 사람들이라 해서 사망률이 더 낮진 않았던 것이다. 사망 위험을 줄이는데 보다 중요한 건 걷기의 '속도'가 아닌 '양'이라는 점이 확인된 셈이다. 이에 대해 연구팀은 "중요한 건 스피드가 아니라 충분한 거리를 걷는 것"이라면서 "건강을 생각한다면 느리더라도 매일 꾸준히 걸으라"고 권고했다. 2021년 아만다 팔룩(Paluch AE) 등의 연구팀은 중년의 흑인 및 백인 여성과 남성의 걷는 양이나 강도가 조기 사망률과 관련이 있는지 연구하였다. 평균 추적기간이 10.8년인 성인 2,110명을 대상으로 한 이 코호트 연구에서, 7,000보/일 미만 참가자에 비해 최소 7,000보/일을 걸은 참가자는 사망 위험이 50%~70% 낮았다. 걸음 수에 대한 조정과 상관없이 걸음 강도와 사망률의 연관성은 없었다. 이 코호트 연구는 걸음 수가 높을수록 흑백 중년 여성과 남성에서 모든 조기 사망 원인 위험이 낮다는 것을 보여 주었다. 1일 걷는 걸음 수는 임상 및 인구 환경에서 신체 활동 촉진에 대한 의미 있는 측정 기준이다. 걷기 목표의 촉진 전략을 안내하려면 사망률을 포함하여 임상 종말점과 함께 걸음과의 연관성을 이해하는 것이 중요하다. 이 연구에서 연구에 참여 했을 때 하루에 최소 7,000보를 누적한 남성과 여성은 7,000보 미만으로 사망했을 가능성이 약 50% 낮았고, 사람들의 걸음 총계가 증가함에 따라 사망 위험이 계속 감소하여 9,000보 이상을 걸은 사람들 중 조기 사망 확률이 70%까지 감소했다. 하지만 10,000보에서, 혜택은 평준화되었다. “이런 혜택이 감소하는 지점이 있다”라고 새로운 연구를 이끈 매사추세츠 대학교 애머스트(Amherst)의 운동학 조교수인 아만다 팔룩이 말했다. 하루에 10,000보 이상을 걷는 사람들, 심지어 훨씬 더 많이 걷는 사람들이 적어도 7,000보 이상을 걷는 사람들보다 더 오래 사는 것 같지는 않다. 다행히도, 2021년 8월에 쉬노르(Schnohr P) 연구팀이 발표한 연구는 장수를 위한 최선의 베팅으로 대체로 유사한 활동 수준으로 나왔다. 이 연구는 1970년대 이후 수십 년간 덴마크 성인 수만 명을 모집해 사이클(코펜하겐에서 크게 인기 있는) 테니스, 조깅, 수영, 핸드볼, 역도, 배드민턴, 축구 등 매주 몇 시간씩 운동이나 운동을 하는지 물어본 코펜하겐 시티 심장연구(Copenhagen City Heart Study)의 데이터를 포함했다. 연구팀은 1990년대에 합류한 덴마크인 8,697명을 대상으로 그들의 활동 습관을 기록하고, 그들의 이름을 사망 기록과 대조했다. 대부분이 가입한 이후 약 25년 동안, 약 절반이 세상을 떠났다. 그러나 가입 당시 주당 2.6~4.5시간의 운동을 보고한 사람들은 활동량이 적은 사람들보다 그 사이에 사망했을 가능성이 40% 정도 낮았다. 그 시간들 동안의 운동을 걸음수로 환산하는 것은 정확한 과학은 아니지만, 연구원들은 일주일에 2.6시간, 혹은 대부분의 하루 약 30분 동안 운동하는 사람들은 그들의 운동과 일상생활 사이에 거의 매일 약 7,000에서 8,000 걸음을 축적하는 반면, 일주일에 4.5시간 운동하는 사람들은 아마도 거의 매일 10,000보 문턱에 도달했을 것이라 추정한다. 또한 그 시점에서, 첫 번째 연구에서처럼, 혜택이 정체 상태를 유지하였다. 하지만 이 연구에서, 그들은 일주일에 10시간 이상, 또는 거의 매일 90분 정도 운동하는 비교적 소수의 사람들 사이에서 놀랍게도 감소했다. 미주리-캔자스시티 의과대학 교수이자 이 연구의 저자이며, 성 루가 중부 아메리카 심장 연구소(St. Luke’s Mid America Heart Institute)

예방 심장학 책임자인 제임스 오키프(O'Keefe JH) 박사는 "한 주에 10시간 이상의 활동을 하는 사람들은 사망률에 있어 혜택이 약 3분의 1을 잃었다"고 말했다. 그러나 앞의 연구를 포함하여 두 연구 모두 연관성이 있어 신체 활동이 수명과 관련이 있지만 더 직접적으로 활동적이라 해서 수명을 연장시키는 것은 아니라는 것을 보여주었다. 이 2가지 연구는 함께 오래 잘 살기를 바라는 우리 모두에게 다음과 같은 유용한 정보를 제공한다. 두 연구 모두 매일 약 7,000에서 8,000보 또는 30분에서 45분 동안 운동할 때 활동성과 장수에 가장 좋다는 것을 보여준다. 오키프 박사는 "더 많은 일을 하면 장수할 확률이 약간 높아질 수 있지만, 크게는 그렇지 않다"며 "더 많은 일을 하는 것은 어느 순간에는 역효과를 낳는다"고 말했다. "당신에게 어떤 방식으로든 당신의 활동을 축적하고 측정하세요"라고 팔룩 박사는 말했다. "걸음수를 세는 것은 더 긴 운동에 적응할 시간이 없는 사람에게 잘 작용할 수 있다. 하지만 만약 단 한 번의 운동이 여러분의 생활 방식과 동기 부여에 가장 잘 어울린다면, 그것 또한 훌륭하다. 그 아이디어는 단지 더 움직이기 위한 것이다." 2022년 미국 미시간대 라 뉴(La New JM)와 보러(Borer KT) 연구팀은 50~70세 폐경 여성 42명을 대상으로 실험을 진행했다. 연구팀은 참가자들에게 걷기 방식이 피부 바로 아래 뱃살을 가리키는 복부 피하 지방과 장기를 감싸고 있는 내장 지방에 미치는 영향을 분석했다. 연구팀은 참가자들을 A 그룹과 B 그룹으로 나눠 두 그룹에게 4.8km의 거리를 일주일에 4일 씩 걷게 했다. A 그룹은 4.8km의 거리를 시속 6.6km로 하루에 약 45분 동안 걸었고, B 그룹은 같은 거리를 시속 5.5km 54분 걸었다. 그 결과, 30주 뒤 B 그룹의 지방이 더 많이 감소된 것으로 나타났다. B 그룹은 3.9%의 지방 감소를 보였지만, A 그룹은 1.8%의 지방이 감소됐다. 게다가 B 그룹은 피하 지방과 내장 지방 수치도 감소됐다. 연구팀은 “속도는 낮았지만 더 오래 걷는 그룹이 지방이 더 감소됐다는 것은 천천히 걸었을 때 지방산이 더 많이 감소된다는 것으로 해석할 수 있다. 이는 격렬한 운동 없이 체지방을 줄이고자 하는 사람들에게 효과적이라는 사실을 입증했다”고 덧붙였다. 이와 관련해 전문가들은 달리기와 같이 빠른 시간에 폭발적인 힘을 내는 유산소 운동은 탄수화물 소모가 많아 근육이 많이 분해되는 반면, 걷기와 경보는 지방이 많이 분해돼 지방 소모에 효과적이라고 말한다. 과체중과 비만의 원인이 높은 체지방률을 줄이는 것이 목적이라면 달리기보다 올바르게 걷는 것이 훨씬 효과적이라고 덧붙였다.

인간을 비롯한 많은 동물이 이동 속도를 올리기 위해 체득한 기술을 전문적으로 하는 스포츠 종목을 육상이라 한다. 인간은 직립보행을 하기 때문에 달릴 때 바람의 저항을 많이 받으며, 네발로 달리는 동물보다 균형도 불안정하고 추진력도 낮다. 그렇기 때문에 인간이 네발짐승들과 달리 단거리 경주를 하면 대부분 속도로는 상당히 뒤처진다. 인간과 마찬가지로 2족 보행을 하는 타조나 캥거루가 순간적으로 60km가 넘는 속도로 달릴 수 있으니 꼭 2족 보행의 단점만은 아니다. 네발짐승들이 빨리 달릴 수 있다면 인간은 더 오래달릴 수 있다. 인간이 전신에서 흘리는 땀은 인체가 과열되는 것을 효과적으로 방지하므로, 체온 상승 문제를 효율적으로 해결한다. 인간만큼 지구력이 뛰어나다는 썰매 개라도 땀샘이 없어 체온 조절을 잘 못하기 때문에 겨울에만 오래 달릴 수 있다. 흔히 개가 인간보다 지구력이 강하다고 하지만, 개의 지구력은 인간보다 훨씬 못하다. 개와 오래 산책을 하다보면 거의 100% 개가 먼저 지쳐 뻗는다. 인간은 특별한 훈련을 받지 않아도 6시간 이상 걷는 건 힘들긴 해도 불가능하지 않지만, 개는 가능하지 않다. 인간의 직립 보행은 네발짐승들의 다족보행보다 적은 에너지를 소비하기 때문에 초장거리 이동 시에는 매우 적합하다. 운동역학적인 면에서 2족 보행이 4족 보행보다 효율적이며, 연비가 좋기 때문이다. 인간은 두 손이 비어있기 때문에 이동 중에도 수분과 음식을 섭취하는 등의 다른 동작이 가능하다. 실제로 잘 달리는 것으로 유명한 아메리카 원주민 부족 중 하나인 타라우마라족[Tarahumara, 진짜 이름은 라라무리(Raramuri 즉 발이 가벼운 사람들)]은 무기 하나 없이 오래 달리기만으로 사냥을 하며, 지금도 48시간 동안 쉬지 않고 달리는 축제를 열며, 한 번에 700km를 달린 기록이 있다. 타라우마라족의 문화토대는 코리마(Korima)로 Karma와 비슷한데 나눠줄 수 있는 것을 나눠주는 것은 의무이며 아무 것도 기대하지 않고 즉시 나눠주어야 한다. 지금 내 손에 있는 물건은 원래 내 것이 아니라는 생각이다. 종군기자로 전장을 누볐고 세미익스트림 스포츠 컬럼니스트로 활동해온 크리스토퍼 맥두걸(Christopher McDougall)은 이 부족에 대해 본투런(Born to run)을 통해 소개하였다.

달리기

달리기는 걷기보다 조금 복잡하다. 하지만 달리기도 걷기와 마찬가지로 아주 자연스러운 운동이다. 인류학자들은 원시인들의 다리 근육은 장거리 달리기 선수의 다리 근육과 같다고 한다. 재미있는 사실은 가장 빨리 달리는 동물들(치타는 시속 60km 이상의 속도로 달릴 수 있다)과 달리 사람은 42km가 넘는 마라톤 코스 같은 장거리를 쉬지 않고 달릴 수 있다는 것이다. 물론 속도는 세계 신기록으로 보더라도 시속 20km 정도 밖에 되지 않지만 말이다. 조깅과 같은 가벼운 달리기도 점차적인 훈련이 필요하다. 달리기는 1~2분 정도 걷기를 한 다음에 시작하는 것이 좋다. 달리기를 하는 동안에는 속도를 변화시켜주고, 보폭을 조절하기도 하고 잠시 쉬었다가 뛰어도 된다. 이러한 것들은 새로운 힘을 낼 수 있도록 도와준다. 게다가 위의 것들을 사용하여서 최상의 대상작용(代償作用)을 할 수 있다. 달리기와 걷기를 번갈아 하면 유용하다. 이렇게 하면 자신의 느끼는 정도에 따라서 운동의 강도를 조절할 수 있다. 끝으로 달리기를 할 때에는 1~2분 동안 걷거나 가벼운 조깅을 하고 난 후에 해야 한다. 그렇게 되면 몸의 회복이 원만하게 이루어진다. 자신의 체형을 유지하고 싶은 건강한 사람은 짧은 거리부터 시작을 하라. 속도에 욕심을 내어서는 안 된다. 만약 5km를 25~30분 달렸다면 그 결과는 중년의 건강한 사람에게 아주 훌륭한 결과를 가져올 것이다. 매일 건강을 위해서 달린다면 더 짧은 거리를 달릴 수 있다. 2~3km를 10~20분 정도 당신의 신체적인 조건에 따라서 조절하면 된다.

마라톤

마라톤은 42.195km를 달리는 최장거리 종목으로, 지구력의 한계를 시험하는 경기라 할 수 있다. 마라톤의 기원은 490년 아테네와 페르시아 간의 전투에서 비롯된다. 아테네 동북쪽에 위치한 마라톤 들판에서 아테네의 밀리티아데스(Militiades) 장군이 페르시아군을 격파하고, 이 승전보를 알리기 위해서 필립피데스(Philippides)가 마라톤 벌판에서 아테네까지 약 40㎞를 쉬지 않고 달려갔다. 필립피데스는 장거리를 종주한 뒤 “우리가 승리했다. 아테네 시민들이여, 기뻐하라.”라고 외치고 죽고 말았다. 근대올림픽 부활 당시 소르본대학의 언어학자 이셀 브레얼 교수가 이러한 고사(故事)를 피에르 드 쿠베르탱(Pierre de Frédy, Baron de Coubertin) 남작에게 말한 데서 마라톤은 올림픽 경기종목으로 채택되었고, 1896년 제1회 근대올림픽인 아테네대회 때부터 마라톤경주가 실시되었다. 필립피데스가 달린 거리는 뒷날 실측해 보니 36.75㎞였다. 그러나 올림픽 개최지의 형편에 따라 경주거리가 40㎞를 전후로 하여 일정하지 않았기 때문에 1924년 제8회 파리올림픽대회가 개최되기 전에 거리를 통일하자는 의견이 나왔다. 이에 따라 1908년 제4회 런던올림픽대회 때의 코스인 42.195㎞를 정식거리로 채택하게 되었다. 제1회 근대올림픽인 아테네 대회에서부터 종목으로 채택되었다. 최초로 42.195km의 거리로 경기를 한 대회는 1908년 런던올림픽이었으며 이를 정식 거리로 채택한 것은 1924년부터였다. 이것은 1908년 올림픽 대회 때 마라톤 경주를 윈저 궁에서 출발하여 런던 스타디움 로열박스 앞을 결승선으로 하겠다는 영국 올림픽 위원회의 결정에 의한 것이었다. 마라톤 코스는 난이도가 똑같지 않기 때문에, 국제 육상경기연맹에서는 이 종목에 대한 세계기록을 일람표로 만들지 않는다. 남자만의 경기로 여겨져 왔으나 1960년 이후 미국을 시작으로 여성 참여 요구가 고조되었다. 약 10년 뒤부터 여자마라톤이 여러 대회에서 인정되었고 1984년 LA 올림픽부터 여자마라톤도 정식종목이 되었다. 남녀 혼합 레이스가 가능한 경기이다. 1896년에 벌어진 최초의 근대 마라톤 대회의 우승은 그 취지에 걸맞게 그리스의 스피로스 루이스(Spyros Louis)가 차지했다. 우리나라에서 실시된 마라톤경기의 효시는 1919년 발족된 조선체육협회가 1920년 용산 신연병장에서 개최한 경성(京城)일주 마라톤(25㎞)이다. 이 경기에서 최홍석(崔洪錫)이 2시간 11분 27초로 우승하였다. 경기 도중의 음식물 섭취는 주최 측이 제공 또는 승인한 것 외에는 이용할 수 없고, 희망하는 음식물은 주최 측의 승인을 얻어 지정된 장소에서 이용할 수 있다. 주최 측이 마련한 공동의 음식물은 제너럴 테이블(general table)에서, 경기자가 준비한 음식물은 스페셜 테이블(special table)에서 공급받게 되고, 주최 측은 음식물공급소의 중간지점에 물만 공급하는 스폰지 포인트

(sponge point)를 마련한다.

걷기와 달리기의 차이점

걷기와 달리기의 가장 큰 차이점은 걷기는 대각선 방향으로 쓰러지면서 발을 내밀어 이를 지탱하고, 다시 반대쪽 대각선 방향으로 쓰러지면서 지탱하는 '쓰러지지 않는 과정'이기에 반드시 한쪽 발은 지면에 붙어 있지만, 달리기는 정면으로 점프하고 착지와 동시에 다시 점프하는 일련의 '연속으로 뛰어오르는 과정'이기 때문에 양발이 땅에서 떨어진 시점이 있다는 것이다. 경보 선수가 씰룩거리면서 이상하게 걷는 이유는 양발이 땅에서 동시에 떨어지면 걷기가 아닌 달리기로서 실격 처리되기 때문이다. 역학적으로 걷기는 체중의 약 20~50% 정도의 충격을 지면에 가하며, 달리기는 체중보다 높은 충격을 가한다. 달리기는 부상의 위험이 거의 없는 걷기에 반해 부상의 위험이 산재하지만 대신에 칼로리 소모가 빠르고, 운동 후에도 어느 정도 칼로리가 소모된다는 차이점이 있다. 격한 운동 이후 휴식시간에도 산소 소비량과 소모열량이 늘어나는 것을 애프터번(after burn)이라 한다. 이는 보통 EPOC(excess post oxygen consumption)로도 불리는 '운동 후 초과산소섭취량'에서 비롯된다고 알려져 있다. 더불어, 이를 이용해 심폐지구력을 늘릴 수 있는데, 이를 인터벌 트레이닝이라 한다. 또한 걷기에 사용하는 지방과 달릴 때 연소되는 에너지의 종류는 조금 다르다. 정확히 말하자면 전력질주는 무산소 운동계열에 들어가기 때문에 그렇다. 이에 비해 걷기는 유산소운동이다. 흔히 다리만 쓰는 운동이라 생각해서 상반신에 별 영향이 없을 것 같지만 잘 달리려면 균형을 맞추기 위해 전신을 움직여야 하므로 정확한 자세로 달린다면 상반신 역시 강해진다. 특히 순발력을 내야 하는 단거리 육상 선수는 상반신이 거의 보디빌더에 필적

할 정도로 근육질인 선수가 많다.

한때 파워 워킹(power walking, 시속 6~8km의 속도로 걸으며, 심폐지구력을 유지시키고 달리기처럼 많은 양의 칼로리를 소모시킬 수 있다. 상체를 많이 움직이므로 전신의 운동량이 큰 것이 특징이다, fitness walking, health walking이라고도 한다) 운동이 열풍이었을 때 미국에서 진행한 실험에서 대상자들이 달리기 운동을 한 대상자들보다 체지방이 많이 빠졌다는 연구 결과로부터 걷기가 달리기보다 다이어트에 좋다라는 이상한 주장이 퍼져서 이를 검증 없이 믿어버리는 현상이 늘었고, 이는 2020년도에도 공고한 편견이 되었다. 해당 연구는 미국의 운동생리학자 폴락(Ben Pollack)의 연구로, 내용을 잘 살펴보면 단순히 걷기 vs 달리기를 비교한 내용이라기보다는 중강도 운동과 고강도 운동의 지방 사용량을 비교해서 중강도의 운동이 지방 사용량이 높았다는 연구이다. 중강도의 운동은 사람마다 다르지만 심박수 5~60% 이내로 적당히 숨이 찬 수준으로 이는 제법 빠르게 걷거나 조깅 정도는 해야 나오는 운동량 수준이며, 동네 산책로에서 설렁설렁 걸어 다니는 수준이 아니다. 걷기가 지방을 빠르게 태운다는 속설도 일반적으로 저강도의 운동일수록 상대적으로 지방을 더 높은 비율로 끌어다 쓴다는 것에서 비롯된 것일 뿐이다. 해당 연구를 엄한 데에 끌어다 걷기가 달리기보다 지방을 빼는 데에 좋다는 이상한 결론을 내고 있지만, 같은 운동시간이라면 달리기의 에너지 소모율이 압도적으로 높기 때문에 지방도 탄수화물도 많이 끌어다 쓴다. 나아가 심박수를 끌어올리는 강도 높은 운동 이후에는 체지방을 태우는 애프터번 효과까지 덤으로 가져갈 수 있으니 결론적으로 말하면 같은 시간 내에 달리기와 걷기를 수행할 경우 다이어트에는 달리기가 월등히 좋다. 하지만 달리기는 걷기보다 오래 지속할 수 없다는 단점이 있다. 30분을 일정한 페이스로 달리기하면 일정한 페이스로 걷는 것보다는 당연히 이동거리나 호흡량,

운동량이 많을 것이고 그에 비례해서 소모하는 칼로리도 높을 것이다. 하지만 평범한 회사원, 가정주부 등의 일반인 중에서 그 정도로 달리기를 숨 안차고 꾸준히 할 수 있는 사람이 몇이나 있을지 생각해보면 된다.

운동 피라미드

아래의 내용은 연세대학교 평생건강사업단이 펴낸 '활동적인 삶을 위한 메디컬 휘트니스'에서 일부 인용하였다. 어떤 운동을 어떻게 하는 것이 가장 도움이 될까? 운동을 어떻게 하는 것이 좋은가에 대하여는 정보가 없어서가 아니라 정보가 넘쳐나서 어떻게 할지 결정하기가 쉽지 않다. 바람직한 활동에 대한 신체활동에 관한 피라미드가 여러 단체에서 제시되고 있는데 미국 스포츠의학회(American College of Sports Medicine)에서 만든 신체활동 피라미드는 다음과 같다. 1단계는 매일 30분씩 저강도 운동을 한다. 청소, 산책, 골프연습, 계단 오르기, 집안 일등이다. 2단계는 일주일에 3~5일간 30분 정도 유산소 운동을 한다. 달리기, 수영, 자전거 타기, 에어로빅 등이다. 3단계는 일주일에 3~7일간 유연성 운동을 한다. 온몸을 사용하는 맨손체조, 기계체조, 요가 등이다. 4단계는 일주일에 2~3일간 비연속적으로 저항근력운동, 웨이트 트레이닝을 실시한다. 역도, 아령, 특수 기계를 사용한 운동 등이다. 5단계는 신체활동을 줄이고 휴식한다. 독서, 텔레비전 시청, 컴퓨터 게임 등이다. 일리노이대학교 맥킨리 건강센터(McKinley Health Institute)에서 제시하는 운동 피라미드는 스포츠의학회의 5단계와 약간 다르지만 큰 차이는 없다. 1단계는 매일 매일의 신체활동, 2단계는 에어로빅 운동, 3단계는 강화운동, 4단계는 유연성과 여가활동, 5단계는 제한된 앉아서 하는 활동이다. 에어로빅은 1968년 미국의 심장내과 전문의인 쿠퍼가 심장병 치료를 위해 고안한 운동 방법이다. 그 후로 건강에 대한 에어로빅의 긍정적인 효과가 알려지면서 심폐지구력 강화는 물론 성인병 예방, 체중 조절 등의 목적으로 널리 퍼지기 시작했다. 에어로빅은 최대 운동능력의 40~85% 정도로 인체에 최대한 산소를 공급할 수 있도록 15~60분 동안 실시하는 운동이다. 유산소 운동을 하는 동안 근육에서 필요로 하는 에너지가 체지방으로부터 공급되므로 신체의 체지방이 감소되는 효과를 볼 수 있다. 유산소 운동은 열량을 태우는 운동이고, 단기간 강한 운동(100m 달리기)을 할 때는 산소가 필요 없이 에너지가 생산되지만(혐기성 당질 분해에서 에너지 공급), 장기간 덜 강한 운동(에어로빅, 자전거 타기, 수영, 마라톤 등)을 할 때 산소를 소모하면서 당질과 체지방을 태워 에너지를 생산하므로 적어도 45분 이상은 운동을 해야 유산소성 운동에 의해 에너지 생산과 소모가 이루어지게 된다. 운동 초기에는 인체에 저장된 근육의 포도당과 지방이 비슷한 정도로 인체에서 필요한 에너지를 공급해 주지만, 운동이 지속될수록 지방이 차지하는 비중이 포도당보다 높아지므로 에어로빅과 같은 유산소 운동은 규칙적으로 실시하는 것이 체중 조절에 도움이 된다. 유연성이란 동작의 전 범위에 걸쳐 관절을 부드럽게 움직이는 능력을 말하며, 유연성이 좋아지면 관절의 움직임이 증진되어 운동 시 받는 충격을 완화시킬 수 있고, 혈액순환이 증진되어 신체 곳곳에 영양소 운반이 좋아지며, 바람직한 자세를 가지는데 유리해지고, 신체활동의 수행능력이 좋아지며, 스트레스를 경감시키고, 노인들에서 운동능력은 물론 평형감각을 좋게 하고. 몸을 조정하는 능력을 좋게 하는 장점이 있다. 유연성을 증가시키기 위해 근육을 이완시키고, 근육에 가해지는 스트레스에 의한 통증을 줄이기 위해 스트레칭을 하는 것이 좋다. 스트레칭은 물리적인 힘이 가해지지 않은 상태에서 자연스럽게 시행하는 정적(수동적) 스트레칭과 파트너의 도움을 받아서 시행하는 동적(능동적) 스트레칭으로 구분할 수 있다.

참고문헌

1. Saint-Maurice PF, Troiano RP, Bassett DR Jr, Graubard BI, Carlson SA, Shiroma EJ, Fulton JE, Matthews CE : Association of Daily Step Count and Step Intensity With Mortality Among US Adults. JAMA. 2020 Mar 24; 323(12): 1151-1160. doi: 10.1001/jama.2020.1382.
2. Paluch, AE, Gabriel KP, Fulton,JE, Lewis CE, Schreiner PJ, SternfeldB, Sidney S, Siddique J, Whitaker KM, Carnethon MR : Steps per Day and All-Cause Mortality in Middle-aged Adults in the Coronary Artery Risk Development in Young Adults Study. JAMA Netw Open. 2021;4(9):e2124516. doi:10.1001/jamanetworkopen.2021.24516.
3. Schnohr P, O'Keefe JH, Lavie CJ, Holtermann A, Lange P, Jensen GB, Marott JL : U-Shaped Association Between Duration of Sports Activities and Mortality: Copenhagen City Heart Study. Mayo Clinic Proceedings 2021 Dec 01, 96(12):3012-3020. doi.org/10.1016/j.mayocp.2021.05.028.
4. Christopher McDougall : Born to run. A hidden tribe, super athlets, and the greatest race the world has never seen. 2011년 3월 29일. Knopf Doubleday Publishing Group. ISBN-10 : 0307279189, ISBN-13 : 978-0307279187.
5. La New JM, Borer KT : Effects of Walking Speed on Total and Regional Body Fat in Healthy Postmenopausal Women. Nutrients 2022, 14(3), 627; doi.org/10.3390/nu14030627
6. Jäger R, Purpura M,Farmer S, Cash HA, Keller D : Probiotic Bacillus coagulans GBI-30, 6086 Improves Protein Absorption and Utilization. Probiotics Antimicrob Proteins. 2018; 10(4): 611-615. doi: 10.1007/s12602-017-9354-y
7. Jensen GS, Cash HA,Farmer S, Keller D : Inactivated probiotic Bacillus coagulans GBI-30 induces complex immune activating, anti-inflammatory, and regenerative markers in vitro. J Inflamm Res. 2017; 10: 107-117. doi: 10.2147/JIR.S141660
8. Madempudi RS, Ahire JJ, Neelamraju J, Tripathi A, Nanal S : Randomized clinical trial: the effect of probiotic Bacillus coagulans Unique IS2 vs. placebo on the symptoms management of irritable bowel syndrome in adults. Sci Rep. 2019; 9: 12210. doi: 10.1038/s41598-019-48554-x.
9. Sudha MR, Yelikar KA, Deshpande S : Clinical Study of Bacilluscoagulans Unique IS-2 (ATCC PTA-11748) in the Treatment of Patients with Bacterial Vaginosis. Indian J Microbiol. 2012 Sep; 52(3): 396-399. doi: 10.1007/s12088-011-0233-z.
10. Majeed M, Nagabhushanam K, Arumugam S,Majeed S, Ali F : Bacillus coagulans MTCC 5856 for the management of major depression with irritable bowel syndrome: a randomised, double-blind, placebo controlled, multi-centre, pilot clinical study. Food Nutr Res. 2018; 62: 10.29219/fnr.v62.1218. doi: 10.29219/fnr.v62.1218.
11. Toohey JC, Townsend JR, Johnson SB, Toy AM, Vantrease WC, Bender D, Crimi CC, Stowers KL, Ruiz MD, VanDusseldorp TA, Feito Y, Mangine GT : Effects of Probiotic (Bacillus subtilis) Supplementation During Off-season Resistance Training in Female Division I Athletes. J Strength Cond Res. 2020 Nov;34(11):3173-3181. doi: 10.1519/JSC.0000000000002675.
12. Lefevre M, Racedo SM, Ripert G, Housez B, Cazaubiel M, Maudet C, Jüsten P, Marteau P, Urdaci MC : Probiotic strain Bacillus subtilis CU1 stimulates immune system of elderly during common infectious disease period: a randomized, double-blind placebo-controlled study. Immun Ageing. 2015 Dec 3;12:24. doi: 10.1186/s12979-015-0051-y. eCollection 2015.
13. Hanifi A, Culpepper T, Mai, V, Anand A, Ford AL, Ukhanova M, Christman M, Tompkins TA, Dahl WJ : Evaluation of Bacillus subtilis R0179 on gastrointestinal viability and general wellness: a randomised, double-blind, placebo-controlled trial in healthy adults. Beneficial Microbes, 1 January 2015, 6(1) :19-27(9). doi.org/10.3920/BM2014.0031
14. Vukovi Mira : Bacillus subtilis IP 5832 (Flonivin BS) skra uje period klicono tva kod bolesnika sa akutnim netifoidnim salmoneloznim enteritisom. Medicinski pregled 2001, 54(1-2): 62-68.
15. Mukherjee K, Gupta R, Kumar G, Kumari S, Biswas S, Padmanabhan P : Synthesis of silver nanoparticles by Bacillus clausii and computational profiling of nitrate reductase enzyme involved in production. J Genetic Engineering Biotechnol December 2018. 16(2): 527-536. doi.org/10.1016/j.jgeb.2018.04.004.
16. Ghelardi E, Celandroni F, Salvetti S, Gueye SA, Lupetti A, Senesi S : Survival and persistence of Bacillus clausii in the human gastrointestinal tract following oral administration as spore-based probiotic formulation. J Appl

Microbiol May 2015. 119(2):552-559. doi.org/10.1111/jam.12848l

17. Ciprandi G, Vizzaccaro A, Cirillo I, Tosca MA : Bacillus clausii exerts immuno-modulatory activity in allergic subjects: a pilot study. European Annals of Allergy and Clinical Immunology, 01 Apr 2005, 37(4):129-134
18. Erdem , Gültekin- zgüven M, Berkta I, Er an S, Tuna HE, Karada A, zçelik B, Güne G, Cutting SM : Development of a novel synbiotic dark chocolate enriched with Bacillus indicus HU36, maltodextrin and lemon fiber: Optimization by response surface methodology. LWT - Food Sci Technol April 2014, 56(1):187-193. doi.org/10.1016/j.lwt
19. de Boer AS, Priest F, Diderichsen B : On the industrial use of Bacillus licheniformis: a review. Appl Microbiol Biotechnol Janiary 1994, 40:595-598. doi.org/10.1007/BF00173313
20. Dahl A, Bruun NE : Enterococcus faecalis infective endocarditis: focus on clinical aspects. Expert Rev Cardiovas Ther 2013, 11(9):1247-1257. doi.org/10.1586/14779072.2013.832482
21. Takahashi M, Taguchi H, Yamaguchi H, Osaki T, Komatsu A, Kamiya S : The effect of probiotic treatment with Clostridium butyricum on enterohemorrhagic Escherichia coli O157:H7 infection in mice. FEMS Immunol Med Microbiol July 2004, 41(3):219-226, doi.org/10.1016/j.femsim.2004.03.010
22. Shimbo I, Yamaguchi T, Odaka T, Nakajima K, Koide A, Koyama H, Saisho H : Effect of Clostridium butyricum on fecal flora in Helicobacter pylori eradication therapy. World J Gastroenterol. 2005 Dec 21; 11(47): 7520-7524. doi: 10.3748/wjg.v11.i47.7520
23. 長尾和宏 : 病氣の9割は歩くだけで治る! 簡單, 無料で醫者いらず 歩行が人生を變える29の理由(ビョウキ ノ キユウワリ ワ アルク ダケ デ ナオル カンタン ムリョウ デ イシヤイラズ ホコウ ガ ジンセイ オ カエル ニジユウキユウ ノ リユウ). 山と溪谷社 2015년 12월 01일. ISBN-13 : 9784635490153, ISBN-10 :4635490157.
24. 田中尚喜百歳まで步く: 正しく步けば寿命は延びる! 幻冬舎文庫 2007년 11월 8일. ISBN-10 : 4344410459, ISBN-13 : 978-4344410459 .
25. 연세대학교 평생건강사업단9공인덕, 인성호, 이강현, 예병일) : 활동적인 삶을 위한 메디컬 휘트니스. ㈜에세이퍼블리싱, 2009년 10월 31일. ISBN : 978896023292-1 03810.
26. American College of Sports Medicine : ACSM's Guidelines for Exercise Testing and Prescription. 9th ed. Wolter Kluber/Lippincott Williams & Wilkins. 2014. ISBN: 9781609136055.
27. http://www.sisajournal.com/news/articleView.html?idxno=242392 (시사저널 1713호, 2022.06.13. 걷기운동, '빨리'와 '많이' 걷기 중 더 중요한건? (2022년 7월 24일 승인).
28. https://namu.wiki/w/달리기#fn-10 나무위키 달리기(최종 수정 2020년 8월15일)
29. https://www.gardenmyths.com/buying-soil-probiotics/ (2022.1.29. Robert Pavlis : Buying soil probiotics(microbes) - Are they Beneficial, effective or nonsense)
30. https://atlasbiomed.com/blog/soil-based-probiotics/ (2022.1.26. The facts on soil based probiotics uses, benefits and side effects)
31. https://www.nytimes.com/2021/09/15/well/move/exercise-daily-steps-recommended.html (2021년 Sep 15, The New York Times, How much Exercise do we need to live longer. by Gretchen Reynolds)
32. https://barbend.com/powerlifting-warm-up/ (2018년 7월 17일, The New York Times, Ben Pollacks 4 step tp the perfect powerlifting warm-up. by Ben Pollack)
33. https://www.prevention.com/fitness/fitness-tips/a20469298/walk-for-weight-loss-0/ (2011년 11월 3일, Prevention , Walk off size in 4 weeks! this is no ordinary walkingout. Our reader-tested program flattens your belly, forms every inch, and powers off pounds-without dieting. by Michele Stanten)
34. https://www.prevention.com/fitness/a20485587/benefits-from-walking-every-day/ (2021년 12월 1일, 12 Biggest Benefits of Walking to Improve Your Health, According to Experts. Lower your blood pressure, maintain a healthy weight, and feel less stressed by taking a daily walk. by Meghan Rabbitt and Kaitlyn Pirie)
35. https://www.acsm.org/news-detail/2018/11/12/updated-physical-activity-guidelines-now-available. (2018년 11월 12일, Updated physical activity guidelines now available)

찾아보기

ㄱ

ㅂ

ㅅ

ㅇ

ㅈ

ㅊ

ㅋ

ㅎ

A

B

C

F

G

H

I

J

K

M

Q

R

S

T

U

V

W

X

Y

Z

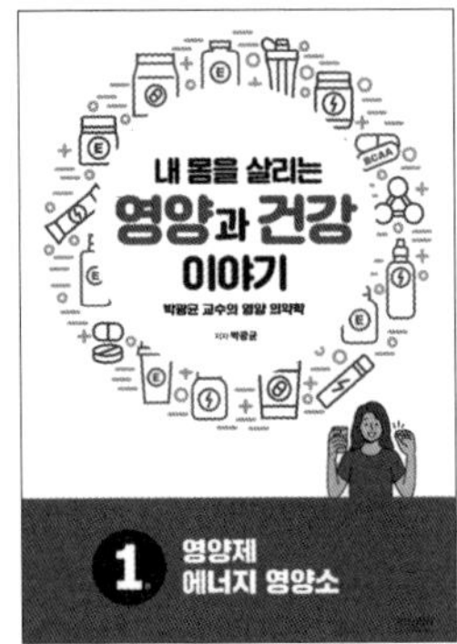

CHAPTER 01
영양제(nutrient)에 대한 이해를 돕기 위해

CHAPTER 02 에너지 영양소

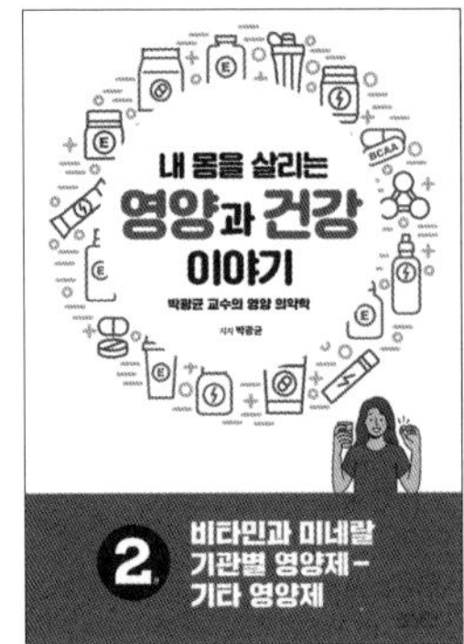

CHAPTER 03
비타민(vitamin)과 미네랄에 대하여

01. 고용량 비타민 C 섭취 괜찮을까?

02. 비타민 D는 비타민이 아니라 호르몬이다

03. 미량 영양소와 면역

CHAPTER 04 기관별 영양제

01. 전립선 영양제

02. 눈 건강 영양제